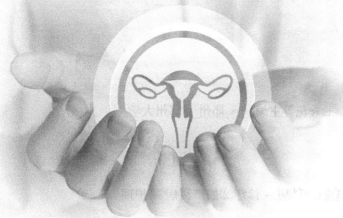

妇产科疾病
规范化诊治与护理

主编　王秀花　董月霞　林　艳
梁　磊　唐昕燃

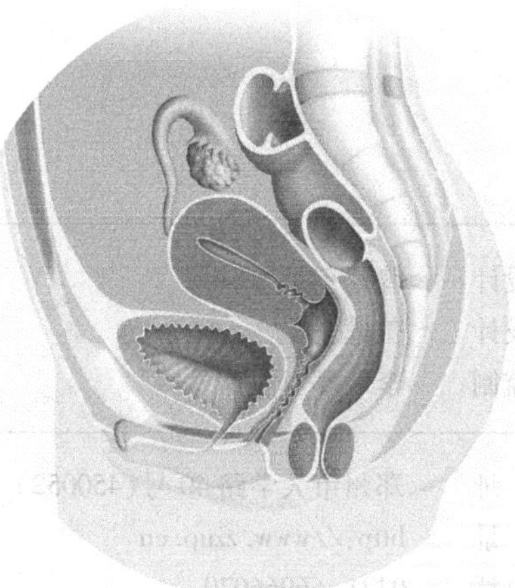

郑州大学出版社

图书在版编目(CIP)数据

妇产科疾病规范化诊治与护理 / 王秀花等主编. — 郑州：郑州大学出版社，2023. 10(2024.6 重印)

ISBN 978-7-5645-9869-3

Ⅰ. ①妇… Ⅱ. ①王… Ⅲ. ①妇产科病 - 诊疗②妇产科病 - 护理 Ⅳ. ①R71②R473.71

中国国家版本馆 CIP 数据核字(2023)第 157001 号

妇产科疾病规范化诊治与护理

FUCHANKE JIBING GUIFANHUA ZHENZHI YU HULI

策划编辑	李龙传	封面设计	曾耀东
责任编辑	薛 晗	版式设计	曾耀东
责任校对	张彦勤	责任监制	李瑞卿

出版发行	郑州大学出版社	地 址	郑州市大学路 40 号(450052)
出 版 人	孙保营	网 址	http://www.zzup.cn
经 销	全国新华书店	发行电话	0371-66966070
印 刷	廊坊市印艺阁数字科技有限公司		
开 本	787 mm×1 092 mm 1 / 16		
印 张	22	字 数	524 千字
版 次	2023 年 10 月第 1 版	印 次	2024 年 6 月第 2 次印刷

书 号	ISBN 978-7-5645-9869-3	定 价	96.00 元

作者名单

主　编　王秀花　山东省邹平市妇幼保健院

董月霞　山东省诸城市人民医院

林　艳　南方医科大学南方医院白云分院

梁　磊　中国人民解放军联勤保障部队第九八〇医院

唐昕燃　永州市中医医院

副主编　鲍宏梅　大同市第五人民医院

高　天　重庆医科大学附属第一医院

王庆琴　中国人民解放军联勤保障部队第九八〇医院

刘　程　北部战区总医院

曾娟慧　浙江省宁波市奉化区中医院

王碧玉　云南省曲靖市妇幼保健院

王玉叶　哈尔滨市阿城区人民医院

郭　婧　中国人民解放军联勤保障部队第九八〇医院

张　霞　藁城中西医结合医院

韩云丽　藁城中西医结合医院

黄　卿　石家庄栾城区冶河中心卫生院

翟亚勃　石家庄无极县社区卫生服务中心

前言

妇产科疾病是危害妇女健康的严重疾患，不断提高对该类疾病的早期诊断、预防、治疗及护理水平，普及对妇科、产科疾病的临床诊治和护理常规的认识，尤为重要。因此，为了提高妇产科疾病的诊疗与护理水平，更好地保障我国妇女人群的健康，作者在多年临床经验的基础上参阅了国内外大量的文献资料编写此书。

本书共二十三章，全面深入地阐述了妇产科疾病临床诊治与护理的相关内容。第一至第十六章，分别介绍了女性生殖系统炎症的诊治、月经异常的诊治、排卵功能障碍的诊治、女性生殖系统肿瘤的诊治、妊娠滋养细胞疾病的诊治、妊娠期妇女的诊治、高危妊娠的诊治、妊娠期并发症的诊治、正常分娩的处理、分娩期并发症的诊治、异常分娩的诊治、妊娠合并症的诊治、瘢痕子宫妊娠的诊治、产后并发症的诊治、不孕症的诊治与计划生育中医妇科诊治等内容。第十七至第二十三章，分别介绍了妇产科常用护理技术、妇科手术患者的护理、妇科常见疾病的护理、产科常见疾病的护理、妊娠期妇女及高危妊娠的护理、分娩期妇女的护理、产褥期母儿的护理等内容。

本书的读者对象为妇产科专业人员及相关专业人员，以及广大基层医疗机构包括县级医院、乡镇医院以及社区医院的相关专业人员；同时还包括广大研究生、进修生、医学院校学生等，可作为其工作和学习的工具书及辅助参考资料。

本书编写过程中，得到了多位同道的支持和关怀，他们在繁忙的医疗、教学和科研工作之余参与撰写，在此表示衷心的感谢。

由于时间仓促，专业水平有限，又加之当今医疗科技飞速发展，书中不妥和纰漏之处在所难免，敬请读者批评指正。

编　者

2023 年 4 月

目 录

第一篇 临床篇

第一章 女性生殖系统炎症的诊治 …… 001

第一节 外阴部炎症 …… 001
第二节 阴道炎症 …… 003
第三节 子宫颈炎症 …… 009
第四节 盆腔炎症 …… 013
第五节 淋病 …… 016
第六节 尖锐湿疣 …… 019
第七节 梅毒 …… 021
第八节 获得性免疫缺陷综合征 …… 025

第二章 月经异常的诊治 …… 030

第一节 闭经 …… 030
第二节 痛经 …… 041
第三节 经前期综合征 …… 043
第四节 围绝经期综合征 …… 045

第三章 排卵功能障碍的诊治 …… 049

第一节 高催乳素血症 …… 049
第二节 多囊卵巢综合征 …… 051
第三节 未破裂卵泡黄素化综合征 …… 055

第四章　女性生殖系统肿瘤的诊治 …… 058

第一节　阴道恶性肿瘤 …… 058
第二节　宫颈癌 …… 059
第三节　子宫肌瘤 …… 063
第四节　子宫内膜癌 …… 066
第五节　卵巢肿瘤 …… 069

第五章　妊娠滋养细胞疾病的诊治 …… 073

第一节　葡萄胎 …… 073
第二节　妊娠滋养细胞肿瘤 …… 075

第六章　妊娠期妇女的诊治 …… 082

第一节　妊娠生理 …… 082
第二节　妊娠期母体变化 …… 086
第三节　妊娠诊断 …… 091

第七章　高危妊娠的诊治 …… 095

第一节　高危妊娠及监护管理 …… 095
第二节　高危妊娠的处理原则 …… 099
第三节　胎儿窘迫及新生儿窒息 …… 100

第八章　妊娠期并发症的诊治 …… 105

第一节　流产 …… 105
第二节　异位妊娠 …… 108
第三节　早产 …… 111
第四节　妊娠高血压综合征 …… 114
第五节　前置胎盘 …… 117
第六节　多胎妊娠 …… 120
第七节　妊娠期肝内胆汁淤积症 …… 123
第八节　羊水量异常 …… 125

第九章　正常分娩的处理 ………………………………… 130

第十章　分娩期并发症的诊治 ………………………………… 140

第一节　胎膜早破 ………………………………… 140
第二节　产后出血 ………………………………… 142
第三节　子宫破裂 ………………………………… 147
第四节　羊水栓塞 ………………………………… 150
第五节　脐带异常 ………………………………… 153
第六节　胎盘异常 ………………………………… 156

第十一章　异常分娩的诊治 ………………………………… 158

第一节　产力异常 ………………………………… 158
第二节　产道异常 ………………………………… 163
第三节　胎位及胎儿发育异常 ………………………………… 168

第十二章　妊娠合并症的诊治 ………………………………… 175

第一节　妊娠合并心脏病 ………………………………… 175
第二节　妊娠合并糖尿病 ………………………………… 181
第三节　妊娠合并病毒性肝炎 ………………………………… 185
第四节　妊娠合并贫血 ………………………………… 190

第十三章　瘢痕子宫妊娠的诊治 ………………………………… 197

第一节　一般瘢痕子宫妊娠 ………………………………… 197
第二节　剖宫产瘢痕部位妊娠 ………………………………… 198

第十四章　产后并发症的诊治 ………………………………… 200

第一节　产褥感染 ………………………………… 200
第二节　泌尿系统感染 ………………………………… 202
第三节　产后心理障碍 ………………………………… 203

第十五章　不孕症的诊治与计划生育 …………………………………………… 206

第一节　不孕症与辅助生殖技术 ………………………………………………… 206
第二节　避孕方法及女性绝育方法 ……………………………………………… 215
第三节　避孕失败补救措施 ……………………………………………………… 222

第十六章　中医妇科诊治 ……………………………………………………… 225

第一节　闭经 ……………………………………………………………………… 225
第二节　痛经 ……………………………………………………………………… 230
第三节　崩漏 ……………………………………………………………………… 235
第四节　经前期综合征 …………………………………………………………… 241
第五节　多囊卵巢综合征 ………………………………………………………… 246
第六节　带下病 …………………………………………………………………… 250

第二篇　护理篇

第十七章　妇产科常用护理技术 ……………………………………………… 256

第一节　会阴擦洗/冲洗 ………………………………………………………… 256
第二节　阴道灌洗/冲洗 ………………………………………………………… 257
第三节　会阴湿热敷 ……………………………………………………………… 259
第四节　阴道或宫颈上药 ………………………………………………………… 260
第五节　坐浴 ……………………………………………………………………… 261

第十八章　妇科手术患者的护理 ……………………………………………… 263

第一节　妇科腹部手术患者的护理 ……………………………………………… 263
第二节　外阴、阴道手术患者的护理 …………………………………………… 266

第十九章　妇科常见疾病的护理 ……………………………………………… 269

第一节　女性生殖系统炎症的护理 ……………………………………………… 269
第二节　月经异常的护理 ………………………………………………………… 277

第三节　女性生殖系统肿瘤的护理 …… 282
第四节　妊娠滋养细胞疾病的护理 …… 289

第二十章　产科常见疾病的护理 …… 293

第一节　妊娠期并发症的护理 …… 293
第二节　分娩期并发症的护理 …… 299
第三节　妊娠合并症的护理 …… 305
第四节　产后并发症的护理 …… 309

第二十一章　妊娠期妇女及高危妊娠的护理 …… 312

第一节　妊娠期管理 …… 312
第二节　妊娠剧吐的护理 …… 316
第三节　高危妊娠的护理 …… 317

第二十二章　分娩期妇女的护理 …… 319

第一节　正常分娩妇女的护理 …… 319
第二节　分娩期焦虑与疼痛妇女的护理 …… 325

第二十三章　产褥期母儿的护理 …… 330

第一节　产褥期产妇的护理 …… 330
第二节　正常新生儿的护理 …… 334

参考文献 …… 338

第一篇　临床篇

第一章　女性生殖系统炎症的诊治

第一节　外阴部炎症

一、非特异性外阴炎

非特异性外阴炎是由物理、化学等非病原体因素所致的外阴皮肤或黏膜炎症。

【病因】

外阴易受经血、阴道分泌物刺激，若患者不注意清洁，或粪瘘患者受到粪便污染刺激、尿瘘患者受到尿液长期浸渍等，均可引起非特异性炎症反应。长期穿紧身化纤内裤或经期长时间使用卫生用品所导致的物理化学刺激，如皮肤黏膜摩擦、局部潮湿、透气性差等，亦可引起非特异性外阴炎。

【临床表现】

外阴皮肤黏膜有瘙痒、疼痛、烧灼感，于活动、性交、排尿及排便时加重。急性炎症期检查见外阴充血、肿胀、糜烂，常有抓痕，严重者形成溃疡或湿疹；慢性炎症时检查可见外阴皮肤增厚、粗糙、皲裂，甚至苔藓样变。

【诊断】

根据病史及临床所见，诊断不难，应同时检查阴道分泌物，了解是否由滴虫、念珠菌、淋病奈瑟球菌、衣原体、支原体、细菌感染等引起；中老年患者应检查血糖及尿糖情况，了解有无糖尿病；年轻患者及幼儿检查肛周是否有蛲虫卵，以排除蛲虫引起的外阴部不适。在做妇科检查时，应注意阴道分泌物的颜色、气味及 pH 值，一般取阴道上、中 1/3 侧壁分泌物做 pH 值测定及病原体检查，将分泌物分别放在盛有生理盐水和 10% 氢氧化钾的两张玻片上，或将分泌物涂片染色做病原体检查。

【治疗】

1. 局部治疗　可用 0.1% 聚维酮碘或 1∶5 000 高锰酸钾溶液坐浴，也可选用其他具有抗菌消炎作用的药物外用。坐浴后涂抗生素软膏或紫草油。此外，可选用中药煎水熏洗外阴部，每日 1～2 次。急性期还可选用红外线等局部物理治疗。

2. 病因治疗　积极寻找病因，若发现糖尿病应及时治疗糖尿病，若有尿瘘、粪瘘应及时行修补术。

二、前庭大腺炎

前庭大腺炎是前庭大腺的炎症。前庭大腺位于两侧大阴唇下 1/3 深部，其直径为 0.5 ~1.0 cm，它们的出口腺管长 1.5 ~2.0 cm，腺体开口处位于小阴唇内侧近处女膜处。在性交的刺激下，分泌出黏液，以资滑润。由于解剖位置的特殊性，病原体易侵入引起前庭大腺炎。

【病因】

该病一般发生于生育年龄妇女，主要致病菌有葡萄球菌、大肠杆菌、链球菌、肠球菌、淋球菌及厌氧菌等，近年来，淋球菌所致前庭大腺炎有明显增高趋势。

【临床表现】

本病常为混合感染，急性炎症发作时，细菌先侵犯腺管，腺管口因炎症肿胀阻塞，渗出物不能排出可形成脓肿。前庭大腺炎可分为 3 种类型：前庭大腺导管炎、前庭大腺脓肿和前庭大腺囊肿。

1. 前庭大腺导管炎　初期感染阶段多为导管炎，局部红肿、疼痛及性交痛，检查可见患侧前庭大腺开口处呈白色小点，有明显触痛。

2. 前庭大腺脓肿　导管开口处闭塞，脓性分泌物不能排出，细菌在腺体内大量繁殖，积聚于导管及腺体中，逐渐扩大形成前庭大腺脓肿。患者诉患侧外阴部肿胀、疼痛剧烈，甚至发生排尿痛，步行困难。检查时患侧外阴红、肿、热、痛，扪及该侧有肿块，如已形成脓肿，则可触知肿块有波动感，触痛明显，多为单侧，脓肿直径大小为 3 ~6 cm，皮肤变薄，脓肿继续增大，可自行破溃，症状随之减轻，若破口小，脓液引流不畅，症状可反复发作。全身症状有发热、白细胞计数增高、患侧腹股沟淋巴结肿大等。

3. 前庭大腺囊肿　炎症急性期后，脓液被吸收，腺体内的液体被黏液代替，成为前庭大腺囊肿。有部分患者的囊肿不是因为感染引起，而是因为分娩过程中会阴侧切时将腺管切断，腺体内的液体无法排出，长期积累到一定程度后，就会引起前庭大腺囊肿。囊性肿物小时，患者多无症状，肿物增大后，外阴患侧肿大。检查时见外阴患侧肿大，可触及囊性肿物，与皮肤有粘连，该侧小阴唇被展平，阴道口被挤向健侧，囊肿较大时可有局部肿胀感及性交不适，如果不及时治疗，一旦合并细菌感染，又会引起前庭大腺脓肿。也有的患者是因为前次治疗不彻底，以后机体抵抗力降低时，细菌趁机大量繁殖，又形成新的脓肿。这个过程可以多次反复，形成恶性循环。

【诊断】

大阴唇下 1/3 部位发生红、肿、硬结，触痛明显，甚至行走困难，就应该考虑前庭大腺炎。一般为单侧，与外阴皮肤有粘连或无粘连，可自其开口部压挤出的分泌物做病原微生物检查及抗生素的敏感试验。根据肿块的部位、外形、有无急性炎症等特点，一般都可确诊。必要时可以穿刺进行诊断，脓肿抽出来的是脓液，而囊肿抽出来的是浆液。

【治疗】

1. 药物治疗　急性炎症发作时，需保持局部清洁，可取前庭大腺开口处分泌物做细菌培养，确定病原体。常选择使用喹诺酮或头孢菌素与甲硝唑联合抗感染。也可口服清热解毒中药，或局部坐浴。

2. 手术治疗　前庭大腺脓肿需尽早切开引流，以缓解疼痛。切口应选择在波动感明显处，尽量靠低位以便引流通畅，原则上在内侧黏膜面切开，并放置引流条，脓液可送细菌培养。无症状的前庭大腺囊肿可随访观察；对囊肿较大或反复发作者可行囊肿造口术。

第二节　阴道炎症

一、滴虫阴道炎

滴虫阴道炎由阴道毛滴虫引起，是常见的阴道炎。

【病因】

阴道毛滴虫属于厌氧寄生原虫，适宜在温度 25 ~ 40 ℃、pH 值 5.2 ~ 6.6 的潮湿环境中生长，在 pH 值 5 以下或 7.5 以上的环境中则不生长。滴虫的生活史简单，只有滋养体而无包囊期，滋养体生命力较强，能在 3 ~ 5 ℃生存 21 d，在 46 ℃生存 20 ~ 60 min，在半干燥环境中约生存 10 h；在普通肥皂水中也能生存 45 ~ 120 min。滴虫有嗜血及耐碱的特性，故于月经前、后阴道 pH 值发生变化（经后接近中性）时，隐藏在腺体及阴道皱襞中的滴虫于月经前、后常得以繁殖，引起炎症发作。滴虫能消耗、吞噬阴道上皮细胞内的糖原，并可吞噬乳杆菌，阻碍乳酸生成，使阴道 pH 值升高。滴虫阴道炎患者的阴道 pH 值 5 ~ 6.5。滴虫不仅寄生于阴道，还常侵入尿道或尿道旁腺，甚至膀胱、肾盂以及男方的包皮皱褶、尿道或前列腺中。滴虫阴道炎往往与其他阴道炎并存，美国报道约 60% 的滴虫阴道炎患者同时合并细菌性阴道病。

【传播方式】

1. 直接传播　经性交传播，为主要传播方式。

2. 间接传播　通过公共浴池、浴盆、浴巾、游泳池、坐式便器、衣物、污染的器械及敷料等传播。

【临床表现】

潜伏期为 4 ~ 28 d。25% ~ 50% 患者感染初期无症状。主要症状是阴道分泌物增多及外阴瘙痒，间或出现灼热、疼痛、性交痛等。分泌物典型特点为稀薄脓性、泡沫状、有异味。分泌物灰黄色、黄白色呈脓性是因其中含有大量白细胞，若合并其他感染则呈黄绿色；呈泡沫状、有异味是滴虫无氧酵解碳水化合物，产生腐臭气体所致。瘙痒部位主要为阴道口及外阴。若合并尿道感染，可有尿频、尿痛的症状，有时可有血尿。检查见阴道黏膜充血，严重者有散在出血点，甚至宫颈有出血斑点，形成“草莓样”宫颈；部分无症状感染者阴道黏膜无异常改变。

【诊断】

典型病例容易诊断,若在阴道分泌物中找到滴虫即可确诊。最简便的方法是生理盐水悬滴法,显微镜下见到呈波状运动的滴虫及增多的白细胞被推移。此方法的敏感性达60% ~70%。对可疑患者,若多次悬滴法未能发现滴虫时,可送培养,准确性达98%左右。取分泌物前24 ~48 h避免性交、阴道灌洗或局部用药,取分泌物时窥器不涂润滑剂,分泌物取出后应及时送检并注意保暖,否则滴虫活动力减弱,造成辨认困难。目前聚合酶链反应(PCR)也可用于滴虫的诊断,敏感性90%,特异性99.8%。

【治疗】

1. 全身用药　甲硝唑每次400 mg,每日2次,7 d为1个疗程;对初患者单次口服甲硝唑2 g或替硝唑2 g,可收到同样效果。口服吸收好,疗效高,不良反应小,应用方便,治愈率为90% ~95%。性伴侣应同时治疗。服药后偶见胃肠道反应,如食欲减退、恶心、呕吐。此外,偶见头痛、皮疹、白细胞减少等,一旦发现应停药。甲硝唑能通过乳汁排泄,若在哺乳期用药,用药期间及用药后24 h之内不宜哺乳。替硝唑用药期间及停药72 h内禁止饮酒,哺乳期用药不宜哺乳。

2. 局部用药　可以单独局部给药,也可全身及局部联合用药,以联合用药效果佳。甲硝唑2 g,每晚塞阴道1次,10次为1个疗程。局部用药前,可先用1%乳酸液或0.1%~0.5%醋酸液冲洗阴道,改善阴道内环境,以提高疗效。

3. 治愈标准　滴虫阴道炎常于月经后复发,故治疗后检查滴虫阴性时,仍应每次月经后复查白带,若经3次检查均阴性,方可称为治愈。

4. 随访及治疗失败的处理　由于滴虫阴道炎患者再感染率很高,可考虑对患有滴虫阴道炎的性活跃女性在最初感染3个月后重新进行筛查。对甲硝唑2 g单次口服,治疗失败且排除再次感染者,增加甲硝唑疗程及剂量仍有效。若为初次治疗失败,可重复应用甲硝唑每次400 mg,每日2次,连服7 d;或替硝唑2 g,单次口服。若治疗仍失败,可给予甲硝唑2 g,每日1次,连服5 d,或替硝唑2 g,每日1次,连服5 d。

5. 治疗中注意事项　治疗后检查滴虫阴性时,仍应于下次月经后继续治疗1个疗程,方法同前,以巩固疗效。此外,为避免重复感染,内裤及洗涤用的毛巾应煮沸5 ~10 min以消灭病原体;已婚者还应检查男方是否有生殖器滴虫病,前列腺液有无滴虫,若为阳性,需同时治疗。

6. 妊娠并发滴虫阴道炎的治疗　妊娠期滴虫阴道炎可导致胎膜早破、早产及低出生体重儿,治疗有症状的妊娠期滴虫阴道炎可以减轻症状,减少传播,防止新生儿呼吸道和生殖道感染。方案为甲硝唑2 g顿服,或甲硝唑每次400 mg,每日2次,连服7 d。但甲硝唑治疗能否改善滴虫阴道炎的产科并发症尚无定论,因此应用甲硝唑时,最好取得患者及家属的知情同意。

二、外阴阴道假丝酵母菌病

外阴阴道假丝酵母菌病(VVC)是由假丝酵母菌引起的常见外阴阴道炎。

【病因】

假丝酵母菌有许多种,外阴阴道假丝酵母菌病中 80% ~90% 病原体为白假丝酵母菌,10% ~20% 为光滑假丝酵母菌、近平滑假丝酵母菌、热带假丝酵母菌等,白假丝酵母菌为机会致病菌。白假丝酵母菌呈卵圆形,由芽生孢子及细胞发芽伸长形成假菌丝,假菌丝与孢子相连形成分支或链状。白假丝酵母菌由酵母相转为菌丝相,从而具有致病性。假丝酵母菌通常是一种腐败物寄生菌,可生活在正常人体的皮肤、黏膜、消化道或其他脏器中,经常在阴道中存在而无症状。白带增多的非孕妇女中,约有 30% 在阴道内有此菌寄生,当阴道糖原增加、酸度升高时,或在机体抵抗力降低的情况下,此菌可成为致病的原因,长期应用广谱抗生素和肾上腺皮质激素,可使假丝酵母菌感染率大为增加。因为上述两种药物可导致机体内菌群失调,改变了阴道内微生物之间的相互制约关系,使抗感染的能力下降。此外,维生素缺乏(B 族维生素)、严重的传染性疾病和其他消耗性疾病均可成为假丝酵母菌繁殖的有利条件。妊娠期阴道上皮细胞糖原含量增加,阴道酸性增强,加之孕妇的肾糖阈降低,常有营养性糖尿,小便中糖含量升高而促进假丝酵母菌的生长繁殖。

【传播方式】

(1)主要为内源性传染,假丝酵母菌除寄生阴道外,也可寄生于人的口腔、肠道,这 3 个部位的假丝酵母菌可互相传染,一旦条件适宜可引起感染。

(2)少部分患者可通过性交直接传染。

(3)极少患者可能通过接触感染的衣物间接传染。

【临床表现】

主要表现为外阴瘙痒、灼痛,严重时坐卧不宁,异常痛苦,还可伴有尿频、尿痛及性交痛。部分患者阴道分泌物增多,分泌物由脱落上皮细胞和菌丝体,酵母菌和假菌丝组成,其特征是白色稠厚呈凝乳或豆腐渣样。若为外阴炎,妇科检查外阴可见地图样红斑,即在界限清楚的大红斑周围有小的卫星病灶,另可见外阴水肿,常伴有抓痕。若为阴道炎,阴道黏膜可见水肿、红斑,小阴唇内侧及阴道黏膜上附有白色块状物,擦除后露出红肿黏膜面,急性期还可能见到糜烂及浅表溃疡。

【诊断】

典型病例不难诊断。若在分泌物中找到白假丝酵母菌的芽孢及菌丝即可确诊。取少许凝乳状分泌物,放于盛有 10% KOH 或生理盐水玻片上,混匀后在显微镜下找到芽孢和假菌丝。由于 10% KOH 可溶解其他细胞成分,假丝酵母菌检出率高于生理盐水,阳性率为 70% ~80%。此外,可用革兰氏染色检查。若有症状而多次湿片检查为阴性;或为顽固病例,为确诊是否为非白假丝酵母菌感染,可采用培养法。pH 值测定具有重要鉴别意义,若 pH 值<4.5,可能为单纯假丝酵母菌感染,若 pH 值>4.5,并且涂片中有多量白细胞,可能存在混合感染。

【治疗】

1. 去除诱因　仔细询问病史,了解存在的诱因并及时消除。如停用广谱抗生素、雌激素、口服避孕药等。合并糖尿病者则同时积极予以治疗。停用紧身化纤内裤，使用棉质内裤，确诊患者的毛巾、内裤等衣物要隔离洗涤，使用开水热烫，以避免传播。真菌培养阳性但无症状者无须治疗。

2. 改变阴道酸碱度　真菌在 pH 值 5.5～6.5 环境下最适宜生长繁殖，因此改变阴道酸碱度形成不适宜其生长的环境。使用碱性溶液擦洗阴道或坐浴，不推荐阴道内冲洗。

3. 药物治疗

（1）咪唑类药物：①克霉唑。又称三苯甲咪唑，抗菌作用对白念珠菌最敏感。普遍采用500 mg 克霉唑的乳酸配方单剂量阴道给药，使用方便、疗效好，且孕妇也可使用。单纯性 VVC 患者首选阴道用药，推荐使用单剂量 500 mg 给药。另有克霉唑阴道栓 100 mg/d，7 d 为 1 个疗程；200 mg/d，3 d 为 1 个疗程。②咪康唑。又称双氯苯咪唑。阴道栓剂 200 mg/d，7 d 为 1 个疗程；或 400 mg/d，3 d 为 1 个疗程治疗单纯性 VVC。尚有 1.2 g 阴道栓剂单次给药疗效与上述方案相近。亦有霜剂可用于外阴、尿道口、男性生殖器涂抹，以减轻瘙痒症状及小便疼痛。③布康唑。阴道霜 5 g/d，3 d 为 1 个疗程。体外抑菌试验表明对非白假丝酵母菌如光滑假丝酵母菌等，其抑菌作用比其他咪唑类强。④益康唑。抗菌谱广，对深部、浅部真菌均有效。阴道栓 50 mg/d，连续 15 d 或 150 mg/d，3 d 为 1 个疗程。其治疗时患者阴道烧灼感较明显。⑤酮康唑。口服的广谱抗真菌药，200 mg，1 次/d，5 d 为 1 个疗程。疗效与克霉唑等阴道给药相近。⑥噻康唑。2% 阴道软膏单次给药，使用方便、不良反应小、疗效显著。

（2）三唑类药物：①伊曲康唑。抗真菌谱广，餐后口服生物利用度最高，吸收快，口服后 3～4 h 血药浓度达峰值。单纯性 VVC 患者可 200 mg，2 次/d，治疗 1 d；或 200 mg，1 次/d，口服治疗 3 d，药物治疗浓度可持续 3 d。对于复发性外阴阴道假丝酵母菌病患者，主张伊曲康唑胶囊口服治疗。②氟康唑。是唯一获得 FDA 许可的治疗假丝酵母菌感染的口服药物。药物口服胶囊生物利用度高，在阴道组织、阴道分泌物中浓度可维持 3 d。对于单纯性 VVC，氟康唑 150 mg 单剂量口服可获得满意治疗效果。无明显肝毒性，但需注意肾功能。③特康唑。只限于局部应用治疗，0.4% 霜剂，5 g/d，阴道内给药 7 d；0.8% 霜剂，5 g/d，阴道内给药 3 d；栓剂 80 mg/d，阴道内给药 3 d。

（3）多烯类：制霉菌素 10 万 U/枚，每日阴道用药 1 枚，连续 14 d 治疗单纯性 VVC。药物疗程长、使用频繁，患者往往顺应性差。

4. 2006 年美国疾病控制中心（CDC）推荐

（1）单纯 VVC：首选阴道用药，短期局部用药（单次用药和 1～3 d 的治疗方案）可有效治疗单纯性 VVC。局部用药唑类药物比制霉菌素更有效。完成唑类药物治疗方案的患者中，80%～90% 的患者症状缓解且阴道分泌物真菌培养结果阴性。不推荐性伴侣接受治疗。

（2）重度 VVC：首选口服药物，症状严重者，局部应用低浓度糖皮质激素软膏或唑类霜剂。口服用药：伊曲康唑，200 mg，2 次/d，共 2 d；氟康唑胶囊，150 mg，顿服，3 d 后重复 1 次；阴道用药，在治疗单纯性 VVC 方案基础上，延长疗程（局部使用唑类药物 7～14 d）。

【随访】

对 VVC 在治疗结束后 7 ~ 14 d 和下次月经后进行随访,两次阴道分泌物真菌学检查阴性为治愈。对 RVVC 在治疗结束后 7 ~ 14 d、1 个月、3 个月、6 个月各随访 1 次。

【预防】

对初次发生外阴阴道假丝酵母菌病者应彻底治疗;检查有无全身疾病如糖尿病等,及时发现并治疗;改善生活习惯如穿宽松、透气内裤,保持局部干燥及清洁;合理使用抗生素和激素类药物。可使用含乳杆菌活菌的阴道栓调节阴道内菌群平衡。

三、细菌性阴道病

细菌性阴道病(BV)是由于阴道内正常菌群失调引起的混合感染,其临床及病理特征无炎症改变。

【病因】

生理情况下,阴道内有各种厌氧菌及需氧菌,其中以产生过氧化氢的乳酸杆菌占优势。本病常见于生育年龄,当阴道内乳酸杆菌减少时其他细菌大量繁殖,主要有加德纳菌、厌氧菌以及人型支原体,其中以厌氧菌居多,破坏了正常阴道菌群之间的相互平衡,引起细菌性阴道病。可能与性交过频、有多个性伴侣、抗生素的应用、阴道灌洗使阴道碱化有关。

【临床表现】

带有鱼腥臭味的稀薄阴道分泌物增多是其临床特点,可伴有轻度外阴瘙痒或烧灼感,性交后症状加重。分泌物呈鱼腥臭味,是厌氧菌产生的胺类物质(尸胺、腐胺、三甲胺)所致。10% ~40% 患者无临床症状。检查阴道黏膜无明显充血等炎症表现。分泌物呈灰白色、均匀一致、稀薄状,常黏附于阴道壁,但容易从阴道壁拭去。

【诊断】

细菌性阴道病患者有 10% ~40% 临床上无症状,有症状者的主要表现为阴道分泌物增多,有恶臭味,可伴有轻度外阴瘙痒或灼热感。分泌物呈灰白色,均匀一致,稀薄,黏膜度很低,容易将分泌物从阴道壁拭去。阴道黏膜无充血的炎症表现。细菌学检查无滴虫、真菌或淋病奈瑟球菌。

在下列 4 项中有 3 项阳性即可临床诊断为细菌性阴道病:①匀质、稀薄的阴道分泌物。②阴道口 pH 值>4.5(pH 值多为 5.0 ~5.5)。③氨臭味试验阳性,取阴道分泌物少许放在玻片上,加入 10% 氢氧化钾 1 ~2 滴,产生一种烂鱼肉样腥臭味即为阳性。④取少许分泌物放在玻片上,加 1 滴生理盐水混合,置于高倍光镜下见到>20% 的线索细胞。线索细胞即阴道脱落的表层细胞,于细胞边缘贴附大量颗粒状物即加德纳尔菌,细胞边缘不清。取材应注意取自阴道侧壁的分泌物,不应取自宫颈管或后穹窿。此外,可参考革兰氏染色的诊断标准,其标准为每个高倍光镜下,形态典型的乳杆菌≤5,两种或两种以上其他形态细菌(小的革兰氏阴性杆菌、弧形杆菌或阳性球菌)≥6。

【治疗】

选用抗厌氧菌药物,主要有甲硝唑、替硝唑、克林霉素。甲硝唑可抑制厌氧菌生长而不影响乳杆菌生长,是较理想的治疗药物。

1. 全身用药　首选为甲硝唑 400 mg,口服,2 次/d,共 7 d;其次为替硝唑 2 g,口服,1 次/d,连服 3 d;或替硝唑 1 g,口服,1 次/d,连服 5 d;或克林霉素 300 mg,口服,2 次/d,连服 7 d。不推荐使用甲硝唑 2 g 顿服。

2. 局部用药　甲硝唑制剂 200 mg,每晚 1 次,连用 7 d;或 2% 克林霉素软膏阴道涂抹,每次 5 g,每晚 1 次,连用 7 d。哺乳期选择局部用药为宜。

3. 注意事项　①BV 可能导致子宫内膜炎、盆腔炎性疾病及子宫切除后阴道残端感染,准备进行宫腔手术操作或子宫切除的患者即使无症状也需要接受治疗;②BV 与绒毛膜羊膜炎、胎膜早破、早产、产后子宫内膜炎等不良妊娠结局有关,有症状的妊娠期患者均应接受治疗;③细菌性阴道病复发者可选择与初次治疗不同的抗厌氧菌药物,也可试用阴道乳杆菌制剂恢复及重建阴道的微生态平衡。

四、萎缩性阴道炎

萎缩性阴道炎常见于绝经前后、药物或手术卵巢去势后妇女。自然绝经患者又称为老年性阴道炎。

【病因】

主要因为卵巢功能衰退,雌激素水平下降,阴道黏膜萎缩、变薄,上皮细胞内糖原减少,阴道内 pH 值增高,多为 pH 值 5.0~7.0,局部抵抗力减低,当受到刺激或被损伤时,其他致病菌入侵、繁殖引起炎症。

【临床表现】

主要症状为外阴灼热不适、瘙痒,阴道分泌物稀薄,呈淡黄色;感染严重者阴道分泌物呈脓血性。可伴有性交痛。检查时见阴道皱襞消失、萎缩、菲薄。阴道黏膜充血,有散在小出血点或点状出血斑,有时见浅表溃疡。

【诊断】

根据病史及临床表现,诊断一般不难,但应排除其他疾病才能诊断。应取阴道分泌物检查,显微镜下见大量基底层细胞及白细胞而无滴虫及假丝酵母菌。对有血性白带者,应与子宫恶性肿瘤鉴别,需常规做宫颈刮片,必要时行分段诊刮术。对阴道壁肉芽组织及溃疡需与阴道癌相鉴别,可行局部活组织检查。

【治疗】

原则上为抑制细菌生长,应用雌激素,增强阴道抵抗力。

1. 保持外阴清洁、干燥　分泌物多时可用乳酸冲洗阴道。

2. 雌激素制剂全身给药　戊酸雌二醇片每日 0.5~1 mg 口服,每 1~2 个月用地屈孕酮 10 mg 持续 10 d;克龄蒙每日 1 片(含戊酸雌二醇 2 mg,醋酸环丙孕酮 1 mg);诺更宁

(含雌二醇 2 mg,醋酸炔诺酮 1 mg)每日 1 片。如有乳癌及子宫内膜癌者慎用雌激素制剂。

3. 雌激素制剂阴道局部给药　0.5% 己烯雌酚软膏或倍美力阴道软膏局部涂抹,0.5 g,每日 1～2 次,连用 7 d。

4. 抑制细菌生长　阴道局部给予抗生素如甲硝唑 200 mg 或诺氟沙星 100 mg,每日 1 次,连续 7～10 d。

5. 注意营养　给予高蛋白食物,增加 B 族维生素及维生素 A 的量,有助于阴道炎的消退。

第三节　子宫颈炎症

子宫颈炎症(又称宫颈炎)是妇科常见疾病之一,包括子宫颈阴道部炎症及子宫颈管黏膜炎症。因子宫颈阴道部鳞状上皮与阴道鳞状上皮相延续,阴道炎症均可引起子宫颈阴道部炎症。由于子宫颈管黏膜上皮为单层柱状上皮,抗感染能力较差,易发生感染。临床多见的宫颈炎是急性宫颈管黏膜炎,若急性宫颈炎未经及时诊治或病原体持续存在,可导致慢性宫颈炎症。

一、急性宫颈炎

急性宫颈管黏膜炎症指宫颈局部充血、水肿,上皮变性、坏死,黏膜、黏膜下组织、腺体周围见大量中性粒细胞浸润,腺腔中可有脓性分泌物。急性宫颈管黏膜炎症以柱状上皮感染为主,包括宫颈管内的柱状上皮以及外移到或外翻到宫颈阴道部的柱状上皮。

【病因】

急性宫颈炎可由致病菌直接感染子宫颈而引起,也可继发于子宫内膜炎或阴道炎。急性宫颈炎的病原体在国内外最常见者为淋菌及沙眼衣原体,其次为一般化脓菌,如葡萄球菌、链球菌、大肠杆菌以及滴虫、真菌等。淋球菌及沙眼衣原体可累及子宫颈黏膜的腺体,沿黏膜表面扩散的浅层感染。其他病原体与淋菌不同,侵入宫颈较深,可通过淋巴管引起急性盆腔结缔组织炎,致病情严重。

【临床表现】

大部分患者无症状。有症状者主要表现为阴道分泌物增多,呈黏液脓性,阴道分泌物刺激可引起外阴瘙痒及灼热感。此外,可出现经间期出血、性交后出血等症状。若合并尿路感染,可出现尿急、尿频、尿痛。妇科检查见子宫颈充血、水肿、黏膜外翻,有黏液脓性分泌物附着甚至从子宫颈管流出,子宫颈管黏膜质脆,容易诱发出血。若为淋病奈瑟球菌感染,因尿道旁腺、前庭大腺受累,可见尿道口、阴道口黏膜充血、水肿以及多量脓性分泌物。

【诊断】

出现两个特征性体征之一、显微镜检查子宫颈或阴道分泌物白细胞增多,可做出急性子宫颈炎症的初步诊断。子宫颈炎症诊断后,需进一步做沙眼衣原体和淋病奈瑟球菌的检测。

1. 两个特征性体征,具备一个或两个同时具备

(1)于子宫颈管或子宫颈管棉拭子标本上,肉眼见到脓性或黏液脓性分泌物。

(2)用棉拭子擦拭子宫颈管时,容易诱发子宫颈管内出血。

2. 白细胞检测　子宫颈管分泌物或阴道分泌物中白细胞增多,后者需排除引起白细胞增多的阴道炎症。

(1)子宫颈管脓性分泌物涂片做革兰氏染色,中性粒细胞>30/高倍视野。

(2)阴道分泌物湿片检查白细胞>10/高倍视野。

3. 病原体检测　应做沙眼衣原体和淋病奈瑟球菌的检测,以及有无细菌性阴道病及滴虫阴道炎。检测淋病奈瑟球菌常用的方法有:①分泌物涂片革兰氏染色,查找中性粒细胞中有无革兰氏阴性双球菌,由于子宫颈分泌物涂片的敏感性、特异性差,不推荐用于女性淋病的诊断方法;②淋病奈瑟球菌培养,为诊断淋病的“金标准”方法;③核酸检测,包括核酸杂交及核酸扩增,尤其核酸扩增方法诊断淋病奈瑟球菌感染的敏感性、特异性高。检测沙眼衣原体常用的方法有:①衣原体培养,因其方法复杂,临床少用;②酶联免疫吸附试验检测沙眼衣原体抗原,为临床常用的方法;③核酸检测,包括核酸杂交及核酸扩增,尤以后者为检测沙眼衣原体感染敏感、特异的方法。但应做好质量控制,避免污染。

若子宫颈炎症进一步加重,可导致上行感染,因此对子宫颈炎患者应注意有无上生殖道感染。

【治疗】

急性宫颈炎治疗以全身治疗为主,需针对病原体使用有效抗生素。未获得病原体检测结果可根据经验性给药,对于有性传播疾病高危因素的年轻妇女,可给予阿奇霉素 1 g 单次口服或多西环素 100 mg,每日 2 次口服,连续 7 d。已知病原体者针对使用有效抗生素。

1. 急性淋病奈瑟球菌性宫颈炎　治疗原则是及时、足量、规范、彻底。常用药物:头孢曲松,125 mg 单次肌内注射;或头孢克肟,400 mg 单次口服;大观霉素,4 g 单次肌内注射。因淋病奈瑟球菌感染半数合并沙眼衣原体感染,故在治疗同时需联合抗衣原体感染的药物。

2. 沙眼衣原体性宫颈炎　四环素类、红霉素类及喹诺酮类常用药物。多西环素,100 mg 口服,每日 2 次,连用 7 d;阿奇霉素,1 g 单次口服;红霉素,500 mg,每日 4 次,连续 7 d(红霉素,250 mg,每日 2 次,连续 14 d);氧氟沙星,300 mg 口服,每日 2 次,连用 7 d;左氧氟沙星,500 mg,每日 1 次,连用 7 d。

3. 其他　一般化脓菌感染宫颈炎最好根据药敏试验进行抗生素的治疗。合并有阴道炎者如细菌性阴道病者需同时治疗。疾病反复发作者,其性伴侣亦需治疗。

二、慢性宫颈炎

慢性宫颈炎，多由急性宫颈炎转变而来，往往是急性宫颈炎治疗不彻底，病原体隐居于子宫颈黏膜内形成慢性炎症。急性宫颈炎容易转为慢性的原因主要由于宫颈黏膜皱褶较多，腺体呈葡萄状，病原体侵入腺体深处后极难根除，导致病程反复、迁延不愈。阴道分娩、流产或手术损伤宫颈后，继发感染亦可表现为慢性过程，此外不洁性生活、雌激素水平下降、阴道异物（如子宫托）均可引起慢性宫颈炎。其病原体一般为葡萄球菌、链球菌、沙眼衣原体、淋球菌、厌氧菌等。也有患者不显示急性症状，直接发生慢性宫颈炎。

【病因】

常因急性宫颈炎未治疗或治疗不彻底转变而来，多见于流产、分娩或手术损伤宫颈，导致病原体入侵所致。也可由于各种理化因素、炎性分泌物长期刺激宫颈，使鳞状上皮脱落，病原体侵入而致病。病原体主要有葡萄球菌、链球菌、大肠杆菌及厌氧菌，近年来淋病奈瑟球菌、沙眼衣原体已成为常见病原体。

【病理类型】

慢性宫颈炎有以下几种病理类型。

1. 宫颈糜烂　最常见，是由于宫颈外口处鳞状上皮受炎症刺激脱落，被柱状上皮所覆盖，外观呈鲜红色，称为宫颈糜烂。

(1) 根据糜烂的深浅程度分型：①单纯型。糜烂面仅为单层柱状上皮所覆盖，表面平坦。②颗粒型。炎症继续发展，由于腺上皮过度增生并伴有间质增生，糜烂面凹凸不平呈颗粒状。③乳头型。当间质增生显著，表面凹凸不平现象更加明显，呈乳头状突起。

(2) 根据糜烂面积的大小分度：①轻度。糜烂面积小于整个宫颈面积的1/3。②中度。糜烂面积占整个宫颈面积的1/3～2/3。③重度。糜烂面积占整个宫颈面积的2/3以上。

2. 宫颈肥大　由于慢性炎症长期刺激，宫颈组织充血、水肿，腺体和间质增生，使宫颈呈不同程度的肥大，硬度增加，但表面多光滑。

3. 宫颈息肉　慢性炎症长期刺激，使宫颈管局部黏膜增生并向宫颈外口突出形成息肉。息肉为一个或多个不等，直径约1 cm，色红、呈舌形、质软而脆，易出血，蒂细长。由于炎症存在，除去息肉后仍可复发。

【临床表现】

慢性宫颈炎主要表现为白带增多，常刺激外阴引起外阴不适和瘙痒。由于病原体种类、炎症的范围、程度和病程不同，白带的量、颜色、性状、气味也不同，可为乳白色黏液状至黄色脓性，如伴有息肉形成，可有白带中混有血，或宫颈接触性出血。若白带增多，似白色干酪样，应考虑是否合并念珠菌阴道炎；若白带呈稀薄泡沫状，有臭味，则应考虑滴虫阴道炎。如有恶臭则多为厌氧菌的感染。严重感染时可有腰骶部疼痛、下腹坠胀，由于慢性宫颈炎可直接向前蔓延或通过淋巴管扩散，当波及膀胱三角区及膀胱周围结缔组织时，可出现尿路刺激症状。较多的黏稠脓性白带有碍精子上行，可导致不孕。妇科检查可见宫颈不同程度的糜烂、肥大、宫颈裂伤，有时可见宫颈息肉、宫颈腺体囊肿、宫颈外翻等，宫颈口多有分泌物，亦可有宫颈触痛和宫颈触血。

【诊断及鉴别诊断】

根据临床表现可初步做出慢性宫颈炎的诊断，但应注意将妇科检查所发现的阳性体征与子宫颈的常见病理生理改变进行鉴别。

1. 子宫颈柱状上皮异位和子宫颈上皮内病变(SIL)　除慢性子宫颈炎外，子宫颈的生理性柱状上皮异位、子宫颈上皮内病变，甚至早期子宫颈癌也可呈现子宫颈糜烂样改变。生理性柱状上皮异位即子宫颈外口处的子宫颈阴道部外观呈细颗粒状的红色区，阴道镜下表现为宽大的转化区，肉眼所见的红色区为柱状上皮覆盖，由于柱状上皮菲薄，其下间质透出而成红色。曾将此种情况称为“宫颈糜烂”，并认为是慢性宫颈炎最常见的病理类型之一。但目前已明确“宫颈糜烂”并不是病理学上的上皮溃疡、缺失所致的真性糜烂，也与慢性宫颈炎症的定义即间质中出现慢性炎症细胞浸润并不一致。因此，“宫颈糜烂”作为慢性子宫颈炎症的诊断术语已不再恰当。子宫颈糜烂样改变只是一个临床征象，可为生理性改变，也可为病理性改变。生理性柱状上皮异位多见于青春期、生育年龄妇女雌激素分泌旺盛者、口服避孕药或妊娠期，由于雌激素的作用，鳞-柱交接部外移，子宫颈局部呈糜烂样改变外观。此外，子宫颈上皮内病变及早期子宫颈癌也可使子宫颈呈糜烂样改变，因此对于子宫颈糜烂样改变者需进行子宫颈细胞学检查和(或)HPV 检测，必要时行阴道镜及活组织检查以除外子宫颈上皮内病变或子宫颈癌。

2. 子宫颈腺囊肿　绝大多数情况下是子宫颈的生理性变化。子宫颈转化区内鳞状上皮取代柱状上皮过程中，新生的鳞状上皮覆盖子宫颈腺管口或伸入腺管，将腺管口阻塞，导致腺体分泌物引流受阻，潴留形成囊肿。子宫颈局部损伤或子宫颈慢性炎症使腺管口狭窄，也可导致子宫颈腺囊肿形成。镜下见囊壁被覆单层扁平、立方或柱状上皮。浅部的子宫颈腺囊肿检查见子宫颈表面突出单个或多个青白色小囊泡，容易诊断。子宫颈腺囊肿通常不需处理。但深部的子宫颈腺囊肿，子宫颈表面无异常，表现为子宫颈肥大，应与子宫颈腺癌鉴别。

3. 子宫恶性肿瘤　子宫颈息肉应与子宫颈的恶性肿瘤以及子宫体的恶性肿瘤相鉴别，因后两者也可呈息肉状，从子宫颈口突出，鉴别方法行子宫颈息肉切除，病理组织学检查确诊。除慢性炎症外，内生型子宫颈癌尤其腺癌也可引起子宫颈肥大，因此对子宫颈肥大者，需行子宫颈细胞学检查，必要时行子宫颈管搔刮术进行鉴别。

【治疗】

1. 慢性宫颈管黏膜炎　对于初次就诊表现为宫颈管黏膜炎症者，临床有时很难区分其为急性或慢性宫颈管黏膜炎症，通常需要进行性传播疾病病原体的检查；对持续或反复发作的宫颈管黏膜炎症，也应除外是否为沙眼衣原体或淋病奈瑟球菌的再次感染。对慢性宫颈管黏膜炎症，还应注意有无 BV 存在，若存在，应给予相应处理。

对表现为宫颈糜烂样改变者，若伴有接触性出血、分泌物明显增多、表面呈颗粒状或乳头状突起，而未检测到性传播疾病病原体，并排除 SIL 以及宫颈癌，可给予物理治疗，包括激光、冷冻、微波等方法。若为宫颈糜烂样改变并无炎症表现，而仅为生理性柱状上皮异位，则无须处理。

2. 宫颈息肉 行息肉摘除术，并送病理组织学检查。

3. 宫颈肥大 若能排除引起宫颈肥大的其他原因，一般无须治疗。

第四节 盆腔炎症

女性内生殖器及其周围的结缔组织、盆腔腹膜发生炎症时，称为盆腔炎（pelvic inflammatory disease，PID），主要包括子宫内膜炎、输卵管炎、输卵管卵巢脓肿（tubo-ovarian abscess，TOA）、盆腔腹膜炎。炎症可局限于一个部位，也可同时累及几个部位。性传播感染（sexually transmitted infection，STI）的病原体如淋病奈瑟球菌、沙眼衣原体是主要的致病源。一些需氧菌、厌氧菌、病毒和支原体等也参与 PID 的发生。多数引起 PID 的致病性微生物是由阴道上行发生的，且多为混合感染。延误对 PID 的诊断和有效治疗都可能导致上生殖道感染后遗症（输卵管因素不育和异位妊娠等）。盆腔炎大多发生在性活跃期妇女，分为急性盆腔炎和慢性盆腔炎两种。

【病因】

盆腔炎疾病多发生在性活跃期，当机体免疫力下降、内分泌发生变化及致病病原体侵入时，可引发炎症。常见的病原体有内源性病原体，如金黄色葡萄球菌、消化球菌等；外源性病原体，如淋病奈瑟球菌、沙眼衣原体等。病原体可由生殖道黏膜上行蔓延，或由经外阴、阴道、宫颈及宫颈创伤处；也可是病原体先侵入人体的其他系统再经血液循环传播；也可由腹腔其他脏器感染后直接蔓延到内生殖器，初潮前、无性生活史和绝经后妇女的盆腔炎症常是经此途径感染。

【感染途径】

1. 沿生殖道黏膜上行蔓延 病原体侵入外阴、阴道后，或阴道内的病原体沿子宫颈黏膜、子宫内膜、输卵管黏膜，蔓延至卵巢及腹腔，是非妊娠期、非产褥期盆腔炎性疾病的主要感染途径。淋病奈瑟球菌、沙眼衣原体及葡萄球菌等，常沿此途径扩散。

2. 经淋巴系统蔓延 病原体经外阴、阴道、子宫颈及宫体创伤处的淋巴管侵入盆腔结缔组织及内生殖器其他部分，是产褥感染、流产后感染及放置宫内节育器后感染的主要感染途径。链球菌、大肠埃希菌、厌氧菌多沿此途径蔓延。

3. 经血液循环传播 病原体先侵入人体的其他系统，再经血液循环感染生殖器，为结核菌感染的主要途径。

4. 直接蔓延 腹腔其他脏器感染后，直接蔓延到内生殖器，如阑尾炎可引起右侧输卵管炎。

【临床表现】

可因炎症轻重及范围大小而有不同的临床表现。轻者无症状或症状轻微。常见症状为下腹痛、阴道分泌物增多。腹痛为持续性，活动或性交后加重。若病情严重可出现发热甚至高热、寒战、头痛、食欲缺乏。月经期发病可出现经量增多、经期延长。若有腹膜炎，出现消化系统症状如恶心、呕吐、腹胀、腹泻等。伴有泌尿系统感染可有尿急、尿频、尿痛症状。若有脓肿形成，可有下腹包块及局部压迫刺激症状；包块位于子宫前方可出现膀胱刺激症状，如排尿困难、尿频，若引起膀胱肌炎还可有尿痛等；包块位于子宫后方可有直肠刺激症状，出现腹泻、里急后重感和排便困难。若有输卵管炎的症状及体征，并同时有右上腹疼痛者，应怀疑有肝周围炎。

患者体征差异较大，轻者无明显异常发现，或妇科检查仅发现宫颈举痛、宫体压痛或附件区压痛。严重病例呈急性病容，体温升高，心率加快，下腹部有压痛、反跳痛及肌紧张，甚至出现腹胀，肠鸣音减弱或消失。妇科检查：阴道可见脓性臭味分泌物；子宫颈充血、水肿，将子宫颈表面分泌物拭净，若见脓性分泌物从子宫颈口流出，说明子宫颈管黏膜或宫腔有急性炎症。宫颈举痛，宫体稍大，有压痛，活动受限；子宫两侧压痛明显，若为单纯输卵管炎，可触及增粗的输卵管，压痛明显；若为输卵管积脓或输卵管卵巢脓肿，可触及包块且压痛明显，不活动；宫旁结缔组织炎时，可扪及宫旁一侧或两侧片状增厚，或两侧宫骶韧带高度水肿、增粗，压痛明显；若有盆腔脓肿形成且位置较低时，则后穹窿触痛明显，可在子宫直肠陷窝处触及包块，并可有波动感，三合诊检查更有利于了解盆腔脓肿的情况及与邻近器官的关系。

【诊断】

根据病史、症状和体征可做出初步诊断。由于急性盆腔炎的临床表现变异较大，临床诊断准确性不高，尚需做必要的辅助检查，如血常规、尿常规、宫颈管分泌物检查等。

1. 最低诊断标准　①子宫压痛；②附件压痛；③宫颈举痛。下腹压痛同时伴有下生殖道感染征象的患者，诊断 PID 的可能性大大增加。生育期妇女或 STI 门诊人群，可按最低诊断标准。

2. 支持 PID 诊断的附加条件　①口腔温度>38.3 ℃；②宫颈或阴道黏液脓性分泌物；③阴道分泌物显微镜检查有白细胞增多；④红细胞沉降率加快；⑤C 反应蛋白水平升高；⑥实验室检查证实有宫颈淋病奈瑟球菌或沙眼衣原体感染。

大多数 PID 患者都有宫颈黏液脓性分泌物或阴道分泌物镜检有白细胞增多。如果宫颈分泌物外观正常并且阴道分泌物镜检无白细胞，则 PID 诊断成立的可能性不大，需要考虑其他可能引起下腹痛的病因。如有条件应积极寻找致病性微生物。

3. PID 的最特异标准　①子宫内膜活检显示有子宫内膜炎的病理组织学证据；②经阴道超声检查或磁共振显像技术显示输卵管管壁增厚、管腔积液，可伴有盆腔游离液体或输卵管卵巢包块；③腹腔镜检查结果符合 PID 表现。

【鉴别诊断】

盆腔炎应与急性阑尾炎、输卵管妊娠流产或破裂、卵巢囊肿蒂扭转或破裂等急症相鉴别。

【治疗】

1. 治疗原则　盆腔炎主要为抗生素药物治疗，必要时手术治疗。抗生素治疗可清除病原体，改善症状及体征，减少后遗症。经恰当的抗生素积极治疗，绝大多数急性盆腔炎能彻底治愈。由于急性盆腔炎的病原体多为需氧菌、厌氧菌及衣原体的混合感染，需氧菌及厌氧菌又有革兰氏阴性及革兰氏阳性之分，故抗生素多采用联合用药，并覆盖到所有可能的病原微生物。

2. 具体方案

（1）静脉给药：对于症状较重者给予静脉治疗。

1）头孢替坦 2 g，静脉滴注，每 12 h 1 次；或头孢西丁 2 g，静脉滴注，每 6 h 1 次。加用：多西环素 100 mg，口服，每 12 h 1 次（或米诺环素 100 mg，口服，每 12 h 1 次）；或阿奇霉素 0.5 g，静脉滴注或口服，每日 1 次。

2）克林霉素 900 mg，静脉滴注，每 8 h 1 次，加用庆大霉素负荷剂量（2 mg/kg），静脉滴注或肌内注射，维持剂量（1.5 mg/kg），每 8 h 1 次；也可采用每日一次给药。

3）喹诺酮类药物：氧氟沙星 400 mg，静脉滴注，每 12 h 1 次，加用甲硝唑 500 mg，静脉滴注，每 8 h 1 次；或左氧氟沙星 500 mg，静脉滴注，每日 1 次，加用甲硝唑 500 mg，静脉滴注，每 8 h 1 次；或莫西沙星 400 mg，静脉滴注，每日 1 次。

4）氨苄西林/舒巴坦 3 g，静脉滴注，每 6 h 1 次，加用：多西环素 100 mg，口服，每 12 h 1 次，或米诺环素 100 mg，口服，每 12 h 1 次；或阿奇霉素 0.5 g，静脉滴注或口服，每日 1 次。

（2）非静脉药物治疗：症状较轻者可采用以下方案。

1）氧氟沙星 400 mg，口服，每日 2 次，加用甲硝唑 500 mg，口服，每日 2 次，共 14 d；或左氧氟沙星 500 mg，口服，每日 1 次，加用甲硝唑 500 mg，口服，每日 2 次，共 14 d；或莫西沙星 400 mg，口服，每日 1 次，共 14 d。

2）头孢曲松 250 mg，肌内注射，单次给药；或头孢西丁 2 g，肌内注射，加丙磺舒 1 g，口服，均单次给药；或其他第三代头孢类药物，例如头孢唑肟、头孢噻肟等非静脉外给药。加用：多西环素 100 mg，口服，每 12 h 1 次；或米诺环素 100 mg，口服，每 12 h 1 次；或阿奇霉素 0.5 g，口服，每日 1 次，共 14 d。可加用甲硝唑 500 mg，口服，每日 2 次，共 14 d。

3）阿莫西林/克拉维酸加用多西环素可以获得短期的临床效果，但胃肠道不良反应可能会影响该方案的依从性。

3. 手术治疗

（1）适应证

1）药物治疗无效：输卵管卵巢脓肿或盆腔脓肿经药物治疗 48 ~ 72 h，体温持续不降，患者中毒症状加重或包块增大者，应及时手术，以免发生脓肿破裂。

2）脓肿持续存在：经药物治疗病情有好转，继续控制炎症数日（2 ~ 3 周），包块仍未消失但已局限化，应手术切除，以免日后再次急性发作或形成慢性盆腔炎。

3）脓肿破裂：突然腹痛加剧，寒战、高热、恶心、呕吐、腹胀，检查腹部拒按或有中毒性休克表现，应怀疑脓肿破裂。若脓肿破裂未及时诊治，死亡率高。因此，一旦怀疑脓肿破裂，需立即在抗生素治疗的同时行剖腹探查。

（2）手术方式和范围：可根据情况选择经腹手术或腹腔镜手术。手术范围应根据病变范围、患者年龄、一般状态等全面考虑。原则以切除病灶为主。年轻妇女应尽量保留卵巢功能,以采用保守性手术为主;年龄大、双侧附件受累或附件脓肿屡次发作者,行全子宫及双附件切除术;对极度衰弱危重患者的手术范围须按具体情况决定。若盆腔脓肿位置低、突向阴道后穹窿时,可经阴道切开排脓,同时注入抗生素。

4. 随访　患者应在开始治疗 3 d 内出现临床情况的改善,如退热、腹部压痛或反跳痛减轻、子宫及附件压痛减轻、宫颈举痛减轻等。在此期间病情无好转的患者需住院治疗,进一步检查以及手术治疗。

对于药物治疗的患者,应在 72 h 内随诊,明确有无临床情况的改善(具体标准如前所述)。如果未见好转则建议住院接受静脉给药治疗以及进一步检查。建议对于沙眼衣原体和淋病奈瑟球菌感染的 PID 患者,还应在治疗结束后 4～6 周时重新筛查上述病原体。

5. 性伴侣的治疗　对 PID 患者出现症状前 60 d 内接触过的性伴侣进行检查和治疗。这种检查和评价是必要的,因为患者有再感染的危险,而且其性伴侣很可能感染淋病及沙眼衣原体。由淋病或沙眼衣原体感染引起 PID 患者的男性性伴侣常无症状。无论 PID 患者分离的病原体如何,均应建议患者的性伴侣进行 STI 的检测和治疗。在女性 PID 患者治疗期间应避免无保护屏障(避孕套)的性交。

6. 中药治疗　主要为活血化瘀、清热解毒药物,如银翘解毒汤、安宫牛黄丸或紫雪丹等。

第五节　淋　病

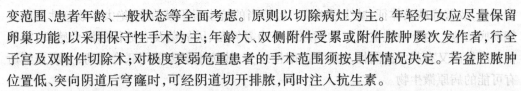

淋病是指由淋病奈瑟球菌,又称淋球菌或淋病双球菌引起的急性或慢性传染病,主要引起泌尿生殖器黏膜的化脓性炎症,也可侵犯眼、咽喉、直肠,甚至全身各脏器,引起相应的损害。淋病是我国最常见的性传播性疾病,发病率占传统性病之首。在妇产科门诊经常可以见到,每一个妇产科医生对其都应该熟悉。它是一种古老的性病,最早记载于《圣经旧约》。1879 年,Albert Neisser 从 35 个急性尿道炎、阴道炎及新生儿急性结膜炎患者分泌物中找到淋球菌,并相继为许多学者所证实,淋菌的病原学诊断获得突破性进展。1882 年,Leistikow 和 Loeffler 首次在体外培养淋球菌获得成功。1885 年,Bumm 在人、牛或羊的凝固血清上培养淋菌成功,接种于健康人尿道亦产生同样症状,从而确定了淋球菌为淋病的病原体。淋病在新中国成立前流行甚广,新中国成立后,取缔娼妓、禁止卖淫,仅 15 年时间就基本消灭了性病。但从 20 世纪 80 年代初开始,随着国际交往增多及旅游事业的迅速发展,淋病在我国死灰复燃,成为危害人们身体健康的最主要性病。

【发病机制】

淋病奈瑟球菌对柱状上皮及移行上皮有特殊的亲和力。淋病奈瑟球菌感染后通过黏附于柱状上皮及移行上皮而被上皮细胞吞饮,在上皮细胞内大量繁殖,引起细胞损伤崩解,淋病奈瑟球菌迁移至黏膜下层;与此同时,淋病奈瑟球菌的脂多糖内毒素与补体结合,介导免疫反应,能诱导中性粒细胞聚集和吞噬,引起局部急性炎症,出现充血、水肿、化脓和疼痛。

【传播途径】

1. 性接触传播　成人淋病几乎都是通过性交感染，男性与患淋病的女性一次性交有20%的感染机会，性交次数越多感染机会越多，女性与患淋病男性性交后，感染机会可高达90%。淋菌表面有菌毛可吸附于精子进入宫颈管内，并在该处柱状上皮细胞内引起炎症，使上皮细胞坏死脱落，白细胞增多，脓液形成。

2. 非性接触传播　接触患者的分泌物而受到感染，如新生儿淋菌性眼炎多在母体产道时受染，也可接触患者分泌物污染的内裤、被褥、毛巾、浴盆、马桶圈等物品感染，还可通过医务人员的手套和器械引起医源性感染；妊娠妇女患淋病，可引起羊膜腔内感染及胎儿感染。

【临床表现】

潜伏期1~10 d，平均3~5 d，50%~70%的妇女感染淋菌后，无明显临床症状，易被忽略，但仍具有传染性。有些女性仅表现为阴道分泌物增多而不予注意。

1. 下生殖道感染　淋病奈瑟球菌感染最初引起尿道炎、宫颈管黏膜炎、前庭大腺炎，被称为无并发症淋病。尿道炎表现为尿频、尿急、尿痛，排尿时尿道口灼热感，检查可见尿道口红肿、触痛，经阴道前壁向耻骨联合方向挤压尿道或尿道旁腺，可见脓性分泌物流出。宫颈黏膜炎表现为阴道脓性分泌物增多，外阴瘙痒或灼热感，偶有下腹痛。检查可见宫颈明显充血水肿、糜烂，有脓性分泌物从宫颈口流出，宫颈触痛，触之易出血。若有前庭大腺炎，可见腺体开口处红肿、触痛、溢脓，若腺管阻塞可形成脓肿。淋病奈瑟球菌可同时感染以上部位，因而临床表现往往为数种症状并存。

2. 上生殖道感染　无并发症淋病未经治疗或治疗不当，淋病奈瑟球菌可上行感染至盆腔脏器，导致淋菌性盆腔炎性疾病（gonococcal pelvic inflammatory disease，GPID），包括急性输卵管炎、子宫内膜炎、继发性输卵管卵巢脓肿、盆腔腹膜炎和盆腔脓肿等。10%~15%的淋菌性子宫内膜炎可上行感染，发生淋菌性盆腔炎、输卵管炎、卵巢炎、附件炎及宫体炎。可引起输卵管阻塞、积水及不孕。如与卵巢粘连，可导致输卵管卵巢脓肿，一旦脓肿破裂可引起化脓性腹膜炎。66%~77%的盆腔炎多发生于月经后，主要见于年轻育龄妇女。多在经期或经后1周内发病，起病急，典型症状为双侧下腹剧痛，一侧较重，发热、全身不适，发热前可有寒战，常伴食欲缺乏、恶心和呕吐。患者多有月经延长、不规则阴道出血或脓性白带增多等。若脓液由开放的输卵管伞端流入直肠子宫陷凹，刺激该处腹膜而产生肛门坠痛感。体格检查下腹两侧深压痛，若有盆腔腹膜炎则可有腹壁肌紧张及反跳痛。妇科检查宫颈外口可见脓性分泌物流出，宫颈充血、水肿、举痛，双侧附件增厚、压痛。若有输卵管卵巢脓肿，可触及附件囊性包块，压痛明显。

3. 播散性淋病　是指淋病奈瑟球菌通过血循环传播，引起全身性疾病，病情严重，若不及时治疗可危及生命。1%~3%的淋病可发生播散性淋病，早期菌血症可出现高热、寒战、皮损、不对称的关节受累以及全身症状，晚期则表现为永久性损害，例如关节炎、心内膜炎、心包炎、胸膜炎、肺炎、脑膜炎等全身病变。确诊主要根据临床表现和血液、关节液、皮损部位渗出物淋菌培养阳性。

特殊情况:孕期淋病,妊娠对淋病的表现无明显影响,但是淋病对母婴都有影响。孕早期感染淋病可致流产;晚期可引起绒毛膜羊膜炎,而致胎膜早破、早产,胎儿生长受限。分娩时产道损伤、产妇抵抗力差;产褥期淋菌易扩散,引起产妇子宫内膜炎、输卵管炎,严重者引起播散性淋病。约1/3新生儿通过淋病孕妇的软产道时可感染淋病奈瑟球菌,出现新生儿淋球菌性眼炎,若治疗不及时,可发展成角膜溃疡、角膜穿孔甚至失明。

【诊断】

根据病史、临床表现和实验室检查做出诊断,实验室检查包括:①分泌物涂片检查见中性粒细胞内有革兰氏阴性双球菌;②淋菌培养是诊断淋病的"金标准";③核酸扩增试验。

【鉴别诊断】

1. 非特异性尿道炎　常有明显诱因,如机械性刺激、创伤、泌尿生殖道邻近器官的炎症,镜检可见革兰氏阳性球菌。

2. 非淋菌性尿道炎　有可疑性接触史,潜伏期1~3周,症状轻微,可有浆液或黏液分泌物,病原体为沙眼衣原体或解脲支原体。

3. 细菌性阴道病　白带增多,灰色,均匀一致,pH值偏高,有鱼腥味,涂片可见乳酸杆菌减少,革兰氏阴性菌增多,盐水涂片可见线索细胞。

【治疗】

治疗以及时、足量、规范化用药为原则。为提高疗效和减少耐药性,推荐联合使用头孢菌素和阿奇霉素。首选头孢曲松钠250 mg,单次肌内注射加阿奇霉素1 g顿服。播散性淋病(DGI)引起的关节炎皮炎综合征推荐使用头孢曲松钠1 g,肌内注射或静脉注射,每日1次,加阿奇霉素1 g顿服,至症状改善后1~2 d,再据药敏试验选择口服药物,疗程至少7 d;DGI引起的心内膜炎及脑膜炎建议使用头孢曲松钠1~2 g,静脉注射,每12~24 h 1次,加阿奇霉素1 g顿服,脑膜炎疗程10~14 d,心内膜炎疗程至少4周。

淋病产妇分娩的新生儿,应尽快使用0.5%红霉素眼膏预防淋菌性眼炎,并预防使用头孢曲松钠25~50 mg/kg(最大剂量不超过125 mg)单次肌内注射或静脉注射。应注意新生儿DGI的发生,治疗不及时可致新生儿死亡。

【治愈标准】

治疗结束后2周内,在无性病接触史的情况下,符合如下标准,即判为治愈:①症状体征全部消失;②尿液常规检查阴性;③在治疗结束后第4日和第8日,分别对女性患者宫颈和尿道取材进行涂片和培养,两次均阴性。

【预后】

急性淋病早期、及时、正确治疗完全可以治愈,无合并症淋病经单次大剂量药物治疗,治愈率达95%;若延误治疗或治疗不当,可产生合并症或播散性淋病。因此,在淋病急性期应积极治疗。

第六节　尖锐湿疣

尖锐湿疣(condyloma acuminata,CA)是由人乳头瘤病毒(HPV)在两性生殖器、会阴或肛门周围等皮肤黏膜所致的病毒感染,主要经性接触传染,或与污染的物品如内裤、浴盆、浴巾等密切接触传染,胎儿经感染的产道传染。我国尖锐湿疣的发病逐年上升,已居性传播疾病的第三位,并仍有扩大蔓延的趋势。此外,研究表明,尖锐湿疣的慢性感染直接导致了宫颈癌的发病,对此应引起重视。

【病因】

尖锐湿疣是由人乳头瘤病毒感染引起的鳞状上皮增生性疣状病变。人是 HPV 唯一宿主,病毒颗粒直径为 50～55 nm,目前尚未在体外培养成功。HPV 属环状双链 DNA 病毒,其基因组的早期(E)区含有 7 个开放读码框(E1～E7),晚期(L)区有 2 个开放读码框(L1、L2)。早期区基因编码蛋白参与病毒 DNA 复制、转录调节(E1、E2)对宿主细胞的转化(E5、E6、E7);L1、L2 编码病毒衣壳蛋白并参与病毒装配。近年来分子生物学技术研究发展迅速,证实 HPV 有 100 种以上的型别,其中超过 30 种与生殖道感染有关,除可以引起尖锐湿疣,还与生殖道肿瘤有关。依据引起肿瘤可能性高低将其分为低危型及高危型。低危型有 6、11、40、42～44、61 型;高危型有 16、18、31、33、35、39、45、56、58 型。其中至少有 10 个型别与尖锐湿疣有关(如 6、11、16、18 及 33 型,最常见 6、11 型)。HPV 普遍存在于自然界,促使感染的高危因素有过早性生活、多个性伴侣、免疫力低下、高性激素水平、吸烟等。CA 往往与多种性传播疾病(sexually transmitted diseases,STD)合并存在,如梅毒、淋病、外阴阴道假丝酵母菌病、衣原体感染等。

【传播途径】

本病 60% 是通过性生活传播的,发病 3 个月左右时传染性最强。另外,尖锐湿疣还能通过间接接触传播,如共用浴盆、毛巾、游泳衣都可能成为传播途径;家庭成员间非性行为的密切接触也能造成传播。本病的另一条传播途径即母婴传播,患病的母亲通过阴道分娩或日常生活,将病毒传染给婴儿,使婴儿患病。

【临床表现】

潜伏期为 3 周至 8 个月,平均 3 个月。以 20～29 岁年轻妇女多见。临床症状常不明显,多以外阴赘生物就诊。病变以性交时容易受损伤的部位多见,如舟状窝附近、大小阴唇、肛门周围、阴道前庭、尿道口,也可累及阴道和宫颈。尖锐湿疣初起为散在或簇状增生的粉色或白色的顶端尖锐的小乳头状疣,随着疾病发展,病灶增大相互融合,可呈菜花状或鸡冠状。少数免疫力下降或妊娠期患者疣体可过度增生成为巨大型尖锐湿疣(Buschke-Loewenstein 肿瘤)。

【诊断】

(1)病史:多数患者有婚外性交或嫖娼史或配偶感染史。

(2)生殖器或肛门出现单个或多个丘疹状、乳头状、菜花状潮湿肉质赘生物,表面粗糙角化,一般可做出临床诊断。

(3)对不典型的可选择临床检查及实验室检查,寻找 HPV 感染证据。

【鉴别诊断】

1. 生殖器癌　多见于 40 岁以上的妇女或老人,皮损向下浸润,易发生溃疡,组织病理有癌变,无挖空细胞。

2. 扁平湿疣　二期梅毒的一种表现,扁平状丘疹,无蒂,簇状分布,表面光滑,暗视野显微镜检查于皮损处可找到梅毒螺旋体。

3. 生殖器鲍温样丘疹病　较少见,呈多发性棕红色小丘疹,直径 2 ~ 6 mm,组织病理为鲍温病样改变。

【治疗】

1. 一般治疗　现在主要使用干扰素或其类似物对尖锐湿疣进行治疗。干扰素具有调节免疫功能、抗增殖和抗病毒作用,可在皮损内、肌内及皮下注射,每次 100 万 ~ 300 万 U,每周 3 次,10 次为 1 个疗程。在局部治疗的基础上,加用干扰素全身治疗,可以提高疗效、降低复发率。

2. 药物治疗

(1)三氯醋酸:传统的方法是使用三氯醋酸对局部病变进行腐蚀。其作用机制是通过使蛋白质沉淀而杀死细胞,使疣体脱落,临床常用 50% 三氯醋酸溶液外擦,每周 1 次,3 次为 1 个疗程,可重复用药 2 ~ 3 个疗程。对微小的病变效果非常好。

(2)鬼臼毒素:传统的治疗药物,其作用机制是抑制受 HPV 感染细胞的有丝分裂,有致畸作用,所以禁止用于孕妇。也只能治疗病变较小的疣,对于大的、融合成片的病变无效。临床用 0.5% 酊剂,每日 2 次外用,连续 3 d,停用 4 d,为 1 个疗程,可用 1 ~ 3 个疗程。

(3)氟尿嘧啶:在治疗 HPV 感染方面被广泛认同接受,最大的优点就是可以用于阴道内或者外用。也能用于较大面积的病变,减少亚临床复发。在药理机制上,它是抑制 HPV 病毒的 DNA 合成酶,选择性地抑制病毒 DNA 的合成。有 5% 霜剂和 2.5% 溶液两种剂型,每日 2 次外用,7 d 为 1 个疗程。但是也不能用于孕妇。

3. 手术治疗　对于体积大、孤立的尖锐湿疣病变,可以手术切除病变。但是当病变广泛或妊娠时,也有困难。因为病变广泛或孕期时,血管增加,血液供应丰富,手术会引起失血过多、术后水肿。由于激光气化在治疗尖锐湿疣方面更加优越,所以有条件时,最好选用激光气化。

4. 其他治疗

(1)激光气化:在治疗生殖道 HPV 病变方面,二氧化碳激光是一个有力的工具。其优点是准确性高,可以去除面积较大的病灶,治疗阴道上部和宫颈病变。激光治疗具有痛苦小、瘢痕少、愈合时间短等优点。

(2)冷冻治疗:优点就在于它不会使母婴双方产生任何并发症,并且不需要麻醉,但复发率高。

(3)电凝与微波治疗：属于局部治疗方法，前者主要用于治疗病灶比较小的尖锐湿疣，其原理与外科手术刀切除、气化病灶的原理一样；后者的适用范围与前者基本相同，但是主要是利用微波产生的高热凝固局部的病变组织，使病变部位的组织产生蛋白质凝固、变性和坏死。这两种方法与激光治疗一样，对肉眼看不到的亚临床感染病灶都无法进行治疗。在妊娠合并尖锐湿疣的患者，比较小的病灶也可以使用电凝或微波进行治疗。

【治愈标准】

尖锐湿疣的治愈标准是疣体消失，其预后一般良好，治愈率较高，但各种治疗均有复发可能。对反复发作的顽固性尖锐湿疣，应及时取活检排除恶变。

【随访】

生殖器疣清除后，随访非常重要。患者应警惕复发，而发生在治愈后的3个月之内为多见。由于小型外生殖器疣在疾病初期很难确定，因此治疗后3个月的随访评估极其重要。

【性伴侣管理】

对于生殖器疣的管理，对性伴侣检查是没有必要的，因为至今还没有数据表明，再感染与复发的关联性。但是必须让性伴侣了解：①在生活中HPV感染是常有的现象，并可能由性伴侣获得；②接受性病检查和评估，同时行宫颈细胞学检查。

第七节　梅　毒

梅毒是由苍白密螺旋体感染引起的慢性全身性传染病。根据其病程分为早期梅毒与晚期梅毒。早期梅毒指病程在两年以内，包括：①一期梅毒(硬下疳)；②二期梅毒(全身皮疹)；③早期潜伏梅毒(感染1年内)。晚期梅毒指病程在两年以上，包括：①皮肤、黏膜、骨、眼等梅毒；②心血管梅毒；③神经梅毒；④内脏梅毒；⑤晚期潜伏梅毒。根据其传播途径分为后天梅毒与先天梅毒。

【病因】

病原为梅毒螺旋体，是小而纤细的螺旋状微生物，因其透明而不易着色，折光性强而被称为苍白密螺旋体。特征：螺旋整齐，数目固定不变(6～14个)，折光力强，依其纵轴旋转运动，沿其纵轴的伸缩移行，如蛇样扭动前行。

梅毒螺旋体细胞壁无抗原活性，故而能长期避免宿主的免疫反应，但在体外不易生存。

【传播途径】

性接触为最主要传播途径，占95%，偶可经接触污染衣物等间接感染。少数通过输入传染性梅毒患者的血液而感染。未经治疗在感染后1年内最具传染性，随病期延长,传染性逐渐减弱,病期超过4年基本无传染性。

孕妇可通过胎盘将梅毒螺旋体传给胎儿引起先天梅毒。梅毒孕妇即使病期超过4年,梅毒螺旋体仍可通过胎盘感染胎儿。未经治疗的一期、早期潜伏和晚期潜伏梅毒的母儿垂直传播率分别为70% ~100%、40%、10%。新生儿也可在分娩时通过产道被传染,还可通过产后哺乳或接触污染衣物、用具而感染。

【临床表现】

1.一期梅毒

(1)硬下疳:潜伏期一般为10 ~90 d。一般为单发,但也可多发;直径为1 ~2 cm,圆形或椭圆形潜在性溃疡,界限清楚,边缘略隆起,疮面清洁,无明显疼痛或触痛。多见于外生殖器部位。妊娠期生殖道的硬下疳常好发于宫颈,因此时宫颈较脆、充血而易受损伤,使梅毒螺旋体易于入侵。一般2 ~6 周治愈,故不易被发现。

(2)腹股沟或患部淋巴结肿大:可为单侧或双侧,无痛,相互独立而不粘连,质硬,不化脓破溃,其表面皮肤无红、肿、热。

2.二期梅毒　可有一期梅毒史,病期在两年内。

(1)皮损呈多形性,有斑疹、斑丘疹、丘疹、鳞屑性皮损、毛囊疹及脓疱疹等,外阴及肛周皮损多为湿丘疹及扁平湿疣。

(2)全身浅表淋巴结肿大。

(3)可出现梅毒性骨关节、眼、神经系统损害等。

(4)很多孕妇可无任何病史、局部病灶和皮疹,直到分娩死胎后或有严重先天梅毒的早产儿始被发现。梅毒对妊娠与胎儿的危害是严重的,梅毒螺旋体可以通过胎盘感染胎儿引起死胎和早产,现已证实在妊娠6周开始就可感染胎儿引起流产。妊娠16 ~20 周梅毒螺旋体可播散到胎儿所有器官,引起肺、肝、脾、胰和骨等病变。梅毒感染的胎盘大而苍白,显微镜下绒毛失去典型的树枝状分布而变厚,呈棍棒状。一般先天梅毒儿占死胎30%左右。

3.三期梅毒(晚期梅毒)　可有一期或二期梅毒病史,病期在两年以上。

(1)晚期良性梅毒:皮肤黏膜损害、骨梅毒、眼梅毒及其他内脏梅毒。

(2)心血管梅毒:可发生单纯性主动脉炎、主动脉瓣闭锁不全、主动脉瘤。

4.神经梅毒　部分早期梅毒患者可发生无症状神经梅毒,脑脊液 VDRL 试验阳性。三期梅毒患者约10%在感染后15 ~20 年发生有症状的神经梅毒。

5.隐性梅毒(潜伏梅毒)

(1)早期隐性梅毒:病期在2 年内。根据下列标准来判断:在过去两年内,有明确记载的非梅毒螺旋体抗原试验由阴转阳,或梅毒螺旋体抗原试验阳性。

(2)晚期隐性梅毒:病期在2 年以上。无法判断病期者亦视为晚期隐性梅毒处理。

(3)无论早期或晚期隐性梅毒,均无任何梅毒的临床表现。

【诊断】

1.病史　有婚外性行为、不洁性交史、梅毒感染史、配偶感染史、生母患梅毒等,梅毒患者临床表现比较复杂，早期梅毒的表现不典型，可以出现各种各样的皮疹，晚期可有结节性梅毒疹和树胶肿的出现。

2. 临床表现

(1)一期梅毒：主要在外阴、阴唇、阴道、宫颈或肛周出现硬下疳。

(2)二期梅毒：全身出现斑疹、丘疹、斑丘疹或脓疱疹，有全身淋巴结肿大，但不痛、不化脓、不破溃。

(3)三期梅毒：皮肤黏膜损害有结节性梅毒疹和树胶肿。

(4)先天梅毒：早期先天梅毒的症状相当于后天二期梅毒，晚期先天梅毒的症状相当于后天三期梅毒。

3. 辅助检查　①暗视野显微镜检查见梅毒螺旋体；②梅毒血清学检查呈阳性。

【鉴别诊断】

1. 一期梅毒　应与软下疳、生殖器疱疹、急性女阴溃疡等鉴别。

2. 二期梅毒　应与银屑病、玫瑰糠疹、病毒疹、药疹、脂溢性皮炎、扁平苔藓、汗斑、伤寒玫瑰疹等鉴别。

3. 三期梅毒　应与寻常性狼疮、慢性下肢溃疡、麻风、结节病、孢子丝菌病、着色真菌病等鉴别。

不同期别的梅毒与其他疾病的鉴别诊断，除了在临床表现方面有一定不同以外，最主要的鉴别手段还是实验室检查。看到梅毒螺旋体，或者是梅毒血清学检查呈阳性是鉴别的最重要标准。

【治疗】

一般原则：及早发现，及时正规治疗，越早治疗效果越好；剂量足够，疗程规则，不规则治疗可增多复发及促使晚期损害提前发生；治疗后要经过足够时间的追踪观察；对所有性伴侣同时进行检查和治疗。

各期梅毒的首选治疗药物均为青霉素 G。根据分期和临床表现决定剂型、剂量和疗程。

1. 不同时期梅毒的治疗

(1)一期梅毒、二期梅毒

1)推荐方案：成人推荐方案，苄星青霉素，240 万 U，单次，肌内注射。新生儿及儿童推荐方案，苄星青霉素，5 万 U/kg，最大剂量 240 万 U，单次，肌内注射。

2)随访、疗效评价和重复治疗：在治疗后第 6 个月、第 12 个月进行非螺旋体试验评价疗效，如果疗效不确定或怀疑再次感染梅毒，可以增加随访次数。如在治疗后 6 个月内临床症状及体征持续存在或再次出现，或持续 2 周出现血清学检查抗体滴度增高 4 倍或以上，应视为治疗失败或再次感染梅毒，对于此类患者没有标准的治疗方法，至少应追踪临床表现、血清学检查、HIV 检查及脑脊液检查，如果无法随访，应予以重新治疗。推荐经脑脊液检查排除神经梅毒后，予以苄星青霉素，240 万 U，1 次/周，肌内注射，共 3 次。

3)特殊情况：青霉素过敏。多西霉素 100 mg，口服，2 次/d，连续 14 d。四环素

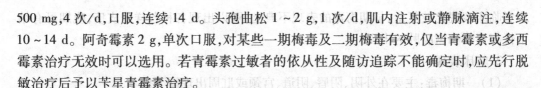

500 mg,4 次/d,口服,连续 14 d。头孢曲松 1 ~ 2 g,1 次/d,肌内注射或静脉滴注,连续 10 ~ 14 d。阿奇霉素 2 g,单次口服,对某些一期梅毒及二期梅毒有效,仅当青霉素或多西霉素治疗无效时可以选用。若青霉素过敏者的依从性及随访追踪不能确定时,应先行脱敏治疗后予以苄星青霉素治疗。

(2)三期梅毒:包括神经梅毒和潜伏梅毒以外的晚期梅毒,如心血管梅毒或梅毒瘤树胶肿等。

1)推荐方案:苄星青霉素,240 万 U,1 次/周,肌内注射,共 3 次。

2)其他治疗:三期梅毒患者治疗前应行 HIV 检查及脑脊液检查。随访缺乏相关研究。

3)特殊情况:青霉素过敏者的治疗应与感染病学专家商讨。

(3)神经梅毒

1)治疗方案:推荐方案,青霉素 1 800 万 ~2 400 万 U/d,300 万 ~400 万 U/4 h,静脉滴注或持续静脉滴注,连续 10 ~ 14 d。若患者依从性好,也可考虑以下方案:普鲁卡因青霉素 240 万 U,1 次/d,肌内注射;丙磺舒 500 mg,4 次/d,口服,连续 10 ~ 14 d。可考虑在推荐方案或替代方案治疗结束后予以苄星青霉素 240 万 U,1 次/周,肌内注射,共 3 次。

2)其他:虽然全身性应用糖皮质激素是常用的辅助治疗,但目前仍无证据证明应用这类药物是有益的。

3)随访:在治疗后每 6 个月进行脑脊液检查,直到脑脊液细胞计数正常。治疗后6 个月脑脊液细胞计数无下降或治疗后 2 年脑脊液细胞计数和蛋白未降至完全正常,予以重复治疗。

4)特殊情况:青霉素过敏。头孢曲松 2 g,1 次/d,肌内注射或静脉滴注,连续10 ~ 14 d。

(4)潜伏梅毒:血清学检查阳性,排除一期、二期、三期梅毒。诊断早期潜伏梅毒的依据:在过去 12 个月内出现唯一可能的暴露,且符合以下条件:确有血清学检查转阳或持续 2 周以上非螺旋体试验抗体滴度升高 4 倍或以上;明确的一期梅毒、二期梅毒症状;其性伴侣存在一期梅毒或二期梅毒或早期潜伏梅毒。不符合上述条件,没有临床症状,血清学检查阳性的患者应诊断为晚期潜伏梅毒或分期未明的潜伏梅毒。

治疗方案如下。

▶成人:①早期潜伏梅毒治疗推荐方案,苄星青霉素 240 万 U,单次,肌内注射;②晚期潜伏梅毒或分期未明的潜伏梅毒治疗推荐方案,苄星青霉素 240 万 U,1 次/周,肌内注射,共 3 次,总剂量 720 万 U。

▶新生儿及儿童:①早期潜伏梅毒治疗推荐方案,苄星青霉素 5 万 U/kg,最大剂量 240 万 U,单次,肌内注射;②晚期潜伏梅毒治疗推荐方案,苄星青霉素 5 万 U/kg,每次最大剂量 240 万 U,1 次/周,肌内注射,共 3 次(总量为 15 万 U/kg,最大剂量 720 万 U)。

▶随访和疗效评价:在治疗后第 6、第 12、第 24 个月进行非螺旋体试验评价疗效。符合以下条件时需要脑脊液检查排除神经梅毒:①非螺旋体试验抗体滴度持续 2 周以上升高 4 倍或以上;②治疗后 1 ~ 2 年,原来升高的非螺旋体试验抗体滴度(≥1∶32)下降小于4倍;③出现梅毒的症状或体征。若脑脊液检查异常应按神经梅毒治疗。

▶特殊情况:青霉素过敏。多西霉素100 mg,2次/d,口服,连续28 d。四环素500 mg,口服,4次/d,连续28 d。头孢曲松,剂量及用法有待商榷。青霉素过敏的患者,如果用药依从性差或不能保证随访时,应经脱敏治疗后使用苄星青霉素。

2.妊娠梅毒　孕妇均应在第1次产前检查时行梅毒血清学检查。可用非螺旋体试验或螺旋体试验中的一种检查方法进行梅毒筛查。螺旋体试验阳性孕妇应行非螺旋体试验,以便评价疗效。对梅毒高发地区孕妇或梅毒高危孕妇,在妊娠第28~32周及分娩前再次筛查。妊娠20周以上死胎史者均需要行梅毒血清学检查。所有孕妇在妊娠期间至少做1次梅毒血清学检查,如果未进行梅毒血清学检查,新生儿则不能出院。

(1)诊断:除病历清楚记录既往曾接受规律抗梅毒治疗或梅毒血清学检查非螺旋体试验抗体滴度下降良好,梅毒血清学检查阳性孕妇均视为梅毒患者。螺旋体试验用于产前梅毒筛查,若为阳性,应行非螺旋体试验。若非螺旋体试验阴性,应再次行螺旋体试验(首选TP-PA),最好用同一标本。若第2次螺旋体试验阳性,可确诊梅毒或既往梅毒病史。既往曾接受规范治疗者,不需要进一步治疗,否则应进行梅毒分期并根据梅毒分期进行治疗。若第2次螺旋体试验阴性,对于低危孕妇且否认梅毒病史者,初次螺旋体试验则为假阳性。对于低危孕妇,无临床表现,性伴侣临床及血清学检查阴性,应于4周后再次行血清学检查,若RPR和TP-PA仍为阴性,则不需要治疗。若随访困难,否认抗梅毒治疗病史者应根据梅毒分期进行治疗。

(2)治疗:根据孕妇梅毒分期采用相应的青霉素方案治疗。

1)其他治疗:一期梅毒、二期梅毒及早期潜伏梅毒,可以在治疗结束后1周再次予以苄星青霉素,240万U,肌内注射。妊娠20周以上的梅毒孕妇应行胎儿彩色超声检查,排除先天梅毒。胎儿及胎盘梅毒感染的B超表现(如肝大、腹腔积液、水肿及胎盘增厚)提示治疗失败,此时应与产科专家商讨进一步处理。如治疗中断应重新开始治疗。

2)随访和疗效评价:多数孕妇在能做出疗效评价之前分娩。在妊娠第28~32周和分娩时进行非螺旋体试验评价疗效。对高危人群或梅毒高发地区孕妇需要每月检查非螺旋体试验,以发现再感染。如果在治疗30 d内分娩,临床感染症状持续至分娩,或分娩时产妇非螺旋体试验抗体滴度较治疗前高4倍,提示孕妇治疗可能不足。

【治愈标准】

有临床治愈及血清治愈。一期梅毒(硬下疳)、二期梅毒及三期梅毒(包括皮肤、黏膜、骨骼、眼、鼻等)损害消退、症状消失为临床治愈。若抗梅毒治疗2年内,梅毒血清学试验由阳性转为阴性、脑脊液检查阴性为血清治愈。

第八节　获得性免疫缺陷综合征

艾滋病亦称获得性免疫缺陷综合征(AIDS),是由人类免疫缺陷病毒(HIV)引起的一种以人体免疫功能严重损害为临床特征的高度传染性疾病,患者机体完全丧失抵御各种微生物侵袭的能力,极易遭受各种机会性感染及多种罕见肿瘤,死亡率极高。确诊后1年病死率为50%。HIV是一种反转录病毒,即一种含RNA的病毒,它能将遗传物质转移到宿主细胞的DNA中去。HIV结构简单,有一个被内部的基质蛋白(18P)包裹的核,其外再被一层糖蛋白膜所包裹,其中被称作信封蛋白的GP120负责封闭辅助淋巴细胞(CD_4^+)受体,促使HIV感染淋巴细胞。这一蛋白具有高度的可变性,因此可逃避免疫监视。

【病因与传播途径】

HIV存在于感染者血液、精液、阴道分泌物、泪液、尿液、乳汁、脑脊液中,艾滋病患者及HIV携带者均有传染性,主要经性接触传播,其次为血液传播,如静脉毒瘾者、接受HIV感染的血液或血制品、接触HIV感染者血液和黏液等。

孕妇感染HIV可通过胎盘传染给胎儿,或分娩时经产道感染,其中母婴传播20%发生在妊娠36周前,50%发生在分娩前几日,30%发生在产时。出生后也可经母乳喂养感染新生儿。母乳喂养传播率可高达30%~40%,并与HIV病毒载量有关,病毒载量<400 Copies/mL,母婴传播率1%;病毒载量>100 000 Copies/mL,母婴传播率>30%。

【临床表现】

最初感染HIV后,超过半数的人有类似普通感冒的症状出现,多易被忽视而成为HIV携带者。艾滋病潜伏期不等,儿童最短,妇女最长。小于5岁儿童潜伏期为1.97年,大于5岁者平均为6.23年。男性潜伏期为5.5年,女性可长达8年以上。

艾滋病早期常无明显异常,部分患者早期有原因不明的淋巴结肿大,以颈、腋窝最明显,而成为AIDS先兆。

AIDS发病后,由于HIV对宿主免疫系统,特别是细胞免疫系统的进行性破坏,造成宿主的免疫缺陷而致病。多为全身性、进行性病变,主要表现在以下几个方面。

1.机会性感染　本病突出的特征是感染的范围广,发生频率高,引起感染的病原体多是正常宿主中罕见的、对生命有威胁的,与患者有限的免疫反应及无能力控制感染相符合,主要类型有4种。

(1)肺型:卡氏肺囊虫性肺炎占51%,是致死性感染,最常见,其他感染源为巨细胞病毒、真菌、隐球菌及分枝杆菌,主要表现为发热、咳嗽、胸痛、呼吸困难、排痰。

(2)中枢神经型:脑脓肿、脑炎、脑膜炎等由鼠弓形体、隐球菌、白念珠菌等引起,表现为头痛、人格改变、意识障碍、局限性感觉障碍及运动神经障碍。

(3)胃肠型:常由隐球菌、鞭毛虫、阿米巴、分枝杆菌引起,主要表现为慢性腹泻,每日大便由数次至数十次,排粪量大于3 000 mL,伴有腹痛、吸收不良、体重下降,严重者因腹泻电解质紊乱,酸中毒死亡。

(4)发热型:为原因不明的发热、乏力、不适、消瘦。骨髓、淋巴结、肝活检证实为鸟型结核分枝杆菌的细胞内感染。

AIDS患者的条件性感染可能是一种致病菌接着另一种致病菌的连续感染,也可能是多种病原体的重复混合感染。

2. 恶性肿瘤 在欧美30%以上患者为卡波西(Kaposi)肉瘤,表现为广泛的红褐色或蓝色的斑疹,结节或斑块,半数胃肠黏膜受累,全身淋巴结肿大,多于20个月内死亡,患者往往伴有机会性感染。恶性肿瘤中还包括未分化非霍奇金B细胞淋巴瘤、原发性中枢神经系统淋巴瘤、口或直肠的鳞癌等。

3. 皮肤表现

(1)真菌感染:口腔、咽、食管、腹股沟及肛周念珠菌及真菌感染。

(2)病毒感染:多核巨细胞病毒所致的慢性、溃疡性肛门周围疱疹及人乳头瘤病毒引起的肛门周围巨大尖锐湿疣。

(3)细菌感染:AIDS患者皮肤对葡萄球菌及链球菌极易感染,也可引起隐球菌性播散性感染。

(4)非感染性皮肤表现:非感染性皮肤表现为多发性瘢痕及溃疡、脂溢性皮炎、紫癜等。

上述各种临床表现中,以卡氏肺囊虫性肺炎、卡波氏肉瘤、中枢神经并发症、慢性腹泻最易危及生命,在欧美以Kaposi肉瘤及卡氏肺囊虫性肺炎最多见。在非洲以腹泻、消瘦、真菌感染、播散性结核、中枢神经系统弓形体病较多。

【诊断】

(1)早期患者可有外周血白细胞计数降低,中性粒细胞降低及淋巴细胞升高,结核菌素试验呈无反应状态。

(2)AIDS的免疫缺陷主要表现在细胞免疫系统中,T细胞的两种主要亚群,辅助侦导淋巴细胞(CD_4^+)减少及抑制/细胞毒性淋巴细胞(CD_8^+)的升高,以及CD_4^+/CD_8^+比值的降低。正常人的CD_4^+细胞总数应大于1 000/mm^3。在临床前期无症状患者,由于每天要有上百万的病毒被复制和消灭,大量淋巴细胞被破坏和消耗,当$CD_4^+<500$/mL便逐渐出现AIDS症状。B细胞系统被激活,表现为IgA、IgM及IgG升高。

(3)在感染初期P24抗原试验和聚合酶链反应(PCR)检测HIV RNA可阳性,但因抗体尚未产生,酶联免疫吸附试验(EILSA)和蛋白印迹法检测结果呈阴性。

(4)抗体检测要在感染后2~6个月才出现阳性,EILSA常为筛选试验,当结果阳性时,需用蛋白印迹法判定HIV抗原和抗体结合带,来确定诊断。

(5)对HIV血清学(+)或病毒学(+)患者定为HIV携带者,当确诊有下列疾病之一时可诊为AIDS:①播散性组织胞浆菌病;②隐孢子虫病引起的腹泻;③支气管或肺念珠菌感染;④弥漫性或未分化的非何杰金氏淋巴瘤;⑤年龄<60岁,组织学证实为淋巴肉瘤;⑥年龄<13岁组织学上证实有慢性淋巴样间质肺炎;⑦在诊断AIDS为标志的条件性感染后3个月,发生淋巴网状恶性肿瘤。

【鉴别诊断】

HIV/AIDS和以下疾病进行鉴别,通过流行病学证据、HIV抗体检测等可以较明确做出鉴别。

1. 原发性免疫缺陷病 是一组由于免疫性细胞发生、分化或在其相互作用中有异常而引起免疫功能低下的疾病。其原因不明,可能与免疫器官先天发育不全、宫内感染和遗传有关。临床上以抗感染功能低下,易反复患严重感染性疾病为特征,包括 B 细胞缺陷疾病、T 细胞缺陷性疾病及联合缺陷性疾病。通过 HIV 抗体检测可以做出鉴别。

2. 继发性免疫缺陷病　皮质激素、化疗、放疗后引起的或恶性肿瘤等继发免疫疾病。针对此疾病,临床上结合病史及 HIV 抗体检测较易做出鉴别。

3. 传染性单核细胞增多症　该病临床特征为发热、咽喉炎、淋巴结肿大,外周血淋巴细胞显著增多并出现异常淋巴细胞,嗜异性凝集试验阳性,感染后体内出现抗 EBV 抗体,部分患者感染 HIV 后,在急性感染期的表现很像此病。因此,对有高危险行为等流行病学就诊者,如出现传染性单核细胞增多症的症状时,应立即做 HIV 抗体检测。

4. 特发性 CD_4^+ 细胞减少症　表现似艾滋病,即 CD_4^+ 细胞明显减少,并发严重机会感染的病菌,通过各种检查没有发现 HIV 感染。鉴别主要依靠 HIV 病原学检查。

5. 自身免疫性疾病　HIV 感染后的发热、消瘦等表现须与自身免疫性疾病,如结缔组织病、血液病等进行鉴别。

6. 淋巴结肿大疾病　如霍奇金病、淋巴瘤、血液病等。

7. 中枢神经系统疾病　艾滋病患者常出现中枢神经系统的症状,如头痛、痴呆等,因此需注意与其他原因引起的中枢神经系统疾病相鉴别。

8. 假性艾滋病综合征　通过 HIV 抗体检测易进行鉴别。

【治疗】

目前尚无治愈方法,主要采取抗病毒药物治疗和一般支持对症处理。

1. 抗反转录病毒治疗(antiretroviral therapy,ART)　妊娠期应用 ART 可使 HIV 的母婴传播率由近 30% 降至 2%。具体方案应根据是否接受过 ART、是否耐药、孕周、HIV RNA 水平、CD_4^+ T 淋巴细胞计数等制订。

正在进行 ART 的 HIV 感染妇女妊娠,若病毒抑制效果可、患者能耐受,继续当前治疗;若检测到病毒,可行 HIV 抗反转录病毒药物耐药测试,若在妊娠早期,继续药物治疗;一旦治疗中断,则停用所有药物,待妊娠中期重新开始治疗。

从未接受过 ART 的 HIV 感染者,应尽早开始高效联合抗反转录病毒治疗(highly activeantiretroviral therapy,HAART),俗称鸡尾酒疗法。如果 CD_4^+ T 淋巴细胞计数高、HIV RNA 水平低,可考虑推迟至妊娠中期开始。

既往曾使用过抗反转录病毒药物但现在已停药者,可行耐药测试,并在之前治疗情况和耐药测试的基础上重新开始 HAART。

HAART 注意事项:避免妊娠早期使用依法韦伦;可使用一种或多种核苷类反转录酶抑制剂(NR-TIs),如齐多夫定、拉米夫定、恩曲他滨、泰诺福韦或阿巴可韦等;CD_4^+ T 淋巴细胞计数>250/mm^3者,应避免使用奈韦拉平。

分娩期处理:若分娩前从未接受过 ART 或 HIV RNA>400 Copies/mL,或未知 HIV RNA 水平,可用齐多夫定,首剂 2 mg/kg 静脉注射(>1 h),然后 1 mg/(kg·h)持续静脉滴注至分娩。

2. 其他免疫调节药　α 干扰素、IL-2 等也可应用。

3. 支持对症治疗　加强营养，治疗机会性感染及恶性肿瘤。

4. 产科处理　①尽可能缩短破膜距分娩的时间；②尽量避免进行有创操作，如会阴切开术、人工破膜、胎头吸引器或产钳助产术、胎儿头皮血检测等，以减少胎儿暴露于 HIV 的危险；③建议在妊娠 38 周时选择性剖宫产以降低 HIV 母婴传播；④不推荐 HIV 感染者母乳喂养；⑤对于产后出血建议用催产素和前列腺素类药物，不主张用麦角生物碱类药物，因其可与反转录酶抑制剂和蛋白酶抑制剂协同促进血管收缩。

【预防】

AIDS 无治愈方法，重在预防。①利用各种形式宣传教育，了解 HIV/AIDS 危害性及传播途径；②取缔吸毒；③对高危人群进行 HIV 抗体检测，对 HIV 阳性者进行教育及随访，防止继续播散，有条件应对其性伴侣检测抗 HIV 抗体；④献血人员献血前检测抗 HIV 抗体；⑤防止医源性感染；⑥广泛宣传避孕套预防 AIDS 传播的作用；⑦HIV 感染的妇女避免妊娠；⑧及时治疗 HIV 感染的孕产妇。

（董月霞）

第二章 月经异常的诊治

第一节 闭 经

闭经在临床生殖内分泌领域是一个最复杂而困难的症状,可由多种原因造成。对临床医生来说,妇科内分泌学中很少有问题像闭经那样烦琐而又具有挑战性,诊断时必须考虑到一系列可能潜在的疾病和功能紊乱,其中一些可能给患者带来致病甚至致命的影响。传统上将闭经分成原发性和继发性。但因为闭经的病因和病理生理机制十分复杂,加上环境和时间的变迁,以及科技的发展,人们对闭经的认识、定义、诊断标准和治疗方案都有了较大的改变和进步。

闭经有生理性和病理性之分。青春期前、妊娠期、哺乳期、绝经后月经的停止,均属于生理性闭经。本文只讨论病理性闭经的问题。

【定义和分类】

1. 闭经的定义

(1)已达14岁尚无月经来潮,第二性征不发育者。

(2)已达16岁尚无月经来潮,不论其第二性征发育是否正常者。

(3)已经有月经来潮,但月经停止3个周期(按自身原有的周期计算)或超过6个月不来潮者。

2. 闭经的分类　根据月经生理的不同层面和功能,为便于对导致闭经的原因的识别和诊断,将闭经归纳为以下几类。

Ⅰ度闭经:子宫和生殖道的异常。

Ⅱ度闭经:卵巢异常。

Ⅲ度闭经:垂体前叶的异常。

Ⅳ度闭经:中枢神经系统(下丘脑)的异常。

先天性性腺发育不良在闭经中占有重要的比例。既往对于性腺衰竭导致的闭经的病因和病理生理是根据染色体和月经情况划分的,概念比较混乱且各型疾病之间有交叉和重复的内容。一般认为,原发性闭经伴45,XO或45,XO/46,XX嵌合型染色体核型异常且身材矮小者定义为Turner综合征,但此类核型患者中有一小部分为继发性闭经;患者如果染色体核型大致正常,身高正常但卵巢先天性未发育,原发性闭经,我们把其定义为先天性性腺发育不良。但该类患者可能伴有染色体的异位或微缺失;另一些患者为继发性闭经,染色体核型大致正常,卵巢曾有排卵但提前衰竭,被临床定义为卵巢功能早衰。实际上,这一类疾病在本质上是相同的,即性腺(卵巢)发育不良,但临床表现和闭经时间有不同程度的差别。

【病因与分类】

调节月经的生理过程十分复杂,需要中枢神经系统、下丘脑、垂体、卵巢、生殖系统参与。正常月经建立和维持的必要条件是:①正常的下丘脑-垂体-卵巢轴的神经内分泌调节;②靶器官子宫内膜对激素的周期性反应良好;③生殖道的引流畅通。其中任何一个环节发生异常都会导致月经失调甚至闭经。闭经是妇科疾病中常见的症状,可由各种原因引起。

由于引起闭经的病因复杂,所以病理性闭经存在多种分类方式。①按发生时间分类:分为原发性闭经和继发性闭经。②按促性腺激素水平分类:把闭经分为低促性腺素型闭经和高促性腺素型闭经,前者是由于下丘脑或垂体的问题导致的促性腺激素水平低下,从而导致卵巢功能低下性闭经,后者是由于卵巢本身功能减退导致的闭经。③按病因和发生部位进行分类:该分类根据参与调节月经的不同部位进行分类,分为子宫或下生殖道病变性闭经、卵巢性闭经、垂体性闭经、下丘脑性闭经。下面将按闭经发生的部位概述导致闭经的原因。

1. 子宫或下生殖道性闭经　子宫是形成月经的器官,由于先天的子宫缺如、发育异常或后天损伤导致其对卵巢性激素无反应,不能周期性发生内膜增殖和分泌期变化,导致闭经。该类型的闭经通常生殖内分泌正常,第二性征正常。

(1)子宫性闭经:病因包括先天性和后天性两种,前者包括米勒管发育不全综合征(又称 MRKH 综合征)和雄激素不敏感综合征。后者包括手术、感染导致的宫腔粘连或闭锁。

1)MRKH 综合征:是由于米勒管(又称副中肾管)发育障碍引起的先天畸形,表现为始基子宫或无子宫、无阴道或阴道盲端,而外生殖器、输卵管、卵巢发育正常,女性第二性征正常,其中 30% 伴肾脏畸形、12% 患者伴有骨骼畸形。近年来的研究发现,该病与 *Wnt4* 基因异常有关。约 20% 的原发性闭经伴有子宫阴道发育不全。

2)雄激素不敏感综合征:雄激素不敏感综合征患者染色体为男性核型 46,XY,性腺为睾丸,体内睾酮为男性水平,由于缺乏雄激素受体导致男性生殖器发育异常,由于靶器官缺乏雄激素受体,因此性毛缺失或异常。分为完全性和不完全性两种表现型,前者外生殖器女性且发育幼稚,无阴毛无腋毛,青春期启动后乳房发育,但无乳头。后者表现为外生殖器性别不清,有阴毛和腋毛。

3)继发性子宫性闭经:Asherman 综合征是继发性子宫性闭经中的最常见原因。因人工流产刮宫过度、诊刮刮宫过度、产后或引产后或流产后出血刮宫损伤内膜基底层,或伴有子宫内膜炎导致宫腔粘连或闭锁。宫腔完全粘连者无月经;颈管粘连者有月经产生但不能流出,造成周期性下腹痛。感染所致的子宫内膜炎,严重时也可以导致闭经,如结核性子宫内膜炎时,子宫内膜遭受破坏易导致闭经。手术切除子宫或子宫内膜电灼导致闭经。宫腔内放疗也可导致闭经。

(2)下生殖道性闭经:下生殖道发育异常性闭经包括宫颈闭锁、阴道横膈、阴道闭锁、处女膜闭锁等。

1)处女膜闭锁:又称无孔处女膜,是发育阶段泌尿生殖窦未能贯穿前庭导致,发病率约为0.015%。该病临床上主要表现为月经初潮后因经血不能外流而积聚阴道,多次行经后逐渐形成阴道血肿,以后逐渐发展为宫腔积血。随着病情发展,临床症状逐渐出现,最早可感周期性下坠胀、腹痛,进行性加重。当血肿压迫尿道和直肠,可引起排尿及排便困难、肛门坠痛、尿频尿急等。当经血流入腹腔可出现剧烈腹疼。妇科检查时可以发现处女膜封闭无开口,有时可触及阴道血肿。处女膜孔出生后因炎症等原因形成粘连将孔封闭,也可形成无孔处女膜。

2)阴道横膈和阴道闭锁:阴道横隔是由于两侧副中肾管融合后其尾端与泌尿生殖窦未贯通或部分贯通所致。阴道闭锁是泌尿生殖窦未形成阴道下段所致,通常上2/3正常,下1/3闭锁,青春期后经血积存于阴道上段或横膈内侧不能流出。

3)宫颈闭锁:先天性宫颈闭锁是由于副中肾管尾端发育异常或发育停滞所致。常表现为原发闭经、周期性下腹痛盆腔及宫腔积液等。后天性宫颈闭锁主要是手术损伤导致,如宫颈癌保留生殖功能手术、宫颈锥切或宫颈Leep刀手术后,可导致宫颈闭锁,造成闭经及宫腔经血滞留。

2.卵巢性闭经　是由于卵巢先天性发育异常或后天因素导致功能过早衰退,雌、孕激素等卵巢激素水平下降,垂体激素FSH和LH反馈性升高。

(1)先天性性腺发育不全:先天性性腺发育不全性闭经占原发性闭经的35%左右,分为染色体异常和正常两类。

1)特纳综合征:患者缺少一个X染色体或X染色体的一个片段,染色体核型为X染色体单体(45,XO)或嵌合体(45,XO/46,XX或45,XO/47,XXX)。表现为卵巢不发育、原发性闭经、第二性征发育不良。患者通常身材矮小,常有蹼颈、盾状胸、后发际低、肘外翻、腭高耳低、鱼样嘴等临床特征,患者还伴有面部多痣,部分患者伴有主动脉狭窄及肾、骨骼畸形。

2)单纯性性腺发育不全:患者染色体核型正常,但分为女性核型和男性核型两种类型。①46,XX性腺发育不全:患者卵巢呈条索状、无功能的实质结构,内无生殖细胞,子宫由于缺乏雌激素刺激呈幼稚型,外生殖器女性型,第二性征不发育或发育差,体格发育正常。表现为原发闭经。激素治疗可促进第二性征和生殖器官的发育及月经来潮。②46,XY性腺发育不全:又称Swyer综合征(Swyer syn-drome)。主要表现为原发闭经、性腺呈条索状、体格发育正常。由于Y染色体存在,患者在10~20岁时发生性腺母细胞瘤或无性生殖细胞瘤的可能性增高。因此,一经确诊应立即切除条索状性腺。

(2)卵巢不敏感综合征/抵抗性卵巢综合征:该病表现与卵巢功能早衰相似,但病理却有不同。由于卵巢的包膜受体缺陷,导致对促性腺激素的反应低下或无反应,因此不能周期性发生卵泡的发育、成熟、排卵及分泌性激素,因此出现闭经;雌、孕激素和抗米勒管激素(anti-Müllerian hormone,AMH)水平低下,不能反馈抑制垂体激素,因此FSH和LH水平升高。临床特征闭经、生殖器官萎缩,但卵巢形态饱满、内有多数始基卵泡,极少数初级卵泡,第二性征不发育或退缩,出现闭经及促性腺激素升高。

(3)早发性卵巢功能不全(premature ovarian insuffi-ciency,POI):过去称为卵巢功能早衰(premature ovarian failure,POF)。现在很多文章更名为POI,是指发生在40岁以前的卵巢功能减退。表现为继发闭经,常常伴有潮热、多汗、失眠、乏力等更年期症状,激素测定呈现低雌激素和高促性腺激素的特点。卵巢内无卵母细胞或虽有原始卵泡但对促性腺激素无反应。POI的病因不明,常见有遗传因素、特发性、药物破坏或手术损伤、自身免疫因素等。

3. 垂体性闭经 垂体的器质性病变或功能失调均可导致月经紊乱或闭经。

(1)先天性垂体病变:包括单一垂体促性腺激素水平低下和生长激素缺乏,前者是单一LH或FSH亚单位或受体缺乏导致,后者是先天性垂体前叶生长激素分泌不足。

(2)垂体肿瘤:腺垂体包含多种具有分泌功能的细胞,可分泌催乳素、生长激素、促肾上腺激素、促甲状腺激素等,这些腺细胞均可产生垂体瘤,如催乳素腺瘤、生长激素腺瘤、促甲状腺激素腺瘤、促肾上腺皮质激素腺瘤及无功能垂体腺瘤,由于不同类型的肿瘤可分泌不同的激素,因此症状各不相同,但都会有闭经表现。

1)催乳素腺瘤:占垂体功能性肿瘤的45%~70%,占闭经患者的15%左右。女性患者表现为闭经、溢乳、复发性流产、不孕等,40%患者出现高雄激素症状,肿瘤增大可能出现神经压迫症状,如头痛、视力减退、视野缺损等。

2)生长激素腺瘤:为垂体前叶嗜酸细胞瘤,瘤细胞分泌过多的生长激素而引发一系列症状,因发病年龄不同可表现为巨人症或肢端肥大症,前者发生在未成年人,有原发闭经;后者发生在成年人,常有继发闭经和性功能障碍。

3)促甲状腺激素腺瘤:属嗜酸或嫌色细胞瘤,瘤细胞分泌过量的促甲状腺激素,导致甲状腺激素水平过高,引起甲亢和闭经。

4)促肾上腺皮质激素腺瘤:又称库欣综合征,该瘤细胞分泌大量的ACTH,致使肾上腺分泌皮质醇量增高,从而导致向心性肥胖,女性患者出现闭经、多毛、痤疮等。

(3)空蝶鞍综合征:先天发育不全、肿瘤、手术破坏、妊娠后等因素,导致脑脊液流入垂体窝,蝶鞍扩大,垂体受压缩小。临床上可无症状,部分患者出现头痛、视野改变、脑脊液鼻漏或颅内高压,并发下丘脑功能失调,可导致内分泌功能紊乱,出现闭经、溢乳等。

(4)希恩综合征:由于产后大出血、休克导致垂体缺血梗死。一般垂体前叶最为敏感,可累及促性腺激素、促甲状腺激素及促肾上腺激素分泌细胞,因此出现闭经、无乳、性欲减退、毛发脱落等症状,还可以出现畏寒、贫血、嗜睡、低血压及基础代谢率低下等症状。垂体后叶功能受影响可导致尿崩症。

4. 下丘脑性闭经 下丘脑性闭经(hypothalamic amenorrhea,HA)是指包括中枢神经系统、下丘脑疾病或功能紊乱引起的GnRH脉冲分泌异常或分泌不足导致的闭经。其原因分为先天性因素和后天性因素,先天性因素包括下丘脑GnRH神经元先天性发育异常导致的功能低下,如Kallmann综合征、特发性低促性腺素性腺功能低下;后天性因素主要是环境因素、精神心理因素、营养、运动等导致的继发性低促性腺素性腺功能低下。

(1)先天性:包括伴有嗅觉障碍的低促性腺素性性腺功能低下和不伴嗅觉障碍的特发性低促性腺素性性腺功能低下。

1）Kallmann 综合征：是下丘脑先天性分泌促性腺激素释放激素缺陷、同时伴有嗅觉丧失或减退的一种疾病，因 Kallmann 于 1944 年首次报道而得名。男女均可发病，女性发病率为 1/5 000。病变在下丘脑，先天性 GnRH 分泌不足与嗅觉神经发育不全。由于胚胎时期分泌 GnRH 的神经元和嗅觉神经元系同一来源，移行途径相同，因此，本病的发生是嗅神经元向前脑移行未达嗅球，却终止于筛板和前脑之间，GnRH 神经元也终止于此，两种神经元部分或完全不发育，故导致闭经同时伴发嗅觉异常。患者表现为原发闭经、第二性征不发育，同时伴嗅觉缺失。可伴神经系统异常、眼球运动失常、凝视性眼球水平震颤、感觉神经性耳聋、体格系统异常、唇裂、裂腭、单侧肾、弓形足等表现。激素测定 FSH、LH、E_2 均明显降低。

2）特发性低促性腺素性腺功能低下（idiopathic hy-pogonadotropic hypogonadism，IHH）：是染色体隐性遗传疾病，为单纯的促性腺激素释放激素缺乏导致的性腺功能低下。表现为原发闭经、第二性征不发育或发育差。除了没有嗅觉缺失，其他表现与 Kallmann 综合征基本一致。

（2）器质性：下丘脑器质性疾病，包括肿瘤、炎症、手术等导致的功能受损，引起 GnRH 分泌不足，HPO 轴功能低下。

1）颅咽管瘤：是一种生长缓慢的肿瘤，位于蝶鞍上垂体柄漏斗部前方，肿瘤增大可压迫第三脑室，向上压迫视神经交叉，向下压迫下丘脑和垂体出现相应的压迫症状。导致颅内压增高、肥胖、视力障碍等压迫症状。发生在青春期可出现原发性闭经、性幼稚、生长障碍；发生在青春期后表现为继发性闭经、女性性征退化、生殖器官萎缩、骨质疏松等。

2）肥胖生殖无能综合征：属下丘脑性幼稚肥胖症，主要是下丘脑组织病变侵犯了释放 GnRH 的神经核群，同时也侵犯了与摄食有关的神经核群，导致性腺功能低下和肥胖。表现为闭经、第二性征发育差、内外生殖器发育不良，伴多食和肥胖。

（3）功能性：功能性下丘脑性闭经（functional hypo-thalamic amenorrhoea，FHA）是由于 HPO 轴功能受到抑制导致的，不是器质性疾病或结构性疾病造成的，因此，这种类型的闭经常常是可逆的。下丘脑分泌的 GnRH 受中枢神经系统的调节，许多环境因素可导致下丘脑功能紊乱，分泌 GnRH 的水平、脉冲频率和幅度异常，从而导致 HPO 轴功能失调，发生闭经。导致下丘脑功能失调的因素包括精神心理因素、运动、饮食、环境变化等。

1）精神应激性闭经：精神刺激和创伤的应激反应，可导致下丘脑-垂体-卵巢轴功能失调，导致闭经。精神应激刺激可以使促肾上腺皮质激素释放激素增加，皮质激素分泌增加，内源性阿片肽增加，抑制下丘脑及垂体激素释放。

2）运动性闭经：长期过量、剧烈的运动，会导致的体脂减少，产生相应的应激反应，导致瘦素下降等，都会引起下丘脑-垂体-卵巢轴功能失调，导致闭经。这种现象在 69% 的运动员中发生，运动一旦引起闭经，提示患者存在能量消耗和摄入不平衡、饮食不足，激素水平降低，可导致骨质丢失、骨密度降低。

3）跌重性闭经：神经性厌食症是一种严重的进食障碍，多数由生物、社会、精神因素引起。该症的精神应激刺激和体重严重下降都会导致内分泌功能紊乱，引起闭经。该病不仅影响 HPO 轴，还影响下丘脑-垂体-肾上腺轴和下丘脑-垂体-甲状腺轴，因此患者不仅出现性激素水平低下，肾上腺皮质激素、甲状腺激素水平均有不同程度下降，导致除闭经以外的怕冷、乏力、皮肤干燥、血压降低等问题。另外，节食过度、营养不良、胃肠道吸收障碍等都可导致跌重性闭经。

(4)药物：很多药物可以干扰下丘脑和垂体的功能，导致闭经。如抗精神病药物氯丙嗪、奋乃静，通过阻断多巴胺受体引起 PRL 升高，从而抑制 GnRH 释放，导致闭经和溢乳；长效避孕药中的雌孕激素可以抑制 HPO 轴的功能可导致部分女性闭经；其他药物包括利血平、甲氧氯普胺(灭吐灵)、地西泮等药物也可以通过抑制下丘脑的催乳素抑制因子而产生溢乳和闭经症。药物性闭经的特点是停药后月经可自动恢复正常。

5. 其他　雄激素异常、其他内分泌系统异常等疾病皆可导致闭经。

(1)雄激素增高

1)多囊卵巢综合征(polycystic ovary syndrome，PCOS)：是临床上常见的妇科内分泌紊乱性疾病，由于 LH/FSH 失调、雄激素产生过多、胰岛素抵抗等一系列内分泌紊乱，导致卵巢持续不排卵，造成闭经。

2)卵巢功能性肿瘤：卵巢上出现的具有分泌功能的肿瘤皆可影响月经。产生雄激素的肿瘤，包括睾丸母细胞瘤、卵巢门细胞瘤、卵泡膜细胞瘤等，由于产生过量的雄激素抑制 HPO 轴功能而引起闭经。

3)卵泡膜细胞增殖症：为卵泡膜细胞和间质细胞增殖导致雄激素水平升高，患者呈男性化表现，常伴有胰岛素抵抗。

4)先天性肾上腺皮质增生症(CAH)：是先天性酶缺陷导致的疾病，常见的有 21-羟化酶缺乏和 11-羟化酶缺乏，为常染色体遗传疾病。由于酶缺乏导致皮质醇合成减少，ACTH 合成增多，刺激肾上腺皮质增生，合成过多的雄激素，严重的导致女婴外生殖器男性化，轻者表现为类似 PCOS 的高雄变现和闭经。

(2)甲状腺功能异常：甲状腺和性腺的内分泌活动可以直接或间接地相互影响，因此，当甲状腺发生疾病时，其分泌的甲状腺激素水平的增加或减少都会影响生殖系统的功能。甲状腺功能亢进(甲亢)中、重度患者对垂体功能反馈抑制，引起 TRH、TSH、GnRH 降低，导致无排卵月经或闭经。甲状腺功能减退患者可导致青春期前患者出现原发闭经、身材矮小、性幼稚等，成年患者出现月经过多、无排卵性功血。引起 POI 的重要原因之一是免疫因素，研究发现部分桥本甲状腺炎患者伴发 POI，可能是自身抗体损伤卵巢功能的结果。

(3)肾上腺功能异常：控制肾上腺和卵巢功能的下丘脑激素释放激素间存在交叉作用，因此肾上腺和卵巢关系密切，肾上腺疾病可影响卵巢功能，出现月经紊乱或闭经。

1)肾上腺皮质功能亢进：又叫 Cushing 综合征，是 ACTH 分泌过多或肾上腺肿瘤所致的肾上腺皮质功能亢进，表现为向心性肥胖、高血压、高血糖、多毛、痤疮、月经失调或闭经等一系列症状。

2)肾上腺皮质功能低下：是由于肾上腺皮质功能低下导致患者出现虚弱、疲乏、厌食、恶心、心动微弱等症状为特点的一种疾病，于 1855 年由英国的 Thomass Adission 发现，故又名 Adission 综合征。引起肾上腺功能低下的原因包括：肾上腺结核、梅毒、肿瘤、出血等导致功能破坏；精神神经因素导致肾上腺功能减退；或自身免疫因素造成的同时合并卵巢、甲状腺等的多腺体自身免疫疾病。该病常出现卵巢功能低下，严重时表现为排卵障碍、月经过多、闭经、不育等。

(4)糖代谢失调：胰岛素缺乏或外周组织对胰岛素敏感性下降而引起的一种代谢性疾病。胰岛功能的失调可影响性腺轴功能，出现月经紊乱、闭经、不育等症状。1型糖尿病的未经治疗控制的女性患者，闭经率高达50%，说明糖尿病对生殖轴的影响十分明显。

【诊断】

1. 病史　有月经初潮来迟及月经后期病史，或有流产史、刮宫史、产后出血史、子宫内膜感染史、内生殖系统手术史、宫腔放射治疗史，及慢性疾病史如结核病、胃肠功能紊乱、神经性厌食症、单纯体重下降、严重贫血、甲状腺功能失调、肾上腺皮质功能失调、糖尿病等，相关肿瘤史如卵巢功能性肿瘤、垂体肿瘤、甲状腺肿瘤、肾上腺皮质肿瘤等，以及精神创伤，环境变化，剧烈运动史，长期服用避孕药、性激素、麻醉剂及多巴胺受体阻断剂等药物史和性染色体异常等病史。

2. 症状　闭经6个月以上，伴有肥胖、多毛、不孕、溢乳，或产后无乳，或严重消瘦、精神性厌食，或体格发育不良、畸形，或伴面部阵发性潮红、性情急躁、阴道干燥、性交困难等围绝经期症状，或伴有性欲减退、毛发脱落、第二性征衰退、生殖器官萎缩等症状。

3. 体格检查　检查全身发育状况，有无畸形，五官生长特征，测量体重、身高、四肢与躯干比例，观察精神状态、智力发育、营养和健康情况等，以诊断有无全身性慢性疾病引起的闭经。如因染色体异常所致的特纳综合征，具有身材矮小、智力低下、蹼颈、盾胸、肘外翻、第二性征发育不良等先天性畸形特征。

4. 妇科检查　注意内外生殖器发育状况，有无先天性缺陷、畸形，第二性征如毛发分布、乳房发育是否正常，有无乳汁分泌，以及子宫附件形状、质地等。

5. 实验室检查　卵巢激素测定，甲状腺、肾上腺、促性腺激素和催乳素的测定，必要时做垂体兴奋试验、CT等检查，对下丘脑-垂体-卵巢性腺轴功能失调性闭经的诊断有意义。

6. 辅助检查　诊断性刮宫、子宫输卵管碘油造影、宫腔镜检查、药物撤退试验（孕激素试验、雌激素试验）、基础体温测定、阴道脱落细胞检查、宫颈黏液结晶检查、B超检查等，可诊断有无宫腔、宫颈管粘连及子宫内膜结核，了解子宫内膜对卵巢激素的反应及子宫内膜缺陷与破坏状况。

【鉴别诊断】

1. 胎死不下　除月经停闭外，尚有妊娠的征象，但子宫的增大可能小于停经月份，也有与停经月份相符者，B超检查宫腔内可见孕囊、胚芽或胎体，但无胎心搏动。

2. 肿瘤　卵巢男性化肿瘤，如睾丸母细胞瘤、肾上腺皮质瘤、卵巢门细胞瘤等能产生超量的雄激素，抑制下丘脑-垂体-卵巢轴的功能而导致闭经。临床表现除有原发性或继发性闭经外，尚有男性化表现，如音调变粗、低沉、多毛、乳房萎缩等。妇科检查阴蒂增大，子宫萎缩，附件扪及实质性肿块，以单侧多见。实验室检查尿17α-酮类固醇排出量增加。B 超、CT、腹腔镜检查可确诊肿瘤部位及性质。确诊后应手术切除。

3. 其他疾病引起的闭经

(1)甲状腺功能亢进或减退:均能引起闭经。甲状腺功能亢进可有心悸、性情急躁、多汗、畏热、食欲亢进、体重减轻、乏力、颈部变粗、眼球突出等症状;甲状腺功能减退可有畏寒、疲乏、少汗、肌肉软弱无力、黏液性水肿、非特异性关节痛、皮肤粗糙、厌食、便秘、腹部胀气、音哑、心率缓慢、跟腱反射时间延长等症状。实验室检查 T_3、T_4、TSH 等可确诊。

(2)肾上腺皮质功能亢进或减退:均能引起闭经。肾上腺皮质功能亢进的临床表现、实验室检查与肾上腺皮质肿瘤相似,除出现闭经外,常出现性欲减退,并有显著男性化症状,伴有肾上腺皮质激素分泌增加,表现为向心性肥胖,皮肤菲薄、出现青紫等出血倾向,有皮脂溢出,晚期常因高血压及脂肪代谢紊乱而引起动脉硬化,尿 17α-酮类固醇明显增加。肾上腺皮质功能减退的临床表现除闭经外,可有疲乏、衰弱无力、精神萎靡、食欲缺乏、体重减轻、皮肤和黏膜色素沉着等;实验室检查血钠降低,血钾升高,血清氯化物减低,血钠/血钾比值小于 30,周围血中嗜酸性粒细胞增加;心电图呈低电压,T 波低平或倒置,PR 间期、QT 时限可延长;尿 17α-酮类固醇及尿 17α-羟类固醇均低于正常水平。

(3)糖尿病:妇女在青年时期患糖尿病者,大多有闭经及生殖器发育不良,约占 50%,除非早期诊治,否则可形成持续性或永久性闭经。实验室检查血糖及糖耐量试验可以确诊。

(4)高催乳素血症:除闭经外还有溢乳症状,常有服药及手术创伤史,妇科检查伴有生殖器官萎缩。内分泌血催乳素测定、蝶鞍断层及 CT 检查有助鉴别。

(5)垂体坏死:产后大出血引起低血容量性休克,垂体缺血坏死,垂体功能减退,促性腺激素分泌减少,引起闭经、脱毛、生殖器官萎缩等,称为希恩综合征。有产后大出血的病史为鉴别要点。

【治疗】

引起闭经的原因复杂多样,有先天和后天因素,更有功能失调和器质性因素之分,因此治疗上要按照患病病因制订出不同的治疗方案,病因治疗和激素补充治疗相结合。

1. 一般治疗　月经正常来潮受神经内分泌调节,精神心理、社会环境、饮食营养对其有重大影响。另外,闭经本身也会影响患者的身心健康。因此,全身治疗和心理调节对闭经患者十分必要。对于因精神创伤、学习和工作压力导致的精神应激性闭经要进行耐心的心理疏导;对于盲目节食减肥或服药减肥导致的闭经要指导其正确认识和利用适当途径进行体重控制,并告知过度节食减肥的弊端;对于偏食引起的营养不良要纠正饮食习惯;慢性疾病导致的营养不良要针对病因进行治疗,并适当增加营养。若闭经患者伴有自卑、消极的心理问题,要鼓励其树立信心,配合治疗,有助于月经早日恢复。

2. 激素治疗　对于原发性闭经患者,激素应用的目的是促进生长和第二性征发育,诱导人工月经来潮;对于继发性闭经患者,激素应用的目的是补充性激素,诱导正常月经,防止激素水平低下造成的生殖器官萎缩、骨质疏松等影响。

(1)单纯雌激素应用

1)促进身高生长和第二性征发育:Turner 综合征患者及性腺发育不良患者缺乏青春

期雌激素刺激产生的身高突增阶段，因此，这类患者在骨龄达到 13 岁以后，可以开始小剂量应用雌激素，如炔雌醇 0.0125 mg/d、孕马雌酮（倍美力）0.300～0.625 mg/d、戊酸雌二醇 0.5～1 mg/d、17β–雌二醇 0.5～1 mg/d，可增快生长速度。

2）促进生殖器官发育及月经来潮：原发性闭经患者为低雌激素水平者，第二性征往往发育不良或完全不发育，应用小剂量雌激素模拟正常青春期水平，刺激女性第二性征和生殖器官发育，如孕马雌酮（倍美力）0.625 mg/d，戊酸雌二醇 1 mg/d，17β–雌二醇 1 mg/d，使用过程中定期检测子宫内膜厚度，当子宫内膜厚度超过 6 mm 时，开始定期加用孕激素，造成撤退性出血——人工月经。对于继发性闭经的患者，如果闭经时间过长、子宫萎缩且对激素治疗反应不良的情况下，可以先单纯应用雌激素促进子宫生长、刺激子宫内膜的受体表达和对激素的反应，当持续应用到内膜厚度超过 6 mm，可以加用孕激素 10～14 d，停药撤退性出血，之后便可以进入周期性雌孕激素补充治疗。

3）雌激素补充治疗：当患者雌激素水平低下，而子宫缺如或子宫因手术切除时，可单纯应用雌激素进行激素替代治疗，如孕马雌酮（倍美力）0.300～0.625 mg/d、戊酸雌二醇 0.5～2 mg/d、17β–雌二醇 0.5～2 mg/d 等，无须加用孕激素。

（2）雌、孕激素联合治疗：雌、孕激素分为周期序贯治疗和周期联合。周期序贯是模拟生殖周期的雌孕激素分泌模式，前半周期单纯应用雌激素、后半周期雌孕激素联合，比如孕马雌（倍美力）0.625～1.25 mg/d，或戊酸雌二醇 1～2 mg/d，或 17β–雌二醇 1～2 mg/d从出血第 5 日开始应用，连续 21～28 d，最后 10～14 d 加用孕激素，如醋酸甲羟孕酮 8～10 mg/d，或黄体酮胶囊 200～300 mg/d，或地屈孕酮 10～20 mg/d。目前市场上的周期序贯药物有克龄蒙（戊酸雌二醇片/复方戊酸雌二醇片）、芬吗通（雌二醇片雌二醇地屈孕酮片复合包装）等。对于先天性性腺发育不良、卵巢功能早衰、下丘脑性闭经等缺乏自身分泌雌孕激素能力的患者，建议持续进行雌孕激素治疗直至妇女的平均绝经年龄，以维持女性性征、生殖系统功能、全身健康等需要。

（3）单纯应用孕激素：对于有一定雌激素水平的 Ⅰ 度闭经，可以应用孕激素后半周期治疗，避免长期雌激素刺激缺乏孕激素抵抗造成子宫内膜过度增生。用药方法为，醋酸甲羟孕酮 8～10 mg/d，或地屈孕酮 10～20 mg/d，或黄体酮胶囊 200～300 mg/d，从出血第 14～16 日开始，连续应用 10～14 d。

3. 促孕治疗　对于有生育要求的妇女，有些闭经患者在进行数个周期的激素治疗后，排卵恢复，可自然孕育；但有些患者无法恢复自发排卵，要在周期治疗诱导生殖器官发育正常后，进行促排卵治疗。

（1）小剂量雌激素：对于卵巢功能不全患者，卵巢内尚有少量残余卵泡，这类患者不论对氯米芬或尿促性素都不敏感，可以用小剂量雌激素期待治疗，孕马雌酮（倍美力）0.625 mg/d，或戊酸雌二醇 1 mg/d，或 17β–雌二醇 1 mg/d，定期监测卵泡生长情况，当卵泡成熟时可用 HCG 5 000～10 000 U 促排卵。

（2）氯米芬（CC）及来曲唑：适应于有一定雌激素水平的闭经妇女。从撤退性出血 3～5 日开始，氯米芬 50～150 mg/d，或来曲唑 2.5～5 mg/d，连续 5 d，从最低剂量开始试用，若无效，下一周期可逐步增加剂量。使用促排卵药物过程中要严密监测卵巢大小和卵泡生长情况。

(3)尿促性素(HMG):适应于中枢性闭经,包括下丘脑性和垂体性闭经。一般用药自撤退出血 3 ~ 5 d 开始,每天 75 U,连续 7 d,若无反应可逐渐增加剂量,每次增加 37.5 ~ 75.0 U,用药期间必需利用 B 超、宫颈评分、雌激素水平监测卵泡发育情况,随时调整剂量。当宫颈评分>8,优势卵泡>18 mm 时,可以注射 HCG 促排卵,HCG 的注射剂量要根据卵泡的数量和卵巢的大小决定,以防引起卵巢过激反应。

(4)纯促卵泡激素(FSH):每支含纯化的 FSH 75 U,该制剂主要适应于 LH 不低的患者,如 PCOS 患者,使用方法同 HMG,在撤退性出血 3 ~ 5 d 开始使用,每天 75 U,连续 7 d,之后通过定期监测卵泡发育情况调整用药量,直至卵泡成熟,停止应用 FSH。

(5)HCG:促卵泡治疗过程中观察到卵泡直径>18 mm,或宫颈评分连续 2 d 大于 8 分时,可以注射 HCG 2 000 ~ 10 000 U/d,诱使卵泡排出。HCG 的使用量要根据成熟卵泡的数量、卵巢的大小慎重选用,避免剂量使用不当造成卵巢过度刺激。

4. 对因治疗　引起闭经的原因很多,因此治疗闭经要结合其病因诊断,针对发病原因进行治疗。

(1)子宫及下生殖道因素闭经

1)下生殖道因素闭经:无孔处女膜可手术切开处女膜,有经血者进行引流,并用抗生素预防感染;小阴唇粘连者一经确诊应立即行钝性分离术,术后抗感染、局部应用雌激素预防术后再次粘连;阴道闭锁和阴道完全横隔需手术打通阴道,术后适当应用阴道模具避免粘连;阴道不全横隔可在孕育成功,分娩时予以切开;先天性无阴道无子宫者,可在婚前 3 ~ 6 个月进行阴道成形术,术后放置模具。

2)宫腔粘连:处理要根据粘连的部位、面积、程度、有无生育要求决定是否处理,治疗的目的是恢复宫腔形态、保存生育功能并预防复发。宫腔完全粘连或虽部分粘连但不影响经血外流者,若患者无生育要求者,无须处理;如有生育要求,宫腔部分粘连或宫颈粘连影响经血流出有周期性腹痛,应分解粘连。方法有:用宫腔探针或宫颈扩张器分离粘连,或在宫腔镜直视下分离粘连,应用宫腔镜既可探查粘连程度同时又能在指示下进行粘连的分离,其效果明显好于宫腔探针及宫颈扩张器。以往粘连分离后建议放置 IUD 预防粘连;目前采用的防粘连方法包括应用雌孕激素序贯治疗支持内膜的修复和生长、粘连分离后球囊的放置等。但对于严重的内膜损伤,恢复功能仍然是个难题,干细胞治疗、细胞因子治疗等尚在探索中。

(2)卵巢性闭经:不论是先天性卵巢发育不良,或是后天因素导致卵巢功能衰退、卵泡耗竭,均表现为促性腺激素增高,雌、孕激素水平低下。

1)原发性卵巢性闭经:这类患者第二性征发育不良或不发育,因此,在骨龄达到13 岁时应用小剂量雌激素促进生长和第二性征发育,当子宫内膜发育到一定程度开始使用雌、孕激素联合治疗诱发月经。该类患者由于卵巢内缺乏生殖细胞和卵泡,因此,极少能孕育自己的孩子,如子宫发育正常,通过雌孕激素刺激子宫发育成熟,婚后可以借助他人供卵的试管婴儿完成生育要求。

2)继发性卵巢性闭经:这类闭经引起的原因复杂、机制不详,治疗上亦无法针对病因。对于无生育要求的,应进行雌孕激素联合替代治疗,维持月经、避免生殖器官萎缩、预防骨质疏松等疾病,建议持续用药至少到平均绝经年龄50岁。对于有生育要求,而卵巢内又有残存卵泡者,雌孕激素序贯治疗数周期后,有部分患者可恢复排卵而受孕。研究表明POI患者闭经1~5年自然排卵的机会为5%~10%,有一定机会受孕,但受孕机会与闭经时间的长短成反比,所以该类疾病患者虽然受孕机会极小,但生育计划越早希望越大;若不能自发恢复排卵,可试用促排卵治疗,但这类患者的卵巢对促排卵药物的敏感性差,促排卵的成功率较小。所以,如果患者卵巢内的卵泡储备彻底耗竭,这类患者最终的助孕手段也是供卵试管婴儿。

(3)垂体性闭经:多为器质性原因引起的闭经,如垂体瘤、空蝶鞍综合征、希恩综合征,要针对病因治疗。

1)垂体瘤:如前文所述,垂体瘤种类很多,各具不同的分泌功能,因此除了瘤体增大时的神经压迫症状外,对健康产生的影响依据其分泌的激素而不同。一般而言,垂体肿瘤通过手术切除可以根治,但近年来的研究和医学发展使垂体肿瘤的药物治疗成为可能。垂体催乳素瘤是引起闭经的主要原因之一,该病可以手术治疗,如开颅术、经蝶鞍术等,但垂体催乳素瘤手术常常造成肿瘤切除不全或正常垂体组织损伤,近年来药物治疗获得了巨大的进展,逐渐替代手术成为首选治疗方法。目前垂体催乳素瘤的首选治疗药物是溴隐亭,为多巴胺受体激动剂,每片2.5 mg,可从1.25 mg开始给药,2次/d,餐时或餐后给药,3 d无不适可逐渐加量,最大剂量10 mg/d。该药的主要不良反应是胃肠道刺激症状,如不能适应,也可改用阴道给药,资料报道与口服生物利用度相似。另外,还有长效溴隐亭,每28 d注射1次,每次50~100 mg,最大剂量200 mg,不良反应小,疗效好,可用于对口服溴隐亭不能耐受的患者。卡麦角林是DA受体激动剂,其特点是强力、长效并有选择性,与D2受体有高度亲和力,适用于对溴隐亭无效果或者服用溴隐亭后不适症状较大的患者,有50%以上对溴隐亭不敏感的患者对卡麦角林敏感。推荐的起始剂量为每周0.5 mg,分1~2次服用,根据泌乳素水平用药,治疗剂量通常为每周1 mg。据报道,该药长期应用有导致心脏瓣膜反流的风险。还有一种是诺果宁,是非麦角碱类多巴胺受体D2激动剂,治疗初始剂量为25 μg/d,第2、第3日为50 μg/d,维持量为75~150 μg/d,该药不良反应小、使用安全,但目前国内市场尚无销售。由于PRL降为正常后可以立即恢复自发排卵,因此对于已婚妇女,如不避孕可能很快怀孕,但建议如果是垂体瘤患者,最好是PRL控制正常一年后怀孕。尽管目前尚无任何资料证明溴隐亭对胚胎有害,但慎重起见,推荐妊娠期,特别是3个月以内停用溴隐亭。妊娠过程中定期观察患者视野变化,如有头痛、视力下降、视野变化等症状,提示可能有催乳素瘤复发或加重,可立即使用溴隐亭,能迅速控制症状,2周控制不住可以立即手术。

2)希恩综合征:由于希恩综合征通常造成垂体分泌促性腺激素、促甲状腺素、促肾上腺素功能的损伤,因此根据患者的具体情况,需进行雌、孕激素、甲状腺素和肾上腺皮质激素3个方面的补充替代治疗。雌、孕激素采用序贯治疗;肾上腺皮质激素采用泼尼松5~10 mg/d或醋酸可的松25 mg/d,晨服2/3,下午服1/3;甲状腺素片30~60 mg/d。该病如果没有子宫和输卵管的损伤,如有生育要求,轻型者可用CC促排卵,重者可以用

HMG/HCG 促排卵治疗，排卵后建议使用黄体酮维持黄体功能。

（4）中枢性闭经：病因多为精神心理、应激相关因素，因此针对诱因进行治疗十分重要；部分为先天性下丘脑神经元发育异常导致，主要是进行激素替代，有生育要求者进行促排卵助孕。

1）Kallmann 综合征：由于这种先天性的中枢异常无法纠正，因此，需用激素替代方法补充治疗及诱导月经来潮。而卵巢本身并无异常，只是缺乏促性腺激素的刺激使其功能处于静止状态，给予外源性促性腺激素可以诱导卵巢内卵泡的发育和成熟。因此，该病的治疗分两个阶段，首先是激素替代治疗，用小剂量雌激素治疗促进第二性征的发育和生殖器官的发育，到生殖器官发育到一定阶段时，单纯雌激素治疗改为雌、孕激素联合治疗诱导月经来潮；当患者结婚有生育要求时，可用 HMG 和 HCG 诱导排卵，或用 GnRH 脉冲法诱导排卵，后者由于操作困难使用较少。另一种治疗方法是 GnRH 泵，通过定期释放 GnRH 刺激垂体分泌 FSH 和 LH，从而调节卵巢内卵泡的发育、成熟和排卵及性激素的分泌，因需持续携带，其不良反应是局部感染，并影响患者运动及社交、心理等，且价格昂贵。

2）特发性低促性腺素性腺功能低下（IHH）：治疗同 Kallmann 综合征，用激素替代方法补充治疗及诱导月经来潮，有生育要求时，给予外源性促性腺激素诱导卵巢内卵泡的发育成熟和排卵。

3）继发性低促性腺素性腺功能低下：用雌、孕周期性治疗诱导月经来潮，连续 3 ~ 6 个月 1 个疗程，并配合相应的生活方式、饮食、情绪心理等调整。如果停药后不能恢复自然月经，可继续雌孕激素治疗。

（5）其他原因性闭经：由于甲状腺功能亢进、甲状腺功能减退、肾上腺皮质功能亢进或低下、糖尿病等因素引起的闭经，要治疗原发疾病，治疗方法参见相关书籍。

第二节　痛　经

痛经是指伴随着月经的疼痛，疼痛可以出现在行经前后或经期，主要集中在下腹部，常呈痉挛性，通常还伴有其他症状，包括腰腿痛、头痛、头晕、乏力、恶心、呕吐、腹泻、腹胀等。痛经是育龄期妇女常见的疾病，发生率很高，文献报道为 30% ~80% 不等，每个人的疼痛阈值差异及临床上缺乏客观的评价指标使得人们对确切的发病率难以评估。我国 1980 年全国抽样调查结果表明：痛经发生率为 33. 19%，其中原发性痛经占 36. 06%，其余为继发性痛经。不同年龄段痛经发生率不同，初潮时发生率较低，随后逐渐升高，16 ~18 岁达顶峰，30 ~35 岁时下降，生育期稳定在 40% 左右，以后更低，50 岁时为 20% 左右。

痛经分为原发性和继发性两种。原发性痛经是指不伴有其他明显盆腔疾病的单纯性功能性痛经；继发性痛经是指因盆腔器质性疾病导致的痛经。

【病因】

原发性痛经的发生主要与月经来潮时子宫内膜前列腺素(prostaglandin,PG)含量增高有关。研究表明,痛经患者子宫内膜和月经血中 $PGF_{2\alpha}$ 和 PGE_2 含量均较正常妇女明显升高,$PGF_{2\alpha}$ 含量升高是造成痛经的主要原因。$PGF_{2\alpha}$ 和 PGE_2 是花生四烯酸脂肪酸的衍生物,在月经周期中,分泌期子宫内膜前列腺素浓度较增殖期子宫内膜高。月经期因溶酶体酶溶解子宫内膜细胞而大量释放,使 $PGF_{2\alpha}$ 及 PGE_2 含量增高。$PGF_{2\alpha}$ 含量高可引起子宫平滑肌过强收缩,血管挛缩,造成子宫缺血、乏氧状态而出现痛经。增多的前列腺素进入血液循环,还可引起心血管和消化道等症状。血管升压素、内源性缩宫素以及β-内啡肽等物质的增加也与原发性痛经有关。此外,原发性痛经还受精神、神经因素影响,疼痛的主观感受也与个体痛阈有关。无排卵的增殖期子宫内膜因无孕酮刺激,所含前列腺素浓度很低,通常不发生痛经。

【临床表现】

主要特点为:①原发性痛经在青春期多见,常在初潮后 1 ~2 年发病;②疼痛多自月经来潮后开始,最早出现在经前 12 h,以行经第 1 日疼痛最剧烈,持续 2 ~3 d 缓解,疼痛常呈痉挛性,通常位于下腹部耻骨上,可放射至腰骶部和大腿内侧;③可伴有恶心、呕吐、腹泻、头晕、乏力等症状,严重时面色发白、出冷汗;④妇科检查无异常发现。

【诊断】

根据月经期下腹坠痛,妇科检查无阳性体征,临床即可诊断。

【鉴别诊断】

诊断时需与子宫内膜异位症、子宫腺肌病、盆腔炎性疾病引起的继发性痛经相鉴别。继发性痛经常在初潮后数年方出现症状,多有妇科器质性疾病史或宫内节育器放置史,妇科检查有异常发现,必要时可行腹腔镜检查加以鉴别。

【治疗】

1. 一般治疗　应重视心理治疗,说明月经时的轻度不适是生理反应,消除紧张和顾虑可缓解疼痛。足够的休息和睡眠、规律而适度的锻炼、戒烟均对缓解疼痛有一定的帮助。疼痛不能忍受时可辅以药物治疗。

2. 药物治疗

(1)前列腺素合成酶抑制剂:通过抑制前列腺素合成酶的活性,减少前列腺素产生,防止过强子宫收缩和痉挛,从而减轻或消除痛经。该类药物治疗有效率可达 80%。月经来潮即开始服用药物效果佳,连服 2 ~3 d。常用的药物有布洛芬、酮洛芬、甲氯芬那酸、双氯芬酸、甲芬那酸、萘普生。布洛芬 200 ~400 mg,每日 3 ~4 次,或酮洛芬 50 mg,每日 3 次。

(2)口服避孕药:通过抑制排卵减少月经血前列腺素含量。适用于要求避孕的痛经妇女,疗效达 90% 以上。

第三节　经前期综合征

经前期综合征（premenstrual syndromes，PMS）又称经前紧张症（premenstrual tension，PMS）或经前紧张综合征（premenstrual tension syndrome，PMTS），是育龄妇女常见的问题。PMS是指月经来潮前7～14 d（即在月经周期的黄体期），周期性出现的躯体症状（如乳房胀痛、头痛、小腹胀痛、水肿等）和心理症状（如烦躁、紧张、焦虑、嗜睡、失眠等）的总称。PMS症状多样，除上述典型症状外，自杀倾向、行为退化、嗜酒、工作状态差甚至无法工作等也常出现于PMS。由于PMS临床表现复杂且个体差异巨大，因此诊断的关键是症状出现的时间及严重程度。PMS发生于黄体期，随月经的结束而完全消失，具有明显的周期性，这是区分PMS和心理性疾病的重要依据；上述心理及躯体症状只有达到影响女性正常的工作、生活、人际交往的程度才称为PMS。

【病因】

近年研究表明，PMS病因涉及诸多因素的联合，如社会心理因素、内分泌因素及神经递质的调节等。但PMS的准确机制仍不明，一些研究结果尚有矛盾之处，进一步的深入研究是必要的。

1. 社会心理因素　情绪不稳定及神经质、特质焦虑者容易体验到严重的PMS症状。应激或负性生活事件可加重经前症状，而休息或放松可减轻，均说明社会心理因素在PMS的发生或延续上发挥作用。

2. 内分泌因素

（1）孕激素：这一疾病仅出现于育龄女性，青春期前、妊娠期、绝经后期均不会出现，且仅发生于排卵周期的黄体期。给予外源性孕激素可诱发此病，在激素补充疗法（hor-mone replace therapy，HRT）中使用孕激素建立周期引发的抑郁情绪和生理症状同PMS相似；曾患有严重PMS的女性，行子宫加双附件切除术后给予HRT，单独使用雌激素不会诱发PMS，而在联合使用雌孕激素时PMS复发。相反，卵巢内分泌激素周期消失，如双卵巢切除或给予促性腺激素释放激素激动剂（gonadotropin releasing hormoneant agonist，GnRHa）均可抑制原有的PMS症状。因此，卵巢激素尤其是孕激素可能与PMS的病理机制有关，孕激素可增加女性对体类激素的敏感性，使中枢神经系统受激素波动的影响增加。

（2）雌激素

1）雌激素降低学说：正常情况下雌激素有抗抑郁效果，经前雌激素水平下降可能与PMS，特别是经前心境恶劣的发生有关。

2）雌激素过多学说：雌激素水平绝对或相对高，或者对雌激素的特异敏感性可招致PMS。具有经前焦虑的妇女，雌激素/黄体酮比值较高。雌孕激素比例异常可能与PMS发生有关。

（3）雄激素：妇女雄激素来自卵巢和肾上腺。在排卵前后，血中睾酮水平随雌激素水平的增高而上升，且由于大部分来自肾上腺，故于围月经期并不下降，其时睾酮/雌激素及睾酮/孕激素之比处于高值。睾酮作用于脑可增强两性的性驱力和攻击行为，而雌激素和孕酮可对抗之。经前期雌激素和孕酮水平下降，脑中睾酮失去对抗物，这至少与一些人 PMS 的发生有关，特别是心境改变和其他精神病理表现。

3. 神经递质　研究表明在 PMS 女性中血清性激素的浓度表现为正常，这表明除性激素外还可能有其他因素作用。PMS 患者常伴有中枢神经系统某些神经递质及其受体活性的改变，这种改变可能与中枢对激素的敏感性有关。一些神经递质可受卵巢甾体激素调节，如 5-羟色胺（5-hydroxytryptamine，5-HT）、乙酰胆碱、去甲肾上腺素、多巴胺等。

（1）乙酰胆碱（acetylcholine，ACh）：单独作用或与其他机制联合作用与 PMS 的发生有关。人体内 ACh 是抑郁和应激的主要调节物，引起脉搏加快、血压上升、负性情绪、肾上腺交感胺释放和止痛效应。

（2）5-HT 与 γ-氨基丁酸：某些神经递质在经前期综合征中发挥关键作用。PMDD 患者与患 PMS 但无情绪障碍者及正常对照组相比，5-HT 在卵泡期增高，黄体期下降，波动明显增大。5-羟色胺能系统对情绪、睡眠、性欲、食欲和认知具有调节功能，在抑郁的发生发展中起到重要作用。雌激素可增加 5-HT 受体的数量及突触后膜对 5-HT 的敏感性，并增加 5-HT 的合成及其代谢产物 5-羟吲哚乙酸的水平。有临床研究显示选择性 5-HT再摄取抑制剂（selective serotonin reuptake inhibitors，SSRIs）可增加血液中 5-HT 的浓度，对治疗 PMS/PMDD 有较好的疗效。

另外，有研究认为在抑郁、PMS、PMDD 的患者中 γ-氨基丁酸（γ-aminobutyric acid，GABA）活性下降，认为 PMDD 患者可能存在 GABA 受体功能的异常。

（3）类鸦片物质与单胺氧化酶：目前认为在性腺类固醇激素影响下，过多暴露于内源性鸦片肽并继之脱离接触可能参与 PMS 的发生。持单胺氧化酶（monoamine oxidase，MAO）学说则认为 PMS 的发生与血小板 MAO 活性改变有关，而这一改变是受孕酮影响的。正常情况下，雌激素对 MAO 活性有抑制效应，而黄体酮对组织中 MAO 活性有促进作用。MAO 活性增强被认为是经前抑郁和雌激素/孕激素不平衡发生的中介。MAO 活性增加可以减少有效的去甲肾上腺素，导致中枢神经元活动降低和减慢。MAO 学说可解释经前抑郁和嗜睡，但无法说明其他众多的症状。

（4）其他：前列腺素可影响钠潴留，以及精神、行为、体温调节及许多 PMS 症状，前列腺素合成抑制剂能改善 PMS 躯体症状。一般认为此类非甾体抗感染药物可降低引起 PMS 症状的中介物质的组织浓度起到治疗作用。维生素 B_6 是合成多巴胺与 5-羟色胺的辅酶，维生素 B_6 缺乏与 PMS 可能有关，一些研究发现维生素 B_6 治疗似乎比安慰剂效果好，但结果并非一致。

【临床表现】

多见于 25～45 岁妇女，症状出现于月经前 1～2 周，月经来潮后迅速减轻直至消失。主要症状归纳如下。①躯体症状：头痛、背痛、乳房胀痛、腹部胀满、便秘、肢体水肿、体重增加、运动协调功能减退。②精神症状：易怒、焦虑、抑郁、情绪不稳定、疲乏以及饮食、睡眠、性欲改变，易怒是其主要症状。③行为改变：注意力不集中、工作效率低、记忆力减退、神经质、易激动等。周期性反复出现为其临床表现特点。

【诊断】

根据经前期出现周期性典型症状,诊断多不困难。诊断时一般需考虑下述3个因素:①经前期综合征的症状;②黄体晚期持续反复发生;③对日常工作、学习产生负面影响。

【鉴别诊断】

1. 月经周期性精神病　PMS可能是在内分泌改变和心理-社会因素作用下起病的,而月经周期性精神病则有着更为深刻的原因和发病机制。PMS的临床表现是以心境不良和众多躯体不适组成,不致发展为重性精神病形式,可与月经周期性精神病区别。

2. 抑郁症　PMS妇女有较高的抑郁症发生风险,以及抑郁症患者较之非情感性障碍患者有较高的PMS发生率,已如上述。根据PMS和抑郁症的诊断标准,可做出鉴别。

3. 其他精神疾病经前恶化　根据PMS的诊断标准与其他精神疾病经前恶化进行区别。

【治疗】

1. 心理治疗　帮助患者调整心理状态,给予心理安慰与疏导,让精神放松,有助于减轻症状。患者症状重者可进行认知-行为心理治疗。

2. 调整生活状态　包括合理的饮食及营养,戒烟,限制钠盐和咖啡的摄入。适当的身体锻炼,可协助缓解神经紧张和焦虑。

3. 药物治疗

(1)抗焦虑药:适用于有明显焦虑症状者。阿普唑仑(alprazolam)经前用药,0.25 mg,每日2~3次口服,逐渐增量,最大剂量为每日4 mg,用至月经来潮第2~3日。

(2)抗忧郁药:适用于有明显忧郁症状者。氟西汀(fluoxetine)能选择性抑制中枢神经系统5-羟色胺的再摄取。黄体期用药,20 mg,每日1次口服,能明显缓解精神症状及行为改变,但对躯体症状疗效不佳。

(3)醛固酮受体的竞争性抑制剂:螺内酯20~40 mg,每日2~3次口服,可拮抗醛固酮而利尿,减轻水潴留,对改善精神症状也有效。

(4)维生素 B_6:可调节自主神经系统与下丘脑-垂体-卵巢轴的关系,还可抑制催乳素合成。10~20 mg,每日3次口服,可改善症状。

(5)口服避孕药:通过抑制排卵缓解症状,并可减轻水钠潴留症状,抑制循环和内源性激素的波动。也可用促性腺激素释放激素类似物(GnRH-a)抑制排卵。连用4~6个周期。

第四节　围绝经期综合征

围绝经期综合征过去称更年期综合征,1994年世界卫生组织人类生殖特别规划委员会决定废弃“更年期”一词,推荐使用“围绝经期”,并对一些术语做了阐述。围绝经期是指从接近绝经，出现与绝经有关的内分泌、生物学和临床特征（卵巢功能衰退的征象）起至绝经1年内的时期。绝经是指女性月经最后停止。可分为自然绝经和人工绝经。自然绝经是由于卵巢卵泡活动的丧失引起月经永久停止，无明显病理或其他生理原因。临床上，连续12个月无月经后才认为是绝经。人工绝经是指手术切除双卵巢或医疗性终止双卵巢功能，如化疗或放疗。绝经过渡期指从出现卵巢功能开始衰退的征象至绝经的一段时间，通常在40岁后开始，经历2~8年，平均约4年。绝经年龄受遗传、营养、体重、居住地区的海拔高度、嗜烟等多种因素的影响。我国城市妇女的平均绝经年龄为49.5岁，农村妇女为47.5岁。围绝经期妇女约1/3能通过神经内分泌的自我调节达到新的平衡而无自觉症状，2/3妇女则可出现一系列性激素减少所致的躯体和精神心理症状，称为围绝经期综合征。

【病因】

更年期的变化包括两个方面：一方面是卵巢功能衰退，此时期卵巢逐渐趋于排卵停止，雌激素分泌减少，体内雌激素水平低落；另一方面是机体老化，两者常交织在一起。神经血管功能不稳定的综合征主要与性激素水平下降有关，但发生机制尚未完全阐明。

【临床表现】

围绝经期出现最早的临床症状是月经改变，大致分为3种类型：①月经周期缩短，经量减少，最后绝经；②月经周期不规则，周期和经期延长，经量增多，甚至大出血或出血淋漓不断，然后逐渐减少而停止；③月经突然停止，较少见。绝经前后多数妇女开始出现雌激素缺乏相关症状。早期主要是血管舒缩症状、精神神经系统症状和躯体症状，绝经数年后逐渐出现泌尿生殖道萎缩性变化、代谢改变和心血管疾病、骨质疏松及认知功能下降等退行性变或疾病。

1. 血管舒缩症状　主要表现为潮热、多汗。潮热起自前胸，涌向头颈部，然后波及全身。少数妇女仅局限在头、颈和乳房。在潮红的区域患者感到灼热，皮肤发红，持续数秒至数分不等，发作频率每天数次至30~50次。夜间或应激状态易促发。

2. 精神神经症状　往往出现激动易怒、焦虑、多疑、情绪低落、自信心降低、情绪失控等症状。记忆力减退及注意力不集中、睡眠障碍也是常见表现。

3. 泌尿生殖道症状　包括外阴阴道干燥或瘙痒、性交困难疼痛、性欲低下、子宫脱垂、膀胱或直肠膨出、尿频、尿急、压力性尿失禁、反复发作的尿路感染。

4. 代谢异常和心血管疾病　一些绝经后妇女血压升高或血压波动；心悸，心律不齐，常为期前收缩，心电图常表现为房性期前收缩，或伴随轻度供血不足表现。体重增加明显、糖脂代谢异常增加、心血管疾病随年龄而增加。

5. 骨质疏松　绝经早期的骨量快速丢失和骨关节的退行性变可导致腰背、四肢疼痛，关节痛。可由于骨质疏松症出现椎体压缩性骨折致驼背，桡骨远端、股骨颈等易发生骨折。

【诊断】

1. 病史询问　仔细询问症状、月经史，绝经年龄；婚育史；既往史，是否切除子宫或卵巢，有无心血管疾病史、肿瘤史及家族史，以往治疗所用的激素、药物。

2. 体格检查　全身检查和妇科检查。

3. 辅助检查

(1)激素测定：选择性激素测定有助于判断卵巢功能状态。①FSH>40 U/L，提示卵巢功能衰竭。②抑制素 B(inhibin B)：当血清 INH B≤45 ng/L，是卵巢功能减退的最早标志，比 FSH 更敏感。③抗苗勒氏激素(anti-mullerian hormone，AMH)：AMH≤0.5～1.0 ng/mL 预示卵巢储备功能下降。

(2)超声检查：基础状态卵巢的窦卵泡数减少、卵巢容积缩小、子宫内膜变薄；阴道不规则流血者应排除器质性病变。

(3)骨密度测定：确诊有无骨质疏松。

【鉴别诊断】

妇女在绝经过渡期不规则阴道流血伴子宫内膜厚疑有子宫内膜病变者，可行诊刮及子宫内膜病理检查，或宫腔镜检查。围绝经期出现高血压须除外高血压病或嗜铬细胞瘤、心血管疾病、泌尿生殖器官的器质性病变，也要与精神病、甲状腺功能亢进等鉴别。

【治疗】

1. 一般治疗　加强卫生宣教，解除不必要的顾虑，保证劳逸结合与充分的睡眠。轻症者不必服药治疗，必要时可选用适量镇静药，如地西泮 2.5～5 mg/d 睡前服，谷维素 20 mg，每天 3 次。

2. 性激素治疗　绝经前主要用孕激素或雌孕激素联合调节月经异常；绝经后用替代治疗。

(1)雌激素：对于子宫已切除的妇女，可单纯用妊马雌酮 0.625 mg 或 17β-雌二醇 1 mg，连续治疗 3 个月。对于存在子宫的妇女，可用尼尔雌醇片每次 5 mg，每月 1 次，症状改善后维持量 1～2 mg，每月 2 次，对稳定神经血管舒缩活动有明显的疗效，而对子宫内膜的影响少。

(2)雌激素、孕激素序贯疗法：雌激素用法同上，后半期加用 7～10 d 炔诺酮，每天 2.5～5 mg 或黄体酮 6～10 mg，每日 1 次或甲羟孕酮 4～8 mg，每日 1 次，可减少子宫内膜癌的发生率。但周期性子宫出血的发生率高。

(3)雌激素、雄激素联合疗法：妊马雌酮 0.625 mg 或 17β-雌二醇 1 mg，每日 1 次，加甲睾酮 5～10 mg，每日 1 次，连用 20 d，对有抑郁型精神状态患者较好，且能减少对子宫内膜的增生作用，但有男性化作用，而且常用雄激素有成瘾可能。

(4)雌激素替代治疗应注意的几点：①HRT 应该是维持围绝经期和绝经后妇女健康的全部策略(包括关于饮食、运动、戒烟和限酒)中的一部分。在没有明确适应证时，比如雌激素不足导致的明显症状和身体反应，不建议使用 HRT。②绝经后 HRT 不是一个给予标准女性的单一的疗法，HRT 必须根据临床症状、预防疾病的需要、个人及家族病史、相关试验室检查、女性的偏好和期望做到个体化治疗。③没有理由强制性限制 HRT 使用时限。患者也可以有几年时间中断 HRT，但绝经症状可能会持续许多年，患者应该给予最低有效的治疗剂量。是否继续 HRT 治疗取决于具有充分知情权的医患双方的审慎决定,并视患者特殊的目的或对后续的风险与收益的客观评估而定。只要女性能够获得症状的改善,并且了解自身情况及治疗可能带来的风险,就可以选择 HRT。④使用 HRT 的女性应该至少 1 年进行 1 次临床随访,包括体格检查,更新病史和家族史,相关试验室和影像学检查,与患者进行生活方式和预防及减轻慢性病策略的讨论。⑤总体来说,在有子宫的所有妇女中,全身系统雌激素治疗中应该加入孕激素,以防止子宫内膜增生或是内膜癌。无子宫者,无须加用孕激素。用于缓解泌尿生殖道萎缩的低剂量阴道雌激素治疗,可被全身吸收,但雌激素还达不到刺激内膜的水平,无须同时给予孕激素。⑥乳腺癌与绝经后 HRT 的相关性程度还存在很大争议。但与 HRT 有关的可能增加的乳腺癌风险是很小的(少于每年 0.1%),并小于由生活方式因素如肥胖、酗酒所带来的风险。⑦禁忌证:如血栓栓塞性疾病、镰状细胞贫血、严重肝病、脑血管疾病、严重高血压等。

(董月霞　高　天)

第三章 排卵功能障碍的诊治

第一节 高催乳素血症

机体受到内外环境因素(生理性或病理性)的影响,血中催乳激素(PRL)水平升高,其升高值达到或超过 30 ng/mL 时,称高泌乳血症(HPRL)。发生高泌乳血症时,除有泌乳外常伴性功能低下,女性则有闭经不孕等表现。若临床上妇女停止授乳半年到 1 年仍有持续性溢乳,或非妊娠妇女有溢乳伴有闭经者,称闭经-溢乳综合征(AGS)。HPRL 在妇科内分泌疾患中较常见,其发病率约 29.8%(12.9% ~75%)。引起催乳激素增高的原因十分复杂。

【病因】

正常情况 PRL 的分泌呈脉冲式释放,其昼夜节律对乳腺的发育、泌乳和卵巢功能起重要调节作用,一旦此调节作用失衡即可引起 HPRL。

1. 生理性高催乳素血症　日常的生理活动可使 PRL 暂时性升高,如夜间睡眠(2 am ~6 am),妊娠期、产褥期 3 ~4 周,乳头受吸吮性刺激、性交、运动和应激性刺激,低血糖等均可使 PRL 有所升高,但升高幅度不会太大,持续时间不会太长,否则可能为病理状态。

2. 病理性高催乳素血症

(1)下丘脑-垂体病变:垂体 PRL 腺瘤是造成高催乳素血症主要原因,一般认为大于 10 mm 为大 PRL 腺瘤,小于 10 mm 称 PRL 微腺瘤,一般说来血中 PRL 大于 250 ng/mL 者多为大腺瘤,100 ~250 ng/mL 多为微腺瘤。随着 CT、MRI、放免测定使 PRL 腺瘤的检出率逐年提高。微小腺瘤有时临床长期治疗观察中才能确诊。颅底炎症、损伤、手术,空泡蝶鞍综合征,垂体柄病变、压迫等亦可引起发病。

(2)原发性和(或)继发性甲状腺功能减退:由于甲状腺素分泌减少,解除了下丘脑-垂体的抑制作用,使 TRH 分泌增加,从而使 TSH 分泌增加,也刺激 PRL 分泌增加并影响卵巢与生殖功能。

3. 医源性高催乳血症　药物治疗其他疾病时往往造成 PRL 的增高。

(1)抗精神失常药物:氯丙嗪、阿米替林、丙米嗪、舒必利、安坦(盐酸苯海索)、罗拉、奋乃近、眠尔通(甲丙氨酯)、胃复安(甲氧氯普胺)等,以上药物可影响多巴胺的产生,影响 PIF 的作用而导致 PRL 分泌增多。

(2)甾体激素:雌激素和口服避孕药可通过对丘脑抑制 PIF 的作用或直接刺激 PRL

细胞分泌,使 PRL 升高。

(3)其他药物:甲基多巴、利血平、苯丙胺、异烟肼、吗啡等也可使 PRL 升高。

4. 其他疾病　亦可同时引起 PRL 的升高,例如:未分化支气管肺癌、肾上腺瘤、胚胎癌、艾迪生病、慢性肾衰竭、肝硬化、妇科手术、乳头炎、胸壁外伤、带状疱疹等。

5. 特发性闭经-溢乳综合征　此类患者与妊娠无关,临床亦查不到垂体肿瘤或其他器质性病变,许多学者认为可能系下丘脑-垂体功能紊乱,促性腺激素分泌受到抑制,而 PRL 分泌增加。其中部分病例经数年临床观察,最后发现垂体 PRL 腺瘤,故此类患者可能无症状性潜在垂体瘤。所以对所有 HPRL 患者应定期随诊,早期发现肿瘤。

【临床表现】

1. 月经紊乱及不育　85% 以上患者有月经紊乱。生育期患者可不排卵或黄体期缩短,表现为月经少、稀发甚至闭经。青春期前或青春期早期妇女可出现原发性闭经,生育期后多为继发性闭经。无排卵可导致不育。

2. 溢乳　是本病的特征之一。闭经-溢乳综合征患者中约 2/3 存在高催乳素血症,其中有 1/3 为垂体微腺瘤。溢乳通常表现为双乳流出或可挤出非血性乳白色或透明液体。

3. 头痛、眼花及视觉障碍　垂体腺瘤增大明显时,由于脑脊液回流障碍及周围脑组织和视神经受压,可出现头痛、眼花、呕吐、视野缺损及动眼神经麻痹等症状。

4. 性功能改变　由于垂体 LH 与 FSH 分泌受抑制,出现低雌激素状态,表现为阴道壁变薄或萎缩,分泌物减少,性欲减退。

【诊断】

1. 病史　需要有针对性地从高催乳素血症的生理性、病理性和药理性原因这 3 个方面了解患者相关的病史。应询问患者的月经史、分娩史、手术史和既往病史,有无服用相关药物史,采血时有无应激状态(如运动、性交、精神情绪波动或盆腔检查)等。

(1)服药史:某些镇静药物如吩噻嗪、抗高血压药物利血平、镇吐药甲氧氯普胺,长期服用雌激素或避孕药等。

(2)内分泌疾病史:如甲状腺功能减退、肢端肥大症、多囊卵巢综合征、雌激素持续性升高及肾功能不全等。

(3)外伤手术史:胸壁外伤或手术。

2. 查体

(1)挤压乳房可见水样或乳汁样分泌物。

(2)妇科查体:宫颈黏液少,子宫可缩小。

3. 辅助检查

(1)包括妊娠试验、垂体及其靶腺功能(TSH、T_3、T_4、PRL 等)、肾功能和肝功能等,根据病史选择进行。

(2)影像学检查:蝶鞍区摄片、CT 扫描或 MRI 检查确定以排除或确定是否存在压迫垂体柄或分泌催乳素的颅内肿瘤及空蝶鞍综合征等。

(3)视野检查:以了解视神经受压迫情况。垂体肿瘤者可见视野缩小,重者双侧偏盲或一眼全盲。

【治疗】

治疗目标是控制高催乳素血症、恢复女性正常月经和排卵功能、减少乳汁分泌及改善其他症状(如头痛和视功能障碍等)。

1. 病因治疗　原发病因明确者首先对症治疗,原发病变控制后催乳素随之下降,月经恢复。

2. 观察随访　对无生育要求、无肿瘤证据、无临床表现、仅催乳素升高的患者可观察随访。每半年至一年测催乳素,每1~2年随诊CT或MRI检查。

3. 药物治疗　主要包括麦角碱衍生物。

(1)溴隐亭:应由小剂量开始,一般每日2.5~5 mg,可降低催乳素水平,抑制溢乳,恢复排卵,但少数患者需每日12.5 mg才见效。阴道用药可避免口服用药的不良反应。有垂体肿瘤的患者应长期用药,酌情定期做MRI检查。

(2)卡麦角林:高选择性多巴胺D_2受体激动剂,抑制催乳素的作用更强大而不良反应相对减少,作用时间更长。

4. 手术治疗　主要适用于药物治疗无效或效果欠佳者;药物治疗反应较大不能耐受者;巨大垂体腺瘤伴有明显视力、视野障碍,药物治疗一段时间后无明显改善者;侵袭性垂体腺瘤伴有脑脊液鼻漏者;拒绝长期服用药物治疗者。

5. 放射治疗　主要适用于大的侵袭性肿瘤、术后残留或复发的肿瘤;药物治疗无效或不能耐受药物治疗不良反应的患者;有手术禁忌或拒绝手术的患者以及部分不愿长期服药的患者。

6. 高催乳素血症患者妊娠的相关处理　基本的原则是将胎儿对药物的暴露限制在尽可能少的时间内。妊娠期一旦发现视野缺损或海绵窦综合征,立即加用溴隐亭,可望在1周内改善、缓解。若不见好转,应考虑手术治疗。妊娠期间肿瘤再次增大者给予溴隐亭仍能抑制肿瘤生长,但整个孕期须持续用药直至分娩。对溴隐亭没有反应及视力视野进行性恶化时应该经蝶鞍手术治疗并尽早终止妊娠(妊娠接近足月时)。

7. 女性HPRL患者的不孕不育相关治疗　药物治疗HPRL正常后仍无排卵者,采用促排卵治疗。

第二节　多囊卵巢综合征

多囊卵巢综合征(polycystic ovary syndrome,PCOS)是一种最常见的妇科内分泌疾病之一。在临床上以雄激素过高的临床或生化表现、持续无排卵、卵巢多囊改变为特征,常伴有胰岛素抵抗和肥胖。因Stein和Leventhal于1935年首先报道,故又称Stein-Leventhal综合征。

【病因】

PCOS 的确切病因至今尚不是很清楚，现有的研究表明，PCOS 发病与遗传因素，如肥胖、2 型糖尿病、脂溢性脱发、高血压等家族史，以及宫内环境、出生后的饮食结构、生活方式等密切相关，提示 PCOS 可能是遗传与环境因素共同作用的结果。

1. 遗传学因素　研究发现 PCOS 患者有明显的家族聚集性，如具有肥胖、2 型糖尿病、脂溢性脱发、高血压等家族史者，其 PCOS 的发生率较高。

目前发现可能与 PCOS 发生有关的基因主要有以下几类：①与甾体激素合成和作用相关的基因，如胆固醇侧链裂解酶 CYP11A、CYP17、CYP19、CYP21 等；②与促性腺激素作用和调节相关的基因，如 LH 受体基因、卵泡抑素基因、*β-FSH* 基因、*SHBG* 基因等；③与糖代谢和能量平衡相关的基因，如胰岛素基因、胰岛素受体基因、*IRS* 基因、钙激活酶基因、胰岛素样生长因子系列基因、*PPAR-γ*、*Calpain*-10 基因等；④主要组织相容性位点；⑤编码炎症因子的基因：*PON*-1 基因、*TNF-α*、*TNFR*2 基因、*IL*-6 基因等；⑥调节基因和表型表达的一些遗传结构变异，如端粒酶等。

这些基因可出现表达水平或单核苷酸多态性变化。另外，研究还发现 PCOS 也存在某些基因 DNA 甲基化的异常，2002 年 Hickey 等首次对雄激素受体（AR）的 CAG 重复序列多态性、甲基化和 X 染色体失活进行了研究，认为 AR（CAG）n 位点甲基化类型可能影响 PCOS 的发生、发展。

2. PCOS 的环境因素　近年来发现 PCOS 患者的高胰岛素或高血糖血症可能通过影响胎儿宫内环境导致子代出生后生长发育及代谢异常；并且出生后饮食结构、生活方式也可以影响 PCOS 的发生、发展。

【临床表现】

PCOS 多起病于青春期，主要临床表现包括月经失调、雄激素过量和肥胖。

1. 月经失调　为最主要症状。多表现为月经稀发（周期 35 d 至 6 个月）或闭经，闭经前常有经量过少或月经稀发。也可表现为不规则子宫出血，月经周期或行经期或经量无规律性。

2. 不孕　生育期妇女因排卵障碍导致不孕。

3. 多毛、痤疮　是高雄激素血症最常见的表现。出现不同程度多毛，以性毛为主，阴毛浓密且呈男性型倾向，延及肛周、腹股沟或腹中线，也有出现上唇和（或）下颌细须或乳晕周围有长毛等。油脂性皮肤及痤疮常见，与体内雄激素积聚刺激皮脂腺分泌旺盛有关。

4. 肥胖　50% 以上患者肥胖（体重指数 ≥25），且常呈腹部肥胖型（腰围/臀围 ≥0.80）。肥胖与胰岛素抵抗、雄激素过多、游离睾酮比例增加及与瘦素抵抗有关。

5. 黑棘皮病　阴唇、颈背部、腋下、乳房下和腹股沟等处皮肤皱褶部位出现灰褐色色素沉着，呈对称性，皮肤增厚，质地柔软。

【诊断】

PCOS 的诊断是排除性诊断。因临床表型的异质性，诊断标准存在争议。国际上先后制定 NIH、鹿特丹、AES 等多个诊断标准，目前采用较多的是鹿特丹标准：①稀发排卵或无排卵；②高雄激素的临床表现和（或）高雄激素血症；③卵巢多囊改变，超声提示一侧或双侧卵巢直径 2 ~9 mm 的卵泡≥12 个和（或）卵巢体积≥10 mL；④3 项中符合 2 项并排除其他高雄激素病因。为更适应我国临床实际，卫生部颁布了《多囊卵巢综合征诊断》（WS 330—2011），具体如下：月经稀发、闭经或不规则子宫出血是诊断的必需条件；同时符合下列 2 项中的一项，并排除其他可能引起高雄激素和排卵异常的疾病即可诊断为 PCOS：①高雄激素的临床表现或高雄激素血症；②超声表现为 PCOS。

【鉴别诊断】

1. 多囊卵巢　虽然患者的卵巢皮质内见多个小卵泡，呈多囊改变，但患者的月经周期规则、有排卵，内分泌激素测定无异常发现。

2. 库欣综合征　由于肾上腺皮质增生，肾上腺皮质分泌大量的皮质醇和雄激素。临床上表现为月经失调、向心性肥胖、紫纹和多毛等症状。内分泌激素测定：LH 在正常范围、皮质醇水平升高，小剂量的地塞米松试验无抑制作用。

3. 迟发性 21-羟化酶缺陷症　临床表现与 PCOS 非常相似，诊断的依据是 17α-羟孕酮的升高和有昼夜规律的 ACTH-皮质醇分泌。

4. 卵巢雄激素肿瘤　患者体内的雄激素水平更高，睾酮多数>3 ng/mL，男性化体征也更显著。超声检查可协助诊断。

5. 高泌乳素血症　患者虽有月经稀发或闭经，可是常伴有溢乳。内分泌激素测定除发现泌乳素水平升高外，余无特殊。

【治疗】

本病按有无生育要求及有无并发症分为基础治疗、并发症治疗及促孕治疗 3 个方面。基础治疗是指针对 PCOS 患者月经失调、雄激素过多症、胰岛素抵抗及肥胖的治疗，包括控制月经周期治疗、降雄激素治疗、降胰岛素治疗及控制体重治疗 4 个方面。治疗目的：促进排卵功能恢复，改善雄激素过多体征，阻止子宫内膜增生病变和癌变，以及阻止代谢综合征的发生。以上治疗可根据患者的情况，采用单一或两种及以上治疗方法联合应用。并发症的治疗指对已发生子宫内膜增生病变或代谢综合征，包括糖耐量受损、2 型糖尿病、高血压等的治疗。促孕治疗包括药物促排卵、卵巢手术促排卵及生殖辅助技术，一般用于基础治疗后仍未受孕者；但任何促孕治疗应在纠正孕前健康问题后进行，以降低孕时并发症。

1. 基础治疗

（1）降体重疗法：肥胖型 PCOS 患者调整生活方式（饮食控制和适当运动量）是一线治疗。早在 1935 年，Stein 和 leventhal 就发现肥胖是该综合征的常见症状，但长期以来未将降体重作为该综合征肥胖患者的常规治疗方法。近年很多观察性研究资料发现减重能促进 PCOS 患者恢复自发排卵。一项为期 15 年的对照前瞻性的研究发现，减重能降低 10 年内糖尿病及 8 年内高血压的发病率；并有研究表明限制能量摄入是减重和改善生殖功能最有效的方法，甚至有时在体重仍未见明显下降时，生殖功能已得到了明显的改善,这可能与能量摄入减少有关。最早的一项关于低热量饮食摄入的观察性研究发现,20 例肥胖的患者(14 例 PCOS,6 个为高雄激素血症-胰岛素抵抗-黑棘皮病患者)予低热量饮食 8 个月,结果明显降低了胰岛素及雄激素水平,随后的多项研究也进一步证实此结果。

运动也是控制体重的方法之一,它可提高骨骼肌对胰岛素的敏感性,但关于单纯运动对 PCOS 生殖功能恢复的作用的研究很少。在一项临床小样本研究中未证实单独运动对减重有效。另外,也有采用药物减重的报道,如采用胰岛素增敏剂二甲双胍抑制食欲的作用;研究证实二甲双胍治疗肥胖型 PCOS 时,能使体重有一定程度的下降,并能改善生殖功能。此外,对饮食运动控制饮食效果并不明显者,美国国家心肺循环研究中心及 Cochrane 系统综述建议如下:对于 BMI 大于 30 kg/m^2 且无并发症的肥胖患者或 BMI 大于 27 kg/m^2 并伴并发症的患者可给予西布曲明食欲抑制剂治疗;而对于 BMI 大于 40 kg/m^2 的患者可采用手术抽脂减重。但上述方式对生殖功能的影响未见报道。

(2)控制月经周期疗法:由于 PCOS 患者长期无排卵,子宫内膜长期受雌激素的持续作用,而缺乏孕激素拮抗作用,其发生子宫内膜增生性病变,甚至子宫内膜癌的概率明显增高。定期应用孕激素或给予含低剂量雌激素的雌孕激素联合的口服避孕药(oral contraceptive pills,OCP)能很好地控制月经周期,起到保护子宫内膜、阻止子宫内膜增生性病变的作用。并且定期应用孕激素或周期性应用复方口服避孕药(COC)能抑制中枢性 LH 的分泌,部分患者停用口服避孕药后恢复自发排卵。因此对于无排卵 PCOS 患者应定期采用孕激素或口服避孕药疗法以保护子宫内膜及控制月经周期,阻止因排卵功能失调引起的异常子宫出血及子宫内膜增生性病变,并可能有助于自发排卵功能的恢复。

(3)降雄激素疗法:适用于有中重度痤疮、多毛及油脂皮肤等严重高雄激素体征需治疗的患者及循环中雄激素水平过高者。目前 PCOS 患者常用的降雄激素药物主要为 OCP、胰岛素增敏剂、螺内酯及氟他胺。

(4)胰岛素抵抗的治疗:有胰岛素抵抗的患者采用胰岛素增敏剂治疗。可降低胰岛素,从而降低循环中的雄激素水平,从而有利于排卵功能的建立及恢复,并可阻止 2 型糖尿病等代谢综合征的发生。在 PCOS 患者中常选用二甲双胍,对二甲双胍治疗不满意或已发生糖耐量损害、糖尿病者可加用噻唑烷二酮类药物(TZD)。

2.并发症治疗

(1)子宫内膜增生病变的治疗:子宫内膜增生病变的 PCOS 患者应选用孕激素转化子宫内膜。对于已发生子宫内膜样腺癌的患者应考虑手术治疗。

(2)代谢综合征的治疗:对于已出现高血压、高脂血症、糖尿病的患者,建议同时内科就诊。

3.促孕治疗　由于 PCOS 患者存在胰岛素抵抗,故在妊娠期发生妊娠糖尿病或妊娠期合并糖尿病、妊娠高血压、先兆子痫、妊娠糖尿病、早产及围生期胎儿死亡率的风险明显增高,故应引起重视。2008 年,ESHRM/ASRM 关于 PCOS 不育的治疗已达成共识,认为对 PCOS 患者采用助孕干预开始之前应该首先改善孕前状况,包括通过改善生活方式、控制饮食及适当运动降体重,以及降雄激素、降胰岛素和控制月经周期等医疗干预。部分患者可能在上述措施及医疗干预过程中恢复排卵；但在纠正高雄激素血症及胰岛素抵抗后仍未恢复排卵者可考虑药物诱发排卵。

(1)氯米芬：为 PCOS 的一线促排卵治疗药物，价格低廉，口服途径给药，不良反应相对小，用药监测要求不高。其机制是与雌激素竞争受体，阻断雌激素的负反馈作用，从而促进垂体 FSH 的释放。该药排卵率为 75% ~80%，周期妊娠率约 22%，6 个周期累积活产率达 50% ~60%。肥胖、高雄激素血症、胰岛素抵抗是发生氯米芬抵抗的高危因素。

(2)促性腺激素：促排卵治疗适用于氯米芬抵抗者，列为 PCOS 促排卵的二线治疗。促性腺激素促排卵分为低剂量递增方案及高剂量递减方案。较早的研究报道，上述两种方案获得单卵泡发育的成功率均较高，但是目前一项大样本的研究资料显示低剂量递增方案更为安全。低剂量递增方案促单卵泡发育排卵率可达到 70%，妊娠率为 20%，活产率为 5.7%，而多胎妊娠率小于 6%，OHSS 发生率低于 1%。

(3)腹腔镜卵巢打孔术(laparoscopic ovarian drilling, LOD)：早在 1935 年，Stein 和 Leventhal 首先报道了在无排卵 PCOS 女性采用卵巢楔形切除，术后患者的排卵率、妊娠率分别为 80% 和 50%，但之后不少报道术后可引起盆腔粘连及卵巢功能减退，使开腹卵巢手术用于 PCOS 促排卵一度被废弃。随着腹腔镜微创手术的出现，腹腔镜下卵巢打孔手术(LOD)开始应用于促排卵；多项文献的研究结果认为，每侧卵巢以 30 ~40 W 功率打孔，持续 5 s，共 4 ~5 个孔，可获得满意排卵率及妊娠率。5 项 RCT 的研究资料显示，对于氯米芬抵抗的 PCOS 患者 LOD 与促性腺激素两项方案对妊娠率及活产率的影响差异无统计学意义，且 LOD 组 OHSS 及多胎妊娠的发生率小于促性腺激素组。之前的研究认为，对于 CC 抵抗或高 LH 的 PCOS 患者可应用 LOD；但是，近期的研究发现，并不是所有的 CC 抵抗或高 LH 的患者均适用于该手术。日本学者对 40 例 PCOS 不育患者进行回顾性队列研究发现，睾酮水平高于 4.5 nmol/L 或雄激素活性指数(free androgen index, FAI)高于 15、LH 低于 8 U/L 或 BMI 大于 35 kg/m^2 的 PCOS 患者因其可能有其他致无排卵因素，故不宜采用卵巢手术诱发排卵。另外，较多的文献研究发现，LOD 对胰岛素敏感性的改善无效，故卵巢手术并不适用于存在显著胰岛素抵抗的 PCOS 患者。

(4)体外受精-胚胎移植(IVF-ET)：适用于以上方法促排卵失败或有排卵但仍未成功妊娠，或合并有盆腔因素不育的患者，为 PCOS 三线促孕治疗。近期的一项荟萃分析发现，在 PCOS 患者中采用促性腺激素超促排卵取消周期的发生率较非 PCOS 患者明显增高，且用药持续时间也明显增加，临床妊娠率可达 35%。有一项对 8 个 RCT 的荟萃分析发现，联合应用二甲双胍能明显增加 IVF 的妊娠率，并减少 OHSS 的发生率。

第三节　未破裂卵泡黄素化综合征

未破裂卵泡黄素化综合征(简称 LUFS)是指卵泡成熟但不破裂，卵细胞未排出而原位黄素化，形成黄体并分泌孕激素，体效应器官发生一系列类似排卵周期的改变，但实际月经中期无卵子排出的一组综合征。如用传统的诊断排卵的标准，如 BBT 双相、黄体期黄体酮水平、分泌期子宫内膜，是难以将 LUFS 与正常排卵周期相鉴别。临床以月经周期长，有类似排卵表现但持续不孕为主要特征。是无排卵性月经的一种特殊类型，也是引起的不孕的重要原因之一。未破裂卵泡黄素化综合征是 1975 年 Jewelewicz 首先提出，并命名为 LUFS。1978 年 Marik 等用腹腔镜直接观察卵巢表面，发现有些早期黄体确无排卵裂孔而进一步证实。目前国内外学者对此做了多项研究，对其病理生理、诊断及处理虽有一定见解，但在某些方面尚有很多争论。

【病因】

生理上卵泡的破裂涉及卵泡壁上的结缔组织基质的退化和重塑，然后形成黄体。涉及肿瘤坏死因子-α（TNF-α）、胶原酶和基质金属蛋白酶（MMP）、环氧化酶及前列腺素、甾体激素和遗传等因素。

【临床表现】

临床上早已观察到子宫内膜异位症与 LUFS 之间的关系。LUFS 的发生率在轻、中、重型子宫内膜异位症中分别为 13.3%、41.2% 和 72.7%。据报道，LUFS 的发生率在有子宫内膜异位症卵巢累及的 37 例中为 45.9%，在没有卵巢累及的 21 例中为 9.5%。在 68 例无子宫内膜异位症的妇女中为 5.9%，差异有显著性意义。其发生原因目前尚不十分清楚，推测可能与子宫内膜异位症中多种细胞因子、MMP 及前列腺素等参与的病理机制有关。另一个研究还对 20 例子宫内膜异位症患者的 *nripl* 基因全长进行了测序，进行 DNA 变异鉴定来做遗传性相关分析，共鉴定出 6 个在 *nripl* 基因序列中的 DNA 变异，有 5 个改变了氨基酸序列。观察到 20 例患者中 3 例有特定的变异组合，与对照组比较差异有显著性意义。近来还发现了 *Arg448Gly* 基因，一种在 *nripl* 基因常见的多态性，在病例对照研究中发现与子宫内膜异位症有关。

在对垂体-卵巢轴的功能与子宫内膜异位症的研究中发现，宽平的 LH 峰值和孕酮水平的降低在 LUFS 患者中占 82%。这种垂体-卵巢轴功能的减退可能与轻微的子宫内膜异位症有关，但也可能是一个独立的现象。在高泌乳素血症和垂体性闭经患者中，LUFS LC 较常见。即使应用大剂量 HCG 5 000 ~ 10 000 U 肌内注射，仍然可能发生卵泡不破裂。其原因亦不明确，推测可能与垂体分泌的促性腺激素或卵泡的成熟机制有关。

(1)不孕是本征唯一突出的临床表现。

(2)可合并有盆腔子宫内膜异位症或者慢性盆腔炎（粘连）的表现。

(3)月经周期和月经量常无异常。

(4)基础体温呈双相曲线。

(5)子宫内膜活检有正常的分泌期组织相。

【诊断】

1. 监测排卵　临床一般常用的方法如基础体温（BBT）、宫颈黏液（CMS）、孕酮测定、子宫内膜活检等均提示为排卵性月经。

2. 特殊检查

(1)连续 B 超检查：卵泡增大至直径 18 ~ 24 mm，已达成熟标准，72 h 内仍不缩小。

继续增大，而 BBT 出现高温相，宫颈黏液显示黄体期改变，血清孕酮(P)水平>3 ng/mL。即可诊断为 LUFS。若卵泡未达成熟标准，而出现孕激素作用改变，则可诊断为多发性未成熟卵泡黄素化(MILF)。较之前述成熟型 LUFS，此则为早熟型 LUFS。

(2)腹腔镜检查：对疑有未破裂卵泡黄素化时，行腹腔镜检查可进一步确诊。一般认为在排卵后 1.5 d 内排卵征依然存在，此后会逐渐封闭，于 4 ~ 5 d 完全上皮化，排卵孔封闭。故于黄体早期(月经周期第 20 日前，BBT 上升 2 ~ 4 d)用腹腔镜直接观察卵巢面，见有黄体但无排卵裂孔。

(3)后穹窿穿刺：于黄体早期抽取腹腔液，测其雌、孕激素浓度，与血中浓度比较，可推断卵泡曾是否破裂。

【鉴别诊断】

主要与正常排卵周期鉴别。并要注意鉴别有否盆腔内膜异位症、慢性盆腔炎(粘连)等合并症存在。

【治疗】

LUFS 是一种临床现象，而非一种独立的疾病。诊断标准尚不清楚，因此很难设立对照组进行随机临床对照研究，卵巢疾病以评估其疗效。

1. 首先应治疗原发病　因为 LUFS 常常伴发子宫内膜异位症和垂体性功能异常，其因果关系尚不十分明确，因此，对于原发病的处理原则是尽早诊断，消除和减灭原发病灶。

2. 卵泡成熟后的处理　注射大剂量 HCG，生理上能够达到促进卵泡成熟的 LH 峰值水平所使用的 HCG 剂量是 3 000 U，临床所使用的 HCG 剂量为 5 000 ~ 10 000 U，应该足够促其卵泡破裂。在 HCG 注射后 48 h，超声观察卵泡形态学征象，检查卵泡是否发生塌陷或黄体形成。如果在 HCG 注射后 48 h 卵泡还没有破裂，可以轻柔地试用超声探头与手之间机械性的配合挤压卵泡，由于此时大多数卵泡壁已经非常薄弱，稍微挤压一下卵泡即可破裂。如果卵泡壁显得坚韧，则很难挤破，可以在超声阴道探头的指引下，使用体外受精(IVF)取卵针，经阴道刺破卵泡，并辅助机械性挤压，使其卵泡塌陷。

3. 人工授精　经过以上方法促使卵泡破裂后，可以辅以诱导排卵+宫腔内人工授精治疗，3 ~ 4 个周期仍然没有妊娠者，可以考虑采用 IVF 方法。IVF 需要将卵子通过负压吸引器抽吸到试管里中，从技术上来说，通过穿刺收集卵泡内的卵子，可以根本改善卵泡排卵困难。

【预防】

卵泡黄素化大多在不育症者做卵泡发育和排卵的系统监测中发现，而且并非每一个月经周期中都出现 LUFS，因此其预防问题，仅对不育症具临床意义。鉴于 LUFS 并非每一周期均发生，编者认为，连续 2 个月经周期均出现 LUFS 再做治疗较妥当。卵泡黄素化的防治仅为不育者而为，因为卵泡黄素化并非一持续存在的疾病，在用药时并未能预测该周期一定会发生 LUFS，可见用药后的目的是防止此周期又发生 LUFS 而影响受孕。

(董月霞　梁　磊　曾娟慧　郭　婧)

第四章　女性生殖系统肿瘤的诊治

第一节　阴道恶性肿瘤

原发性阴道恶性肿瘤少见，占女性生殖器官恶性肿瘤的 2% 左右。85% ~95% 为鳞癌，其次为腺癌（10%），阴道黑色素瘤及肉瘤等更为少见。

【病因】

发病确切原因不明，可能与下列因素有关：HPV 病毒感染、长期刺激和损伤、免疫抑制治疗、吸烟、宫颈放射治疗史等。鳞癌和黑色素瘤多见于老年妇女；腺癌好发于青春期，与其母亲在妊娠期间服用雌激素有关；内胚窦瘤和葡萄状肉瘤则好发于婴幼儿。

【转移途径】

以直接浸润和淋巴转移为主，晚期可血行播散至骨、肺等。阴道壁淋巴丰富，相互交融形成淋巴网，并于阴道两侧汇合形成淋巴干。阴道上段淋巴回流至盆腔淋巴结，下段至腹股沟淋巴结，而中段双向回流。

【分期】

阴道癌分期（2012，FIGO）：Ⅰ期，肿瘤局限于阴道壁；Ⅱ期，肿瘤侵及阴道旁组织，但未侵犯骨盆壁；Ⅲ期，肿瘤扩展至骨盆壁；Ⅳ期，肿瘤范围超出真骨盆，或侵犯膀胱黏膜和（或）直肠黏膜，但黏膜泡状水肿不列入此期；ⅣA 期，肿瘤侵犯膀胱和（或）直肠黏膜，和（或）直接蔓延超出真骨盆；ⅣB 期，远处器官转移。

【临床表现】

早期可无明显症状或仅有阴道分泌物增多或接触性阴道出血。晚期肿瘤侵犯膀胱或直肠时可出现尿频、排便困难等。妇科检查：早期可呈阴道黏膜糜烂充血、白斑或息肉状、菜花状或溃疡；晚期可累及阴道旁，甚至膀胱阴道瘘、尿道阴道瘘或直肠阴道瘘，以及腹股沟、锁骨上淋巴结肿大。

【诊断】

（1）症状早期无明显症状，或仅有阴道分泌物增多，或接触性出血，晚期合并感染可有恶臭的排液。

（2）妇科检查多发生在阴道上 1/3。可呈糜烂充血、白斑或息肉状、菜花状改变的肿块。肛门阴道三合诊检查有助于确定病变的黏膜下范围、阴道旁浸润以及直肠侵犯情况。

(3)阴道镜检查:阴道鳞状细胞癌具有与子宫颈鳞癌类似的阴道镜特征,包括非典型血管、乳头状赘生物、溃疡、不规则外形以及易碎性。

(4)病理检查:在阴道镜下可疑病变部位活检确诊。

【鉴别诊断】

多数阴道的恶性肿瘤是从其他部位转移来的,通常是宫颈癌或外阴癌,子宫内膜癌和绒癌也常转移到阴道,在诊断时应仔细鉴别。

【治疗】

阴道上段癌可参照宫颈癌的治疗,阴道下段癌可参照外阴癌的治疗。

1. 手术治疗

(1)累及阴道后壁上段的Ⅰ期患者,若未曾切除子宫,可行广泛性子宫切除术、阴道上段切除术(切缘旁开病灶至少1 cm)和盆腔淋巴结切除术。若已切除子宫,行根治性阴道上段切除术和盆腔淋巴结切除术。

(2)ⅣA期患者,尤其是合并直肠阴道瘘或膀胱阴道瘘时行盆腔器官廓清术。若病灶累及阴道下1/3,应考虑切除双侧腹股沟淋巴结。

(3)选择放疗的年轻患者放疗前进行卵巢移位。

(4)放疗后中心性复发的患者行盆腔器官廓清术。

2. 放射治疗　治疗适用于Ⅰ~Ⅳ期所有的病例,是大多数阴道癌患者首选的治疗方法。

(1)小灶性Ⅰ期(或者甚至Ⅱ期),可单纯接受近距离放疗,联合外照射可能降低局部区域复发风险。

(2)若病灶累及阴道下1/3,应切除腹股沟淋巴结,同期放化疗是延长生存期的独立预后因素。

3. 化疗　用于与放疗的同步化疗,增加放疗敏感性,提高中晚期患者的疗效。

第二节　宫颈癌

子宫颈癌(简称宫颈癌)是最常见的妇科恶性肿瘤。我国每年新增宫颈癌病例约13.5万,占全球发病数量的1/3。宫颈癌以鳞状细胞癌为主,高发年龄为50~55岁。近40年由于宫颈细胞学筛查的普遍应用,宫颈癌和癌前病变得以早期发现和治疗,宫颈癌的发病率和死亡率已有明显下降。但是,近年来宫颈癌发病有年轻化的趋势。

【病因】

与所有的肿瘤一样,本病的发生也是多种因素协同作用的结果。与子宫颈癌发病有关的因素主要有性传播疾病、与性生活相关因素等。

1. 性传播疾病　易感染生殖道的病毒主要包括人乳头瘤病毒(human papillomavirus,HPV)、单纯疱疹病毒Ⅱ型(HSV-Ⅱ)、巨细胞病毒(CMV)等。其中HPV

感染与子宫颈癌发病关系最为密切。迄今为止,已经鉴定出的 HPV 亚型多达 100 余种,其中 HPV16、18、33、58 等亚型与子宫颈上皮内瘤样病变(CIN)以及子宫颈癌的发生、发展密切相关,故称其为高危型病毒。而 HPV6、11、42、43 等亚型与子宫颈癌的发生、发展无明显相关关系,故称其为低危型病毒。

学者们认为,子宫颈癌是一种由病毒感染引起的恶性肿瘤。流行病学及相关研究资料显示,超过 80% 的 CIN 样本中 HPV DNA 为阳性,95% 的子宫颈癌标本中 HPV DNA 为阳性,并且 HPV DNA 含量与子宫颈病变程度呈正相关。此外,研究还表明,20 岁是女性 HPV 感染的高峰年龄,25 ~ 35 岁是 CIN 发生的高峰年龄段,而 40 岁以上是子宫颈癌发生的高峰年龄,提示 HPV 感染与子宫颈癌的发生呈时序关系,符合生物学的时相规律。

HPV 的致瘤作用与 HPV DNA 在宿主中的状态有关。HPV 感染宿主细胞后先以游离状态潜伏于基底细胞的核内,然后病毒核酸整合到宿主细胞内,整合后的 DNA 发生致癌作用的主要部分为 E_6、E_7 和 E_2。HPV 病毒通过 E_1、E_2 的开放读码框断裂并线性化插入到人体上皮细胞的染色体中,E_2 开放阅读框架断裂后该片段发生丢失或失活。E_2 蛋白是一种特异性的 DNA 束缚蛋白,可以调节病毒 mRNA 的转录、DNA 的复制以及 E_6、E_7 的转化,故 E_2 片段的缺失可导致 E_6 和(或)E_7 片段表达失控。此外,E_6、E_7 还可分别与抑癌基因 *P53*、*Rb* 基因结合,并与细胞周期调控蛋白发生相互作用,干扰正常的细胞周期调控,促进细胞的转化,从而诱发肿瘤。

2. 与性生活相关因素　流行病学资料显示,早年性生活(即 20 岁以前有性生活者,子宫颈癌的发病率比 20 岁后有性生活者高 3 倍)、早育、性生活紊乱(有多个性伴侣)、多产等均是子宫颈癌发病的高危因素。

3. 其他

(1)自身免疫低下。

(2)性激素(E)促进作用。

(3)化学致癌因素,如包皮垢。动物试验也证实精液中的精液组蛋白为致癌物质。

(4)精神刺激、吸烟、社会经济地位较低等因素。

【临床表现】

早期子宫颈癌常无明显症状和体征。子宫颈管型患者因子宫颈外观正常易漏诊或误诊。随病变发展,可出现以下表现(表 4-1)。

表 4-1　子宫颈癌临床分期(FIGO,2009 年)

分期	表现
Ⅰ期	肿瘤局限在子宫颈(扩展至宫体应被忽略)
ⅠA	镜下浸润癌(所有肉眼可见的病灶,包括表浅浸润,均为ⅠB 期) 间质浸润深度<5 mm,宽度≤7 mm
ⅠA1	间质浸润深度≤3 mm,宽度≤7 mm
ⅠA2	间质浸润深度>3 mm 且<5 mm,宽度≤7 mm

续表 4-1

分期	表现
ⅠB	肉眼可见癌灶局限于子宫颈，或者镜下病灶>ⅠA
ⅠB1	肉眼可见癌灶≤4 cm
ⅠB2	肉眼可见癌灶>4 cm
Ⅱ期	肿瘤超越子宫，但未达骨盆壁或未达阴道下 1/3
ⅡA	肿瘤侵犯阴道上 2/3，无明显宫旁浸润
ⅡA1	肉眼可见癌灶≤4 cm
ⅡA2	肉眼可见癌灶>4 cm
ⅡB	有明显宫旁浸润，但未达到盆壁
Ⅲ期	肿瘤已扩展到骨盆壁，在进行直肠指诊时，在肿瘤和盆壁之间无间隙。肿瘤累及阴道下 1/3。由肿瘤引起的肾盂积水或肾无功能的所有病例，除非已知道由其他原因所引起
ⅢA	肿瘤累及阴道下 1/3，没有扩展到骨盆壁
ⅢB	肿瘤扩展到骨盆壁，或引起肾盂积水或肾无功能
Ⅳ期	肿瘤超出了真骨盆范围，或侵犯膀胱和(或)直肠黏膜
ⅣA	肿瘤侵犯邻近的盆腔器官
ⅣB	远处转移

1. 症状

(1)阴道流血：常表现为接触性出血，即性生活或妇科检查后阴道流血。也可表现为不规则阴道流血或经期延长、经量增多。老年患者常为绝经后不规则阴道流血。出血量根据病灶大小、侵及间质内血管情况而不同，若侵蚀大血管可引起大出血。一般外生型癌出血较早，量多；内生型癌出血较晚。

(2)阴道排液：多数患者有白色或血性、稀薄如水样或米泔状、有腥臭味的阴道排液。晚期患者因癌组织坏死伴感染，可有大量米泔样或脓性恶臭白带。

(3)晚期症状：根据癌灶累及范围出现不同的继发性症状。如尿频、尿急、便秘、下肢肿痛等；癌肿压迫或累及输尿管时，可引起输尿管梗阻、肾盂积水及尿毒症；晚期可有贫血、恶病质等全身衰竭症状。

2. 体征　微小浸润癌可无明显病灶，子宫颈光滑或糜烂样改变。随病情发展，可出现不同体征。外生型子宫颈癌可见息肉状、菜花状赘生物，常伴感染，质脆易出血；内生型表现为子宫颈肥大、质硬、子宫颈管膨大；晚期癌组织坏死脱落，形成溃疡或空洞伴恶臭。阴道壁受累时，可见赘生物生长或阴道壁变硬；宫旁组织受累时，双合诊、三合诊检查可扪及子宫颈旁组织增厚、结节状、质硬或形成冰冻骨盆状。

【诊断】

根据病史和临床表现，尤其有接触性阴道出血者，通过“三阶梯”诊断程序，或对宫颈肿物直接进行活体组织检查可以明确诊断。病理检查确诊为宫颈癌后，应由两名有经验的妇科肿瘤医生通过详细全身检查和妇科检查，确定临床分期。根据患者具体情况进行胸部X射线检查、静脉肾盂造影、膀胱镜及直肠镜检查、超声检查和CT、MRI、PET等影像学检查评估病情。

1. 宫颈细胞学检查　是宫颈癌筛查的主要方法，应在宫颈转化区取材，行染色和镜检。临床宫颈细胞学诊断的报告方式主要为巴氏五级分类法和The Bethesda System（TBS）系统分类。巴氏五级分类法是1943年由G. N. Papanicolaou提出，曾作为宫颈细胞学的常规检查方在我国部分基层医院细胞室沿用至今，是一种分级诊断的报告方式。TBS系统是近年来提出的描述性细胞病理学诊断的报告方式，也是世界卫生组织和美国细胞病理学家积极提倡的规范细胞学诊断方式。巴氏Ⅲ级及以上或TBS分类中有上皮细胞异常时，均应重复刮片检查并行阴道镜下宫颈活组织检查。

2. 人乳头瘤病毒检测　因人乳头瘤病毒（HPV）感染是导致宫颈癌的主要病因，目前国内外已经将检测HPV感染作为宫颈癌的一种筛查手段。其作为初筛手段可浓缩高危人群，比通常采用的细胞学检测更有效。具有高危因素和己烯雌酚暴露史或细胞学结果≥ASC-US的年轻妇女应进行HPV DNA检测，同时建议HPV DNA初筛检测应从25～30岁开始。对未明确诊断意义的不典型鳞状上皮细胞或腺上皮细胞（atypical cells of undetermined signifi-cance，ASC-US），应用HPV检测亦可进行有效的分流。

3. 碘试验　正常宫颈阴道部鳞状上皮含丰富糖原，碘溶液涂染后呈棕色或深褐色，不能染色区说明该处上皮缺乏糖原，可为炎性或有其他病变区。在碘不染色区取材行活检，可提高诊断率。

4. 阴道镜检查　宫颈细胞学检查巴氏Ⅱ级以上、TBS分类上皮细胞异常，均应在阴道镜下观察宫颈表面病变状况，选择可疑癌变区行活组织检查，提高诊断准确率。

5. 宫颈和宫颈管活组织检查　为宫颈癌及其癌前病变确诊的依据。宫颈无明显癌变可疑区时，可在移行区3、6、9、12点4处取材或行碘试验、阴道镜观察可疑病变区取材做病理检查；所取组织应包括一定间质及邻近正常组织。若宫颈有明显病灶，可直接在癌变区取材。宫颈细胞学阳性但宫颈光滑或宫颈活检阴性，应用小刮匙搔刮宫颈管，刮出物送病理检查。

6. 宫颈锥切术　宫颈细胞学检查多次阳性，而宫颈活检阴性；或活检为高级别宫颈上皮内病变需确诊者，均应做宫颈锥切送病理组织学检查。宫颈锥切可采用冷刀切除、环状电凝切除（LEEP）或冷凝电刀切除术；宫颈组织应做连续病理切片（24～36张）检查。

【鉴别诊断】

应与有临床类似症状或体征的各种宫颈病变鉴别，主要依据是活组织病理检查。包括以下几种。①宫颈良性病变：宫颈柱状上皮异位、息肉、宫颈内膜异位、宫颈腺上皮外翻和宫颈结核性溃疡等。②宫颈良性肿瘤：宫颈黏膜下肌瘤、宫颈管肌瘤、宫颈乳头瘤。

③宫颈转移性肿瘤：子宫内膜癌宫颈转移应与原发性宫颈癌相鉴别，同时应注意原发性宫颈癌可与子宫内膜癌并存。

【治疗】

根据临床分期、患者年龄、生育要求、全身情况、医疗技术水平及设备条件等，综合考虑制订适当的个体化治疗方案。采用手术和放疗为主、化疗为辅的综合治疗。

1. 手术治疗　手术的优点是年轻患者可保留卵巢及阴道功能。主要用于早期子宫颈癌（ⅠA～ⅡA 期）患者。①ⅠA1 期：无淋巴脉管间隙浸润者行筋膜外全子宫切除术，有淋巴脉管间隙浸润者按ⅠA2 期处理。②ⅠA2 期：行改良广泛性子宫切除术及盆腔淋巴结切除术或考虑前哨淋巴结绘图活检。③ⅠB1 期和ⅡA1 期：行广泛性子宫切除术及盆腔淋巴结切除术或考虑前哨淋巴结绘图活检，必要时行腹主动脉旁淋巴取样。④部分ⅠB2 期和ⅡA2 期：行广泛性子宫切除术及盆腔淋巴结切除术和选择性腹主动脉旁淋巴结取样；或同期放、化疗后行全子宫切除术；也有采用新辅助化疗后行广泛性子宫切除术及盆腔淋巴结切除术和选择性腹主动脉旁淋巴结取样。未绝经、<45 岁的鳞癌患者可保留卵巢。要求保留生育功能的年轻患者，ⅠA1 期无淋巴脉管间隙浸润者可行子宫颈锥形切除术（至少 3 mm 阴性切缘）；ⅠA1 期有淋巴脉管间隙浸润和ⅠA2 期可行子宫颈锥形切除术加盆腔淋巴结切除术或考虑前哨淋巴结绘图活检，或（和）ⅠB1 期处理相同；一般推荐肿瘤直径<2 cm 的ⅠB1 期行广泛性子宫颈切除术及盆腔淋巴结切除术或考虑前哨淋巴结绘图活检，但若经腹或腹腔镜途径手术，肿瘤直径也可扩展至 2～4 cm。

2. 放射治疗　①根治性放疗：适用于部分ⅠB2 期和ⅡA2 期和ⅡB～ⅣA 期患者和全身情况不适宜手术的ⅠA1～ⅠB1/ⅡA1 期患者。②辅助放疗：适用于手术后病理检查发现有中、高危因素的患者。③姑息性放疗：适用于晚期患者局部减瘤放疗或对转移病灶姑息放疗。放射治疗包括体外照射和腔内放疗。外照射放疗以三维适形放疗及调强放疗为主，主要针对子宫、宫旁及转移淋巴结。腔内放疗多采用铱-192（^{192}Ir）高剂量率腔内及组织间插值放疗，主要针对宫颈、阴道及部分宫旁组织给以大剂量照射。外照射和腔内放疗的合理结合，使病变部位的剂量分布更符合肿瘤生物学特点，可提高局部控制率。

3. 全身治疗　包括全身化疗和靶向治疗、免疫治疗。化疗主要用于晚期、复发转移患者和根治性同期放化疗，也可用于手术前后的辅助治疗。常用抗癌药物有顺铂、卡铂、紫杉醇、拓扑替康等，多采用静脉联合化疗，也可用动脉局部灌注化疗。靶向药物主要是贝伐珠单抗，常与化疗联合应用。方案如顺铂/紫杉醇/贝伐珠单抗、顺铂/紫杉醇、拓扑替康/紫杉醇/贝伐珠单抗、卡铂/紫杉醇方案等。免疫治疗如 PD-1/PD-L1 抑制剂等也已在临床试用中。

第三节　子宫肌瘤

子宫肌瘤是女性生殖器官中最常见的良性肿瘤，多见于育龄妇女。据尸检统计，

30岁以上的妇女约20%患有子宫肌瘤，但因患者多无或少有临床症状，所以临床报道的子宫肌瘤发病率远低于实际发病率。

【病因】

确切的发病因素尚不清楚，一般认为其发生和生长可能与女性性激素长期刺激有关。雌激素能使子宫肌细胞增生肥大，肌层变厚，子宫增大；雌激素还通过子宫肌组织内的雌激素受体起作用。近年来发现，孕激素也可以刺激子宫肌瘤细胞核分裂，促进肌瘤生长。细胞遗传学研究显示25%～50%子宫肌瘤存在细胞遗传学的异常，包括12号和14号染色体易位、7号染色体部分缺失等。分子生物学研究结果提示，子宫肌瘤是由单克隆平滑肌细胞增殖而成，多发性子宫肌瘤则由不同克隆细胞形成。此外，由于卵巢功能、激素代谢均受高级神经中枢的调节控制，故有人认为神经中枢活动对肌瘤的发病也可能起作用。

【分类】

1. 按肌瘤生长部位　分为宫体肌瘤（约90%）和宫颈肌瘤（约10%）。

2. 按肌瘤与子宫肌壁的关系　分为3类。

（1）肌壁间肌瘤：占60%～70%，肌瘤位于子宫肌壁间，周围均被肌层包围。

（2）浆膜下肌瘤：约占20%，肌瘤向子宫浆膜面生长，并突出于子宫表面，肌瘤表面仅由子宫浆膜覆盖。若瘤体继续向浆膜面生长，仅有一蒂与子宫相连，称为带蒂浆膜下肌瘤，营养由蒂部血管供应。若血供不足，肌瘤可变性坏死。若蒂扭转断裂，肌瘤脱落形成游离性肌瘤。若肌瘤位于子宫体侧壁，向宫旁生长突出于阔韧带两叶之间，称为阔韧带肌瘤。

（3）膜下肌瘤：占10%～15%。肌瘤向宫腔方向生长，突出于宫腔，表面仅为子宫内膜覆盖。黏膜下肌瘤易形成蒂，在宫腔内生长犹如异物，常引起子宫收缩，肌瘤可被挤出宫颈外口而突入阴道。

子宫肌瘤常为多个，各种类型的肌瘤可发生在同一子宫，称为多发性子宫肌瘤。

【临床表现】

1. 症状　多无明显症状，仅在体检时偶然发现。症状与肌瘤部位、有无变性相关，而与肌瘤大小、数目关系不大。常见症状有以下几种。

（1）经量增多及经期延长：多见于大的肌壁间肌瘤及黏膜下肌瘤者，肌瘤使宫腔增大子宫内膜面积增加，并影响子宫收缩可有经量增多、经期延长等症状。黏膜下肌瘤伴坏死感染时，可有不规则阴道流血或血样脓性排液。长期经量增多可继发贫血。

（2）下腹肿块：肌瘤初起时腹部摸不到肿块，当肌瘤逐渐增大使子宫超过了3个月妊娠大小，较易从腹部触及。肿块居下腹正中部位，实性、可活动、无压痛、生长缓慢。巨大的黏膜下肌瘤脱出阴道外，患者可因外阴脱出肿物来就医。

（3）白带增多：肌壁间肌瘤使宫腔面积增大，内膜腺体分泌增多，并伴有盆腔充血致使白带增多；子宫黏膜下肌瘤一旦感染可有大量脓样白带，如有溃烂、坏死、出血时可有血性或脓血性有恶臭的阴道溢液。

（4）压迫症状：子宫前壁下段肌瘤可压迫膀胱引起尿频、尿急；子宫颈肌瘤可引起排尿困难、尿潴留;子宫后壁肌瘤(峡部或后壁)可引起下腹坠胀不适、便秘等症状。阔韧带肌瘤或宫颈巨型肌瘤向侧方发展嵌入盆腔内压迫输尿管使上泌尿路受阻,形成输尿管扩张甚至发生肾盂积水。

(5)其他:常见下腹坠胀、腰酸背痛,经期加重。黏膜下和引起宫腔变形的肌壁间肌瘤可引起不孕或流产。

2. 体征　与肌瘤大小、位置、数目及有无变性相关。大肌瘤可在下腹部扪及实质性不规则肿块。妇科检查子宫增大,表面不规则单个或多个结节状突起。浆膜下肌瘤可扪及单个实质性球状肿块,与子宫有蒂相连。黏膜下肌瘤位于宫腔内者,子宫均匀增大;黏膜下肌瘤脱出子宫颈外口,检查即可看到子宫颈口处有肿物,粉红色,表面光滑,宫颈四周边缘清楚,如伴感染时可有坏死、出血及脓性分泌物。

【诊断】

1. 症状　月经量增多,经期延长,有规则阴道出血;白带增多,血性、脓性或伴臭味;盆腔包块及伴随的压迫症状、疼痛、不孕及继发性贫血。

2. 体征　妇科检查子宫增大、结节、不平,单个或多个结节、质硬等。

3. 辅助检查

(1)超声检查:B 超检查为较普通的方法,诊断率高,可明显显示子宫大小。肌瘤数目、部位及有否变性,也有助于与卵巢肿瘤及其他盆腔肿块相鉴别。

(2)探测宫腔:用探针测量宫腔的深度及方向,结合双合诊,有助于确定包块性质及其包块部位。

(3)宫腔镜检:了解宫腔内有否黏膜下肌瘤及其部位、大小。

(4)腹腔镜检:了解突起于子宫表面的浆膜下肌瘤或肌壁间肌瘤的数目及大小。

(5)子宫输卵管造影:通过造影摄片检查显示宫腔充盈缺损,了解黏膜下肌瘤的数目、大小及部位。

【鉴别诊断】

1. 妊娠　子宫停经及早孕反应,子宫大小与停经月份相符合。

2. 子宫腺肌病　子宫腺肌瘤有继发性、渐进性加剧的痛经,腺肌病时子宫均匀增大,一般不超过 2~3 个月妊娠大小,且伴有经前、经时子宫增大,经后缩小。子宫腺肌瘤时,子宫有局限性、质硬的结节状突起。

3. 卵巢肿瘤　无月经改变,多为偏于一侧的囊性肿块,可与子宫分开,但实性卵巢肿瘤常可误诊为浆膜下肌瘤,肌瘤囊性变也易误诊为卵巢肿瘤。

4. 盆腔炎性包块　有盆腔感染病史,肿块边界不清,与子宫粘连或不粘连,抗感染治疗后症状体征好转。B 超可协助诊断。

5. 子宫畸形　双子宫与残角子宫易误诊为子宫肌瘤,通过 B 超、腹腔镜、子宫输卵管造影可协助诊断。

6. 子宫肌性肥大　患者一般有多产,子宫均匀性增大,探测子宫无变形,B 超检查未见肌瘤结节。

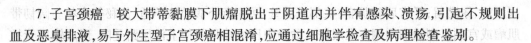

7. 子宫颈癌　较大带蒂黏膜下肌瘤脱出于阴道内并伴有感染、溃疡,引起不规则出血及恶臭排液,易与外生型子宫颈癌相混淆,应通过细胞学检查及病理检查鉴别。

【治疗】

根据患者的年龄、症状、肌瘤大小和数目、生长部位及对生育功能的要求等情况进行全面分析后选择处理方案。

1. 保守治疗

(1)随访观察:肌瘤小、症状不明显,或已近绝经期的妇女,可每 3 ~ 6 个月随访 1 次,若肌瘤明显增大或出现症状可考虑进一步治疗。

(2)药物治疗:适用于症状不明显或较轻者,尤其近绝经期或全身情况不能手术者,在排除子宫内膜癌的情况下,可采用药物对症治疗。常用雄激素如丙酸睾酮注射液用以对抗雌激素,促使子宫内膜萎缩;直接作用于平滑肌,使其收缩而减少出血。还可选用促性腺激素释放激素类似物,通过抑制 FSH 和 LH 的分泌作用,降低体内雌激素水平,以缓解症状并抑制肌瘤生长使其萎缩,但停药后又逐渐增大到原来大小。米非司酮可作为术前用药或提前绝经使用,但不宜长期使用,因其拮抗孕激素后,子宫内膜长期受雌激素刺激,增加子宫内膜增生的风险。此外,某些中药制剂也可用于子宫肌瘤的药物治疗,如桂枝茯苓胶囊、宫瘤消胶囊等。

2. 手术治疗　手术仍然是目前子宫肌瘤的主要治疗方法。适应证包括:月经过多致继发贫血,药物治疗无效;严重腹痛、性交痛或慢性腹痛、有蒂肌瘤扭转引起的急性腹痛;有膀胱、直肠压迫症状;能确定肌瘤是不孕或反复流产的唯一原因者;肌瘤生长较快,怀疑有恶变者。

手术途径可经腹、经阴道或采用宫腔镜及腹腔镜进行,术式有以下几种。

(1)肌瘤切除术:年轻又希望保留生育功能的患者,术前排除子宫及宫颈的癌前病变后可考虑经腹或腹腔镜下切除肌瘤,保留子宫。

(2)子宫切除术:肌瘤大、个数多、临床症状明显者,或经保守治疗效果不明显、又无须保留生育功能的患者可行全子宫切除术或次全子宫切除术。术前应行常规检查排除宫颈恶性病变,术中根据具体情况决定是否保留附件。

(3)其他:随着医学科学的发展,目前出现了许多新的微创治疗手段,例如冷冻疗法、射频消融技术、高强度聚焦超声、子宫动脉栓塞术等,各有优缺点,疗效还不确定。

第四节　子宫内膜癌

子宫内膜癌是发生于子宫体内膜层的一组上皮性恶性肿瘤,以来源于子宫内膜腺体的腺癌最为常见,其前驱病变为子宫内膜增生过长和子宫内膜不典型性增生。该病占女性生殖道恶性肿瘤的20% ~30%,占女性全身恶性肿瘤的7%,是女性生殖道常见三大恶性肿瘤之一。平均发病年龄为60岁。在发达国家和地区是最常见的女性生殖器官恶性肿瘤,近年来在我国该病的发生率也明显上升。

【病因】

确切病因不明。目前认为可能有以下两种发病类型。

1. 雌激素依赖型（Ⅰ型）　其发生的主要原因被认为是长期无孕激素拮抗的雌激素刺激导致子宫内膜增生症，继而癌变。该类型占子宫内膜癌的大多数，均为内膜样腺癌，肿瘤分化较好，雌、孕激素受体阳性率高，预后好。患者较年轻，常伴有肥胖、高血压、糖尿病、不孕或不育及绝经延迟。大约有5%的子宫内膜癌的发生与林奇综合征有关，也称遗传性非息肉结直肠癌综合征（hereditary non-polyposis colorectal cancer syndrome，HNPCC），是一种常染色体显性遗传病，由错配修复基因突变所引起。

2. 非雌激素依赖型（Ⅱ型）　发病与雌激素无明确关系。该类子宫内膜癌的病理形态属于少见类型，如透明细胞癌、黏液腺癌、腺鳞癌等，患者多为老年体瘦妇女。在癌灶的周围可以是萎缩的子宫内膜，肿瘤恶性程度高、分化差，雌孕激素受体多呈阴性，预后不良。

【转移途径】

多数子宫内膜癌生长缓慢，局限于内膜或宫腔内时间长，部分特殊病理类型（浆液性乳头状腺癌、鳞腺癌）和低分化癌可发展很快，短期内出现转移。其主要转移途径为直接蔓延、淋巴转移，晚期可有血行转移。

1. 直接蔓延　癌灶初期沿子宫内膜蔓延生长，向上可沿子宫角延至输卵管，向下可累及宫颈管及阴道。若癌瘤向肌壁浸润，可穿透子宫肌壁，累及子宫浆膜层，广泛种植于盆腹腔、直肠子宫陷凹及大网膜。

2. 淋巴转移　为子宫内膜癌主要转移途径。当癌肿累及宫颈、深肌层或分化不良时易早期发生淋巴转移。转移途径与癌肿生长部位有关。宫底部癌灶常沿阔韧带上部淋巴管网，经骨盆漏斗韧带转移至卵巢，向上至腹主动脉旁淋巴结。子宫角或前壁上部病灶沿圆韧带淋巴管转移至腹股沟淋巴结。子宫下段或已累及子宫颈癌灶，其淋巴转移途径与宫颈癌相同，可累及宫旁、闭孔、髂内外及髂总淋巴结。子宫后壁癌灶可沿宫骶韧带转移至直肠淋巴结。约10%内膜癌经淋巴管逆行引流累及阴道前壁。

3. 血行转移　少见，晚期经血行转移至肺、肝、骨等处。

【临床表现】

1. 异常子宫出血　是子宫内膜增生过长和子宫内膜癌最常见的临床表现。绝经后阴道出血为绝经后子宫内膜癌患者的主要症状，90%以上的患者有阴道出血症状。尚未绝经者可表现为经量增多、经期延长或月经紊乱。

2. 阴道异常排液　多为血性或浆液性分泌物，合并感染有脓性或脓血性排液，有恶臭。

3. 下腹疼痛及其他症状　下腹疼痛可由宫腔积脓或积液引起，晚期则因癌肿扩散或压迫神经所致腰骶部疼痛；患者还可出现贫血、消瘦及恶病质等体征。

【诊断】

子宫内膜癌的诊断主要根据病史、临床检查、病理检查及辅助检查。其中病理检查是确诊子宫内膜癌的主要依据。

1. 分段刮宫　对于鉴别原发病灶是在子宫内膜还是在子宫颈，或子宫内膜癌是否已累及子宫颈很有帮助。在刮宫颈管以前不能用探针探测宫腔及扩张宫颈口，以免将子宫腔内的癌组织带至颈管部位。分段诊刮时注意刮取子宫两侧角部及底部组织。若刮出组织肉眼观呈灰白色、质脆，则内膜癌的诊断可能性大，应停止刮宫。因搔刮过多，易致癌组织扩散和穿孔。将刮出物分别装进两个小瓶，标注来源送病理检查。

2. 辅助检查

(1)阴道细胞学检查：取阴道后穹窿分泌物涂片检查，但阳性率不高。

(2)宫腔吸液细胞学检查：用细塑料导管连接针筒做吸引术，吸取分泌物找癌细胞。准确率可达90%。也可采用内膜冲洗法，然后吸出冲洗宫腔的生理盐水送检查。细胞学检查阴性不能排除有内膜癌存在的可能。

(3)B 超检查：可见内膜明显增厚，其内回声不均匀，若有肌层浸润则可见增厚的内膜，与肌层之间的界线显示不清晰。典型病例可见子宫增大，宫腔内可见低密度光团回声。形态不规则，合并出血时出现不规则的液性暗区。

(4)宫腔镜检查：利用宫腔镜检查，可直接观察宫腔内的变化。有助于内膜癌的定位，而且能在直视下对可疑病灶行活组织检查，较常规刮宫更为准确。

【鉴别诊断】

1. 更年期功能失调性子宫出血　更年期常出现月经紊乱，如经期延长或不规则阴道流血等与内膜癌不易鉴别，为明确诊断必须先做诊刮，明确性质后再进行治疗。

2. 子宫黏膜下肌瘤及子宫内膜息肉　子宫黏膜下肌瘤常伴有不规则阴道流血、经量增多、经期延长及排液。子宫内膜息肉也有类似症状。最后鉴别可通过 B 超检查、分段诊刮明确诊断。

3. 老年性阴道炎及子宫内膜炎　老年性阴道炎有少量出血及白带增多。妇科检查时前者可见阴道黏膜有点状出血，后者阴道壁正常，排液来自子宫颈管，诊刮有助于诊断，经抗感染治疗短期内可很快好转。

4. 其他　如输卵管癌、子宫颈癌、卵巢恶性肿瘤等都可引起阴道流血及排液，在鉴别诊断时根据详细的病史、仔细的妇科检查和一些必要的辅助检查，一般可获得正确的诊断。

【治疗】

目前子宫内膜癌的治疗方法为手术、放疗、化疗和孕激素治疗。根据肿瘤累及范围和组织学类型，结合患者年龄及全身情况制定适宜的治疗方案。早期患者以手术为主，术后根据高危因素选择辅助治疗；晚期患者则采用手术、放疗、药物等综合治疗方案。

1. 手术治疗　是首选的治疗方法，通过手术切除病灶，同时进行手术-病理分期。根据病情选择手术方案，如全子宫切除术及双侧附件切除术；或行广泛子宫切除术及双侧附件切除术，同时行盆腔及腹主动脉旁淋巴结清扫术；或肿瘤细胞减灭手术等。

2. 放射治疗　是治疗子宫内膜癌有效方法之一，适用于已有转移或可疑淋巴结转移及复发的内膜癌患者。根据病情需要于术前或术后加用放射治疗提高疗效。

3. 药物治疗

（1）孕激素：适用于晚期或癌症复发者，不能手术切除或年轻、早期、要求保留生育功能者，以高效、大剂量、长期应用为宜。

（2）抗雌激素制剂：他莫昔芬（tamoxifen，TMX）是一类非甾体抗雌激素药物，亦有弱雌激素作用，适应证与孕激素相同，与孕激素配合使用可望增加疗效。

（3）化学药物：适用于晚期不能手术或治疗后复发者。常用的化疗药物有顺铂、阿霉素、紫杉醇等，多联合应用，还可与孕激素合并应用。

第五节　卵巢肿瘤

卵巢肿瘤是妇科常见恶性肿瘤之一，发病率在生殖道恶性肿瘤中列第 3 位，但死亡率却位居榜首。由于卵巢肿瘤发病隐匿，早期诊断困难，确诊时 70% 已属临床晚期，加之肿瘤病理类型复杂，化疗及放疗疗效有限。虽经积极综合治疗，晚期卵巢癌患者的 5 年生存率仍然只有 20% ~30%，因此，如何提高卵巢癌早期诊断率及改善晚期患者的远期疗效，是临床面临的重点和难点问题。

【病因】

病因可能与初潮年龄早、绝经年龄晚、少育、不孕、激素替代治疗、高胆固醇饮食及遗传等有关，20% ~25% 卵巢恶性肿瘤患者有家族史。

【临床表现】

1. 卵巢良性肿瘤　卵巢肿瘤是妇科的常见肿瘤，其组织学分类繁多，占全身肿瘤之首位。常见的卵巢良性肿瘤有发生于上皮的浆液性囊腺瘤、黏液性囊腺瘤，和发生于生殖细胞的良性畸胎瘤，以及来自卵巢非特异性间质的纤维瘤、血管瘤、平滑肌瘤及脂肪瘤等。卵巢良性肿瘤还需与卵巢非赘生性囊肿鉴别，如卵泡囊肿、黄体囊肿、多囊卵巢及卵巢子宫内膜异位症等。卵巢良性肿瘤的主要症状是腹部包块及腹痛，有时出现尿频、尿急和下坠感等膀胱、直肠压迫症状。肿瘤蒂扭转可引起腹痛。通常妇科检查及 B 超检查能早期明确诊断。

2. 卵巢恶性肿瘤　居妇科癌症发病率的第 3 位，近年来有增加趋势，由于其早期多无症状，有 60% 的病例于诊断时已为Ⅲ或Ⅳ级（FIGO 临床分期），其病死率占妇科癌症首位，5 年存活率仅 13.0% ~63.0%。卵巢原发性恶性肿瘤的组织分型繁多，有上皮性浆液性囊腺癌、黏液性囊腺癌和来自生殖细胞的实性畸胎瘤、无性细胞瘤及内胚窦瘤等。发生于性索间质的有颗粒细胞瘤、非特异间质的纤维肉瘤、平滑肌肉瘤等。另有来源于胃肠、乳腺及子宫的转移瘤，如库肯勃瘤等。主要症状为腹部包块，腹痛，腹部胀满及膀胱、直肠压迫症状，有腹腔积液时产生下肢水肿、呼吸困难。晚期患者肿瘤压迫神经而生产下肢疼痛。根据病史、妇科检查、B 超检查、腹腔积液脱落细胞检查及腹部 CT 检查能明确诊断。

【诊断】

1. 病史　卵巢良性肿瘤常见于生育年龄妇女，而恶性肿瘤则多见于40岁以上女性，生殖细胞来源的肿瘤则常见于年轻妇女甚至青春期前女性。

2. 并发症

(1)蒂扭转：是妇科常见的急腹症，常发生于瘤蒂长、中等大小、密度不均、活动度大的肿瘤，如畸胎瘤、纤维瘤等。其主要症状是下腹剧痛，呈绞痛，伴恶心、呕吐。双合诊检查可触及肿物，张力大，不活动，有明显压痛。本病一经诊断需立即手术治疗。

(2)囊肿破裂：分为外伤破裂与自然破裂两种。肿瘤破裂后引起剧烈腹痛，伴恶心、呕吐，严重时导致内出血，肿物轮廓消失。如肿瘤发生破裂应立即剖腹探查，清洗腹腔，将肿物全部切除。切除标本送病理。

(3)感染：可导致患者发热、腹痛，肿物有明显压痛，白细胞总数升高。首先应用抗生素治疗，如短期不能控制应及时手术。

(4)恶变：若肿物在短期内生长迅速，患者有食欲缺乏、消瘦等症状，检查时肿物明显增大，软硬不均，应尽早手术切除。

3. 辅助检查　B超可探及附件肿块，明确肿瘤大小、部位、形态，提示肿瘤性质。肿瘤标志物虽然无特异性，但是卵巢恶性肿瘤患者肿瘤标志物(AFP)、绒毛膜促性腺激素(HCG)、癌胚抗原(CEA)、乳酸脱氢酶(LDH)等常可有不同程度的升高，术前检测这些肿瘤标志物不仅有助于诊断和鉴别，更有助于术后病情监测。影像学检查则有助于判断有无盆腹腔转移及淋巴转移。

4. 组织病理学检查　这是确诊的依据。确定卵巢肿瘤组织来源有助于肿瘤的病理分型及治疗。

5. 肿瘤分期

Ⅰa期：肿瘤限于一侧卵巢，无腹腔积液，表面无肿瘤，包膜完整。

Ⅰb期：肿瘤限于两侧卵巢，无腹腔积液，表面无肿瘤，包膜完整。

Ⅰc期：Ⅰa或Ⅰb期肿瘤，但一侧或双侧卵巢表面有肿瘤；或包膜破裂；或出现腹腔积液含恶性细胞；或腹腔冲洗液阳性。

Ⅱ期：一侧或双侧卵巢肿瘤，伴盆腔内扩散。

Ⅱa期：蔓延和(或)转移到子宫和(或)输卵管。

Ⅱb期：蔓延到其他盆腔组织。

Ⅱc期：Ⅱa或Ⅱb期肿瘤，但一侧或双侧卵巢表面有肿瘤；或包膜破裂；或出现腹腔积液含恶性细胞；或腹腔冲洗液阳性。

Ⅲ期：一侧或双侧卵巢肿瘤，盆腔外有腹膜种植和(或)后腹膜或腹股沟淋巴结阳性，肝表面转移定为Ⅲ期。

Ⅲa期：肿瘤肉眼所见限于真骨盆，淋巴结阴性，但组织学腹膜表面有显微镜下种植。

Ⅲb期：一侧或双侧卵巢肿瘤，有组织学证实的腹膜表面种植，其直径无一超过2 cm，淋巴结阴性。

Ⅲc期：腹腔种植直径>2 cm和(或)后腹膜或腹股沟淋巴结阳性。

Ⅳ期：一侧或双侧卵巢肿瘤有远处转移。胸腔积液如有癌细胞为Ⅳ期，肝实质转移为Ⅳ期。

【鉴别诊断】

1. 良性卵巢肿瘤的鉴别诊断

（1）卵巢瘤样病变：其又称非赘生性囊肿，是一种潴留囊肿，由于生理或病理性原因引起，好发于生育年龄妇女，以滤泡囊肿和黄体囊肿最常见。一般为单侧，直径<5 cm，壁薄。囊肿一般在8周内自行消退，无须处理。若月经来潮后囊肿仍不缩小，可服用2～3周期的避孕药，通过对垂体促性腺激素的抑制，加速其退化。如囊肿仍持续存在或继续长大，应考虑为卵巢肿瘤。

（2）输卵管卵巢囊肿：患者常有盆腔炎和不孕病史，急性期有腹膜炎征象，慢性期表现为下腹及腰骶部疼痛，月经期、性交或劳累后加重。肿块常为双侧性，腊肠样，位于子宫两侧或后方，边界清或不清，活动受限。使用抗生素后肿块逐渐缩小，如治疗后肿块不缩小或增大，应考虑为卵巢肿瘤。

（3）子宫肌瘤：囊性变时很难与卵巢囊肿相区别，浆膜下子宫肌瘤极易与实质性卵巢肿瘤混淆，阔韧带肌瘤常被误认为卵巢肿块。子宫肌瘤常为多发性，与子宫相连，并伴月经异常如月经过多等症状，检查时肿瘤随宫体及宫颈移动。用探针检查子宫大小及方向是有效的鉴别肿块与子宫关系的方法，超声检查多可诊断，疑难病例可做CT或MRI检查确定。

（4）妊娠子宫：妊娠早期或中期时，子宫增大变软，峡部更软，致双合诊时宫体与宫颈似不相连，易将柔软的宫体误认为卵巢肿瘤。但妊娠妇女有停经史，如能详细询问病史，做HCG测定或超声检查即可鉴别。

2. 恶性卵巢肿瘤的鉴别诊断

（1）卵巢子宫内膜异位囊肿：卵巢是子宫内膜异位症最易累及的部位，异位子宫内膜种植于卵巢后发生周期性出血，使卵巢逐渐增大，形成子宫内膜异位囊肿（巧克力囊肿）。一般为双侧性，直径10 cm左右，囊肿壁厚，张力高，粘连明显，不易与卵巢肿瘤鉴别。盆腔子宫内膜异位症形成的粘连性肿块及直肠子宫凹陷结节与卵巢恶性肿瘤很难鉴别。子宫内膜异位症发病于生育年龄妇女，常有进行性痛经、下腹痛、月经失调及不孕，但无腹腔积液及恶病质。B超检查多能鉴别，腹腔镜检查即可明确诊断。

（2）盆腔结缔组织炎：其有时与卵巢恶性肿瘤不易区分，前者可有流产或产后感染病史，表现为发热、下腹痛，妇科检查附件有水肿、压痛、片状肿块达盆壁。用抗生素后症状缓解，块物缩小。若治疗后症状、体征无改善，块物反而增大，应考虑为卵巢恶性肿瘤。B超检查可鉴别。

（3）结核性腹膜炎：其常合并腹腔积液，盆、腹腔内粘连性肿块形成，与卵巢恶性肿瘤鉴别有时较困难。前者多发生于年轻、不孕妇女，多有肺结核病史，全身症状有消瘦、乏力、低热、盗汗、食欲缺乏、月经稀少或闭经。妇科检查时，肿块位置较高，形状不规则，界限不清，固定不动。B超检查、X射线检查可协助鉴别，必要时行剖腹探查以明确诊断。

（4）生殖系统以外的肿瘤：卵巢恶性肿瘤需与腹膜后肿瘤、直肠或乙状结肠癌等鉴

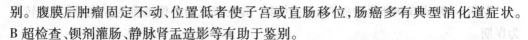

别。腹膜后肿瘤固定不动、位置低者使子宫或直肠移位，肠癌多有典型消化道症状。B 超检查、钡剂灌肠、静脉肾盂造影等有助于鉴别。

(5)转移性卵巢肿瘤：其与卵巢恶性肿瘤不易鉴别。若在附件区扪及双侧性、中等大、肾形、活动的实性肿块，应疑为转移性卵巢肿瘤。若患者有消化道症状、有消化道癌、乳腺癌等病史，诊断基本成立。但多数病例无原发肿瘤的阳性病史。

【治疗】

1. 良性卵巢肿瘤的治疗　良性者只切除卵巢肿瘤即可。在手术时一定要检查对侧卵巢情况，必要时做冰冻切片病理检查。

2. 恶性卵巢肿瘤的治疗　对恶性卵巢肿瘤要采取手术、化疗及放疗等综合措施。

(1)手术治疗：是恶性卵巢肿瘤的首选方法。其手术范围要广，一般应行全子宫、双附件加大网膜切除。必要时还应清除盆腔淋巴结，对晚期癌患者应行肿瘤细胞减灭术，即除生殖器外，还应尽量切除转移病灶，使其残留的病灶<2 cm，以利术后化疗。

(2)化疗：是卵巢癌综合治疗的主要手段之一。术前应用可减少手术转移，并可能使一些不能切除的肿瘤缩小，粘连减轻，得以手术。术后应用可以消除手术区及血液中散在的癌细胞，预防肿瘤转移、扩散，并可能控制或消除残余肿瘤。

常用的化疗药有顺铂、阿霉素、环磷酰胺、氟尿嘧啶等。目前提倡大剂量联合用药，较为常用的是 PAC 及 VAX 方案。

腹腔内化疗对控制腹腔积液及消除小的病灶具有良好的作用。且不良反应较全身用药为轻，故目前应用较为普遍。

将顺铂 100 mg/m^2 加入生理盐水 2 100 mL 中，缓慢注入腹腔，保留 4 h 后排出。同时行静脉水化，使每小时尿量达 150 mL：静脉滴注硫代硫酸钠 4 g/m^2，以保持骨髓干细胞及减轻肾毒性。每 3 周重复疗程。

在肿瘤患者的化疗过程中，应严密观察药物的毒性反应，密切注意骨髓、肝、肾、心、肺及神经系统有无严重反应，一旦发现应及时减少药量或停药，防止因不可逆的毒性反应而致死。

(3)放疗：是综合治疗中的辅助疗法。可使病灶缩小、症状减轻，常用的放疗方法有 ^{60}Co 外照射和 ^{32}P 内照射。

（董月霞　林　艳　高　天　黄　卿）

第五章　妊娠滋养细胞疾病的诊治

第一节　葡萄胎

葡萄胎是指妊娠后胎盘绒毛滋养细胞增生，终末绒毛转变成水泡，水泡间相连成串，形如葡萄得名，亦称水泡状胎块。葡萄胎是良性疾病，有时具有恶性倾向，成为发生恶性滋养细胞肿瘤的前身。葡萄胎可分为完全性葡萄胎和部分性葡萄胎两类。完全性葡萄胎是整个子宫腔内充满水泡，胎盘绒毛全部受累，无胎儿及其附属物可见。部分性葡萄胎仅部分胎盘绒毛发生水泡状变性，胎儿多已死亡。部分性葡萄胎很少转化为恶性。

【病因】

葡萄胎的真正发病原因不明。病例对照研究发现葡萄胎的发生与营养状况、社会经济及年龄有关。病因学中年龄是一显著相关因素，年龄>40 岁者葡萄胎发生率比年轻妇女高 10 倍，年龄<20 岁也是发生完全性葡萄胎的高危因素，这两个年龄阶段妇女易有受精缺陷。部分性葡萄胎与孕妇年龄无关。通过细胞遗传学结合病理学研究证明两类葡萄胎——完全性葡萄胎与部分性葡萄胎各有遗传学特点。完全性葡萄胎的染色体基因组是父系来源，即卵子在卵原核缺失或卵原核失活的情况下和精原核结合后发育形成。染色体核型为二倍体，其中 90% 为 46，XX，由一个“空卵”（无基因物质卵）与一个单倍体精子（23，X）受精，经自身复制恢复为二倍体（46，XX），再生长发育而成，称为空卵受精。其少数核型为 46，XY，这是两个性染色体不同的精子（23，X 及 23，Y）同时使空卵受精，称为双精子受精。部分性葡萄胎核型常是三倍体，80% 为 69，XXY，其余是 69，XXX 或 69，XXY，来自一个正常卵子与双精子受精，由此带来一套多余的父方染色体成分；也可由于一个正常的单倍体卵子（或精子）与减数分裂失败的二倍体配子结合所致。

【临床表现】

1. 完全性葡萄胎　由于诊断技术的进步，许多葡萄胎患者在尚未出现症状前已做出诊断并得以治疗，所以症状典型的葡萄胎已越来越少见。完全性葡萄胎的典型症状如下。

（1）停经后阴道流血：为最常见的症状，出现于 80% 的患者。常在停经 8 ~ 12 周开始有不规则阴道流血，量多少不定。若母体大血管破裂，可造成大出血，导致休克甚至死亡。葡萄胎组织有时可部分自行排出。反复阴道流血若不及时治疗，可导致贫血和继发感染。

(2)子宫异常增大、变软:约有半数以上葡萄胎患者的子宫大于停经月份,质地变软,并伴有血清 HCG 水平异常升高,为葡萄胎迅速增长及宫腔内积血所致。约1/3患者的子宫大小与停经月份相符,另少数子宫大小小于停经月份,其原因可能与水泡退行性变、停止发展有关。

(3)妊娠呕吐:多发生于子宫异常增大和 HCG 水平异常升高者,出现时间一般较正常妊娠早,症状严重,且持续时间长。发生严重呕吐且未及时纠正时可导致水电解质平衡紊乱。

(4)子痫前期征象:多发生于子宫异常增大者。出现症状可比正常妊娠更早(妊娠24周前)、更严重,但子痫罕见。早期妊娠合并子痫前期,要考虑葡萄胎可能。

(5)甲状腺功能亢进:约7%的患者可出现轻度甲状腺功能亢进表现,如心动过速、皮肤潮湿和震颤,血清游离 T_3、T_4 水平升高,但突眼少见。

(6)腹痛:因葡萄胎增长迅速和子宫过度快速扩张所致,表现为阵发性下腹痛,一般不剧烈,能忍受,常发生于阴道流血之前。若发生卵巢黄素囊肿扭转或破裂,可出现急腹痛。

(7)卵巢黄素化囊肿:因大量 HCG 刺激卵巢卵泡内膜细胞发生黄素化而形成囊肿,称卵巢黄素化囊肿。常为双侧性,但也可单侧,大小不等。囊肿表面光滑,活动度好,切面为多房,囊肿壁薄,囊液清亮或琥珀色。光镜下见囊壁为内衬2~3层黄素化卵泡膜细胞。黄素化囊肿一般无症状,多由超声检查做出诊断,常在水泡状胎块清除后2~4个月自行消退。

2. 部分性葡萄胎　可有完全性葡萄胎的大多数症状,但一般程度较轻。子宫大小与停经月份多数相符或小于停经月份,常无子痫前期、腹痛,妊娠呕吐也较轻,一般不伴卵巢黄素化囊肿。部分性葡萄胎可表现不全流产或过期流产,仅在对流产组织进行病理检查时才发现。

【诊断】

凡有停经后不规则阴道流血,腹痛,妊娠呕吐严重且出现时间较早,体格检查时有子宫大于停经月份、变软,子宫孕5个月大小时尚不能触及胎体、不能听到胎心、无胎动,应怀疑葡萄胎可能。较早出现妊高征征象,尤其在孕28周前出现先兆子痫,双侧卵巢囊肿及出现甲状腺功能亢进征象,均支持诊断。如在阴道排出物中见到葡萄样水泡组织,诊断基本成立。常选择下列辅助检查以进一步明确诊断。

1. 绒毛膜促性腺激素(HCG)测定　正常妊娠时,在孕卵着床后数日便形成滋养细胞并开始分泌 HCG。随孕周增加,血清 HCG 滴度逐渐升高,在孕10~12周达高峰。以后随孕周增加,血清 HCG 滴度逐渐下降。但葡萄胎时,滋养细胞高度增生,产生大量 HCG,血清中 HCG 滴度通常高于相应孕周的正常妊娠值,而且在停经12周以后,随着子宫增大继续持续上升,利用这种差别可作为辅助诊断。但也有少数葡萄胎,尤其是部分性葡萄胎因绒毛退行性变,HCG 升高不明显。常用的 HCG 测定方法是尿 β-HCG 酶联免疫吸附试验和血 β-HCG 放射免疫测定。因 HCG 由 α 和 β 两条多肽链组成,其生物免疫学特征主要由 β 链决定,而 α 链与 LH、FSH、TSH 的 α 链结构相似。为避免用抗 HCG 抗体测定时，与其他多肽激素发生交叉反应，目前多用抗 HCG β 链单克隆抗体检测。葡萄胎时血 β-HCG 在 100 U/L 以上，常超过 1 000 U/L，且持续不降。但在孕 12 周左右，即在正常妊娠血 HCG 处于峰值时，有时较难鉴别，可根据动态变化或结合超声检查做出诊断。

2. 超声检查　B 超检查是诊断葡萄胎的另一重要辅助检查方法。完全性葡萄胎的主要超声影像学表现为子宫明显大于相应孕周，无妊娠囊或胎心搏动，宫腔内充满不均质密集状或短条状回声，呈"落雪状"，若水泡较大而形成大小不等的回声区，则呈"蜂窝状"。子宫壁薄，但回声连续，无局灶性透声区。常可测到两侧或一侧卵巢囊肿，多房，囊壁薄，内见部分纤细分隔。若做彩色多普勒超声检查，可见子宫动脉血流丰富，但子宫肌层内无血流或仅稀疏"星点状"血流信号。

部分性葡萄胎宫腔内可见由水泡状胎块所引起的超声图像改变及胎儿或羊膜腔，胎儿常合并畸形。如果在胎盘部位出现局灶性囊性间隙和妊娠囊横径增大，有助于部分性葡萄胎诊断。若两种征象同时出现，其阳性预测值可达 90%。

3. 多普勒胎心测定　葡萄胎时仅能听到子宫血流杂音，无胎心音。

【鉴别诊断】

1. 流产　葡萄胎病史与先兆流产相似，容易相混淆。先兆流产有停经、阴道流血及腹痛等症状，妊娠试验可阳性。但葡萄胎时多数子宫大于相应孕周的正常妊娠，HCG 水平持续高值，B 超图像不见胚囊及胎心搏动，显示葡萄胎特点。

2. 双胎妊娠　子宫大于相应孕周的正常单胎妊娠，HCG 水平也略高于正常，容易与葡萄胎相混淆，但双胎妊娠无阴道流血，B 超检查可以确诊。

3. 羊水过多　一般发生于妊娠晚期，若发生于妊娠中期时，因子宫迅速增大，须与葡萄胎相鉴别。羊水过多时无阴道流血，HCG 水平在正常范围，B 超检查可以确诊。

【治疗】

葡萄胎一经临床诊断应及时清除子宫腔内容物，一般选用吸刮术。由于清宫时出血多，子宫大而软，容易穿孔，所以应在手术室进行，在输液、备血准备下，充分扩张宫颈管，选用大号吸管吸引，待大部分葡萄胎组织吸出、子宫明显缩小后，改用刮匙轻柔刮出。为了减少出血和预防子宫穿孔，推荐在充分扩张宫颈管和开始吸宫后使用缩宫素。对于子宫大于妊娠 12 周或术中感到一次刮净有困难者，可于 1 周后行第 2 次刮宫。卵巢黄素化囊肿在葡萄胎清宫后会自行消退，一般无须处理。

第二节　妊娠滋养细胞肿瘤

妊娠滋养细胞肿瘤 60% 继发于葡萄胎，30% 继发于流产，10% 继发于足月妊娠或异位妊娠。继发于葡萄胎排空后半年以内的妊娠滋养细胞肿瘤的组织学诊断多数为侵蚀性葡萄胎，而 1 年以上者多数为绒癌；半年至 1 年者，绒癌和侵蚀性葡萄胎均有可能，但一般来说时间间隔越长，绒癌可能性越大。继发于流产、足月妊娠以及异位妊娠，后者组织学诊断则应为绒癌。侵蚀性葡萄胎恶性程度一般不高，大多数仅造成局部侵犯，仅4%的患者并发远处转移，预后较好。绒癌恶性程度极高，在化疗药物问世以前，其死亡率高达90%以上。现由于诊断技术的进展及化学治疗的发展，绒癌患者的预后已得到极大的改善。

【病因】

侵蚀性葡萄胎的大体检查可见子宫肌层内有大小不等的水泡状组织，宫腔内可以没有原发病灶。当病灶接近子宫浆膜层时，子宫表面可见紫蓝色结节。病灶也可穿透子宫浆膜层或侵入阔韧带内。镜下可见水泡状组织侵入肌层，有绒毛结构及滋养细胞增生和异型性。但绒毛结构也可退化，仅见绒毛阴影。

绒癌的大体观见肿瘤位于子宫肌层内，可突向宫腔或穿破浆膜，单个或多个，大小不等，无固定形态，与周围组织分界清，质地软而脆，海绵样，暗红色，伴明显出血坏死。镜下见肿瘤细胞由细胞滋养细胞、合体滋养细胞及中间型滋养细胞组成，成片状高度增生，明显异型，不形成绒毛或水泡状结构，并广泛侵入子宫肌层造成出血坏死。肿瘤不含间质和自身血管，瘤细胞靠侵蚀母体血管而获取营养。

【临床分期】

采用国际妇产科联盟（FIGO）妇科肿瘤委员会制定的临床分期，该分期包含了解剖学分期和预后评分系统两个部分（表5-1、表5-2）。其中预后评分<6分者为低危，≥7分者为高危。预后评分是妊娠滋养细胞肿瘤治疗方案制订和预后评估的重要依据，而解剖学分期有助于明确肿瘤进展和各医疗单位之间比较治疗效果。

表5-1　滋养细胞肿瘤解剖学分期（FIGO，2000年）

分期	病变范围
Ⅰ期	病变局限于子宫
Ⅱ期	病变扩散，但局限于生殖器官（附件、阴道、阔韧带）
Ⅲ期	病变转移至肺，有或无生殖系统病变
Ⅳ期	所有其他转移

表5-2　改良FIGO预后评分系统（FIGO，2000年）

评分	0	1	2	4
年龄/岁	<40	≥40	—	—
前次妊娠	葡萄胎	流产	足月产	—
距前次妊娠时间/月	<4	4～<7	7～<13	≥13

续表 5-2

评分	0	1	2	4
治疗前血 HCG/(1 U/mL)	$<10^3$	$10^3 \sim <10^4$	$10^4 \sim <10^5$	$\geqslant 10^5$
最大肿瘤大小(包括子宫)	—	3 ~ <5 cm	≥5 cm	—
转移部位	肺	脾、肾	肠道	肝、脑
转移病灶数目	—	1 ~ 4	5 ~ 8	>8
先前失败化疗	—	—	单药	两种或两种以上联合化疗

【临床表现】

1. 无转移妊娠滋养细胞肿瘤　大多数继发于葡萄胎后，仅少数继发于流产或足月产后。

(1)阴道流血：在葡萄胎排空、流产或足月产后，有持续的不规则阴道流血，量多少不定。也可表现为一段时间的正常月经后再停经，然后又出现阴道流血。长期阴道流血者可继发贫血。

(2)子宫复旧不全或不均匀性增大：常在葡萄胎排空后 4 ~ 6 周子宫未恢复到正常大小，质地偏软。也可因受肌层内病灶部位和大小的影响，表现出子宫不均匀性增大。

(3)卵巢黄素化囊肿：由于 HCG 的持续作用，在葡萄胎排空、流产或足月产后，两侧或一侧卵巢黄素化囊肿可持续存在。

(4)腹痛：一般无腹痛，但当子宫病灶穿破浆膜层时可引起急性腹痛及其他腹腔内出血症状。若子宫病灶坏死继发感染也可引起腹痛及脓性白带。黄素化囊肿发生扭转或破裂时也可出现急性腹痛。

(5)假孕症状：由肿瘤分泌的 HCG 及雌、孕激素的作用，表现为乳房增大，乳头及乳晕着色，甚至有初乳样分泌，外阴、阴道、宫颈着色，生殖道质地变软。

2. 转移性妊娠滋养细胞肿瘤　大多为绒癌，尤其是继发于非葡萄胎妊娠后绒癌。肿瘤主要经血行播散，转移发生早而且广泛。最常见的转移部位是肺(80%)，其次是阴道(30%)，以及盆腔(20%)、肝(10%)和脑(10%)等。由于滋养细胞的生长特点之一是破坏血管，所以各转移部位症状的共同特点是局部出血。转移性妊娠滋养细胞肿瘤可以同时出现原发灶和继发灶症状，但也有不少患者原发灶消失而转移灶发展，仅表现为转移灶症状，若不注意常会误诊。

(1)肺转移：表现为胸痛、咳嗽、咯血及呼吸困难。这些症状常呈急性发作，但也可呈慢性持续状态达数月之久。在少数情况下，可因肺动脉滋养细胞瘤栓形成，造成急性肺梗死，出现肺动脉高压和急性肺功能衰竭。但当肺转移灶较小时也可无任何症状，仅靠 X 射线胸片或 CT 做出诊断。

(2)阴道转移：转移灶常位于阴道前壁，呈紫蓝色结节，破溃时引起不规则阴道流血，甚至大出血。一般认为是宫旁静脉逆行性转移所致。

(3)肝转移：为不良预后因素之一，多同时伴有肺转移，表现上腹部或肝区疼痛，若病灶穿破肝包膜可出现腹腔内出血，导致死亡。

(4)脑转移：预后凶险，为主要的致死原因。一般同时伴有肺转移和(或)阴道转移。脑转移的形成可分为3个时期：首先为瘤栓期，表现为一过性脑缺血症状，如猝然跌倒、暂时性失语、失明等；继而发展为脑瘤期，即瘤组织增生侵入脑组织形成脑瘤，出现头痛、喷射样呕吐、偏瘫、抽搐直至昏迷；最后进入脑疝期，因脑瘤增大及周围组织出血、水肿，造成颅内压进一步升高，脑疝形成，压迫生命中枢，最终死亡。

(5)其他转移：包括脾、肾、膀胱、消化道、骨等，其症状视转移部位而异。

【诊断】

1. 临床诊断

(1)血清HCG测定：HCG水平异常是主要的诊断依据。影像学证据支持诊断，但不是必需的。

葡萄胎后滋养细胞肿瘤的诊断标准：在葡萄胎清宫后HCG随访的过程中，凡符合下列标准中的任何一项且排除妊娠物残留或再次妊娠即可诊断为妊娠滋养细胞肿瘤：①HCG测定4次呈高水平平台状态(±10%)，并持续3周或更长时间，即1 d、7 d、14 d、21 d；②HCG测定3次上升(>10%)，并至少持续2周或更长时间，即1 d、7 d、14 d；③HCG水平持续异常达6个月或更长。

非葡萄胎后滋养细胞肿瘤的诊断标准：当流产、足月产、异位妊娠后，出现异常阴道流血，或腹腔、肺、脑等脏器出血，或肺部症状、神经系统症状等时，应考虑滋养细胞肿瘤可能，及时行血HCG检测。对HCG异常者，结合临床表现并除外妊娠物残留或再次妊娠，可诊断妊娠滋养细胞肿瘤。

(2)超声检查：是诊断子宫原发病灶最常用的方法。在声像图上子宫可正常大小或不同程度增大，肌层内可见高回声团块，边界清但无包膜；或肌层内有回声不均区域或团块，边界不清且无包膜；也可表现为整个子宫呈弥漫性增高回声，内部伴不规则低回声或无回声。彩色多普勒超声主要显示丰富的血流信号和低阻力型血流频谱。

(3)X射线胸片：为常规检查。肺转移典型的X射线征象为棉球状或团块状阴影，转移灶以右侧肺及中下部较为多见。胸片可见病灶是肺转移灶计数的依据。

(4)CT和磁共振检查：胸部CT可以发现肺部较小病灶，是诊断肺转移的依据。磁共振主要用于脑、腹腔和盆腔转移灶的诊断。对X射线胸片阴性者，应常规检查胸部CT。对X射线胸片或胸部CT阳性者，应常规检查脑、肝CT或磁共振。

(5)其他检查：如血细胞和血小板计数、肝肾功能等。

2. 组织学诊断　在子宫肌层内或子宫外转移灶组织中若见到绒毛或退化的绒毛阴影，则诊断为侵蚀性葡萄胎；若仅见成片滋养细胞浸润及坏死出血，未见绒毛结构者，则诊断为绒癌。若原发灶和转移灶诊断不一致，只要在任一组织切片中见有绒毛结构，均诊断为侵蚀性葡萄胎。

组织学证据对于妊娠滋养细胞肿瘤的诊断不是必需的，但有组织学证据时应以组织学诊断为准。

【鉴别诊断】

1. 不全流产　常表现为流产后宫腔内不规则团块，回声强弱不等，边界不清，CDFI示其内可见星点状血流信号。临床病史及血 HCG 水平有助于鉴别。

2. 宫角妊娠和输卵管间质部妊娠　病灶位于相应部位，且血流较丰富。侵袭型葡萄胎多发生在葡萄胎后半年至 1 年，绒毛膜癌多发生在葡萄胎后 1 年以上，可依据病史辅助鉴别。

3. 子宫动静脉瘘　多继发于刮宫等宫腔操作后，子宫可出现无回声区，与滋养细胞肿瘤有相似之处，但子宫动静脉瘘 HCG 检查阴性，可以此鉴别。

【治疗】

治疗采用以化疗为主、手术和放疗为辅的综合治疗。必须在明确临床诊断的基础上，根据病史、体征及各项辅助检查的结果，做出正确的临床分期，并根据预后评分将患者评定为低危（通常包括≤6 分的Ⅰ～Ⅲ期）或高危（通常包括≥7 分的Ⅰ～Ⅲ期和Ⅳ期），再结合骨髓功能、肝肾功能及全身情况等评估，制订合适的治疗方案，以实施分层治疗。

1. 化疗　常用的一线化疗药物有甲氨蝶呤（MTX）、放线菌素-D（Act-D）、氟尿嘧啶、环磷酰胺（CTX）、长春新碱（VCR）、依托泊苷（VP-16）等。低危患者选择单一药物化疗，高危患者选择联合化疗。

（1）单一药物化疗：目前常用的单药化疗药物及用法见表 5-3。

表 5-3　推荐常用单药化疗药物及其用法

药物	剂量、给药途径、疗程日数	疗程间隔
MTX	0.4 mg/(kg·d)肌内注射，连续 5 d	2 周
	50 mg/m^{2}肌内注射	1 周
	250 mg 静脉滴注，维持 12 h	
MTX+	1 mg/(kg·d)肌内注射，第 1 日、第 3 日、第 5 日、第 7 日	2 周
四氢叶酸（CF）	0.1 mg/(kg·d)肌内注射，第 2、第 4、第 6、第 8 日（24 h 后用）	
Act-D	10～12 μg/(kg·d)静脉滴注，连续 5 d	2 周
氟尿嘧啶	28～30 mg/(kg·d)静脉滴注，连续 8～10 d	2 周*

注：*疗程间隔一般指上 1 个疗程化疗的第 1 日至下 1 个疗程化疗的第 1 日之间的间隔时间。这里特指上 1 个疗程化疗结束至下 1 个疗程化疗开始的间隔时间。

（2）联合化疗：首选 EMA-CO 方案或氟尿嘧啶为主的联合化疗方案（表 5-4）。

表 5–4　联合化疗方案及用法

方案	剂量、给药途径、疗程日数		疗程间隔
EMA–CO			2 周
第一部分 EMA			
第 1 日	VP16 100 mg/m^2	静脉滴注	
	Act–D 0.5 mg	静脉注射	
	MTX 100 mg/m^2	静脉注射	
	MTX 200 mg/m^2	静脉滴注 12 h	
第 2 日	VP16 100 mg/m^2	静脉滴注	
	Act–D 0.5 mg	静脉注射	
	四氢叶酸(CF)15 mg	肌内注射	
	(从静脉注射 MTX 开始算起 24 h 给药,每 12 h 1 次,共 2 次)		
第 3 日	四氢叶酸 15 mg,肌内注射,每 12 h 1 次,共 2 次		
第 4 ~7 日	休息(无化疗)		
第二部分 CO			
第 8 日	VCR 1.0 mg/m^2	静脉注射	
	CTX 600 mg/m^2	静脉注射	
氟尿嘧啶+KSM			3 周*
	氟尿嘧啶 26 ~28 mg/(kg · d)	静脉滴注 8 d	
	KSM 6 μg/(kg · d)	静脉滴注 8 d	

注:* 特指上 1 个疗程化疗结束至下 1 个疗程化疗开始的间隔时间。

(3)疗效评估:在每 1 个疗程化疗结束后,应每周 1 次测定血清 HCG,并结合妇科检查和影像学检查。在每疗程化疗结束至 18 d 内,血 HCG 下降至少 1 个对数称为有效。

(4)毒副反应防治:常见的化疗毒副反应为骨髓抑制,其次为消化道反应、肝、肾功能损害及脱发等。所以化疗前应先检查骨髓及肝肾功能等,用药期间严密观察,注意防治。

(5)停药指征:HCG 正常后,低危患者至少巩固化疗 1 个疗程,通常为 2 ~3 个疗程;高危患者继续化疗 3 个疗程,其中第 1 个疗程必须为联合化疗。

2. 手术　主要用于化疗的辅助治疗。对控制大出血等并发症、切除耐药病灶、减少肿瘤负荷和缩短化疗疗程等方面有作用,在一些特定的情况下应用。

(1)子宫切除:对无生育要求的无转移患者在初次治疗时可选择全子宫切除术,并在术中给予单药单疗程辅助化疗,也可多疗程至血 HCG 水平正常。对有生育要求者,若发生病灶穿孔出血,可行病灶切除加子宫修补术;若出现单个子宫耐药病灶,且血 HCG 水平不高,可考虑做病灶剜出术。

(2)肺叶切除术:对于多次化疗未能吸收的孤立的耐药病灶,血 HCG 水平不高,可考虑做肺叶切除。由于肺转移灶吸收后形成的纤维化结节可以在 HCG 转阴后在 X 射线胸片上较长时间存在,所以在决定手术前应注意鉴别。

3. 放射治疗　应用较少,主要用于肝、脑转移和肺部耐药病灶的治疗。

4. 耐药复发病例的治疗　几乎全部无转移和低危转移患者均能治愈,但尚有 20% 左右的高危转移病例出现耐药和复发,并最终死亡。对这类患者如何治疗仍然是当今滋养细胞肿瘤治疗的一大难题。其策略大致有:①治疗前准确分期和评分,给予规范的化疗方案,以减少耐药和复发;②采用由有效二线化疗药物组成的联合化疗方案,常用药物有异环磷酰胺、铂类、博来霉素、紫杉醇等,由这些药物组成的化疗方案主要有 EP-EMA(EMA-CO 中的 CO 被顺铂和依托泊苷所替代)、PVB(顺铂、长春新碱、博来霉素)、BEP(博来霉素、依托泊苷,顺铂)、VIP(依托泊苷、异环磷酰胺、顺铂或卡铂)、TP/TE(紫杉醇、顺铂/紫杉醇、依托泊苷)等;③采用综合治疗和探索新的治疗手段。

(董月霞　林　艳　高　天)

第六章 妊娠期妇女的诊治

第一节 妊娠生理

妊娠(pregnancy)是胚胎和胎儿在母体内发育成长的过程。成熟卵子受精是妊娠的开始,胎儿及其附属物自母体排出是妊娠的终止。从末次月经第1日算起,妊娠期约40周(280 d),妊娠是一个变化非常复杂而又极其协调的生理过程。

一、受精与受精卵着床

1. 受精 精液射入阴道后,精子离开精液经宫颈管进入子宫腔及输卵管腔,受生殖道分泌物中的α与β淀粉酶作用,解除了精子顶体酶上的“去获能因子”,此时精子具有受精的能力,此过程称精子获能。

成熟卵子从卵巢排出后,经输卵管伞端的“拾卵”作用进入输卵管内,停留在输卵管壶腹部与峡部连接处等待受精。

精子与卵子的结合过程称为受精。通常受精发生在排卵后12 h内,整个受精过程约为24 h。当精子与卵子相遇后,精子顶体外膜破裂,释放出顶体酶,在酶的作用下,精子穿过放射冠、透明带,与卵子的表面接触,开始受精。精子进入卵子后,卵子透明带结构改变,阻止其他精子进入透明带,称为透明带反应。精原核与卵原核逐渐融合,核膜消失,染色体相互混合,形成二倍体的受精卵,完成受精过程。

2. 受精卵的输送与发育 受精卵进行有丝分裂的同时,借助输卵管蠕动和输卵管上皮纤毛摆动,向宫腔方向移动,约在受精后第3日,分裂成16个细胞的实心细胞团,称为桑葚胚,随后早期囊胚形成。约在受精后第4日,早期囊胚进入宫腔。受精后第5~6日,早期囊胚的透明带消失,在子宫腔内继续分裂发育成晚期囊胚。

3. 受精卵着床 晚期囊胚侵入到子宫内膜的过程,称孕卵植入,也称受精卵着床(implantation)。约在受精后第6~7日开始,11~12 d结束。着床需经过定位、黏附和侵入3个阶段。完成着床的条件是:①透明带消失。②囊胚滋养层分化出合体滋养层细胞。③囊胚和子宫内膜同步发育并相互配合。④孕妇体内有足够量的孕酮,子宫有一个极短的窗口期,允许受精卵着床。

4. 蜕膜的形成 受精卵着床后,在孕激素、雌激素的作用下,子宫内膜腺体增大,腺上皮细胞内糖原增加,结缔组织细胞肥大,血管充血,此时的子宫内膜称为蜕膜。按照蜕膜与囊胚的位置关系,将蜕膜分为3个部分。

(1)底蜕膜:与囊胚及滋养层接触的蜕膜。将来发育成胎盘的母体部分。

(2)包蜕膜:覆盖在胚泡上面的蜕膜。随着囊胚的发育成长逐渐凸向宫腔,在妊娠12周左右与壁蜕膜贴近并融合,子宫腔消失,包蜕膜与壁蜕膜逐渐融合,分娩时这两层已无法分开。

(3)壁蜕膜:除底蜕膜、包蜕膜以外,覆盖子宫腔表面的蜕膜。

二、胚胎、胎儿发育特征

以4周为一个孕龄单位。妊娠开始8周称为胚胎,是其主要器官结构完成分化的时期。自妊娠9周起称为胎儿,是其各器官进一步发育渐趋成熟时期。胚胎、胎儿发育特征如下:

4周末:胚囊直径2~3 cm,胚胎长4~5 mm,可以辨认胚盘与体蒂。

8周末:胚胎初具人形,头大占整个胎体一半。能分辨出眼、耳、鼻、口。四肢已具雏形。B超可见早期心脏形成并有搏动。

12周末:胎儿顶臀长6~7 cm,体重约14 g。外生殖器已发育,部分可辨出性别。多数胎儿骨内出现骨化中心,指(趾)开始分化,皮肤和指甲出现,胎儿四肢可活动。

16周末:胎儿顶臀长12 cm,体重约110 g。从外生殖器可确定胎儿性别。头皮已长出毛发,胎儿已开始出现呼吸运动。皮肤菲薄呈深红色,无皮下脂肪。部分经产妇已能自觉胎动。

20周末:胎儿身长约25 cm,体重约超过300 g,开始呈线性增长。皮肤暗红,出现胎脂,全身覆盖毳毛,并可见一些头发。开始出现吞咽、排尿功能。检查孕妇时可听到胎心音。

24周末:胎儿身长约30 cm,体重约超过630 g,各脏器均已发育,皮肤出现特征性皱褶,皮下脂肪开始沉积,出现眉毛和睫毛。此期,支气管和细支气管扩大,肺泡导管出现,但是气体交换所需要的终末囊还未形成。

28周末:胎儿身长约35 cm,体重约1 100 g,皮下脂肪不多。皮肤粉红,有时有胎脂。眼睛半张开,有呼吸运动。此胎龄的正常婴儿有90%的生存概率。

32周末:胎儿身长约40 cm,体重约1 800 g。皮肤深红,面部毳毛已脱落,出现脚指甲,睾丸下降,生活力尚可。除外其他并发症,此期出生婴儿通常可存活。

36周末:胎儿身长约45 cm,体重约2 500 g。皮下脂肪较多,毳毛明显减少,面部皱褶消失。胸部、乳房突出,睾丸位于阴囊。指(趾)甲已超出指(趾)端。出生后能啼哭及吸吮,生活力良好。此时出生基本可以存活。

40周末:胎儿身长约50 cm,体重约3 400 g。发育成熟,胎头双顶径值>9 cm。皮肤粉红色,皮下脂肪多,头发粗,长度>2 cm。外观体形丰满,肩、背部有时尚有毳毛。足底皮肤有纹理。男性睾丸已降至阴囊内,女性大小阴唇发育良好。出生后哭声响亮,吸吮能力强,能很好存活。

三、胎儿附属物的形成与功能

1. 胎盘

(1)胎盘的结构:胎盘由胎儿部分的羊膜、叶状绒毛膜及母体部分的底蜕膜构成。

1)羊膜:为附着在胎盘胎儿面的半透明薄膜。羊膜光滑,无血管、神经及淋巴。正常羊膜厚0.02~0.05 mm,电镜下见上皮细胞表面有微绒毛,使羊水与羊膜间进行交换。

2)叶状绒毛膜:为胎盘的主要结构。晚期囊胚着床后,着床部位的滋养层细胞迅速分裂增殖,内层为细胞滋养细胞,是分裂生长的细胞;外层为合体滋养细胞,是执行功能的细胞,由细胞滋养细胞分化而来。滋养层内面有一层胚外中胚层,与滋养层共同组成绒毛膜。与底蜕膜接触的绒毛营养丰富发育良好,称为叶状绒毛膜,其形成历经3个阶段。①初级绒毛:绒毛膜表面长出呈放射状排列的合体滋养细胞小梁,绒毛膜深部增生活跃的细胞滋养细胞伸入其中,形成合体滋养细胞小梁的细胞中心索。②次级绒毛:初级绒毛继续增长,胚外中胚层长入细胞中心索,形成间质中心索。③三级绒毛:约在受精后第15~17日,胚胎血管长入间质中心,绒毛内血管形成。一个初级绒毛干及其分支形成一个胎儿叶,一个次级绒毛干及其分支形成一个胎儿小叶。每个胎盘有60~80个胎儿叶、200个胎儿小叶。

每个绒毛干中均有脐动脉和脐静脉的分支,随着绒毛干再分支,脐血管越来越细,最终形成胎儿毛细血管进入的三级绒毛,建立胎儿-胎盘循环。绒毛之间的间隙称为绒毛间隙(intervillous space,IVS)。在滋养细胞侵入子宫壁的过程中,子宫螺旋血管破裂,直接开口于绒毛间隙,绒毛间隙充满母体血液,游离绒毛悬浮于其中,母儿间物质交换在悬浮于母血的绒毛处进行。

子宫-胎盘循环建立的一个重要环节是子宫螺旋动脉重塑,由两种绒毛外滋养细胞完成:①间质滋养细胞,穿透蜕膜、子宫内膜和子宫肌层内1/3处,聚集在螺旋动脉周围,为血管内滋养细胞的侵入做准备。②血管内滋养细胞,以逆行方式沿螺旋动脉内腔迁移,取代血管内皮,使狭窄肌性管腔转变为扩张的低阻力子宫胎盘血管。妊娠早期迁移的血管内滋养细胞在螺旋动脉末端形成栓子并将其堵塞。至早孕末栓子消失,子宫-胎盘循环得以建立。螺旋动脉重塑障碍可导致子痫前期、胎儿生长受限(fetal growth restriction,FGR)或两者同时发生。重度子痫前期并发FGR时,只有10%的螺旋动脉完全重塑,而正常妊娠螺旋动脉重塑率达96%。

妊娠足月胎盘绒毛表面积达12~14 m^2,相当于成人肠道总面积。因此,母儿之间交换面积巨大。胎儿体内含氧量低、代谢废物浓度高的血液经脐动脉流至绒毛毛细血管,与绒毛间隙中的母血进行物质交换后,脐静脉将含氧量高、营养丰富的血液带回胎儿体内,以保证胎儿生长发育。胎儿血和母血不直接相通,之间隔有绒毛毛细血管壁、绒毛间质及绒毛滋养细胞层,构成母胎界面,有胎盘屏障的作用。

3)底蜕膜:来自胎盘附着部位的子宫内膜,占胎盘很小部分。固定绒毛的滋养层细胞与底蜕膜共同形成绒毛间隙的底,称为蜕膜板。从此板向绒毛膜伸出蜕膜间隔,不超过胎盘厚度2/3,将胎盘母体面分成肉眼可见的20个左右母体叶。

妊娠足月胎盘呈盘状，多为圆形或椭圆形，重 450 ~ 650 g，直径 16 ~ 20 cm，厚 1 ~ 3 cm，中央部位厚约 3 cm，中央厚，边缘薄。胎盘分胎儿面和母体面。胎儿面被覆羊膜，呈灰白色，光滑半透明，脐带动静脉从附着处分支向四周呈放射状分布达胎盘边缘，其分支穿过绒毛膜板，进入绒毛干及其分支。母体面呈暗红色，蜕膜间隔形成若干浅沟分成母体叶。

(2)胎盘的功能：胎盘介于胎儿与母体之间，是维持胎儿生长发育的重要器官。具有物质交换、防御、合成及免疫等功能。

1)物质交换功能：包括气体交换、营养物质供应和排出胎儿代谢产物等。

气体交换：母儿间 O_2和 CO_2在胎盘中以简单扩散方式进行交换，相当于胎儿呼吸系统的功能。子宫动脉血氧分压(PO_2)高于绒毛间隙内血 PO_2和胎儿脐动脉血 PO_2，但胎儿血红蛋白对 O_2亲和力强，能从母血中获得充分的 O_2。CO_2的扩散速度比 O_2快20 倍，且胎儿血对 CO_2亲和力低于母血，故胎儿 CO_2容易通过绒毛间隙直接向母体迅速扩散。

营养物质供应：葡萄糖是胎儿代谢的主要能源，以易化扩散方式通过胎盘，胎儿体内的葡萄糖均来自母体。氨基酸、钙、磷、碘和铁以主动运输方式通过胎盘。游离脂肪酸、水、钾、钠、镁、维生素 A、维生素 D、维生素 E、维生素 K 以简单扩散方式通过胎盘。

排出胎儿代谢产物：胎儿代谢产物如尿素、尿酸、肌酐、肌酸等，经胎盘转输入母血，由母体排出体外。

2)防御功能：胎盘屏障作用极为有限。各种病毒(如风疹病毒、巨细胞病毒等)及大部分药物均可通过胎盘，影响胎儿生长发育。细菌、弓形虫、衣原体、梅毒螺旋体不能通过胎盘屏障，但可在胎盘部位形成病灶，破坏绒毛结构后进入胎体感染胚胎及胎儿。母血中免疫抗体如 IgG 能通过胎盘，使胎儿在出生后短时间内获得被动免疫力。

3)合成功能：胎盘合体滋养细胞能合成多种激素、酶、神经递质和细胞因子，对维持正常妊娠起重要作用。

4)免疫功能：胎儿是同种半异体移植物。正常妊娠母体能容受、不排斥胎儿，其具体机制目前尚不清楚，可能与早期胚胎组织无抗原性、母胎界面的免疫耐受以及妊娠期母体免疫力低下有关。

2.胎膜　是由外层的平滑绒毛膜和内层的羊膜组成。囊胚表面非着床部位的绒毛膜在发育过程中因缺乏营养逐渐退化萎缩成为平滑绒毛膜。胎膜的重要作用是维持羊膜腔的完整性，对胎儿起到保护作用。胎膜含大量花生四烯酸(前列腺素前身物质)的磷脂，且含能催化磷脂生成游离花生四烯酸的溶酶体，在分娩发动上有一定作用。

3.脐带　是连接胎儿与胎盘的条索状组织，胎儿借助脐带悬浮于羊水中。足月妊娠的脐带长 30 ~ 100 cm，平均约 55 cm，直径 0.8 ~ 2.0 cm。脐带表面有羊膜覆盖呈灰白色，内有一条脐静脉，两条脐动脉，脐血管周围为含水量丰富来自胚外中胚层的胶样组织，称为华通胶，有保护脐血管的作用。脐带是母儿间气体交换、营养物质供应和代谢产物排出的重要通道。脐带受压使血流受阻时，可致胎儿缺氧，甚至危及胎儿生命。

4.羊水　充满在羊膜腔内的液体，称为羊水。

(1)羊水的来源：①妊娠早期的羊水主要来自母体血清经胎膜进入羊膜腔的透析液；

②妊娠中期以后,胎儿尿液成为羊水的主要来源,使羊水的渗透压逐渐降低;③妊娠晚期胎肺参与羊水的生成,每日大约350 mL液体从肺泡分泌至羊膜腔;④羊膜、脐带华通胶及胎儿皮肤渗出液体,但量少。

(2)羊水的吸收:胎儿吞咽是羊水吸收的主要方式。妊娠18周开始胎儿出现吞咽动作,近足月时每日可吞咽500~700 mL液体。因羊水相较于母体血浆是低渗液体,羊水吸收的另一个重要途径是经羊膜-绒毛膜界面的膜内转运向胎儿胎盘血管的转移,其中只有微量的羊水转移至母体血浆,因此,膜内运输可能与胎儿吞咽协同作用,共同维持羊水量的稳定。另外,脐带每小时能吸收羊水40~50 mL;妊娠20周前,胎儿角化前皮肤有吸收羊水的功能,但量很少。

(3)母体、胎儿、羊水三者间的液体平衡:羊水在羊膜腔内不断进行液体交换,以保持羊水量相对恒定。母儿间的液体交换主要通过胎盘,每小时约3 600 mL。羊水量的调节包括以下4个因素:①自妊娠后半期开始胎儿排尿是羊水的主要来源;②胎儿分泌的肺泡液;③每日约有400 mL的羊水通过膜内运输进入胎盘表面的胎儿血管;④胎儿吞咽是羊水吸收的主要途径。

(4)羊水量、性状及成分:妊娠期羊水量逐渐增加,妊娠38周约1 000 mL,此后羊水量逐渐减少。至妊娠40周羊水量约800 mL。过期妊娠羊水量明显减少,可减少至300 mL以下。妊娠早期羊水为无色澄清液体。妊娠足月羊水略混浊、不透明,可见羊水内悬有小片状物(胎脂、胎儿脱落上皮细胞、毳毛、毛发、少量白细胞、白蛋白、尿酸盐等)。羊水中含大量激素和酶。足月妊娠时羊水比重为1.007~1.025,pH值约为7.20,内含水分98%~99%,1%~2%为无机盐及有机物。

(5)羊水的功能

1)保护胎儿:羊膜腔内恒温,适量的羊水对胎儿有缓冲作用,避免胎儿受到挤压,防止胎儿肢体粘连,避免子宫肌壁或胎儿对脐带直接压迫导致胎儿窘迫;临产宫缩时,羊水能使宫缩压力均匀分布,避免胎儿局部受压致胎儿窘迫。胎儿吞咽或吸入羊水可促进胎儿消化道和肺的发育,羊水过少可引起胎儿肺发育不全。

2)保护母体:减少胎动所致不适感;临产后,前羊水囊借助楔形水压扩张宫口及阴道;破膜后羊水冲洗阴道,减少感染机会。

第二节　妊娠期母体变化

在妊娠期,为了适应胎儿生长发育的需要,孕妇受胎儿及胎盘所产生的激素的影响,在解剖、生理以及生化方面发生一系列变化。这些变化于分娩后和或停止哺乳后逐渐恢复。

一、生殖系统的变化

1.子宫

(1)重量、容量和形状的改变:非孕期子宫重量约为50 g,足月妊娠时可增至1 000 g

左右，约为非孕时重量的20倍。非孕时宫腔容量约为10 mL，足月孕时增至5 000 mL左右。随着子宫体积的改变，子宫形状由孕早期的倒梨形变化至孕12周时的球形，以及孕晚期的长椭圆形直至足月，孕早期子宫肥大可能与雌、孕激素作用有关，孕12周后子宫体增大，则与胎儿及其附属组织的扩展有关。

(2)子宫位置的改变：妊娠12周前子宫位于盆腔内，随着妊娠进展子宫长大，从盆腔上升入腹腔并轻度向右旋转。孕妇仰卧位时，子宫向后倒向脊柱，可压迫下腔静脉及主动脉出现仰卧位低血压综合征一系列表现，如脉快、心悸、血压下降等，改侧卧位后血压迅速恢复。

(3)子宫收缩：妊娠12～14周，子宫出现无痛性不规则收缩，随着孕周增加，收缩频率及幅度相应增加，其特点为稀发、不对称，收缩时宫腔压力不超过1.3～2.0 kPa(10～15 mmHg)，持续时间约为30 s，称Braxton Hicks收缩。

(4)子宫胎盘的血流灌注：妊娠期胎盘的灌注主要由子宫动脉及卵巢动脉供应，子宫动脉非孕时屈曲，至妊娠足月渐变直，以适应妊娠期子宫血流量增加的需要。足月时子宫血流量为500～700 mL/min，较非孕时增加4～6倍，其中5%供应肌层，10%～15%供应子宫蜕膜层，80%～85%供应胎盘。宫缩时，子宫血流量明显减少。

(5)子宫峡部：指位于宫颈管内，子宫的解剖内口与组织学内口间的狭窄部位，长0.8～1 cm。妊娠后变软，妊娠10周时子宫峡部明显变软，妊娠12周以后，子宫峡部逐渐伸展拉长变薄，扩展成为宫腔的一部分，临产后可伸展至7～10 cm，成为产道的一部分，称子宫下段。

(6)宫颈：妊娠时宫颈充血水肿，外观肥大，呈紫蓝色，质软。宫颈管内腺体肥大，黏液增多，形成黏液栓，防止细菌进入宫腔。由于宫颈鳞柱状上皮交界部外移，宫颈表面出现糜烂面，称假性糜烂。

2. 卵巢　妊娠期略增大，停止排卵。一侧卵巢可见妊娠黄体。妊娠10周后，胎盘取代妊娠黄体功能，卵巢黄体于妊娠3～4个月开始萎缩。

3. 输卵管　妊娠期输卵管伸长，但肌层不增厚，黏膜可呈蜕膜样改变。

4. 阴道　黏膜变软，充血水肿呈紫蓝色。皱襞增多，伸展性增加。阴道脱落细胞增加、分泌物增多呈白色糊状。阴道上皮细胞含糖原增加，乳酸含量增多，使阴道分泌物pH值降低，可防止病原体感染。

5. 外阴　妊娠期外阴充血，皮肤增厚，大小阴唇色素沉着，阴唇内血管增加，结缔组织变软，故伸展性增加，有利于分娩。

二、乳房的变化

妊娠期间胎盘分泌大量雌激素、孕激素，雌激素刺激乳腺腺管发育，孕激素刺激乳腺腺泡发育。同时，在体内催乳素、人胎盘生乳素、胰岛素、皮质醇、甲状腺激素等的共同作用下，乳房增大、充血，乳头、乳晕着色，乳头易勃起，乳晕皮脂腺肥大，形成散在的褐色结节，称为蒙氏结节(Montgomery's tubercles)。孕妇自觉乳房发胀，偶有触痛及麻刺感。乳房增大为泌乳做好了准备，但妊娠期间并无乳汁分泌，可能与大量雌激素、孕激素抑制乳

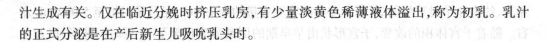

汁生成有关。仅在临近分娩时挤压乳房，有少量淡黄色稀薄液体溢出，称为初乳。乳汁的正式分泌是在产后新生儿吸吮乳头时。

三、血液系统的变化

1. 血容量　自妊娠6~8周增加，妊娠32~34周达高峰，增加40%~45%，平均增加约1 450 mL，维持此水平至分娩。其中血浆平均增加约1 000 mL，红细胞平均增加约450 mL，血浆增加多于红细胞的增加，故血液稀释，孕妇出现生理性贫血。

2. 血液成分

(1)红细胞：由于血液稀释，红细胞计数约为3.6×10^{12}/L(非孕妇女约为4.2×10^{12}/L)，血红蛋白值约为110 g/L(非孕妇女约为130 g/L)，血细胞比容0.31~0.34(非孕妇女为0.38~0.47)。孕妇容易缺铁，应在妊娠中、晚期开始补充铁剂，以预防贫血。

(2)白细胞：在妊娠30周达高峰，为$(5\sim12)\times10^{9}$/L，有时可达15×10^{9}/L[非孕妇女为$(5\sim8)\times10^{9}$/L]，主要为中性粒细胞增多。

(3)凝血因子：孕妇血液呈高凝状态，因凝血因子Ⅱ、Ⅴ、Ⅶ、Ⅷ、Ⅸ均增加，仅凝血因子Ⅺ、Ⅻ降低，有利于减少产后出血。血小板数无明显改变。

(4)血浆蛋白：妊娠早期血浆蛋白开始降低，至妊娠中期血浆蛋白为60~65 g/L，主要是白蛋白减少。

四、循环系统的变化

1. 心脏　妊娠期静息时心率增加约10次/min。妊娠后期因膈肌升高，心脏向左、向前移位更贴近胸壁，心尖冲动左移1~2 cm。心浊音界稍扩大。心脏移位使大血管轻度扭曲，加之血流量增加及血流速度加快，90%孕妇有收缩期杂音，分娩后迅速消失。心电图因心脏左移出现电轴轻微左偏，无其他特异性改变。

2. 心输出量　增加对维持胎儿生长发育极为重要。心排血量自妊娠10周逐渐增加，至妊娠32周达高峰。由于仰卧位时增大的子宫阻碍心脏静脉回流，孕妇侧卧位比仰卧位心输出量高很多，妊娠晚期孕妇从仰卧位转至左侧卧位时，心输出量增加1 100 mL(20%)。临产后在第二产程心输出量明显增加。

3. 血压　妊娠中期动脉血压降到最低点，以后再升高，舒张压的降低大于收缩压的降低，使脉压稍增大。孕妇动脉血压受体位影响，坐位稍高于仰卧位。妊娠对上肢静脉压无影响。妊娠20周开始下肢股静脉压在仰卧位时升高，从妊娠前0.098 kPa(10 mmH_2O)增至0.196~0.294 kPa(20~30 mmH_2O)，由于妊娠后增大子宫压迫下腔静脉使血液回流受阻，侧卧位能解除子宫压迫、改善静脉回流。妊娠晚期孕妇长时间仰卧位姿势，增大子宫相对固定压迫静脉系统，引起下半身回心血量减少、心脏充血量减少、心输出量随之减少使血压下降，称为仰卧位低血压综合征。由于下肢、外阴及直肠静脉压增高，孕妇易发生下肢、外阴静脉曲张和痔。

五、呼吸系统的变化

妊娠期胸廓横径及前后径加宽使周径加大，肺通气量约增加40%，有利于供给孕妇及胎儿所需的氧，以满足孕妇耗氧量增加之需。呼吸次数在妊娠期变化不大，不超过20次/min，但呼吸较深。妊娠晚期以胸式呼吸为主。妊娠期上呼吸道黏膜轻度充血、水肿，易发生上呼吸道感染。

六、泌尿系统的变化

妊娠期肾血浆流量（RPF）及肾小球滤过率（GFR）均增加，RPF约增加35%，GFR约增加50%，以适应妊娠期增多的代谢产物的排出，因此，肾脏负担加重。由于GFR增加，肾小管对葡萄糖重吸收能力没有相应增加，约15%孕妇饭后出现生理性糖尿。RPF与GFR均受体位影响，孕妇仰卧位时尿量增加，故夜尿量多于日尿量。受孕激素影响，泌尿系统平滑肌张力降低，肾盂及输尿管轻度扩张，因而输尿管增粗、蠕动减弱，尿流缓慢，可致肾盂积水，易患急性肾盂肾炎，以右侧居多，因右旋子宫压迫右侧输尿管而致，左侧卧位可预防。

妊娠早期，增大子宫压迫膀胱，孕妇出现尿频，妊娠12周后子宫增大超出盆腔，尿频症状消失；妊娠晚期随胎先露下降至盆腔，孕妇尿频再次出现，产后消失。

七、消化系统的变化

妊娠期胃肠平滑肌张力降低，贲门括约肌松弛，胃内酸性内容物逆流至食管下部产生胃烧灼感。胃液中游离盐酸及胃蛋白酶分泌减少。胃排空时间延长，易出现上腹部饱满感，孕妇应防止饱餐。肠蠕动减弱，粪便在大肠停留时间延长出现便秘以及子宫水平以下静脉压升高，常引起痔疮或使原有痔疮加重。妊娠期齿龈受大量雌激素影响肥厚，齿龈容易充血、水肿，导致齿龈出血、牙齿松动及龋齿。肝脏未见明显增大，肝功能无明显改变。孕激素抑制胆囊平滑肌收缩，使胆囊排空时间延长，胆道平滑肌松弛，胆汁黏稠、淤积，妊娠期间容易诱发胆石症。

八、内分泌系统的变化

妊娠期腺垂体稍增大，促性腺激素在大量雌激素、孕激素的负反馈作用下分泌减少，故妊娠期间卵巢内的卵泡不再发育成熟，也无排卵。催乳素（PRL）随妊娠进展分泌逐渐增多，可促进乳腺发育。促肾上腺皮质激素、甲状腺素分泌增多，但因游离型的促肾上腺皮质激素及甲状腺素含量不高，故孕妇没有肾上腺皮质功能亢进症、甲状腺功能亢进症的表现。

九、其他

1.体重　妊娠12周前体重无明显变化。妊娠13周起体重平均每周增加350 g，直至妊娠足月时体重平均增加12.5 kg,包括胎儿(3 400 g)、胎盘(650 g)、羊水(800 g)、子宫(970 g)、乳房(405 g)、血液(1 450 g)、组织间液(1 480 g)及脂肪沉积(3 345 g)等。

2.皮肤 孕妇腺垂体分泌促黑素细胞激素(MSH)增加,增多的雌、孕激素有黑色素细胞刺激效应,使黑色素增加,导致孕妇乳头、乳晕、腹白线、外阴等处出现色素沉着。面颊部出现蝶状褐色斑,习称妊娠黄褐斑,于产后逐渐消退。随妊娠子宫的逐渐增大和肾上腺皮质于妊娠期间分泌糖皮质激素增多,该激素分解弹力纤维蛋白,使弹力纤维变性,加之孕妇腹壁皮肤张力加大,使皮肤的弹力纤维断裂,呈多量紫色或淡红色不规律平行略凹陷的条纹,称为妊娠纹,见于初产妇。

3.矿物质代谢 胎儿生长发育需要大量钙、磷、铁。钙、磷大部分在妊娠最后2个月内积累,因此至少应于妊娠最后3个月补充生素D及钙。孕妇储存铁量不足,需补充铁剂,否则易致缺铁性贫血,一般于妊娠16周起开始补充。

4.骨骼、关节及韧带的变化 骨质在妊娠期间通常无改变,仅在妊娠次数过多、过密又不注意补充维生素D及钙时,能引起骨质疏松症。部分孕妇自觉腰骶部及肢体疼痛不适,可能与松弛素使骨盆韧带及椎骨间的关节、韧带松弛有关。妊娠晚期孕妇重心向前移,为保持身体平衡,孕妇头部与肩部应向后仰,腰部向前挺,形成典型孕妇姿势。

十、妊娠期的心理和社会因素变化

妊娠不仅会造成身体各系统的生理改变,随之经受着生理、心理、家庭和社会环境的一些变化,对其身心健康影响很大。妊娠期良好的心理调适有助于产后亲子关系的建立及母亲角色的完善。因此,妊娠期的心理评估是产前护理极为重要的内容。护理人员要了解妊娠期孕妇及家庭成员的心理变化,给予适当的护理照顾,使孕妇及家庭能妥当地调适,迎接新生命的来临。孕妇常见的心理反应有以下几种。

1.惊讶和震惊 在怀孕初期,不管是不是计划中的妊娠,几乎所有的孕妇都会产生惊讶和震惊的反应,这也表明一种心理的变化。

2.矛盾心理 在惊讶和震惊的同时,孕妇可能会出现思绪焦虑的矛盾心理,尤其是针对未计划怀孕的孕妇此心理更显突出。孕前可能会觉得自己还没做好准备,是否择期妊娠会更好、是否影响工作,或许自己的能力不足,以及缺乏可以利用的社会支持系统或经济负担过重,有时因第一次妊娠对恶心、呕吐等生理变化无法适应等问题。这种"矛盾心理"可能正常地出现于孕早期或整个妊娠的过程中,但当孕妇自觉胎儿在腹中活动时,多数孕妇会改变当初对怀孕的态度。

3.接受 妊娠早期,某些孕妇因为妊娠引起的各种不适应,并未真实感受"胎儿"的存在。随着妊娠进展,尤其是胎动的出现,孕妇真正感受到"孩子"的存在。出现"筑巢反应",计划为孩子购买衣服、睡床等日常用品,学习关心孩子的喂养和生活护理等方面的知识,给未出生的孩子起名字、猜测性别等,甚至有些孕妇在计划着孩子未来的教育和谋职。妊娠晚期,由于胎儿不断长大,孕妇体重增加,开始感觉行动不便,非常容易疲倦、劳累和身体不适,期盼分娩日期的到来。同时,随着预产期的临近,孕妇一方面害怕、担心分娩的过程是否顺利。自己能否耐受分娩的疼痛;另一方面又期盼见到自己的宝宝,为分娩做好心理和物质上的准备。随着预产期的临近，有的孕妇个性固执，焦虑、紧张、恐惧的情绪会加剧，往往延续至分娩期。

4. 情绪波动　孕妇的情绪波动起伏较大，可能由于体内内分泌激素的改变而引起。尤其是在雌激素和黄体素持续升高时，孕妇往往会变得非常敏感。常常为了一些小事而生气、哭泣，追问其原因时，又很难说出理由。所以，丈夫需在妻子妊娠前或妊娠早期就预先了解这些情绪上的变化，调节孕妇此时的情绪变化，避免成为妊娠期的压力来源。但大多数孕妇会随着体内激素分泌增加和对未来生活的期望，使情绪逐步变得愉快、稳定。

5. 内省　孕妇在妊娠时往往表现出以自我为中心的倾向，专注于自己及身体。关心自己的一日三餐、体重、穿着，也关心自己的休息，喜欢独处。这种专注使孕妇能计划、调节、适应，以迎接新生命的到来。内省行为可能会使配偶及其家庭成员受到冷落而影响家庭关系。

第三节　妊娠诊断

一、早期妊娠的诊断

1. 病史与症状

（1）停经：已婚生育年龄妇女，平时月经周期规则，一旦月经过期 10 d 或以上，应首先疑为妊娠，若停经已达 8 周，妊娠的可能性更大。但需与内分泌紊乱、哺乳期、口服避孕药引起的停经相鉴别。

（2）早孕反应：50% 以上妇女于停经 6 周左右出现畏寒、头晕、乏力、嗜睡、食欲缺乏、偏食或厌油腻、恶心、晨起呕吐等症状，称早孕反应。与体内 HCG 增多、胃酸分泌减少以及胃排空时间延长可能有关。多于妊娠 12 周左右自行消失。

（3）尿频：妊娠早期出现，是增大的前倾子宫在盆腔内压迫膀胱所致。妊娠 12 周子宫进入腹腔后，尿频症状消失。

2. 检查与体征

（1）生殖器官的变化：妊娠 6 ~ 8 周行阴道检查，可见阴道壁及宫颈充血，呈紫蓝色。双合诊检查发现宫颈变软，子宫峡部极软，感觉宫颈与宫体似不相连，称黑加征。随妊娠进展，子宫增大变软，妊娠 8 周时宫体大小约为非孕时 2 倍，妊娠 12 周时约为非孕时 3 倍。

（2）乳房的变化：早孕时受雌孕激素影响，乳房增大，孕妇自觉乳房轻微胀痛，检查见乳头及其周围皮肤（乳晕）着色加深，乳晕周围出现蒙氏结节。

3. 辅助检查

（1）妊娠试验：一般受精后 7 d 即可在血浆中检测到 HCG，临床测定尿中 HCG 常用试纸法，测定血清 HCG 常用放射免疫法检测 HCG-β 亚型。

(2)超声检查:①B超显像法。是检查早孕快速准确的方法。妊娠5周时在增大子宫内见到圆形光环——妊娠环,环内为液性暗区。若妊娠环内见到有节律的胎心搏动,可确认早孕,活胎。②超声多普勒法。在增大的子宫内听到有节律的单一高调胎心音,最早可妊娠7周听到。

(3)黄体酮试验:停经妇女每日肌内注射黄体酮20 mg,连续3~5 d,停药后2~7 d出现阴道出血,可排除妊娠,若停药后7 d仍未出现阴道流血,妊娠可能性大。

(4)宫颈黏液检查:宫颈黏液量少质稠,涂片干燥后镜下可见到排列成行的椭圆体,无羊齿植物叶状结晶,则早孕可能性大。

(5)基础体温测定:如呈双相且持续3周以上不下降,应考虑早孕。

二、中、晚期妊娠的诊断

中、晚期妊娠是胎儿生长和各器官发育成熟的重要时期,这个时期的诊断主要是判断胎儿生长发育情况、宫内状况和发现胎儿畸形。

1. 病史与症状　有早期妊娠的经过,感到腹部逐渐增大、自觉胎动。

2. 体征与检查

(1)子宫增大:腹部检查触及增大的子宫,手测子宫底高度或尺测耻上子宫长度可估计胎儿大小及孕周(表6-1)。子宫底高度因孕妇的脐耻间距离、胎儿发育情况、羊水量、单胎、多胎等有差异。不同孕周的子宫底增长速度不同,妊娠20~24周时增长速度较快,平均每周增长1.6 cm,至36~39^{+6}周增长速度减慢,每周平均增长0.25 cm。正常情况下,子宫高度在妊娠36周时最高,至妊娠足月时因胎先露入盆略有下降。

表6-1　不同孕龄的子宫高度和子宫长度

妊娠周数	手测宫底高度	尺测耻上子宫长度/cm
12周末	耻骨联合上2~3横指	
16周末	脐耻之间	
20周末	脐下1横指	18(15.3~21.4)
24周末	脐上1横指	24(22.0~25.1)
28周末	脐上3横指	26(22.4~29.0)
32周末	脐与剑突之间	29(25.3~32.0)
36周末	剑突下2横指	32(29.8~34.5)
40周末	脐与剑突之间或略高	33(30.0~35.3)

(2)胎动(fetal movement,FM):指胎儿的躯体活动。孕妇常在妊娠20周左右自觉胎动。胎动随妊娠进展逐渐增强,至妊娠32~34周达高峰,妊娠38周后逐渐减少。胎动夜间和下午较为活跃,常在胎儿睡眠周期消失,持续20~40 min。妊娠28周以后,正常胎动次数≥10次/2 h。

（3）胎体：妊娠达20周及以上后，经腹壁能触到子宫内的胎体。妊娠达24周及以上后触诊能区分胎头、胎背、胎臀和胎儿肢体。胎头圆而硬，有浮球感；胎背宽而平坦；胎臀宽而软，形状不规则；胎儿肢体小且有不规则活动。随妊娠进展，通过四步触诊法能够查清胎儿在子宫内的位置。

（4）胎心音：听到胎心音能够确诊为妊娠且为活胎。于妊娠12周用多普勒胎心听诊仪能够探测到胎心音；妊娠18～20周用一般听诊器经孕妇腹壁能够听到胎心音。胎心音呈双音，似钟表"滴答"声，速度较快，正常时110～160次/min。胎心音应与子宫杂音、腹主动脉音、脐带杂音相鉴别。

3. 辅助检查

（1）超声检查：不仅能显示胎儿数目、胎产式、胎先露、胎方位、有无胎心搏动、胎盘位置及其与宫颈内口的关系、羊水量、评估胎儿体重，还能测量胎头双顶径、头围、腹围和股骨长等多条径线，了解胎儿生长发育情况。在妊娠20～24周，可采用超声进行胎儿系统检查，筛查胎儿结构畸形。

（2）彩色多普勒超声：可检测子宫动脉、脐动脉和胎儿动脉的血流速度和波形。妊娠中期子宫动脉血流舒张期早期切迹可评估子痫前期的风险，妊娠晚期的脐动脉搏动指数（pul-sation index，PI）和阻力指数（resistance index，RI）可评估胎盘血流，胎儿大脑中动脉（middle cerebral ar-tery，MCA）的收缩期峰值流速（the peak systolic velocity，PSV）可判断胎儿贫血的程度。

三、胎产式、胎先露、胎方位

妊娠28周以前胎儿小，羊水相对较多，胎儿在子宫内活动范围较大，位置不固定。妊娠32周后，胎儿的姿势和位置相对恒定。为了适应子宫纵椭圆形的形态，胎儿姿势常为胎头俯屈、颏部贴近胸壁、脊柱略前弯、四肢屈曲交叉于胸腹前。

1. 胎产式　胎体纵轴与母体纵轴的关系称为胎产式。胎体纵轴与母体纵轴平行者，称为纵产式，占足月妊娠分娩总数的99.75%；胎体纵轴与母体纵轴垂直者，称为横产式，仅占足月分娩总数的0.25%；胎体纵轴与母体纵轴交叉者，称为斜产式。斜产式属暂时性的，在分娩过程中多转为纵产式，偶尔转为横产式。

2. 胎先露　最先进入骨盆入口的胎儿部分称为胎先露。纵产式有头先露和臀先露。横产式有肩先露。头先露时因胎头屈伸程度不同又分为枕先露、前囟先露、额先露及面先露。前囟先露和额先露多为暂时性的，在分娩过程中通过胎儿颈部屈曲或仰伸转变为枕先露或面先露分娩。如始终保持前囟先露和额先露可导致难产发生。臀先露因下肢屈伸程度不同分为混合臀先露、单臀先露、足先露（包括单足先露和双足先露）。偶尔头先露或臀先露与胎手或胎足同时入盆，称复合先露。正常阴道分娩胎儿多为枕先露。其他胎先露方式如不能及时纠正可能造成难产或意外。

3. 胎方位　胎儿先露部的指示点与母体骨盆的关系称为胎方位，简称胎位。枕先露以枕骨为指示点，面先露以颏骨为指示点，臀先露以骶骨为指示点，肩先露以肩胛骨为指示点。每个指示点与母体骨盆入口左、右、前、后、横的关系而有不同胎方位。如枕先露时,胎头枕骨位于母体骨盆的右前方,应为枕右前位,余类推。正常胎方位有两种,分别为枕左前(LOA)与枕右前(ROA)。

胎产式、胎先露和胎方位的类型及关系如表 6-2 所示。

表 6-2 胎产式、胎先露和胎方位的类型及关系

<table>
<tr><td rowspan="6">纵产式
(99.75%)</td><td rowspan="4">头先露
(95.75% ~97.75%)</td><td rowspan="2">枕先露
(95.55% ~97.55%)</td><td>枕左前(LOA)</td><td>枕左横(LOT)</td><td>枕左后(LOP)</td></tr>
<tr><td>枕右前(ROA)</td><td>枕右横(ROT)</td><td>枕右后(ROP)</td></tr>
<tr><td rowspan="2">面先露(0.2%)</td><td>颏左前(LMA)</td><td>颏左横(LMT)</td><td>颏左后(LMP)</td></tr>
<tr><td>颏右前(RMA)</td><td>颏右横(RMT)</td><td>颏右后(RMP)</td></tr>
<tr><td colspan="2" rowspan="2">臀先露(2% ~4%)</td><td>骶左前(LSA)</td><td>骶左横(LSA)</td><td>骶左后(LSP)</td></tr>
<tr><td>骶右前(RSA)</td><td>骶右横(RST)</td><td>骶右后(RSP)</td></tr>
<tr><td rowspan="2">横产式
(0.25%)</td><td colspan="2" rowspan="2">肩先露(0.25%)</td><td>肩左前(LScA)</td><td colspan="2">肩左后(LScP)</td></tr>
<tr><td>肩右前(RScA)</td><td colspan="2">肩右后(RScP)</td></tr>
</table>

(林 艳)

第七章　高危妊娠的诊治

第一节　高危妊娠及监护管理

一、高危妊娠的范畴与诊断

本次妊娠对孕产妇及胎婴儿有较高危险性，可能导致难产及（或）危及母婴者，称高危妊娠。具有高危妊娠因素的孕妇，称为高危孕妇。

具有下列情况之一的围生儿，定为高危儿：①胎龄不足 37 周或超过 42 周；②出生体重在 2 500 g 以下；③小于胎龄儿或大于胎龄儿；④胎儿的兄弟姊妹有严重新生儿病史，或新生儿期死亡者，或有两个以上胎儿死亡史者；⑤出生过程中或出生后情况不良，Apgar 评分 0～4；⑥产时感染；⑦高危产妇所生的新生儿；⑧手术产儿。

（一）高危妊娠的范畴

具有下列情况之一者属高危妊娠。

（1）年龄<18 岁或>35 岁。

（2）有异常孕产史者，如流产、早产、死胎、死产、各种难产及手术产、新生儿死亡、新生儿溶血性黄疸、先天缺陷或遗传性疾病。

（3）孕期出血，如前置胎盘、胎盘早剥。

（4）妊娠高血压综合征。

（5）妊娠合并内科疾病，如心脏病、肾炎、病毒性肝炎、重度贫血、病毒感染（巨细胞病毒、疱疹病毒、风疹病毒）等。

（6）妊娠期接触有害物质，如放射线、放射性核素、农药、化学毒物、CO 中毒及服用对胎儿有害药物。

（7）母儿血型不合。

（8）早产或过期妊娠。

（9）胎盘及脐带异常。

（10）胎位异常。

（11）产道异常（包括骨产道及软产道）。

（12）多胎妊娠。

（13）羊水过多、过少。

(14)多年不育经治疗受孕者。

(15)曾患或现有生殖器官肿瘤者等。

(二)高危妊娠的诊断

凡符合高危妊娠范畴的都可以诊断为高危妊娠。通常可从孕妇的病史、临床检查、特殊检查获得所需要的诊断依据。

1. 病史

(1)年龄<16 岁及>35 岁者。

(2)生育史有下列情况者:①两次或两次以上流产者;②过去有死产或新生儿死亡者;③前次分娩为早产或低体重儿;④前次为过大胎儿;⑤有子痫病史者;⑥有家族性疾病或畸形;⑦有手术产史(产钳、剖宫产);⑧有产伤史;⑨多年的不孕史经治疗后妊娠者;⑩有子宫肌瘤或卵巢囊肿者。

(3)有下列疾病应详细询问有关病史:①原发性高血压或慢性高血压;②心脏病,特别是有心力衰竭史或发绀型心脏病;③慢性肾炎;④糖尿病;⑤甲状腺疾病;⑥肝炎;⑦贫血;⑧其他内分泌疾病。

(4)早期妊娠时用过药物或接受过放射检查。

(5)幼年患影响骨骼发育的疾病,如结核病、佝偻病。

2. 临床检查

(1)身高<140 cm,头盆不称。

(2)体重<40 kg 或>85 kg。

(3)骨盆大小,髂前上棘<22 cm、髂嵴<25 cm、骶耻外径<18 cm、坐骨结节间径<7.5 cm。

(4)子宫大小是否与停经月份相符,羊水过多或双胎、IUGR。

(5)足月妊娠胎儿 G≥4 000 g 或<2 500 g。

(6)胎位异常。

(7)血压>130/90 mmHg,收缩压增加 30 mmHg、舒张压增加 15 mmHg。

(8)心脏异常。

(9)阴道出口是否过小,外阴静脉曲张。

(10)妊娠期胎动的变化。

(11)常规的检查,如血尿常规、肝功能等。

3. 特殊检查

(1)孕龄及胎儿发育情况的估计。

(2)胎盘功能的检查。

(3)胎儿成熟度。

(4)胎儿监测。

二、高危妊娠的监护措施

完整的高危妊娠监护包括婚前、孕前的保健咨询工作,对不宜结婚或不宜生育者做好说服教育工作;孕前和早孕期的优生咨询及产前诊断工作;于孕中期即开始筛查妊娠并发症或合并症;孕晚期监护及评估胎儿生长发育和安危情况,监测胎儿 胎盘功能及评估胎儿成熟度。具体的监护措施有以下几种。

1. 人工监护

(1)确定孕龄:根据末次月经、早孕反应的时间、胎动出现时间推算孕龄。

(2)宫底高度及腹围:测量孕妇的宫底高度、腹围,估计胎龄及胎儿大小,以了解胎儿宫内的发育情况。宫底高度是指耻骨联合上缘中点到宫底的弧形长度,测量前嘱孕妇排空膀胱。腹围指以塑料软尺经脐绕腹 1 周的数值,孕晚期每孕周腹围平均大约增长 0. 8 cm。通常每一次产前检查都要监测这两个指标。根据子宫底高度及腹围数值可估算胎儿大小,简单易记的估算方法为胎儿体重(g)= 宫底高度×腹围+200,其中宫高和腹围均是以厘米为单位测得的数值。宫高和腹围之和大于 140 cm 时考虑巨大儿。

(3)高危妊娠评分:为了早期识别高危人群,可采用高危评分法对孕妇进行动态监护。在第一次产前检查时,就根据孕妇病史及体征按“高危妊娠评分指标”(修改后的 Nesbitt 评分指标)进行评分。评分指标的总分为 100 分,当减去各种危险因素的评分后低于 70 分者属高危妊娠范畴。属于高危妊娠的孕妇应给予高危监护。随着妊娠进展,可再重新评分。

(4)胎动计数:监测此指标可判断胎儿在宫内的状态。

2. 妊娠图 又称宫高图,就是定期测量子宫底高度和腹围大小,并将每次测得的数值绘在相应孕周的宫高、腹围线上,然后联成曲线,并与标准曲线上相对应孕周的宫高、腹围进行比较,得出胎儿生长发育是否正常的结论,这种曲线就称为“妊娠图”。为了简便明了,目前常用的妊娠图只测量子宫底高度,所以又称宫高图。妊娠图是反映胎儿在宫内发育及孕妇健康情况的动态曲线图。将每次产前检查所得的血压、体重、宫底高度、腹围、水肿、尿蛋白、胎位、胎儿心率等数值记录于妊娠图上,绘制成标准曲线,观察动态变化。其中宫底高度曲线是妊娠图中最主要的曲线。

通过每周一次的坐标点的连线,就可动态地观察胎儿在子宫内的生长发育情况。根据曲线的走势,大致有以下 3 种情况。

(1)宫高曲线走势接近,甚至低于图表上的低体重曲线:提示宫内胎儿生长发育不良、体重较低。出现低体重曲线走势,大致有以下 2 种可能。①最常见的原因是胎儿宫内发育迟缓。若从妊娠中期起,宫高曲线连续呈低体重曲线走势,但体重增长速率尚正常,多为内因性胎儿宫内发育迟缓,有可能为遗传因素引起,有的还可能伴有胎儿出生缺陷。若妊娠中期的宫高曲线为正常体重曲线的走势,只是妊娠晚期的某段时间出现低体重曲线的走势,多为外因性胎儿宫内发育迟缓,常为环境因素或营养因素所致,只要通过针对病因的治疗及静脉补充营养等措施,有可能促使胎儿体重增加,而且,越早治疗效果越好。②患有妊高征、高血压等并发症和合并症的孕妇,由于胎盘供血不足,导致胎盘功能不全时,可发生胎儿生长发育障碍,常发生于妊娠 32 周后(因此时正是胎儿快速发育阶段)。对这些原因引起的胎儿发育迟缓应及时治疗,以免胎儿在宫内发生意外。

(2)胎儿的宫高曲线呈正常体重曲线走势:提示胎儿发育正常。

(3)胎儿的宫高曲线的走势接近甚至超过高体重曲线:出现高体重曲线走势多见于巨大儿和多胎妊娠,有时也可见于头盆不称及前置胎盘等。羊水过多和胎儿脑积水等畸形也是引起高体重曲线的重要原因。由于宫高曲线受腹壁脂肪厚薄及胎先露入盆与否等因素的影响,只能作为观察胎儿发育正常与否的一种筛查的措施。当发现低值或高值的异常曲线走势后,应及时就诊,以便进一步查明情况。B 超是预测胎儿大小最常用的辅助诊断方法,准确性较高,而且,可同时发现胎儿常见的畸形。

3. 仪器监护

(1)B 超:是诊断妊娠情况最快速准确的方法。B 超检查不仅能显示胎儿数目、胎位、有无胎心搏动以及胎盘位置,而且能测量抬头的双顶径、胸径、腹径以估计孕龄及预产期,还可估计胎儿体重、有无胎儿体表畸形、胎盘成熟度等。

(2)胎心听诊:是临床普遍使用的最简单方法。可用听诊器或多普勒胎心仪监测,判断胎儿是否存活,是否存在宫内缺氧,缺点是不能分辨瞬间变化。测胎心的同时应注意胎心的强弱及节律,有疑问时应延长听诊时间。

(3)胎心电子监护:胎儿监测仪在临床上广泛应用,它的优点在于不受宫缩影响。它不仅可以连续记录胎心率的变化,而且可以同时观察胎动、宫缩对胎心率的影响。能准确反映三者间的关系。通过监护仪描述的胎心率图是一条有起伏的曲线,我们把曲线中间的一条假想为胎心率基线水平。基线分为过速、正常、过缓 3 种。凡有胎动或胎心异常或高危妊娠于妊娠末期及临产后都应做胎心电子监护,以准确观察和记录胎心率的连续变化。使用胎心电子监护仪时一般采用胎心率与子宫收缩率同步描记。胎心监护分产前监护和产时监护,包括内、外监护两种形式。外监护是将宫缩描绘探头和胎心探头直接放在孕妇的腹壁上,它操作方便,没有感染,但外界干扰可影响结果;内监护是在宫口开大 1 cm 以上,将单极电极经宫口与胎头直接连接进行监测。此方法在破膜后操作有感染的机会,但记录较准确。

(4)胎儿心电图监测:是通过置电极于母体腹壁或胎儿体表记录胎儿心脏活动的电位变化及其在心脏传导过程的图形。通过胎儿心脏活动的客观指标及早诊断胎儿宫内缺氧及先天性心脏病。

(5)羊膜镜检查:羊膜镜是在胎膜完整时插入子宫颈管观察羊膜及羊水情况的器械。在妊娠晚期或分娩期应用羊膜镜观察羊水的性状、量及颜色,可以早期发现胎儿缺氧,达到监护胎儿的目的。

4. 实验室检查

(1)胎儿畸形检查:常用的如甲胎蛋白测定,血清标记物妊娠相关蛋白 A(PAPP-A)等。

(2)胎盘功能检查:可以采用孕妇血、尿雌三醇测定,孕妇血清胎盘生乳素(HPL)测定,孕妇血清妊娠特异性 β 糖蛋白测定,阴道脱落细胞检查,胎盘酶的测定等方法进行判断。

(3)胎儿成熟度检查:即抽取羊水进行分析,是常用的也是正确判断胎儿成熟度的方法。常用的方法有羊水中卵磷脂/鞘磷脂比值(LIS)、羊水中肌酐值、胆红素类物质含量、淀粉酶值及脂肪细胞出现率等。

(4)胎儿缺氧及程度检查:常用的如胎儿头皮血气测定、胎儿头皮血乳酸测定、胎儿血氧饱和度等。

第二节　高危妊娠的处理原则

积极预防和治疗引起高危妊娠的病因因素。

一、一般处理

1. 卧床休息　可改善子宫胎盘血循环,增加雌三醇的合成和排出量。一般建议孕妇取左侧卧位,可避免增大的子宫对腹部椎前大血管的压迫,改善肾脏及子宫胎盘血循环,减少脐带受压。

2. 增加营养　孕妇的健康及营养状态对胎儿的生长发育极为重要。严重贫血或营养不良往往导致新生儿出生体重过轻。伴有胎盘功能减退及胎儿宫内发育迟缓的孕妇应给予高蛋白、高能量饮食,并补充足够的维生素和铁、钙、碘等矿物质和微量元素。

二、病因处理

1. 妊娠并发症　如前置胎盘、胎盘早期剥离、妊娠高血压综合征、妊娠期肝胆疾患等。本类疾病易引起胎儿发育障碍或死胎,严重者伴有产前、产时、产后的大出血或者危及母儿生命等,应认真做好围生期保健,及时发现高危人群,预防并发症和不良妊娠结局的发生。

2. 妊娠合并心脏病　由于缺氧,常导致早产与胎儿生长迟缓。同时妊娠加重孕妇的心脏负担诱发心力衰竭,严重者可对孕妇生命产生威胁,是孕产妇死亡的重要原因之一。应加强孕期保健和产前检查,预防心力衰竭,防止感染。

3. 妊娠合并糖尿病　由于胎儿血糖波动与酸中毒,可发生胎儿在临产前突然死亡。应与内科共同监护,控制饮食,积极用药治疗,按医嘱正确使用胰岛素。妊娠后期按时产检监测胎心,自测胎动尤其重要。

4. 妊娠合并肾病　此病主要危及孕妇,产生肾衰竭,胎儿可发生宫内发育迟缓。如妊娠早期就有肾衰竭的症状和体征应终止妊娠。如妊娠晚期,估计胎儿已能存活,应及时终止妊娠,以免胎死宫内。孕期给予低蛋白饮食,积极控制血压,预防感染。

5. 遗传性疾病　做到早期发现,及时处理,预防为主。对有下列情况的孕妇应做羊水穿刺,进行遗传学诊断:孕妇年龄≥35 岁;曾经生育先天愚型患儿或有家族史;孕妇有先天性代谢障碍(酶系统缺陷)疾病或染色体异常的家族史;有神经管开放性畸形儿妊娠史等。一般在妊娠 16 周左右做羊水穿刺,有异常者要终止妊娠。妊娠 20 周左右做唐氏筛查。

三、产科处理

(1)提高胎儿对缺氧的耐受力.可按医嘱使用营养药物,如10%葡萄糖500 mL加维生素C 2 g静脉缓慢滴注,每日1次,5～7 d为1个疗程,观察用药效果。孕妇尽可能地左侧卧位以改善子宫受压状态。

(2)间歇吸氧。特别对胎盘功能减退的孕妇吸氧可以改善胎儿的血氧饱和度,如每日3次,每次30 min。

(3)预防早产。指导孕妇避免猛烈的运动和活动,必要时遵医嘱使用药物尽量延长怀孕时间。

(4)选择适当的时间用引产或剖宫产方式终止妊娠;对需终止妊娠而胎儿成熟度较差者,可于终止妊娠前用肾上腺皮质激素促进肺表面活性物质的形成和释放,促进胎儿肺成熟,预防新生儿呼吸窘迫综合征。

(5)产时严密观察胎心变化,给予吸氧。尽量少用麻醉镇静药物,避免加重胎儿缺氧。

(6)从阴道分娩者应尽量缩短第二产程,如有胎儿窘迫的症状和体征时应及早结束分娩,并做好新生儿的抢救准备。

(7)高危儿应加强产时和产后的监护。

第三节　胎儿窘迫及新生儿窒息

一、胎儿窘迫

胎儿窘迫是指在孕妇、胎儿或胎盘等各种高危因素引起的胎儿缺氧、酸中毒为主要特征的综合征,常常危及胎儿的健康和生命。胎儿窘迫是围生儿死亡的主要原因,1992年我国17城市调查围生儿死亡原因的排位中胎儿窘迫居首位。同时,胎儿窘迫是引起智力低下的主要原因,主要证据有以下几方面:①先天性疾病遗传咨询中60%为智力低下;②智力低下中90%为产前、产时或产后缺氧,10%为遗传因素;③重度窒息中4.1%有智力异常;④新生儿窒息20 min后好转者,36.4%智力异常。因此,如何早期诊断、早期治疗胎儿窘迫以减少围生儿发病率、病残率和死亡率,是产科临床工作者的重要课题。

1990年全国胎儿窘迫专题研讨会报道胎儿窘迫的发病率最低2.7%,最高达35.8%,大多数报道在10%～20%。大部分胎儿窘迫发生在分娩期,妊娠期亦可发生。国内资料表明分娩期占总发生率的74.9%～98.2%。

【病因】

胎儿窘迫的病因涉及多方面,可归纳为三大类。

1. 母体因素　孕妇患有高血压、慢性肾炎、妊娠高血压综合征、重度贫血、心脏病、肺源性心脏病、高热、吸烟、产前出血性疾病和创伤、急产或子宫不协调性收缩、催产素使用不当、产程延长、子宫过度膨胀、胎膜早破等；或者产妇长期仰卧位，镇静剂、麻醉剂使用不当等。

2. 胎儿因素　胎儿心血管系统功能障碍、胎儿畸形，如严重的先天性心血管病、母婴血型不合引起的胎儿溶血，胎儿贫血、胎儿宫内感染等。

3. 脐带、胎盘因素　脐带因素有长度异常、缠绕、打结、扭转、狭窄、血肿、帆状附着；胎盘因素有植入异常、形状异常、发育障碍、循环障碍等。

【临床表现】

胎儿窘迫的主要表现为胎心率改变、胎动异常及羊水胎粪污染或羊水过少，严重者胎动消失。根据其临床表现，可以分为急性胎儿窘迫和慢性胎儿窘迫。正常胎心为120～160 次/min，当胎心>160 次/min 或<120 次/min 都为胎儿宫内窘迫。急性胎儿窘迫多发生在分娩期，主要表现为胎心率加快或减慢，宫缩应激试验（CST）或者子宫收缩激惹实验（OCT）等出现频繁的晚期减速或可变减速；羊水胎粪污染和胎儿头皮血 pH 值下降，出现酸中毒。羊水胎粪污染可以分为 3 度：Ⅰ度为浅绿色稀薄；Ⅱ度为黄绿色并浑浊；Ⅲ度为棕黄色，或者混有胎儿的粪便，稠厚。慢性胎儿窘迫常发生在妊娠末期，往往延续至临产并加重，主要表现为胎动减少或消失，NST 基线平直，胎儿发育受限，胎盘功能减退，羊水胎粪污染等。

【诊断】

1. 急性胎儿窘迫　多发生在分娩期，伴有脐带脱垂、前置胎盘、胎盘早剥、产程延长或宫缩过强、休克等病理因素。

（1）胎心率异常：缺氧早期，无宫缩时胎心率增快达 160 次/min 以上，严重缺氧时胎心率减慢达 120 次/min 以下。胎心率减慢至 100 次/min 以下、基线变异低于 5 次/min，伴频繁晚期减速或重度变异减速，提示胎儿严重缺氧，随时可能胎死宫内。

（2）羊水胎粪污染：Ⅰ度污染呈浅绿色，多见于慢性胎儿窘迫。Ⅱ度污染呈黄绿色、浑浊，多见于急性胎儿窘迫。Ⅲ度污染呈棕黄色、稠厚，提示胎儿严重缺氧当胎心率<120 次/min、胎先露部固定前羊水清时，应在无菌条件下于宫缩间歇期轻轻上推胎先露部，使后羊水流出，观察后羊水性状。

（3）胎动异常：初期时胎动频繁，继而胎动减少、减弱，甚至消失。

（4）酸中毒：正常胎儿头皮血 pH 值为 7.25～7.35、PO_2 15～30 mmHg、PCO_2 35～55 mmHg，当 pH 值<7.2、PO_2<10 mmHg、PCO_2>60 mmHg 诊断胎儿酸中毒。

2. 慢性胎儿窘迫　其多发生在妊娠晚期，因妊娠期高血压疾病、慢性肾炎、糖尿病、严重贫血、妊娠期肝内胆汁淤积症、过期妊娠等引起，可伴有胎儿宫内发育迟缓。

（1）胎动异常：每日早、中、晚各计数 1 h 胎动次数，3 h 胎动次数之和乘以 4，结果约为 12 h 的胎动总次数。正常情况下，足月妊娠时胎动次数>20 次/24 h。胎动减少，尤其是进行减少，提示胎儿窘迫。

(2)胎儿电子监护异常:①NST无反应型(连续监测胎心率20~40 min,胎动时胎心率加速<15 次/min、持续时间<15 s);②无胎动或宫缩时胎心率>180 次/min或<120 次/min 达10 min 以上;③基线变异<5 次/min;④OCT频繁重度变异减速或晚期减速。

(3)胎儿生物物理评分低:对NST及B超获得的胎动、胎儿呼吸运动、胎儿肌张力、羊水量进行综合评分,每项2分。总分4~7分可疑缺氧、不足3分提示胎儿窘迫。

(4)胎盘激素下降:①24 h尿E<10 mg或连续下降>30%,随意尿E/C比值<10;②妊娠特异故糖蛋白<100 mg/L;③胎盘生乳素<4 mg/L。

(5)羊膜镜检查:羊水胎粪污染。

【治疗】

1.急性胎儿窘迫　应采取果断措施,改善胎儿缺氧状态。

(1)一般处理:应该立即采取相应措施纠正胎儿缺氧,包括改变孕妇体位、吸氧、停止缩宫素使用、抑制宫缩、纠正孕妇低血压等措施,并迅速查找病因,排除脐带脱垂、重度胎盘早剥、子宫破裂等,如果这些措施均不奏效,应该紧急终止妊娠。对于可疑胎儿窘迫者应该综合考虑临床情况、持续胎心监护,采取其他评估方法来判定胎儿有无缺氧,可能需要宫内复苏来改善胎儿状况。

(2)病因治疗:若为不协调性子宫收缩过强,或因缩宫素使用不当引起宫缩过频过强,应给予特布他林或其他β受体兴奋剂抑制宫缩。若为羊水过少,有脐带受压征象,可经腹羊膜腔输液。

(3)尽快终止妊娠:根据产程进展,决定分娩方式。①Ⅲ类电子胎心监护图形,但宫口未开全或预计短期内无法阴道分娩,应立即行剖宫产;②宫口开全,骨盆各径线正常者,胎头双顶径已达坐骨棘平面以下,一旦诊断为胎儿窘迫,应尽快行阴道助产术结束分娩。无论阴道分娩或剖宫产均需做好新生儿窒息抢救准备,稠厚胎粪污染者需在胎头娩出后立即清理上呼吸道,如胎儿活力差则要立即气管插管洗净气道后再行正压通气。胎儿娩出后,留取胎儿脐动静脉血样进行血气分析,以评估胎儿氧合及酸碱平衡状况。

2.慢性胎儿窘迫　应针对妊娠合并症或并发症特点及其严重程度,根据孕周、胎儿成熟度及胎儿缺氧程度综合判断,拟定处理方案。

(1)一般处理:主诉胎动减少者,应进行全面检查以评估母儿状况,包括NST和(或)胎儿生物物理评分;侧卧位;低流量吸氧;积极治疗妊娠合并症及并发症;加强胎儿监护,注意胎动变化。

(2)期待疗法:孕周小,估计胎儿娩出后存活可能性小,尽量保守治疗延长胎龄,同时促胎肺成熟,争取胎儿成熟后终止妊娠。应向患者说明,期待过程中胎儿可能随时胎死宫内;胎盘功能低下可影响胎儿发育,预后不良。

(3)终止妊娠:妊娠近足月或胎儿已成熟,胎动减少,胎盘功能进行性减退,电子胎心监护出现胎心基线率异常伴基线变异异常、OCT出现频繁晚期减速或重度变异减速、胎儿生物物理评分≤4分者,均应行剖宫产术终止妊娠。

二、新生儿窒息

新生儿窒息是指胎儿娩出后1 min,仅有心跳而无呼吸或未建立规律呼吸的缺氧状态,为新生儿死亡及伤残的主要原因之一,也是出生后常见的一种紧急情况,必须积极抢救,精心护理,以降低新生儿死亡率,预防远期后遗症。

【病因】

可因孕母疾患、胎盘或脐带因素影响母体和胎儿间血液循环和气体交换引起,亦可因胎儿新生儿因素所致。大致为:①因脐带受压等致脐血流中断;②因胎盘早剥等致胎盘不能进行气体交换;③因孕母严重低血压等使母侧胎盘灌流不足;④重度贫血或生长迟缓的胎儿对正常娩出过程中间歇、暂时性缺氧不能耐受;⑤娩出时新生儿肺不能充分扩张,无法有效通气,肺灌流不足,可因呼吸中枢受抑制,胎粪吸入、呼吸道阻塞、先天畸形等。

【临床表现】

根据窒息程度分为轻度窒息和重度窒息,以Apgar评分为其指标。

1. 轻度(青紫)窒息　Apgar评分4～7分。新生儿面部与全身皮肤呈青紫色;呼吸表浅或不规律;心跳规则且有力,心率减慢为80～100次/min,对外界刺激有反应;喉反射存在;肌张力好;四肢稍屈。如果抢救治疗不及时,可转为重度窒息。

2. 重度(苍白)窒息　Apgar评分0～3分。新生儿皮肤苍白;口唇暗紫;无呼吸或仅有喘息样微弱呼吸;心跳不规则;心率<80次/min且弱;对外界刺激无反应;喉反射消失;肌张力松弛。如果不及时抢救可致死亡。

出生后5 min Apgar评分对估计预后很有意义。评分越低,酸中毒和低氧血症越严重,如5 min的评分<3分,则新生儿死亡率及日后发生脑部后遗症的机会明显增加。

【处理原则】

分娩时考虑相关危险因素,每个婴儿出生时都应做好新生儿窒息复苏的准备,因为新生儿对复苏的需要可能是突如其来的。因此,每个新生儿出生时都需要有至少一名熟练掌握复苏技能的医务人员在场。以预防为主,一旦发生窒息要及时抢救,动作迅速、准确、轻柔,避免发生损伤。复苏步骤:A(清理呼吸道后评估一次)—B(常压给氧后评估)—C(正压通气评估)—D(气管插管评估)—E(药物治疗评估)。

A:复苏。总以快速评估新生儿为开端。Apgar评分不作为是否需要复苏的指征,因为远在1 min Apgar评分做出之前,复苏就应该开始。但它可以说明复苏的效果。复苏首先避免温度的丢失,将身体擦干保暖本身就是一种刺激,足以诱发自主呼吸。如无呼吸,下一步是保证气道通畅,摆正体位吸净气道中黏液就能达到呼吸道通畅。

B:常压给氧。用于支持具备有效呼吸、心率>100次/min,但有中心性发绀的婴儿。给氧时100%的氧流量为5 L/min,氧气管的末端距离新生儿口鼻1.3 cm时,氧浓度为80%。流量增大不能改善供氧,反而增加新生儿对冷气流吹过身体的应激。麻醉气囊的面罩末端可用于常压给氧,自动充气式气囊的面罩则不可,因为5 L/min的气流不足以打开气囊的活瓣而将氧气输送给新生儿。当颜色改善后氧气撤离。

C:正压通气。是通气支持的主要形式。新生儿颈部轻度仰伸,用一小布卷垫于新生儿肩膀下有助于保持此体位。选择合适的面罩,使其覆盖住新生儿口鼻及下颌尖部。使用时氧流量为5 L/min。氧浓度应为90% ~100%。自动充气式气囊的减压阀应处于开启状态,以便压力过高时自动开启。

D:气管插管术与心脏按压。羊水黏稠、胎粪污染时行气管内吸引,是新生儿气管插管最常见的原因。

E:药物治疗。除非最严重的窒息,新生儿复苏很少需要用药,因此应在抢救台旁列出各种药物的使用剂量,以便需要时快速参阅。

(林 艳 梁 磊)

第八章　妊娠期并发症的诊治

第一节　流　产

妊娠不足28周、胎儿体重不足1 000 g而终止者,称为流产。妊娠12周前终止者,称为早期流产,妊娠12周至不足28周终止者,称为晚期流产。流产分为自然流产和人工流产。自然流产占妊娠总数的10% ~15%,其中早期流产占80%以上。

【病因】

1. 胚胎因素　染色体异常是早期流产最常见的原因。半数以上与胚胎染色体异常有关。染色体异常包括数目异常和结构异常。数目异常以三体居首位,其次为X单体,三倍体及四倍体少见。结构异常主要是染色体易位、嵌合体等,染色体倒置、缺失和重叠也有报道。除遗传因素外,感染、药物等因素也可引起胚胎染色体异常。若发生流产,多为空孕囊或已退化的胚胎。少数至妊娠足月可能娩出畸形儿,或有代谢及功能缺陷。

2. 母体因素

(1)全身性疾病:孕妇患全身性疾病(如严重感染、高热等)刺激子宫强烈收缩导致流产;引发胎儿缺氧(如严重贫血或心力衰竭)、胎儿死亡(如细菌毒素和某些病毒,如巨细胞病毒、单纯疱疹病毒经胎盘进入胎儿血循环)或胎盘梗死(如孕妇患慢性肾炎或高血压)均可导致流产。

(2)生殖器官异常:子宫畸形(如子宫发育不良、双子宫、子宫纵隔等)、子宫肿瘤(如黏膜下肌瘤等),均可影响胚胎着床发育而导致流产。宫颈重度裂伤、宫颈内口松弛引发胎膜早破而发生晚期自然流产。

(3)内分泌异常:黄体功能不足、甲状腺功能减退、严重糖尿病血糖未能控制等,均可导致流产。

(4)强烈应激与不良习惯:妊娠期无论严重的躯体(如手术、直接撞击腹部、性交过频)或心理(过度紧张、焦虑、恐惧、忧伤等精神创伤)的不良刺激均可导致流产。孕妇过量吸烟、酗酒、饮咖啡、吸食二醋吗啡(海洛因)等毒品,均可导致流产。

3. 免疫功能异常　胚胎及胎儿属于同种异体移生物。母体对胚胎及胎儿的免疫耐受是使胎儿在母体内得以生存的基础。若孕妇于妊娠期间对胎儿免疫耐受降低可致流产,如父方的人白细胞抗原(HLA)、胎儿抗原、母胎血型抗原不合、母体抗磷脂抗体过多、抗精子抗体存在、封闭抗体不足等,均可引发流产。已知调节性T细胞(Tr)与效应性T

细胞(Te)的平衡是维系免疫反应的关键所在。某些特发性流产与调节性 T 细胞功能相对或绝对低下存在明显的相关性,可能是导致孕妇对胎儿免疫耐受性降低的主要原因。

4. 环境因素　过多地接触放射线和砷、铅、甲醛、苯、氯丁二烯、氧化乙烯等化学物质,均可能引起流产。

【临床表现】

早期流产,胚胎多在排出之前已死亡,多伴有底蜕膜出血、周边组织坏死、胚胎绒毛分离,已分离的胚胎组织如同异物,可引起子宫收缩,妊娠物多能完全排出。少数排出不全或完全不能排出,导致出血量较多。无胚芽的流产多见于妊娠 8 周前,有胚芽的流产多见于妊娠 8 周后。

晚期流产,多数胎儿排出之前尚有胎心,流产时先出现腹痛,然后排出胎儿、胎盘;或在没有明显产兆情况下宫口开张、胎儿排出。少数胎儿在排出之前胎心已停止,随后胎儿自行排出;或不能自行排出形成肉样胎块,或胎儿钙化后形成石胎。其他还可见压缩胎儿、纸样胎儿、浸软胎儿、脐带异常等病理表现。

按自然流产发展的不同阶段,分为以下临床类型。

1. 先兆流产　指妊娠 28 周前先出现少量阴道流血,常为暗红色或血性白带,无妊娠物排出,随后出现阵发性下腹痛或腰背痛。妇科检查宫颈口未开,胎膜未破,子宫大小与停经周数相符。经休息及治疗后症状消失,可继续妊娠;若阴道流血量增多或下腹痛加剧,可发展为难免流产。

2. 难免流产　指流产不可避免。在先兆流产基础上,阴道流血量增多,阵发性下腹痛加剧或出现阴道流液(胎膜破裂)。妇科检查宫颈口已扩张,有时可见胚胎组织或羊膜囊堵塞于宫颈口内,子宫大小与停经周数基本相符或略小。

3. 不全流产　难免流产继续发展,部分妊娠物排出宫腔,还有部分残留于宫腔内或嵌顿于宫颈口处,或胎儿排出后胎盘滞留宫腔或嵌顿于宫颈口,影响子宫收缩,导致出血,甚至发生休克。妇科检查见宫颈口已扩张,宫颈口有妊娠物堵塞及持续性血液流出,子宫小于停经周数。

4. 完全流产　指妊娠物已全部排出,阴道流血逐渐停止,腹痛逐渐消失。妇科检查宫颈口已关闭,子宫接近正常大小。

【诊断】

1. 病史　多有停经史,停经时间不等,伴有早孕反应。大部分患者有阴道出血或腹痛,早期流产者临床过程表现为先出现阴道出血,后出现腹痛。晚期流产者表现为先出现腹痛,后出现阴道出血。部分患者有反复流产史。

2. 查体　阴道有不同程度的出血,部分患者阴道分泌物无血迹,但分泌物量多伴有异味,有阴道炎症表现可能是流产的诱因。宫颈口可扩张,有时可见妊娠物嵌顿。子宫增大,可与停经周数不相符。

3. 实验室检查　尿妊娠试验阳性,对血 HCG 及黄体酮的定量测定可协助判断先兆流产的预后。必要时检查血常规、C 反应蛋白(CRP),判断有无流产感染。

4. 超声检查　B 超下可以监测胚胎是否存活从而明确流产类型，依据妊娠囊形态、位置判断预后。

5. 不同类型的流产

(1)先兆流产：孕 28 周前少量阴道出血，部分患者伴有下腹隐痛及腰酸。妇科检查宫颈口未开，胎膜未破，B 超下可见胎心存在，胚胎或胎儿存活。

(2)难免流产：在先兆流产的基础上阴道出血增多，腹痛加剧或出现阴道流液，妇科检查有时可见宫旁已经扩张或可见妊娠物堵塞于宫颈内口。

(3)不完全流产：在难免流产的基础上妊娠物部分排出，可见阴道出血量多，甚至出现休克，妇科检查可见宫口扩张，妊娠物嵌顿于宫颈口或阴道内，子宫一般小于停经周数。

(4)完全流产：阴道出血少，腹痛消失，妇科检查宫旁闭合，B 超检查妊娠物已完全排出子宫。

(5)稽留流产：胚胎或胎儿已经死亡滞留于宫腔内未能及时排出。患者有少量阴道出血、腹痛或无任何症状。B 超检查未闻及胎心。

(6)流产合并感染：流产过程中因阴道出血时间长或阴道炎症上行感染，表现为发热、腹痛明显，妇科检查可有阴道内异味、宫体压痛，实验室检查血常规白细胞、CRP 异常升高。

【鉴别诊断】

1. 异位妊娠　早孕期间的先兆流产引发阴道出血或腹痛易与异位妊娠混淆。实验室检查血、尿 HCG 阳性可明确妊娠，但 B 超检查异位妊娠宫内未见孕囊，附件区可见异常包块，甚至妊娠囊、心管搏动。在宫内宫外均未见妊娠囊时需特别谨慎，密切随访。

2. 葡萄胎　常有妊娠反应严重、阴道出血、子宫大于实际孕周等临床表现，B 超下可见子宫腔内落雪征或蜂窝征。

3. 妊娠并发急腹症或肌瘤变性　妊娠并发急腹症如阑尾炎、胆囊炎、卵巢囊肿蒂扭转等或子宫肌瘤变性也可引发先兆流产，但不能只顾保胎治疗而忽略了流产的诱发因素。

4. 妊娠并发宫颈糜烂或息肉出血　妊娠后阴道出血仍需在妇科检查时小心撑开阴道观察宫颈情况，盲目使用保胎药物并不能控制宫颈表面出血，甚至有少数病例出现妊娠并发宫颈癌的漏诊。

【治疗】

不同类型的流产其相应的处理原则亦不同。先兆流产的处理原则是卧床休息，禁止性生活；减少刺激；必要时给予对胎儿危害小的镇静剂；对于黄体功能不足的孕妇，按医嘱每日肌内注射黄体酮 20 mg，以利于保胎；注意及时进行超声检查，了解胚胎发育情况，避免盲目保胎。难免流产一旦确诊，应尽早使胚胎及胎盘组织完全排出，以防止出血和感染。不全流产的处理原则是一经确诊，应行吸宫术或钳刮术以清除宫腔内残留组织。完全流产的处理原则是若无感染征象，一般不需特殊处理。稽留流产的处理原则是及时促使胎儿和胎盘排出，以防死亡胎儿及胎盘组织在宫腔内稽留日久发生严重的凝血功能障碍及 DIC。处理前应做凝血功能检查。对于复发性流产，在明确病因学诊断后有针对性地给予个性化治疗，并重视对保胎治疗成功的患者进行胎儿宫内发育监测以及对所生的婴儿进行出生缺陷筛查。流产合并感染的治疗原则为控制感染的同时尽快清除宫内残留物。

第二节　异位妊娠

正常妊娠时，受精卵着床于子宫体腔内膜。受精卵在子宫体腔外着床发育时，称为异位妊娠，俗称宫外孕。但异位妊娠和宫外孕的含义稍有区别。异位妊娠包括输卵管妊娠、卵巢妊娠、腹腔妊娠、宫颈妊娠及阔韧带妊娠等；宫外孕仅指子宫以外的妊娠，宫颈妊娠不包括在内。在异位妊娠中，输卵管妊娠最为常见，占异位妊娠的95%左右。本节主要阐述输卵管妊娠。

输卵管妊娠是妇产科常见急腹症之一，当输卵管妊娠流产或破裂时，可引起腹腔内严重出血，如不及时诊断、处理，可危及生命。输卵管妊娠因其发生部位不同又可分为间质部、峡部、壶腹部和伞部妊娠。以壶腹部妊娠多见，约占78%，其次为峡部，伞部、间质部妊娠少见。

【病因】

任何妨碍受精卵正常进入宫腔的因素均可造成输卵管妊娠。

1. 输卵管炎症　包括输卵管黏膜炎和输卵管周围炎，这是引起输卵管妊娠的主要原因。慢性炎症可以使输卵管管腔黏膜粘连，管腔变窄；或纤毛缺损；或输卵管与周围粘连，输卵管扭曲，管腔狭窄，输卵管壁平滑肌蠕动减弱等，这些因素均妨碍了受精卵的顺利通过和运行。

2. 输卵管发育不良或功能异常　输卵管过长、肌层发育差、黏膜纤毛缺乏等发育不良，均可成为输卵管妊娠的原因。输卵管蠕动、纤毛活动以及上皮细胞的分泌功能异常，也可影响受精卵的正常运行。此外，精神因素也可引起输卵管痉挛和蠕动异常，干扰受精卵的正常运送。

3. 受精卵游走　卵子在一侧输卵管受精，受精卵经宫腔或腹腔进入对侧输卵管称受精卵游走。移行时间过长、受精卵发育增大，即可在对侧输卵管内着床形成输卵管妊娠。

4. 辅助生殖技术　近年由于辅助生育技术的应用，使输卵管妊娠发生率增加，既往少见的异位妊娠，如卵巢妊娠、宫颈妊娠、腹腔妊娠的发生率增加。

5. 其他　内分泌失调、神经精神功能紊乱、输卵管手术以及子宫内膜异位症等都可增加受精卵着床于输卵管的可能性。此外，放置宫内节育器与异位妊娠发生的关系已引起国内外重视。随着宫内节育器的广泛应用，异位妊娠发生率增高，其原因可能是由于使用宫内节育器后的输卵管炎所致。最近相关调查研究表明，宫内节育器本身并不增加异位妊娠的发生率，但若宫内节育器避孕失败而受孕时，则发生异位妊娠的机会较大。

【临床表现】

典型异位妊娠的三联症是停经、腹痛及不规则阴道流血。该组症状只出现在约 50% 的患者中，而且在异位妊娠破裂患者中最为典型。随着临床医生对异位妊娠的逐渐重视，特别是经阴道 B 超联合血 HCG 的连续监测，被早期诊断的异位妊娠越来越多。

1. 症状

（1）停经：需要注意的是有 25% 的异位妊娠患者无明显停经史。当月经延迟几天后出现阴道流血时，常被误认为是正常月经。所以，医生应详细询问平素月经状况，末次月经及本次不规则流血的情况，是否同既往月经比较有所改变。若存在不规则阴道流血伴或不伴腹痛的生育期妇女，即使无明显停经史也不能除外异位妊娠。

（2）阴道流血：常表现为短暂停经后不规则阴道流血，一般量少、呈点滴状暗红或深褐色。也有部分患者量多，似月经量，约 5% 的患者有大量阴道流血，但大量阴道流血更接近不完全流产的临床表现。胚胎受损或死亡导致 HCG 下降，卵巢黄体分泌的激素难以维持蜕膜生长而发生剥离出血，5% ~10% 的患者可排出子宫蜕膜管型，排出时的绞痛如同自然流产时的绞痛。

（3）腹痛：是最常见的主诉，但疼痛的程度和性质差异很大，没有可以诊断异位妊娠的特征性的疼痛。疼痛可以是单侧或者双侧，可以是钝痛、锐痛或者绞痛，可以是持续性的也可以为间断性的。未破裂时，增大的胚胎使膨胀的输卵管痉挛或逆行蠕动，可致患侧出现隐痛或胀痛；破裂时可致突发患侧下腹部撕裂样剧痛甚至全腹疼痛；血液积聚在直肠子宫陷凹可出现里急后重感；膈肌受到血液刺激可以引起胸痛及肩背部疼痛（Danforth 征）。

2. 体征　体格检查应包括生命体征的评估、腹部及盆腔的检查。一般而言，破裂和出血前的体征是非特异性的，生命体征往往也比较平稳。

（1）生命体征：部分患者因为急性出血及剧烈腹痛而处于休克状态，表现为面色苍白、脉细弱、肢冷、血压下降等。体温一般正常，休克时略低，积血吸收时略高，<10% 的患者可有低热。另外，部分患者有胃肠道症状，约一半的患者有晕眩或轻微头痛。

（2）腹部及盆腔检查：腹部可以没有压痛或者轻度压痛，伴或不伴反跳痛。内出血多时可见腹部隆起，全腹压痛和反跳痛，但压痛仍以患侧输卵管处为甚，出血量大时移动性浊音阳性，肠鸣音减弱或消失。子宫可以轻度增大，与正常妊娠表现相似，可以有或者没有宫颈举痛。在约一半的病例中可触及附件包块，但包块的大小、质地和压痛可以有很大的差异，有时触及的包块可能是黄体而不是异位妊娠病灶。

【诊断】

输卵管妊娠流产或破裂后，多数有典型的临床表现。根据停经、阴道流血、腹痛、休克等表现可以诊断。如临床表现不典型，则应密切监护病情变化，结合辅助检查做出诊断。

1. 超声检查　阴道超声检查是诊断输卵管妊娠的主要方法之一。输卵管妊娠的典型声像图为：①子宫内不见妊娠囊，内膜增厚；②宫旁一侧见边界不清、回声不均的混合性肿块,有时宫旁肿块内可见妊娠囊、胚芽及原始心管搏动,是输卵管妊娠的直接证据;③直肠子宫陷凹处有积液。

2. 妊娠试验　异位妊娠时 HCG 往往低于正常宫内妊娠,且 HCG 的倍增在 48 h 内常不足 66%。HCG 阴性不能完全排除异位妊娠。

3. 腹腔穿刺　内出血时,血液积聚于直肠子宫陷凹,后穹窿穿刺可抽出陈旧性不凝血。当有血肿形成或粘连时,抽不出血液也不能否定异位妊娠的存在。当出血多,移动性浊音阳性时,可直接经下腹壁一侧穿刺。

4. 腹腔镜检查　腹腔镜检查是诊断异位妊娠的金标准,可在确诊的同时进行手术。

5. 子宫内膜病理检查　诊断性刮宫见到蜕膜而无绒毛时可排除宫内妊娠;若见绒毛极少,须随访。

【鉴别诊断】

1. 黄体破裂　无停经史,在黄体期突发一侧下腹剧痛,可伴肛门坠胀,无阴道流血。子宫正常大小、质地中等,一侧附件压痛,后穹窿穿刺可抽出不凝血,β-HCG 阴性。

2. 流产　停经、阴道流血与异位妊娠相似,但腹痛位于下腹正中,腹痛呈阵发性胀痛,一般无宫颈举痛,有时可见绒毛排出。子宫增大变软,宫口松弛,若存在卵巢黄体囊肿可能混淆诊断,B 超可见宫内孕囊。

3. 卵巢囊肿蒂扭转　既往有卵巢囊肿病史,突发一侧下腹剧痛,可伴恶心、呕吐,无阴道流血及肛门坠胀感。子宫大小正常,患侧附件区可及触痛性包块,HCG 阴性,B 超可见患侧附件区肿块。

4. 卵巢子宫内膜异位囊肿破裂　有内膜异位症病史,突发一侧下腹痛,伴肛门坠胀感,无阴道流血,宫骶韧带可触及痛性结节。B 超可见后穹窿积液,穿刺可能抽出巧克力样液体。

5. 急性阑尾炎　无停经及阴道流血病史,典型表现为转移性右下腹痛,伴恶心、呕吐、白细胞计数升高,麦氏点压痛、反跳痛明显。

6. 盆腔炎症　可能有不洁性生活史,表现为发热、下腹部持续性疼痛、白细胞计数升高。下腹有压痛,有肌紧张及反跳痛,阴道灼热感,可有宫颈举痛。附件区增厚感或有包块,后穹窿可抽出脓液。一般无停经史及阴道流血,HCG 阴性。

7. 其他　还需与功能失调性子宫出血、胃肠炎、尿路感染、痛经、泌尿系统结石等鉴别。

【治疗】

异位妊娠的治疗包括手术治疗、药物治疗和期待治疗。

1. 手术治疗　根据是否保留患侧输卵管分为保守手术和根治手术。手术治疗适用于:①生命体征不稳定或有腹腔内出血征象者;②异位妊娠有进展者(如血 HCG>3 000 U/L 或持续升高、有胎心搏动、附件区大包块等);③随诊不可靠者;④药物治疗禁忌证或无效者;⑤持续性异位妊娠者。

2. 药物治疗　采用化学药物治疗,主要适用于病情稳定的输卵管妊娠患者及保守性手术后发生持续性异位妊娠者。化疗必需用于异位妊娠确诊和排除了宫内妊娠的患者。符合下列条件可采用此法:①无药物治疗的禁忌证;②输卵管妊娠未发生破裂;③妊娠囊直径<4 cm;④血 HCG<2 000 U/L;⑤无明显内出血。主要的禁忌证为:①生命体征不稳定;②异位妊娠破裂;③妊娠囊直径≥4 cm 或≥3.5 cm 伴胎心搏动;④药物过敏、慢性肝病、血液系统疾病、活动性肺部疾病、免疫缺陷、消化性溃疡等。化疗主要采用全身用药,亦可采用局部用药。全身用药常用甲氨蝶呤(MTX),治疗机制是抑制滋养细胞增生,破坏绒毛,使胚胎组织坏死、脱落、吸收。治疗方案很多,常用剂量为 0.4 mg/(kg·d),肌内注射,5 d 为 1 个疗程;若单次剂量肌内注射常用 50 mg/m^2,在治疗第 4 日和第 7 日测血 HCG,若治疗后 4~7 d 血 HCG 下降<15%,应重复治疗,然后每周测血 HCG,直至 HCG 降至 5 U/L,一般需 3~4 周。应用化学药物治疗,未必每例均获成功,故应在 MTX 治疗期间,应用超声检查和血 HCG 进行严密监护,并注意患者的病情变化及药物毒副反应。若用药后 14 d 血 HCG 下降并连续 3 次阴性,腹痛缓解或消失,阴道流血减少或停止者为显效。若病情无改善,甚至发生急性腹痛或输卵管破裂症状,则应立即进行手术治疗。局部用药可采用在超声引导下穿刺或在腹腔镜下将甲氨蝶呤直接注入输卵管的妊娠囊内。

3. 期待治疗　适用于病情稳定、血清 HCG 水平较低(<1 500 U/L)且呈下降趋势。期待治疗必须向患者说明病情及征得同意。

第三节　早　产

早产指妊娠达到 28 周但不足 37 周分娩者。此时娩出的新生儿称为早产儿。有些国家已将早产时间的下限定义为妊娠 24 周或 20 周。早产儿各器官发育尚不够健全,出生孕周越小,体重越轻,预后越差。国内早产占分娩总数 5%~15%。出生 1 岁以内死亡的婴儿约 2/3 为早产儿。随着早产儿的治疗及监护手段不断进步,其生存率明显提高、伤残率下降。

【病因】

由于分娩的动因尚未完全阐明,因此早产的原因仍不十分明了。目前比较统一的观点为,早产是多种病因引起的一种综合征。按可能原因将早产分为以下两类:①自发性早产:约占早产总数的 80%,其中未足月分娩发作者约占 50%,未足月胎膜早破者约占 30%。可能的高危因素包括年龄过大(>35 岁)或过小(<18 岁)、营养状况不良或体重指数低(BMI<18.5 kg/m^2)、教育程度低、种族(非裔美洲人)、吸烟或滥用药物、精神因素(焦虑或抑郁)、多胎妊娠、辅助生殖技术助孕者、晚期流产和(或)早产史、宫颈手术史、宫颈功能不全、感染(尤其是泌尿生殖道感染)、子宫畸形等。②治疗性早产或医源性早产:是指由于母体或胎儿的健康原因不允许继续妊娠,在 37 周前终止妊娠者。可能的原因包括前置胎盘、胎盘早剥等产前出血性疾病,子痫前期、子痫等妊娠期特有疾病,糖尿病、心脏病、肾脏疾病等妊娠合并症,胎儿畸形、胎儿窘迫、羊水过多等羊水及胎儿异

常，约占20%。

【临床表现】

孕妇可有晚期流产、早产及产伤史，此次妊娠满 28 周后至 37 周前出现较规则宫缩，间隔时间 5 ~6 min，持续时间达 30 s 以上，阴道检查发现宫颈管消失、宫口扩张。部分患者可伴有少量阴道流血或阴道流液。

【诊断与预测】

妊娠满 28 周至不满 37 周，出现规律宫缩（每 20 min 4 次或每 60 min 内 8 次），伴有宫颈管进行性缩短（宫颈管消退≥80%）、宫颈扩张，诊断为早产临产。符合早产孕周，虽有上述规律宫缩，但宫颈尚未扩张，而经阴道超声测量子宫颈长度（CL）≤20 mm 为先兆早产。

目前确定是否预防性应用特殊类型的黄体酮或者宫颈环扎术的预测指标有以下两种。

1. 前次晚期自然流产或早产史，但不包括治疗性晚期流产或早产。

2. 妊娠 24 周前阴道超声测量 CL<25 mm，标准化测量 CL 的方法：①经阴道超声检查前排空膀胱；②探头放于阴道前穹窿，不宜过度用力；③标准矢状面，将图像放大到全屏的 75% 以上，测量宫颈内口至外口的直线距离，连续测量 3 次后取其最短值。宫颈漏斗的发现并不能增加预测敏感性。但目前不推荐对早产低风险人群常规筛查 CL。

确诊早产后，应行进一步病因分析，通常采用的方法有：①超声检查排除胎儿畸形，确定胎儿数目及多胎妊娠类型、明确胎儿先露部、了解胎儿生长状况及宫内安危、排除死胎、估计羊水量，排除前置胎盘及胎盘早剥等；②阴道窥器检查及阴道流液检查，了解有无胎膜早破；③宫颈及阴道分泌物、羊水培养。

【鉴别诊断】

妊娠进入晚期，子宫敏感度、收缩性逐渐增高，常在劳累、多行走后发生收缩，然而稍事休息，宫缩即消失，与先兆早产的临床表现不同。

难免早产需与假阵缩相鉴别。假阵缩的特点是宫缩间歇时间长且不规则，持续时间短且不恒定，宫缩强度不增加，常在夜间出现而于清晨消失。此种宫缩仅引起下腹部轻微胀痛，子宫颈管长度不短缩，子宫颈口无明显扩张，可被镇静剂抑制。与其他引起腹痛的内外科疾病鉴别，如合并阑尾炎、肾结石等鉴别。

【治疗】

治疗方法：①胎儿存活、无明显畸形、无绒毛膜羊膜炎及胎儿窘迫、无严重妊娠合并症及并发症、宫口开大 2 cm 以下，早产预测阳性者，应设法延长孕周，防止早产；②早产不可避免时，应设法提高早产儿的存活率。

1. 药物治疗　目的是防止即刻早产，完成促胎肺成熟，赢得转运时间。原则：避免两种或以上宫缩抑制剂联合使用，不宜 48 h 后持续宫缩抑制剂。

一线用药：主要治疗原则是应用抑制宫缩、抗感染及促胎肺成熟药物。

(1)抑制宫缩

1)钙通道阻断剂:硝苯地平,通过平滑肌细胞膜上的钙通道抑制钙离子重吸收,抑制子宫收缩。用法:口服,首次剂量 20 mg,然后 10 ~ 20 mg,每日 3 ~ 4 次,根据宫缩调整。服药中应防止血压过低。

2)前列腺素抑制剂:吲哚美辛,通过抑制环氧合酶,减少花生四烯酸转化为前列腺素,从而抑制子宫收缩。主要用于妊娠 32 周前早产。用法:口服、经阴道或直肠给药,首次剂量 50 ~ 100 mg,25 mg 每日 4 次。孕妇会有恶心、胃酸反流、胃炎等;需要监测羊水量,监测发现胎儿动脉导管狭窄立即停药。孕妇血小板功能不良、出血性疾病、肝功能不良、胃溃疡、有对阿司匹林过敏的哮喘病史者禁用。

3)β_2肾上腺素能受体兴奋剂:利托君(ritodrine),与子宫平滑肌细胞膜上的β_2肾上腺素能受体结合,使细胞内环磷酸腺苷(c-AMP)水平升高,抑制肌球蛋白轻链激酶活化,从而抑制平滑肌收缩。用法:首次剂量 50 ~ 100 μg/min 静脉滴注,每 10 min 增加剂量 50 μg/min,至宫缩停止,最大剂量不超过 350 μg/min,也可口服。对合并心脏病、重度高血压、未控制的糖尿病等患者慎用或不用。应注意孕妇主诉及心率、血压、宫缩的变化,限制静脉输液量,控制孕妇心率在 140 次/min 以下,如患者心率>120 次/min,应适当减慢滴速及药量;出现胸痛,立即停药并做心电监护,应监测血糖,注意补钾。

4)缩宫素受体拮抗剂:非一线用药,主要是阿托西班,通过竞争性结合子宫平滑肌及蜕膜的缩宫素受体,削弱兴奋子宫平滑肌的作用。用法:首次剂量为 6.75 mg 静脉滴注 1 min,继之 18 mg/h 维持 3 h,接着 6 mg/h 持续 45 h。价格较昂贵,不良反应轻,无明确禁忌。

(2)硫酸镁:作为胎儿中枢神经系统保护剂治疗,用于产前子痫和子痫患者、<32 孕周的早产,使用时机和使用剂量尚无一致意见。硫酸镁 4.0 g,30 min 静脉滴完,然后以 1 g/h 维持,24 h 总量不超过 30 g。应用前及使用过程中监测同妊娠期高血压疾病。

(3)控制感染:对于胎膜完整者不宜使用抗生素。当分娩在即而下生殖道 B 族溶血性链球菌检测阳性,应用抗生素。

(4)促胎肺成熟:所有妊娠 $28 \sim 34^{+6}$ 周的先兆早产应当给予 1 个疗程的糖皮质激素。能降低新生儿死亡率、呼吸窘迫综合征、脑室周围出血、坏死性小肠炎的发病率,缩短新生儿入住 ICU 的时间。常用药物为倍他米松和地塞米松,两者效果相当。倍他米松 12 mg 肌内注射,次日重复 1 次;地塞米松 6 mg 肌内注射,12 h 重复 1 次,共 4 次。若早产临产,做不完整疗程者,也应给药。

2. 产时处理与分娩方式　早产儿尤其是<32 孕周的极早产儿,有条件者应转到有救治能力的医院分娩。产程中加强胎心监护,识别胎儿窘迫,尽早处理。可用硬脊膜外阻滞麻醉分娩镇痛。没有指征不做产钳及会阴侧切。臀位特别是足先露,应根据当地早产儿治疗护理条件权衡剖宫产利弊。早产儿出生后延长 30 ~ 120 s 断脐带,可减少新生儿的输血,减少 50% 的新生儿脑室内出血。

第四节　妊娠高血压综合征

妊娠期高血压疾病包括妊娠高血压、子痫前期、子痫、慢性高血压并发子痫前期及慢性高血压合并妊娠。过去我国称妊娠高血压综合征(妊高征)是妊娠期特有的疾病。其主要特点是生育年龄妇女在妊娠期20周以后出现高血压、蛋白尿等症状,在分娩后随之消失。该病是孕产妇和围生儿病率及死亡率的主要原因,严重影响母婴健康。与出血、感染、心脏病一起构成了致命的四大妊娠合并症,成为孕产妇死亡的主要原因之一。据估计,全世界每年因子痫而死亡的妇女大约有5万。这种死亡在发达国家并不多见,可能与普通的良好的产前检查和治疗有关。在我国,特别是偏远地区,妊高征的发病率与死亡率较高。1984年及1988年我国先后对妊高征流行病学进行了调查,前瞻性调查370万人,实际调查孕产妇67 813人次,妊高征平均发生率为9.4%,其中子痫的发生率占孕产妇的0.2%,占妊高征的1.9%。国外报道先兆子痫、子痫发病率7%~12%。美国在1979—1986年和英国在1992年两个国家样本研究表明,子痫发生率大约在1/2 000,比过去20年大幅度减少。

【病因】

确切的病因及发病机制尚未定论,主要有以下几种学说。

1.血管内皮细胞损伤学说　支持证据有:①血管内皮细胞完整性受损,可致使血管通透性增加,导致组织水肿、血液浓缩等;②病理上可有肾小球内皮细胞增生症,表现为肾小球内毛细血管内皮细胞增大,胞质内高电子密度包涵物阻塞毛细血管,螺旋形小动脉纤维素样坏死,患者可出现广泛的微血管病理损害,表现为溶血、肝酶升高及血小板减少(HELLP)综合征;③血管内皮损伤可造成血管收缩因子与血管舒张因子以及促凝血因子与抗凝血因子之间平衡失调。生化指标可见到有丝分裂原、内皮素、血栓素B_2(TXB_2)和β-血栓素增加、一氧化氮(NO)等减少。

2.子宫-胎盘或滋养细胞缺血学说　目前,比较公认的看法是:子宫缺血实质是胎盘或滋养细胞缺血,其原因是螺旋小动脉的重铸过程发生障碍,表现为"胎盘浅着床"。由于重铸过程是滋养细胞生理性浸润的结果,所以重铸障碍的实质应该是滋养细胞浸润能力的下降。研究证实,滋养细胞对螺旋小动脉浸润能力的下降程度与子痫前期-子痫严重程度呈正相关。

3.免疫学说　胚胎是半同种异物,妊娠是一种成功的半同种移植现象,其成功有赖于胎儿母体间的免疫平衡,这种平衡一旦失调,即可导致发生排斥反应,从而可引起一系列的血管内皮细胞病变,导致病理妊娠。

4.氧化应激学说　氧化应激就是指体内氧化与抗氧化作用失衡,倾向于氧化,进而激活或损伤内皮细胞。正常妊娠时氧自由基活性增强,血浆脂质过氧化增加,但对内皮细胞无损害,原因是抗氧化的超氧化物歧化酶(SOD)相应增加,氧化和抗氧化作用保持相对平衡,以致不会产生氧化应激。妊娠期高血压疾病时超氧化物歧化酶低于正常妊娠，脂质过氧化作用（LPO）高于正常妊娠，显示氧化和抗氧化的不平衡，即氧化应激，过氧化脂质的形成，改变细胞的流动性、通透性和抗原性，使细胞丧失正常的生理功能。内皮细胞功能异常引起花生四烯酸的变化，使血栓素环氧化酶增加，前列环素氧化酶减少，PGI_2/TXA_2比例失调不仅引起血管收缩，还可使血管对肾素、血管紧张素的敏感性增强，导致妊娠期高血压疾病的发生。

5. 遗传学说　子痫前期-子痫有家族遗传倾向，主要表现为母系遗传。

【临床表现及分类】

妊娠期高血压疾病有以下分类。

1. 妊娠期高血压　妊娠期首次出现 BP≥140/90 mmHg，并于产后 12 周内恢复正常；尿蛋白（-）；患者可伴有上腹部不适或血小板减少。产后方可确诊。

2. 子痫前期

（1）轻度：妊娠 20 周后出现 BP≥140/90 mmHg；尿蛋白≥0.3 g/24 h 或随机尿蛋白（+）；可伴有上腹部不适、头痛、视力模糊等症状。

（2）重度：BP≥160/110 mmHg；尿蛋白≥2.0 g/24 h 或随机尿蛋白≥（++）；血清>106 μmol/L，血小板<100×10^9/L；出现微血管溶血（LDH 升高）；血清 ALT 或 AST 升高；持续性头痛或其他脑神经或视觉障碍；持续性上腹不适。

3. 子痫　在子痫前期的基础上出现抽搐发作或伴昏迷，称为子痫。子痫多发生于妊娠晚期或临产前，称产前子痫；少数发生于分娩过程中，称产时子痫；个别发生在产后 24 h 内，称产后子痫。

子痫典型发作过程：先表现为眼球固定，瞳孔散大，头扭向一侧，牙关紧闭，继而口角及面部肌肉颤动，数秒后全身及四肢肌肉强直（背侧强于腹侧），双手紧握，双臂伸直，发生强烈的抽动。抽搐时呼吸暂停，面色青紫。持续 1 min 左右，抽搐强度减弱，全身肌肉松弛，随即深长吸气而恢复呼吸。抽搐期间患者神志丧失。病情转轻时，抽搐次数减少，抽搐后很快苏醒，但有时抽搐频繁且持续时间较长，患者可陷入深昏迷状态。抽搐过程中易发生唇舌咬伤、摔伤甚至骨折等多种创伤，昏迷时呕吐可造成窒息或吸入性肺炎。

4. 慢性高血压并发子痫前期　高血压孕妇于妊娠 20 周以前无蛋白尿，若孕 20 周后出现尿蛋白≥0.3 g/24 h；或妊娠 20 周后突然出现尿蛋白增加、血压进一步升高，或血小板减少<100×10^9/L。

5. 妊娠合并慢性高血压　妊娠前或妊娠 20 周前血压≥140/90 mmHg，但妊娠期无明显加重；或妊娠 20 周后首次诊断高血压并持续到产后 12 周以后。

【诊断】

1. 病史　注意询问妊娠前有无高血压、肾病、糖尿病、系统性红斑狼疮、血栓性疾病等病史，有无妊娠期高血压疾病家族史，了解患者此次妊娠后高血压、蛋白尿、头痛、视力模糊、上腹疼痛、少尿、抽搐等症状出现的时间和严重程度。

2. 高血压的诊断　血压的测量：测量血压前被测者至少安静休息 5 min。测量取坐位或卧位，注意肢体放松，袖带大小合适。通常测量右上肢血压，袖带应与心脏处于同一水平。

妊娠期高血压定义为同一手臂至少2次测量的收缩压≥140 mmHg和(或)舒张压≥90 mmHg。对首次发现血压升高者,应间隔4 h或以上复测血压。对严重高血压患者[收缩压≥160 mmHg和(或)舒张压≥110 mmHg],为观察病情和指导治疗,应连续观察血压情况。

3. 尿蛋白检测和蛋白尿的诊断　高危孕妇每次产前检查均应检测尿蛋白。尿蛋白检测应留取中段尿或导尿。蛋白尿的诊断标准有3个:①24 h尿蛋白定量≥0.3 g;②随机尿蛋白/肌酐≥0.3;③随机尿蛋白定性(+)。24 h尿蛋白定量准确,但是比较费时;随机尿蛋白/肌酐快速准确,可在门诊进行;随机尿蛋白定性受假阳性或假阴性结果影响,只有定量方法不可用时,才考虑采用随机尿蛋白定性。尿蛋白量不作为子痫前期严重程度的独立指标,而且即使尿蛋白阴性,只要血压升高同时合并某些严重表现,仍可做出子痫前期的诊断。

4. 辅助检查

(1)应定期进行以下常规检查:①血常规;②尿常规;③肝功能;④肾功能;⑤心电图;⑥胎心监测;⑦超声检查胎儿、胎盘、羊水。

(2)子痫前期和子痫患者视病情发展和诊治需要,应酌情增加以下有关的检查项目:①凝血功能;②血电解质;③腹部超声等影像学检查肝、胆、胰、脾、肾等脏器;④动脉血气分析;⑤超声心动图及心功能检查;⑥超声检查胎儿发育、脐动脉、大脑中动脉等血流指数;⑦必要时行X射线胸片确定有无肺水肿,头颅CT或MRI检查确定有无颅内出血、脑水肿、可逆性后部脑病综合征;⑧晚期妊娠时做胎儿电子监护。

【鉴别诊断】

1. 妊娠期高血压、子痫前期主要与慢性肾炎鉴别,妊娠期发生急性肾炎者较少见。妊娠前已存在慢性肾炎病变者,妊娠期常可发现蛋白尿,重者可发现管型及肾功能损害,伴有持续性血压升高,眼底可有肾炎性视网膜病变。隐匿型肾炎较难鉴别,需仔细询问有关病史,如果年轻孕妇在中期妊娠时即发现有持续性蛋白尿,应进一步做肾小球及肾小管功能检查,除外自身免疫性疾病。

2. 子痫应与癫痫、脑炎、脑肿瘤、脑血管畸形破裂出血、糖尿病高渗性昏迷、低血糖昏迷相鉴别,通过询问病史及检查,一般不难鉴别。

【治疗】

妊娠期高血压疾病的基本处理原则是镇静、解痉、降压、利尿,适时终止妊娠以达到预防子痫发生,降低孕产妇及围生儿发病率、病死率及严重后遗症的目的。

1. 轻症　加强孕期检查,密切观察病情变化,注意休息、调节饮食、采取左侧卧位,以防发展为重症。

2. 子痫前期　需住院治疗,积极处理,防治发生子痫及并发症。治疗原则为解痉、降压、镇静,合理扩容及利尿,适时终止妊娠。

3. 子痫患者的处理　子痫是本疾病最严重的阶段,直接关系到母儿安危,应积极处理。处理原则为:控制抽搐,纠正缺氧和酸中毒,在控制血压、抽搐的基础上终止妊娠。

【预测和预防】

子痫前期的预测对早防早治,降低母胎死亡率有重要意义,但孕妇血清生化指标和子宫动脉多普勒血流检测的预测价值均不确定,因此目前尚无有效、可靠和经济的预测方法。

对低危人群目前尚无有效的预防方法。对高危人群可能有效的预防措施如下。①适度锻炼:妊娠期应适度锻炼,合理安排休息,以保持妊娠期身体健康。②合理饮食:孕期不推荐严格限制盐的摄入,也不推荐肥胖孕妇限制热量摄入。③补充钙剂:低钙饮食(摄入量<600 mg/d)的孕妇建议补钙。正常钙摄入的高危孕妇推荐预防性补充钙剂,每日口服1.5~2 g。④阿司匹林抗凝预防:12 周开始每日小剂量(60~80 mg/d)阿司匹林治疗,直至分娩,服药期间,注意监测。

第五节 前置胎盘

妊娠时胎盘正常附着于子宫体部的后壁、前壁或侧壁。孕 28 周后胎盘附着于子宫下段,其下缘甚至达到或覆盖宫颈内口,其位置低于胎先露部,称为前置胎盘。前置胎盘可致晚期妊娠大量出血而危及母儿生命,是妊娠期的严重并发症之一。分娩时前置胎盘的发生率国内报道为0.24%~1.57%,国外报道为0.3%~0.9%。

【病因】

确切病因目前尚不清楚。既往前置胎盘史、既往剖宫产史、多胎妊娠、多产、高龄孕妇(>35 岁)、不孕治疗、多次流产史、宫腔手术史、母亲吸烟及吸毒均增加前置胎盘风险。

1. 子宫内膜损伤　多次刮宫、多次分娩、产褥感染、子宫瘢痕等可损伤子宫内膜或引起炎症或萎缩性病变,使子宫蜕膜血管缺陷。当受精卵着床时,因血液供给不足,为摄取足够营养而增大胎盘面积,伸展到子宫下段。前置胎盘患者中85%~90%为经产妇。瘢痕子宫妊娠后前置胎盘的发生率是无瘢痕子宫的5 倍。

2. 胎盘异常　多胎妊娠时,胎盘面积较大而延伸至子宫下段,故前置胎盘的发生率较单胎妊娠高一倍;副胎盘亦可到达子宫下段或覆盖宫颈内口;膜状胎盘也可扩展至子宫下段,发生前置胎盘。

3. 受精卵滋养层发育迟缓　受精卵到达宫腔时,滋养层尚未发育到能着床的阶段,继续下移,着床于子宫下段而形成前置胎盘。

【临床分类】

按胎盘下缘与宫颈内口的关系,分为 3 种类型。

1. 完全性前置胎盘　或称为中央性前置胎盘,宫颈内口全被胎盘组织覆盖。

2. 部分性前置胎盘　宫颈内口部分被胎盘组织覆盖。

3. 边缘性前置胎盘　胎盘下缘附着于子宫下段,但未超越宫颈内口。

胎盘下缘与宫颈内口的关系随子宫下段的逐渐伸展、宫颈管的逐渐消失、宫颈口的逐渐扩张而改变。因此,前置胎盘的分类可随妊娠的继续、产程的进展而发生变化。临产前的完全性前置胎盘可因临产后宫颈口扩张而变为部分性前置胎盘。故诊断时期不同,分类也可不同,目前均以处理前最后一次检查来确定其分类。

【对孕妇、胎儿的影响】

1. 产时、产后出血　附着于子宫前壁的前置胎盘行剖宫产时,如子宫切口无法避开胎盘,则出血明显增多。胎儿分娩后,子宫下段肌肉收缩力较差,附着的胎盘不易剥离,即使剥离后因开放的血窦不易关闭而常发生产后出血。

2. 植入性胎盘　前置胎盘偶可合并胎盘植入,由于子宫下段蜕膜发育不良,胎盘绒毛可植入子宫下段肌层,使胎盘剥离不全而发生大出血,有时需切除子宫而挽救产妇生命。

3. 贫血及感染　产妇因出血、贫血而体弱,加上胎盘剥离面又靠近宫颈内口,容易发生感染。

4. 围生儿预后不良　出血量多可致胎儿缺氧或宫内窘迫;有时因大出血须提前终止妊娠,新生儿死亡率高。

【临床表现】

1. 症状　典型症状为妊娠晚期或临产后发生无诱因、无痛性反复阴道流血。妊娠晚期子宫峡部拉长形成子宫下段,牵拉宫颈内口,宫颈管逐渐缩短;临产后规律宫缩使宫颈管消失成为软产道一部分。宫颈口扩张时,附着于子宫下段及宫颈内口的胎盘前置部分伸展性能力差与其附着处发生错位分离,血窦破裂出血。前置胎盘出血前一般无明显诱因,初次出血量较少,血液凝固出血可停止;但不排除有初次即发生致命性大出血而导致休克的可能性。由于子宫下段不断伸展,前置胎盘出血常频繁出现,出血量也增多。阴道流血发生时间、出血量多少以及反复发生次数与前置胎盘类型有关。

2. 体征　一般情况与出血量、出血速度密切相关,大量出血呈现面色苍白、脉搏细弱、四肢湿冷、血压下降等休克表现。反复出血表现为贫血貌。

【诊断】

1. 病史及临床表现　既往有多次分娩、刮宫史,子宫手术史,或有不良生活习惯、辅助生殖技术受孕、双胎等病史,出现上述症状和体征,应考虑前置胎盘的诊断。

2. 辅助检查

(1)超声检查:超声可清楚显示胎盘、子宫壁、胎先露和宫颈的位置,根据胎盘下缘与宫颈内口的关系,确定前置胎盘的类型。超声检查包括经腹部超声和经阴道超声,由于经腹部超声容易漏诊附着于子宫后壁的前置胎盘,膀胱的充盈程度也影响其对胎盘位置的判断,故经阴道超声更准确,是评估胎盘状况的“标准”,而且目前认为不会增加出血的危险。不过超声无法判断是否合并胎盘粘连,出现以下超声声像则提示可能存在不同程度胎盘植入:胎盘内多个不规则的无回声区伴丰富血流信号;胎盘后方低回声带消失;子宫与膀胱壁的强回声线变薄、中断,以及膀胱子宫浆膜交界面血管分布增多且粗而不规则等。

妊娠中期胎盘约占据宫壁一半面积，邻近或覆盖宫颈内口的机会较多，妊娠晚期胎盘占据宫壁面积减少到1/3或1/4，子宫下段的形成及伸展会增加胎盘下缘与宫颈内口的距离，因此超声检查描述胎盘位置时，应考虑妊娠周数，妊娠中期发现胎盘位置低，不宜诊断为前置胎盘，可称为“胎盘前置状态”。

（2）磁共振检查（MRI）：怀疑合并胎盘粘连、植入者，可采用MRI辅助检查，超声结合MRI可提高诊断的准确率。怀疑“凶险性”前置胎盘者，MRI有助于了解胎盘侵入子宫肌层的深度、局部吻合血管分布情况，以及是否侵犯膀胱等宫旁组织。动态观察MRI图像可见有“沸水症”。

3. 产后检查胎盘和胎膜　阴道分娩后应仔细检查胎盘胎儿面边缘有无血管断裂，有无副胎盘。胎膜破口距胎盘边缘在7 cm以内，可作为诊断部分性、边缘性前置胎盘或低置胎盘的佐证。

前置胎盘最有效的辅助诊断方法是超声检查，诊断明确者不必再行阴道检查。若需要排除宫颈、阴道疾病，必要时可在具备输液、输血及立即手术的条件下进行阴道窥诊，不做阴道检查，禁止肛查。

【鉴别诊断】

妊娠晚期出血主要应与胎盘早剥鉴别；其他原因发生的产前出血，如帆状胎盘前置血管破裂、胎盘边缘血窦破裂及宫颈病变如息肉、糜烂、宫颈癌等，结合病史通过阴道检查、B超检查及分娩后胎盘检查可以确诊。

【治疗】

治疗原则是抑制宫缩、纠正贫血、预防感染和适时终止妊娠。根据阴道流血量、孕周、产次、胎位、有无休克、是否临产、胎儿是否存活及前置胎盘类型等综合做出判断。临床处理前以最后一次检查结果来确定其分类。凶险性前置胎盘应当在有救治条件的医院治疗。

1. 期待疗法　目的是在保障母儿安全的前提下，尽量延长妊娠时间，提高胎儿存活性。适用于妊娠<36周、胎儿存活、一般情况良好、阴道流血量少、无须紧急分娩的孕妇。建议在有母儿抢救能力的医疗机构进行治疗，一旦有阴道流血，强调住院治疗的必要性，且加强对母儿状况的监测及治疗。

（1）一般处理：阴道流血期间减少活动量，注意休息，禁止肛门检查和不必要的阴道检查。密切观察阴道流血量，监护胎儿宫内状况；维持正常血容量，必要时输血。常规备血，做好急诊手术的准备。

（2）纠正贫血：目标使血红蛋白≥110 g/L及以上，血细胞比容>0.30，以增加母体储备。

（3）止血：对于有早产风险的患者，可酌情给予宫缩抑制剂，防止因宫缩引起的进一步出血。

（4）糖皮质激素：孕35周前有早产风险时，应促胎肺成熟（详见本章“早产”内容）。

2. 终止妊娠

(1)指征:①出血量大甚至休克时,为挽救孕妇生命,无须考虑胎儿情况,应立即终止妊娠;②出现胎儿窘迫等产科指征时,胎儿已可存活,可行急诊手术;③临产后诊断的前置胎盘,出血量较多,估计短时间内不能分娩者,也应终止妊娠;④无临床症状的前置胎盘根据类型决定分娩时机。合并胎盘植入者可于妊娠 36 周及以上择期终止妊娠;完全性前置胎盘可于妊娠 37 周及以上择期终止妊娠;边缘性前置胎盘可于 38 周及以上择期终止妊娠;部分性前置胎盘应根据胎盘遮盖宫颈内口情况适时终止妊娠。

(2)手术管理:手术应当由技术娴熟的医师实施,做好分级手术的管理。术前积极纠正贫血,预防感染、出血及备血,做好处理产后出血和抢救新生儿的准备。参考产前超声检查及手术探查定位胎盘,子宫切口应尽量避开胎盘。胎儿娩出后,立即子宫肌壁注射缩宫素,出血仍多时,可选用前列腺素类或麦角新碱药物。局部缝合开放血窦、单用或联合使用子宫压迫缝合术、宫腔纱条填塞术、子宫动脉或髂内动脉结扎术、子宫动脉栓塞术等多种方法止血。若各项措施均无效,则与患者及家属充分沟通病情后实施子宫切除术。

在剖宫产术中发现子宫下段有局限性怒张血管,前置胎盘着床在前次剖宫产切口处,则应高度怀疑胎盘植入。应做好各种抢救产妇和新生儿的准备。同时以中心静脉压监测血容量,积极抢救出血与休克,预防感染,注意纠正心肺衰竭、肾衰竭等多器官功能衰竭。

(3)阴道分娩:仅适用于边缘性前置胎盘、低置胎盘、枕先露、阴道流血少,估计在短时间内能结束分娩者,在有条件的机构,备足血源的前提下,可在严密监测下行阴道试产。

第六节　多胎妊娠

在一次妊娠中,宫腔内同时有两个或两个以上胎儿时称双胎妊娠或多胎妊娠。近年随着辅助生育技术广泛开展和母亲受孕年龄的增加,多胎妊娠发生率明显提高。双胎出生率增加了近 70%,从 1980 年 19 例/1 000 例活产儿到 2006 年 32 例/1 000 例活产儿。

世界各地单卵双胎的发生率相对恒定,为 4‰,并与种族、遗传、年龄和产次等基本无关;而双卵双胎和多胎妊娠的发生率变化较大,受种族、遗传、年龄、孕产次、促排卵药物以及辅助生育技术等因素影响,双卵双胎的发生率为 1.3‰~49.0‰不等。本节主要讨论双胎妊娠。

【双胎类型及特点】

1. 双卵双胎　两个卵子分别受精形成的双胎妊娠,称为双卵双胎。双卵双胎约占双胎妊娠的 70%,与应用促排卵药物、多胚胎宫腔内移植及遗传因素有关。两个卵子分别受精形成两个受精卵,各自的遗传基因不完全相同,故形成的两个胎儿有区别,如血型、性别不同或相同,指纹、外貌、性格类型等多种表型不同。胎盘多为两个,也可融合成一个,但血液循环各自独立。胎盘胎儿面有两个羊膜腔,中间隔有两层羊膜、两层绒毛膜。

同期复孕是两个卵子在短时间内不同时间受精而形成的双卵双胎。精子也可来自不同的男性。

2. 单卵双胎　由一个受精卵分裂形成的双胎妊娠,称为单卵双胎。单卵双胎约占双胎妊娠的30%。形成原因不明,不受种族、遗传、年龄、胎次的影响。一个受精卵分裂形成两个胎儿,具有相同的遗传基因,故两个胎儿性别、血型及外貌等均相同。由于受精卵在早期发育阶段发生分裂的时间不同,形成下述4种类型。

(1)双绒毛膜双羊膜囊单卵双胎:分裂发生在桑葚期(早期胚泡),相当于受精后3 d内,形成两个独立的胚胎、两个羊膜囊。两个羊膜囊之间隔有两层绒毛膜、两层羊膜,胎盘为两个或一个。此种类型约占单卵双胎的30%。

(2)单绒毛膜双羊膜囊单卵双胎:分裂发生在受精后第4~8日,胚胎发育处于胚泡期,即已分化出滋养细胞,羊膜囊尚未形成。胎盘为一个,两个羊膜囊之间仅隔有两层羊膜,此种类型约占单卵双胎的68%。

(3)单绒毛膜单羊膜囊单卵双胎:受精卵在受精后第9~13日分裂,此时羊膜囊已形成,两个胎儿共存于一个羊膜腔内,共有一个胎盘。此类型占单卵双胎的1%~2%。

(4)联体双胎:受精卵在受精第13日后分裂,此时原始胚盘已形成,机体不能完全分裂成两个,形成不同形式的联体儿,极罕见。如两个胎儿共有一个胸腔或共有一个头部等。寄生胎也是联体双胎的一种形式,发育差的内细胞团被包入正常发育的胚胎体内,常位于胎儿的上腹部腹膜后,胎体的发育不完全。联体双胎发生率为单卵双胎的1/15 000。

【临床表现及诊断】

1. 病史及临床表现　双卵双胎多有家族史、孕前曾用过促排卵药或体外受精多个胚胎移植。要注意的是,试管婴儿受孕成功的双胎并非完全为双卵双胎,亦可能为单卵双胎。双胎妊娠恶心、呕吐等早孕反应重。中期妊娠后体重增加迅速,腹部增大明显,下肢水肿、静脉曲张等压迫症状出现早而明显。妊娠晚期常有呼吸困难,活动不便。

2. 产科检查　子宫大于停经月份,妊娠中晚期腹部可触及多个小肢体;胎头较小,与子宫大小不呈比例;不同部位可听到两个胎心,其间有无音区,或同时听诊,1 min两个胎心率相差10次以上。产后检查胎盘和胎膜的病理学检查有助于判断双胎类型。

3. 超声检查　对诊断及监护双胎有较大帮助,还可筛查胎儿结构畸形,如联体双胎、开放性神经管畸形等。

4. 绒毛膜性判断　双胎的预后取决于绒毛膜性,而并非合子性。由于单绒毛膜性双胎的特有的双胎并发症较多,因此在孕早期进行绒毛膜性判断非常重要。在孕6~10周,可通过宫腔内孕囊数目进行绒毛膜性判断,如宫腔内为两个孕囊,为双绒毛膜双胎,如仅见一个孕囊,则单绒毛膜性双胎可能性较大。孕11~13^{+6}周,可以通过判断胎膜与胎盘插入点呈“双胎峰”或者“T”字征来判断双胎的绒毛膜性。前者为双绒毛膜性双胎,后者为单绒毛膜性双胎。此时,还可以检测双胎的颈项透明层厚度来预测唐氏综合征发生的概率。早孕期之后,绒毛膜性的检测难度增加,此时可以通过胎儿性别、两个羊膜囊间隔厚度、胎盘是否独立做综合判断。

【鉴别诊断】

当宫底高度大于停经月份时，首先应重新核定孕周，特别对于月经周期不规则的孕妇，其次应排空膀胱再测宫底高度，做好这两项工作后确定子宫大于停经月份，还应与以下情况相鉴别：①妊娠滋养细胞疾病。②子宫畸形（纵隔子宫、双角子宫或残角子宫）合并妊娠。③子宫肌瘤合并妊娠。④附件肿瘤合并妊娠。⑤羊水过多。⑥巨大胎儿。

通过询问相关病史及超声检查结果，可以鉴别诊断。

【治疗】

1. 妊娠期处理及监护

(1)补充足够营养：进食含高蛋白质、高维生素以及必需脂肪酸的食物，注意补充铁、叶酸及钙剂，预防贫血及妊娠期高血压疾病。

(2)防治早产：是双胎产前监护的重点，双胎孕妇应适当增加每日卧床休息时间，减少活动量，产兆若发生在34周以前，应给予宫缩抑制剂。一旦出现宫缩或阴道流液，应住院治疗。早产处理见本章“早产”内容。

(3)及时防治妊娠并发症：发生妊娠期高血压疾病、妊娠期肝内胆汁淤积症等应及早治疗。

(4)监护胎儿生长发育情况及胎位变化：发现胎儿畸形，尤其是联体双胎，应及早终止妊娠。对双绒毛膜性双胎，定期（每4周1次）超声监测胎儿生长情况。对单绒毛膜性双胎，应每2周超声监测胎儿生长发育，从而早期发现单绒双胎特殊并发症等。如有条件，单绒毛膜性双胎应由胎儿医学专家进行随访，随访的内容包括胎儿生长发育情况、体重估测相差、羊水情况、彩色多普勒超声血流评估。超声检查发现胎位异常，一般不予纠正。但妊娠晚期确定胎位，对分娩方式选择有帮助。

2. 分娩时机　对于无并发症及合并症的双绒毛膜性双胎可期待至孕38周时再考虑分娩，最晚不应超过39周。无并发症及合并症的单绒毛膜双羊膜囊双胎可以在严密监测下至妊娠35～37周分娩。单绒毛膜单羊膜囊双胎的分娩孕周为32～34周。复杂性双胎如双胎输血综合征（TTTS）、选择性胎儿生长受限（sIUGR）及双胎贫血多血质序列征（TAPS）需要结合每个孕妇及胎儿的具体情况制订个体化的分娩方案。

3. 分娩期处理　如果双胎妊娠计划阴道试产，无论何种胎方位，由于大约20%发生第二胎儿胎位变化，需做好阴道助产及第二胎儿剖宫产术的准备。第一胎儿为头先露的双胎妊娠可经阴道分娩。若第一胎儿为头先露，第二胎儿为非头位，第一胎儿阴道分娩后，第二胎儿需要阴道助产或剖宫产的风险较大。如第一胎儿为臀先露，当发生胎膜破裂时，易发生脐带脱垂；如果第二胎儿为头先露，有发生两胎儿胎头绞锁的可能，可放宽剖宫产指征。

产程中应注意：①产妇应有良好体力，应保证产妇足够的摄入量及睡眠；②严密观察胎心变化；③注意宫缩及产程进展，对胎头已衔接者，可在产程早期行人工破膜，加速产程进展，如宫缩乏力，可在严密监护下，给予低浓度缩宫素静脉滴注；④第二产程必要时行会阴后侧切开，减轻胎头受压。第一胎儿娩出后，胎盘侧脐带必须立即夹紧，以防第二胎儿失血。助手应在腹部固定第二胎儿为纵产式，并密切观察胎心、宫缩及阴道流血情况，及时检查阴道了解胎位及排除脐带脱垂，及早发现胎盘早剥。若无异常，等待自然分娩，通常在 20 min 左右第二个胎儿娩出，若等待 15 min 仍无宫缩，可行人工破膜并静脉滴注低浓度缩宫素，促进子宫收缩。无论阴道分娩还是剖宫产，均需积极防治产后出血。

4. 单绒毛膜双胎及其特有并发症的处理　双胎的胎儿预后取决于绒毛膜性，而不是合子性（卵性）。单绒毛膜性双胎围产儿并发症及死亡率较高。对于 Quintero 分期Ⅱ～Ⅳ期及部分Ⅰ期的孕 16～26 周的 TTTS，应首选胎儿镜激光术治疗。对于较晚发现的双胎输血综合征合并羊水过多，可采取快速羊水减量术，对于严重的 sIUGR 或者单绒毛膜性双胎一胎合并畸形或 TRAPS，可采用选择性减胎术（射频消融术或脐带凝固术），减去 IUGR 胎儿或畸形胎儿。

第七节　妊娠期肝内胆汁淤积症

妊娠期肝内胆汁淤积症（intrahepatic cholestasis of pregnancy，ICP）是一种在妊娠期出现以皮肤瘙痒及黄疸为特点的重要的妊娠期并发症，主要危害胎儿，使围生儿发病率、死亡率以及早产率增高。其发病率为 0.8%～12.0%，有明显的地域和种族差异。

【病因】

目前病因尚不清楚，可能与雌激素、遗传、环境等因素有关。多数学者认为 ICP 是在遗传易感性基础上，妊娠中晚期雌孕激素水平显著增加而导致孕妇肝脏对胆汁酸的代谢障碍。

1. 雌激素　临床研究发现，ICP 多发生在妊娠晚期、多胎妊娠、既往口服避孕药者，这些均为高雌激素水平状态，由于体内高雌激素可使肝细胞膜中胆固醇与磷脂比例上升，流动性降低，影响对胆汁酸的通透性，使胆汁流出受阻，雌激素作用于肝细胞表面的雌激素受体，改变肝细胞蛋白质合成，导致胆汁回流增加。

2. 遗传和环境　流行病学研究发现，ICP 发病与季节有关，冬季高于夏季。世界各地 ICP 发病率显著不同，北欧的瑞典、芬兰，南美的智利、玻利维亚是高发地区，我国在长江流域的发生率亦高。此外，在母亲或姐妹中有 ICP 病史的妇女中，ICP 发生率明显增高，这些现象表明遗传和环境在 ICP 发生中可能起一定作用。

【临床表现】

1. 瘙痒　无皮肤损伤的瘙痒是 ICP 的首发症状，70% 以上的患者在妊娠晚期出现，少数在妊娠中期出现。瘙痒程度不一，常呈持续性，白昼轻，夜间加剧。瘙痒一般始于手掌和脚掌，后渐向肢体近端延伸甚至可发展到面部，瘙痒症状常出现在实验室检查异常结果之前，多于分娩后 24～48 h 缓解。

2. 黄疸　10%～15% 患者出现轻度黄疸，多在瘙痒 2～4 周出现，一般不随孕周的增加而加重，多数表现为轻度黄疸，于分娩后1~2周消退。

3. 皮肤抓痕　ICP不存在原发皮损，瘙痒皮肤出现条状抓痕，皮肤组织活检无异常发现。

4. 其他　少数孕妇出现上腹不适，恶心、呕吐、食欲缺乏、腹痛及轻度脂肪痢，但症状一般不明显或较轻，精神状况良好。

【诊断】

根据临床表现及实验室检查诊断不困难，但需排除其他疾病导致的肝功能异常或瘙痒。根据疾病严重程度分为轻度和重度。

1. 临床表现　孕晚期出现皮肤瘙痒、少数人有黄疸等不适。

2. 辅助检查

(1)血清胆汁酸测定：是诊断ICP最重要的实验室指标，在瘙痒症状出现或转氨酶升高前几周血清胆汁酸就已升高，其水平越高，病情越重。

(2)肝功能测定：大多数ICP患者的谷草转氨酶(GOT)和谷丙转氨酶(GPT)均有轻到中度升高，升高波动在正常值的2~10倍，分娩后肝功能在分娩后4~6周恢复正常，不遗留肝脏损害。部分患者血清胆红素也可轻到中度升高，以直接胆红素升高为主。

(3)肝脏超声检查：ICP患者肝脏无特征性改变，肝脏超声检查仅对排除孕妇有无肝胆系统基础疾病有意义。

3. ICP疾病严重程度的分度

(1)轻度：①生化指标。血清总胆汁酸10~39 μmol/L，总胆红素<12 μmol/L，直接胆红素<6 μmol/L。②临床症状。瘙痒为主，无明显其他症状。

(2)重度：①生化指标。血清总胆汁酸≥40 μmol/L和(或)总胆红素≥12 μmol/L，直接胆红素≥6 μmol/L。②临床症状。瘙痒严重，伴有其他症状；合并多胎妊娠、妊娠期高血压疾病、复发性ICP、曾因ICP致围生儿死亡者。

【鉴别诊断】

ICP需与非胆汁淤积所引起的瘙痒性疾病，如皮肤病、妊娠特异性皮炎、过敏反应、尿毒症性瘙痒等鉴别。妊娠早期应与妊娠剧吐，妊娠晚期应与病毒性肝炎、肝胆石症、急性脂肪肝、子痫前期和HELLP综合征等鉴别。

【治疗】

ICP治疗目标是缓解症状，改善肝功能，降低血清总胆汁酸水平，达到延长孕周、改善妊娠结局的目的。

1. 一般处理　适当卧床休息，取左侧卧位，以增加胎盘血流量。监测胎心、胎动，34周后每周1次电子胎儿监护。每1~2周复查肝功能、血胆汁酸，以监测病情。

2. 药物治疗

(1)熊去氧胆酸(ursodeoxycholic acid，UDCA)：是治疗ICP的首选药物，可缓解瘙痒、降低血清学指标，延长孕周，改善母儿预后。目前尚未发现UDCA造成人类胎儿毒副反应和围生儿远期不良影响的报道。UDCA用量为1 000 mg，分3~4次口服。

(2)S-腺苷蛋氨酸(S-adenosyl methionine,SAMe):是治疗 ICP 的二线药物。用量为静脉滴注每日 1 g,疗程 12 ~ 14 d;口服 500 mg/次,每日 2 次。

(3)地塞米松:在改善症状和生化治疗、改善母儿结局方面疗效不确切。同时由于激素对母胎的不良反应,不主张长期使用。

3. 产科处理　ICP 孕妇会发生临床上无任何先兆的胎心消失,因此选择最佳的分娩方式和时机、获得良好的围生结局是对 ICP 孕期管理的最终目的。关于 ICP 终止妊娠时机,至今没有良好的循证医学证据,终止妊娠的时机及方法需要综合考虑孕周、病情严重程度及治疗后的变化来评估。

(1)终止妊娠的时机:足月后尽早终止妊娠可避免继续待产可能出现的死胎风险,目前多数学者建议 37 ~ 38 周终止妊娠,产时加强胎儿监护。

(2)终止妊娠的方式:轻度 ICP,无产科其他剖宫产指征,孕周<40 周,可考虑阴道试产。对下列情况可考虑剖宫产:①重度 ICP;②既往死胎、死产、新生儿窒息或死亡史;③胎盘功能严重下降或高度怀疑胎儿窘迫;④合并双胎或多胎、重度子痫前期等;⑤存在其他阴道分娩禁忌证者。

第八节　羊水量异常

羊水在妊娠过程中具有重要作用,为胎儿正常生长发育提供充足的空间,并且防止脐带受压。正常妊娠时羊水的产生与吸收处于动态平衡中,任何引起羊水产生与吸收失衡的因素均可造成羊水量异常。

一、羊水过多

任何引起羊水产生与吸收失衡的因素均可造成羊水过多或羊水过少。妊娠期羊水量超过 2 000 mL,称为羊水过多,发病率为 0.5% ~1%。羊水量在数日内急剧增多,称为急性羊水过多;羊水量在较长时间内缓慢增多,称为慢性羊水过多。羊水过多时羊水外观、性状与正常者并无差异。

【病因】

羊水过多常见于以下几种原因。

1. 胎儿因素

(1)胎儿畸形:神经管缺陷性疾病、消化道畸形、腹壁缺陷、颈部受压、新生儿先天性醛固酮增多症(Batter 综合征)、强直性肌萎缩症等。

(2)胎儿染色体异常。

(3)双胎妊娠:①双胎输血综合征(TTTS);②脐带相互缠绕,见于单羊膜囊双胎妊娠;③无心畸形。

(4)胎儿水肿:①胎儿免疫性水肿;②胎儿非免疫性水肿。

2. 母体因素　如重度子痫前期、子痫、糖尿病等。羊水过多者有10%～20%合并糖尿病。如果孕妇为糖尿病患者，则血糖增高，胎儿血糖也增高，引起多尿，致羊水过多。

3. 胎儿附属物

(1)胎盘因素：如胎盘肿大、巨大胎盘绒毛血管瘤(直径>5 cm)等。

(2)脐带因素：脐带狭窄，静脉回流受阻，渗出增加致羊水过多。

【临床表现】

1. 急性羊水过多　多发生于妊娠20～24周，由于羊水量急剧增多，在数日内子宫急剧增大，横膈上抬，孕妇出现呼吸困难，不能平卧，甚至出现发绀。孕妇表情痛苦，腹部因张力过大而感到疼痛，食量减少。子宫压迫下腔静脉，影响静脉回流，导致孕妇下肢及外阴部水肿、静脉曲张。子宫明显大于妊娠周数，胎位不清，胎心音遥远或听不清。

2. 慢性羊水过多　较多见，多发生于妊娠晚期，羊水可在数周内逐渐增多，多数孕妇能适应，常在产前检查时发现。孕妇子宫大于妊娠周数，腹部膨隆、腹壁皮肤发亮、变薄，触诊时感到皮肤张力大，胎位不清，胎心音遥远或听不到。

【诊断】

根据临床症状及体征诊断并不困难，但常需采用下列辅助检查，估计羊水量及寻找羊水过多的原因。

1. B超检查　为羊水过多的主要辅助检查方法。目前临床广泛应用的有两种标准：一种是以脐横线与腹白线为标志，将腹部分为4个象限，各象限最大羊水暗区垂直径之和为羊水指数(amniotic fluid index，AFI)；另一种是以单个羊水最大深度(maximum vertical pocket depth，MVP；或amniotic fluid volume，AFV)为诊断标准。2014年胎儿影像学研讨会共识小组建议，诊断羊水过多的临界值为：MVP≥8 cm或AFI≥24 cm。MVP：8～11.9 cm为轻度羊水过多，12～15.9 cm为中度羊水过多，≥16 cm为重度羊水过多。AFI：25～30 cm为轻度羊水过多，30.1～35 cm为中度羊水过多，>35 cm为重度羊水过多。

也有学者将羊水过多定义为：两径线羊水池>50 cm^2，AFI≥25 cm、≥20 cm或18 cm。B超检查还可了解有无胎儿结构畸形如无脑儿、显性脊柱裂、胎儿水肿及双胎等，测定胎儿膀胱容量。对潜在贫血的胎儿评估大脑中动脉收缩期峰流速，若数值高于1.5倍中位值，提示中度或重度贫血。

2. 其他

(1)羊水甲胎蛋白测定(AFP)：开放性神经管缺陷时，羊水中AFP明显增高，超过同期正常妊娠平均值3个标准差以上。

(2)孕妇血糖检测：尤其慢性羊水过多者，应排除糖尿病。

(3)孕妇血型检查：如胎儿水肿者应检查孕妇Rh、ABO血型，排除母儿血型不合溶血引起的胎儿水肿和贫血。

(4)胎儿染色体检查：特别是重度羊水过多的病例。羊水细胞培养或采集胎儿血培养做染色体核型分析，或应用染色体探针对羊水或胎儿血间期细胞真核直接原位杂交,了解染色体数目、结构异常,或芯片检查是否存在微缺失/微重复。

(5)胎儿基因检测:对于胎儿为男性且中期妊娠时存在无法解释的重度羊水过多,特别是有既往重度羊水过多史时,应考虑 *maged2* 突变的基因检测。

【鉴别诊断】

临床常见的容易误诊为羊水过多的疾病及其特点如下。

1. 葡萄胎　本病常出现子宫异常增大的症状,临床上易误诊为羊水过多,根据其临床表现,患者常出现停经后阴道流血、阵发性下腹部疼痛、双侧卵巢囊肿、甲状腺功能亢进征象及 HCG 水平异常升高,行 B 超检查发现无妊娠囊或胎心搏动,宫腔回声呈“落雪状”或“蜂窝状”等可鉴别。

2. 双胎妊娠　子宫大于相应孕周的单胎妊娠,HCG 水平略高于正常,容易与羊水过多混淆,行 B 超可及两个胎心搏动。

3. 子宫肌瘤合并妊娠　有不孕、月经过多或检查发现子宫肌瘤史。检查子宫表面不规则或不对称,隆起处质较实而硬,易发生流产。B 超可见单个或多个肌瘤,胎儿一般正常。

4. 巨大儿　孕妇腹部明显隆起,呈尖腹或悬垂腹。宫高>35 cm,先露部高浮,到临产尚未入盆。若宫高加腹围≥140 cm,巨大胎儿的可能性较大。

【治疗】

羊水过多的处理,主要应视胎儿是否畸形、孕周以及羊水过多的程度而定。合并胎儿畸形者根据畸形的程度决定是否终止妊娠;当胎儿发育正常,轻、中度羊水过多无须处理,重度羊水过多可予以治疗,吲哚美辛是治疗羊水过多十分有效的药物,但不良反应明显。当羊水过多引起腹痛或呼吸困难时,可行羊水穿刺。

1. 羊水过多合并胎儿畸形　一般应终止妊娠,终止妊娠的方法应根据具体情况加以选择。行人工破膜,静脉滴注缩宫素,或应用前列腺素等方法。破膜时应以高位破膜器破膜,也可以用针头刺一个小孔,让羊水缓慢流出,使宫腔内压力逐渐降低,以免宫腔内压力骤减而引起胎盘早剥。如果破膜过程不慎,胎膜破口过大,羊水大量涌出,应以手堵住宫口,或垫高臀部,以减缓流速。重度羊水过多者,为了安全也可先经腹穿刺放羊水,待宫腔压力降低后再引产。如果宫颈条件较好,已经完全耐受,胎儿一般可在短时间内分娩;若宫颈不成熟,往往需要缩宫素或前列腺素等准备宫颈条件,在 24 ~ 48 h 后引产。羊水流出后,于宫底部加一沙袋,增加宫内压力,防止出现腹腔压力突然减少导致的并发症。产程中注意孕妇心率、血压等生命体征,同时观察是否有阴道出血。密切注意胎盘早剥的早期表现,一旦出现应及时处理。

2. 羊水过多而胎儿正常　在这种情况下,根据羊水过多的程度和胎龄决定处理方式。若妊娠足月,胎儿成熟,可以考虑终止妊娠。若孕周较小,胎儿估计尚未成熟,宜在密切监护下继续妊娠,必要时住院观察。

轻度或中度羊水过多不必治疗。许多文献认为吲哚美辛治疗羊水过多有效。1994 年Kramer 等综合以往的研究,认为吲哚美辛可以降低胎肺的液体生成,增加胎肺吸收,降低胎儿尿液的生成,增加羊水通过胎膜。吲哚美辛的用量为 1.5 ~ 3 mg/kg。但是应用吲哚美辛最大的顾虑是可能引起胎儿动脉导管狭窄或过早关闭。应用多普勒超声检查动脉导管的血流,孕妇应用吲哚美辛后,胎儿动脉导管的血流减少。但尚未发现该现象持续性存在,并且常发生在 34 周之后,因此,在妊娠 34 周后禁用。亦有个例报道吲哚美辛与新生儿的颅内出血、支气管肺发育不全以及出血坏死性小肠炎等发病有关。

3. 羊膜腔穿刺术　羊膜腔穿刺的指征是当羊水过多导致子宫张力增高引起腹痛,或增大的子宫压迫引起呼吸困难。治疗目的是暂时缓解孕妇的压迫症状,争取时间促胎肺成熟;同时获取羊水检测 L/S 比值,判断胎肺成熟度。但是,羊膜腔穿刺术可以诱导宫缩,引起早产。

羊膜腔穿刺术的方法:术前行 B 超检查或术中 B 超引导以确定穿刺点,尽量避开胎盘附着的部位。保证穿刺能到达羊水池。定点后,以 18 号套针穿入羊膜腔,用静脉输液管把羊水引到放置在地上的容器。放液速度不超过 500 mL/h,放液量在 1 500 ~ 2 000 mL,拔出穿刺针后要局部压迫止血。术中要求无菌操作,术后 B 超检查,排除胎盘早期剥离,且密切观察孕妇的生命体征。

二、羊水过少

妊娠晚期羊水量少于 300 mL 者,称为羊水过少。羊水过少的发生率为 0.4% ~4%。羊水过少严重影响围产儿预后,羊水量少于 50 mL,围产儿病死率高达 88%。

【病因】

1. 胎儿畸形　胎儿泌尿系统畸形为主。

2. 胎盘功能减退　过期妊娠、胎儿生长受限、胎盘退行性变。

3. 羊膜病变　羊膜通透性改变、炎症、宫内感染、胎膜破裂。

4. 母体因素　妊娠期高血压疾病、孕妇脱水、血容量不足、使用药物。

【临床表现】

孕妇于胎动时感觉腹痛,检查时发现宫高、腹围小于同期正常妊娠孕妇,子宫的敏感度较高,轻微的刺激即可引起宫缩,临产后阵痛剧烈,宫缩不协调,宫口扩张缓慢,产程延长。妊娠早期可导致胎膜与胎体相连,妊娠中晚期可造成胎儿斜颈、屈背、手足畸形等异常。

【诊断】

1. 临床表现　胎盘功能不良者常有胎动减少。胎膜早破者有阴道流液。腹部检查:宫高、腹围较小,尤以胎儿宫内生长受限者明显,有子宫紧裹胎儿感。临产后阴道检查时发现前羊水囊不明显,胎膜与胎儿先露部紧贴。人工破膜时发现羊水极少。

2. 辅助检查

(1) B 超检查:是诊断羊水过少的主要辅助方法。妊娠晚期 MVI ≤ 2 cm,或 AFI≤5 cm,可诊断羊水过少;MVP ≤ 1 cm 为严重羊水过少。妊娠中期发现羊水过少时,应排除胎儿畸形,如肾脏、骨骼、心脏畸形、多发畸形等。此外,羊水过少常合并胎儿宫内生长受限，应定期评估胎儿生长状况。

(2)胎儿染色体或基因检测：羊水过少合并胎儿畸形时，染色体或基因异常风险明显增加，应建议羊水细胞培养或采集胎儿血培养做染色体核型分析、微阵列基因检测微缺失/微重复或全基因组测序。

(3)羊水直接测量：破膜后，直接测量羊水，总羊水量<300 mL，可诊断为羊水过少。

(4)其他检查：妊娠晚期发现羊水过少，应结合胎儿生物物理评分、胎儿电子监护等，了解胎盘功能及评价胎儿宫内安危，及早发现胎儿宫内缺氧。怀疑胎膜早破，可阴道窥视观察后穹窿是否有羊水、检测阴道分泌物的 pH 值来确诊。

【鉴别诊断】

1. 胎儿生长受限　一般宫高也较同期妊娠月份小，但一般系高龄孕妇、既往有不良孕产史、妊娠期感染、营养缺乏、不良工作居住环境、不良生活习惯(如吸烟、酗酒、吸毒等)等高危因素存在，且孕妇营养不良，尤其是蛋白质和热量供应不足，影响胎儿生长发育。B 超检查胎儿双顶径 3 周净增量≤4 mm，孕 28 周<70 mm，孕 30 周<75 mm，孕 32 周<80 mm。虽然胎儿生长受限可合并羊水过少，但其羊水量变化较快，不稳定。

2. 胎膜早破　两者都可出现羊水过少。但胎膜早破时，阴道有液体排出，排出液 pH 值≥7，且一般流出羊水清，无污染；B 超检查无胎儿畸形，检测胎盘功能一般正常。

【治疗】

根据胎儿有无畸形和孕周大小选择治疗方案。

1. 羊水过少合并胎儿严重致死性结构异常　确诊胎儿为严重致死性结构异常应尽早终止妊娠。超声可明确胎儿结构异常，染色体异常检测应依赖于介入性产前诊断，结果经评估并与孕妇及家属沟通后，胎儿无法存活者可终止妊娠。

2. 羊水过少合并正常胎儿　寻找并去除病因。动态监测胎儿宫内情况，包括胎动计数、胎儿生物物理评分、超声动态监测羊水量及脐动脉收缩期峰值流速与舒张末期流速(S/D)的比值、胎儿电子监护。

(1)终止妊娠：对妊娠已足月、胎儿可宫外存活者，应及时终止妊娠。合并胎盘功能不良、胎儿窘迫，或破膜时羊水少且胎粪严重粪染，估计短时间不能结束分娩者，应采用剖宫产术终止妊娠，以降低围产儿死亡率。对胎儿储备功能尚好，无明显宫内缺氧，可以阴道试产，并密切观察产程进展，连续监测胎心变化。对于因胎膜早破导致的羊水过少，按照胎膜早破处理。

(2)严密观察：对妊娠未足月、胎肺不成熟者，可针对病因对症治疗，尽量延长孕周。根据孕龄及胎儿宫内情况，必要时终止妊娠。

(林　艳)

第九章　正常分娩的处理

一、分娩动因

分娩发动的原因至今没有统一的定论，也不能用一个机制来解释，现认为分娩发动是由机械性刺激、子宫功能性改变及胎儿成熟等综合因素导致的。

1. 机械性刺激　又称子宫张力理论。随着妊娠的进展，宫内容积增大，宫壁的伸展张力增加，子宫壁能动收缩的敏感性增加；妊娠末期羊水量逐渐减少而胎儿却不断在生长，胎儿与子宫壁，特别是子宫下段、宫颈部密切接触；此外，在子宫颈部有 Frankenhauser 神经丛，胎儿先露部下降压迫此神经丛，均可刺激引发子宫收缩。

2. 子宫功能性改变　在内分泌激素的作用下，子宫通过肌细胞间隙连接以及细胞内钙离子水平增高发生子宫功能性改变。特别是缩宫素的作用，与子宫肌细胞上的缩宫素受体结合后，启动细胞膜上的离子通道，使细胞内游离的钙离子增加，促发子宫收缩。另外，胎盘分泌的缩宫素酶可降解缩宫素，两者的平衡被打破被认为是分娩发动的关键。

3. 胎儿成熟　胎儿在成熟后，胎儿肾上腺皮质可产生大量硫酸脱氢表雄酮（DHAS），DHAS 可经胎儿胎盘单位合成雌三醇并参与分娩发动。随着分娩的临近，雌激素水平明显增高，雌激素与孕激素比值由早期的 1 : 10 增加到 3 : 10，雌激素水平增高可通过：①促使子宫功能性改变；②影响前列腺素的产生，子宫肌层、子宫内膜及宫颈黏膜均能产生前列腺素，前列腺素不仅能诱发宫缩，还能促宫颈成熟，对分娩发动起主导作用；③促进肌动蛋白蓄积，使子宫体部肌动蛋白分布增多，收缩力增强，有利于胎儿娩出；④使肌细胞膜电位活性增高，对缩宫素的敏感性增加，并促宫颈成熟等作用而参与分娩发动。

二、影响分娩的因素

影响分娩的因素包括产力、产道、胎儿及精神心理因素。子宫收缩力是临产后最主要的产力，腹压是第二产程中胎儿娩出的重要辅助力量，肛提肌收缩力是协助胎儿内旋转及胎头仰伸的必需力量。骨盆 3 个平面的大小与形态、子宫下段形成、宫颈管消失与宫口扩张、会阴体伸展等直接影响胎儿能否顺利通过产道。胎儿大小及胎方位是分娩难易的重要影响因素。精神心理因素会影响分娩的全过程，通过人文关怀以缓解产妇紧张与焦虑已越来越受到关注和重视，是十分重要的护理措施。

（一）产力

将胎儿及其附属物从宫腔内逼出的力量称为产力，产力包括子宫收缩力（简称宫缩)、腹壁肌及膈肌收缩力(统称腹压)和肛提肌收缩力。

1. 子宫收缩力　是临产后的主要产力,贯穿于整个分娩过程。临产后的宫缩可使宫颈管缩短直至消失,宫口扩张、胎先露下降、胎儿和胎盘娩出。正常子宫收缩有节律性、对称性和极性的特点。

(1)节律性:宫缩的节律性是临产的重要标志。正常宫缩是宫体肌不随意、有规律的阵发性收缩并伴有疼痛,每次宫缩由弱渐强(进行期),维持一定时间(极期),随后由强渐弱(退行期),直至消失进入间歇期,宫缩如此反复出现,直至分娩全程结束。

临产开始时,宫缩间歇期为5~6 min,持续时间约30 s。随产程进展宫缩间歇期逐渐缩短,持续时间逐渐延长。当宫口开全(10 cm)后,宫缩间歇期短至1~2 min,持续时间长达60 s。宫缩强度也随产程进展逐渐增强,间歇期的宫腔内压力仅为6~12 mmHg,临产初期升至25~30 mmHg,于第一产程末可增至40~60 mmHg,第二产程末可高达100~150 mmHg。宫缩时子宫肌壁血管及胎盘受压,致子宫血流量减少、胎盘绒毛间隙血流量减少;宫缩间歇期,子宫血流量又恢复至原来水平,胎盘绒毛间隙血流重新充盈。因此,宫缩节律性对胎儿有利。

(2)对称性:正常宫缩源自两侧子宫角部(受起搏点控制),迅速以微波形式向子宫底中线集中,左右对称,再以2 cm/s 的速度向子宫下段扩散,约在15 s 内均匀协调地扩展至整个子宫,此为子宫收缩的对称性。

(3)极性:宫缩以宫底部最强并最持久,向下逐渐减弱,宫底部收缩力的强度几乎是子宫下段的2倍,此为宫缩的极性。

(4)缩复作用:宫缩时,子宫体部肌纤维短缩变宽,间歇期肌纤维不能恢复到原来的长度,经反复收缩,肌纤维越来越短,此为子宫肌纤维的缩复作用。缩复作用使宫腔内容积逐渐缩小,迫使胎先露部下降、宫颈管逐渐缩短直至消失。

2. 腹壁肌及膈肌收缩力　是第二产程时娩出胎儿的重要辅助力量。宫口开全后,每当宫缩时,前羊水囊或胎先露部压迫盆底组织和直肠,反射性引起排便动作。产妇主动屏气,喉头紧闭向下用力,腹壁肌及膈肌收缩使腹内压增高,促使胎儿娩出。但是,过早使用腹压易使产妇疲劳、宫颈水肿,导致产程延长。第三产程时,腹压还可迫使已剥离的胎盘尽早娩出,减少产后出血。

3. 肛提肌收缩力　可协助胎先露部在骨盆腔进行内旋转。当胎头枕部露于耻骨弓下时,能协助胎头仰伸及娩出。胎儿娩出后,有助于已降至阴道的胎盘娩出。

(二)产道

产道是胎儿娩出的通道,分为骨产道与软产道两部分。

1. 骨产道　又称真骨盆,分为3个平面,每个平面又由多条径线组成。在分娩过程中,骨产道几乎无变化,但其原来的大小、形态与能否顺利分娩有着密切关系。

(1)骨盆入口平面:为骨盆腔上口,呈横椭圆形,其前方为耻骨联合上缘,两侧为髂耻线,后方为骶岬上缘,共有4条径线。①入口前后径:又称真结合径。耻骨联合上缘中点至骶岬上缘正中间的距离,正常值平均为11 cm,其长短与胎先露衔接关系密切。②入口横径:左右髂耻缘间的最大距离,正常值平均13 cm。③入口斜径:左右各一,正常值平均

12.75 cm。左骶髂关节至右髂耻隆突间的距离为左斜径;右骶髂关节至左髂耻隆突间的距离为右斜径。

(2)中骨盆平面:为骨盆最小平面,是骨盆腔最狭窄的部分,呈前后径长的纵椭圆形。其前方为耻骨联合下缘,两侧为坐骨棘,后方为骶骨下端。有2条径线。

中骨盆前后径:耻骨联合下缘中点通过两侧坐骨棘连线中点至骶骨下端间的距离,正常值平均11.5 cm。

中骨盆横径:也称坐骨棘间径。两坐骨棘间的距离,正常值平均约10 cm,其长短与胎先露内旋转关系密切。

(3)骨盆出口平面:为骨盆腔下口,由两个不在同一平面的三角形所组成,其共同的底边称为坐骨结节间径。前三角平面顶端为耻骨联合下缘,两侧为耻骨降支;后三角平面顶端为骶尾关节,两侧为骶结节韧带,有4条径线。①出口前后径:耻骨联合下缘至骶尾关节间的距离,正常值平均11.5 cm。②出口横径:也称坐骨结节间径。两坐骨结节内侧缘的距离,正常值平均9 cm,此径线与分娩关系密切。③出口前矢状径:耻骨联合下缘中点至坐骨结节间径中点间的距离,正常值平均6 cm。④出口后矢状径:骶尾关节至坐骨结节间径中点间的距离,正常值平均8.5 cm。若出口横径稍短,而出口横径与出口后矢状径之和>15 cm时,正常大小胎儿可以通过后三角区经阴道娩出。

(4)骨盆轴与骨盆倾斜度:①骨盆轴,连接骨盆各平面中点的假想曲线,称为骨盆轴。此轴上段向下向后,中段向下,下段向下向前。分娩时,胎儿沿此轴完成一系列分娩机制,助产时也应按此轴方向协助胎儿娩出。②骨盆倾斜度,指妇女站立时,骨盆入口平面与地平面所形成的角度,一般为60°。若骨盆倾斜度过大,可影响胎头衔接和娩出。

2. 软产道　是由子宫下段、宫颈、阴道及骨盆底软组织构成的弯曲管道。

(1)子宫下段的形成:由非孕时长约1 cm的子宫峡部伸展形成。妊娠12周后的子宫峡部逐渐扩展成宫腔的一部分,至妊娠末期逐渐拉长形成子宫下段。临产后的规律宫缩使子宫下段进一步拉长达7~10 cm,肌壁变薄成为软产道的一部分。由于子宫肌纤维的缩复作用,子宫上段肌壁越来越厚,子宫下段肌壁被牵拉越来越薄,导致子宫上下段的肌壁厚薄不同,在两者间的子宫内面形成一环状隆起,称生理缩复环,此环在正常情况下不易自腹部见到。

(2)宫颈的变化:①宫颈管消失。临产前的宫颈管长2~3 cm,初产妇较经产妇稍长。临产后的规律宫缩牵拉宫颈内口的子宫肌纤维及周围韧带,加之胎先露部的支撑使前羊水囊呈楔状,使宫颈内口水平的肌纤维向上牵拉,使宫颈管形成漏斗状,此时宫颈外口变化不大,随后宫颈管逐渐变短直至消失。初产妇多是宫颈管先缩短、消失,然后宫口扩张;经产妇多是宫颈管缩短消失与宫口扩张同时进行。②宫口扩张。临产前,初产妇的宫颈外口仅容一指尖,经产妇能容一指。临产后,子宫收缩及缩复向上牵拉使宫口扩张。子宫下段的蜕膜发育不良,胎膜容易与该处蜕膜分离而向宫颈管突出形成前羊水囊,同时胎先露部衔接使前羊水滞留于前羊膜囊,协同扩张宫口。宫口近开全时,胎膜多自然破裂,破膜后胎先露部直接压迫宫颈,扩张宫口的作用更显著。宫口开全(10 cm)时,足月妊娠的胎头方能通过。

(3)骨盆底组织、阴道及会阴的变化:前羊水囊及胎先露先扩张阴道上部,破膜后的胎先露部下降直接压迫骨盆底,使软产道下段形成一个向前弯的长筒,前壁短后壁长,阴道外口朝向前上方,阴道黏膜皱襞展平加宽腔道。肛提肌向下及向两侧扩展,肌纤维拉长,会阴体变薄,以利胎儿通过。阴道及骨盆底的结缔组织和肌纤维于妊娠期增生肥大、血管变粗、血运丰富、组织变软、伸展性良好。分娩时,会阴体能承受一定压力,但若保护不当,仍易造成会阴裂伤。

(三)胎儿

其大小、胎位及有无畸形是影响分娩及决定分娩难易程度的重要因素之一。主要通过超声检查并结合测量宫高来估计胎儿体重。一般估计的胎儿体重与实际出生体重相差在10%以内即视为评估较准确。分娩时,即使骨盆大小正常,但如果胎儿过大致胎头径线过长,可造成头盆不称导致难产。胎头是胎体的最大部分,也是胎儿通过产道最困难的部分。

1. 胎头各径线及囟门

(1)胎头各径线:胎头径线主要有4条,即双顶径、枕额径、枕下前囟径及枕颏径。双顶径可用于判断胎儿大小,胎儿一般以枕额径衔接,以枕下前囟径通过产道。胎头各径线的测量及长度见表9-1。

表9-1　胎头各径线的测量及长度

名称	测量方法	长度/cm
双顶径	两顶骨隆突间的距离,为胎头最大横径	9.3
枕额径	鼻根上方至枕骨隆突间的距离	11.3
枕下前囟径	前囟中央至枕骨隆突下方的距离	9.5
枕颏径	颏骨下方中央至后囟顶部的距离	13.3

(2)囟门:胎头两颅缝交界空隙较大处称囟门。大囟门又称前囟,是由两侧额骨、两侧顶骨及额缝、冠状缝、矢状缝形成的菱形骨质缺如部位。小囟门又称后囟,由两侧顶骨、枕骨及颅缝形成的三角形骨质缺如部位。囟门是确定胎方位的重要标志。在分娩过程中,颅缝与囟门使头颅骨板有一定的活动余地,胎头在通过产道时受到挤压,颅缝轻度重叠,使胎头变形、变小,有利于胎儿娩出。

2. 胎位　产道为一纵行管道。纵产式(头先露或臀先露)时,胎体纵轴与骨盆轴相一致,容易通过产道。头先露时,胎头先通过产道,较臀先露易娩出,通过触清矢状缝及前后囟,可以确定胎方位。其中枕前位更利于完成分娩机转,易于分娩,其他胎方位会不同程度增加分娩困难。臀先露时,胎臀先娩出,较胎头周径小且软,产道不能充分扩张,胎头后娩出时无变形机会,因此胎头娩出较臀部困难。未足月时胎头相对于胎臀更大,故更易发生后出头困难。肩先露时,胎体纵轴与骨盆轴垂直,足月活胎不能通过产道,对母儿威胁极大。

3. 胎儿畸形　胎儿某一部分发育异常，如脑积水、联体双胎等，由于胎头或胎体过大，通过产道常发生困难。

(四)社会心理因素

分娩虽属生理过程，但对产妇确实可产生心理上的应激。产妇的社会心理因素可引起机体产生一系列变化从而影响产力，因而也是决定分娩的重要因素之一。对分娩疼痛的恐惧和紧张可导致宫缩乏力、宫口扩张缓慢、胎头下降受阻、产程延长，甚至可导致胎儿窘迫、产后出血等。所以在分娩过程中，应给产妇心理支持，耐心讲解分娩的生理过程，尽量消除产妇的焦虑和恐惧心理，使产妇掌握分娩时必要的呼吸和躯体放松技术。

三、枕先露的分娩机制

分娩机制是指胎儿先露部随着骨盆各平面的不同形态和径线，被动进行一系列适应性转动，从而以其最小的径线通过产道的全过程。临床上枕先露占 95.55% ~ 97.55%，以枕左前最常见，现以枕左前为例，说明分娩机制。

1. 衔接　胎头双顶径进入骨盆入口平面，颅骨最低点接近或达到坐骨棘水平，称为衔接。胎头进入骨盆入口呈半俯屈状态、以枕额径衔接，由于枕额径大于骨盆入口前后径，故胎头矢状缝坐落在骨盆入口右斜径上，胎头枕骨在骨盆左前方。初产妇多在预产期前 1 ~ 2 周胎头衔接，如果初产妇已经临产但仍未衔接，则应警惕有头盆不称的可能。经产妇多在分娩开始后胎头才衔接。

2. 下降　胎头沿骨盆轴前进的动作称为下降。下降贯穿于分娩全过程，并与其他动作相伴随，下降动作呈间歇性，子宫收缩时胎头下降，宫缩间歇时稍回缩。胎头下降的程度是判断产程进展的重要标志之一。

3. 俯屈　胎头以枕额径进入骨盆腔后，继续下降至骨盆底时，遇到盆底阻力，使半俯屈状态的胎头进一步俯屈，使枕额周径(平均 34.8 cm)变为枕下前囟周径(平均 32.6 cm)，以最小径线适应产道继续下降。

4. 内旋转　胎头内旋转是胎头围绕骨盆纵轴旋转，使其矢状缝与中骨盆及骨盆出口前后径相一致的动作，以使胎头适应中骨盆及骨盆出口前径大于横径的特点，有利于胎头下降。当胎头俯屈下降时，枕部位置最低，首先遇到肛提肌的阻力而被推向部位宽、阻力小的前方，向前旋转 45°而胎头向前向中线旋转 45°，小囟门转至耻骨弓下方。于第一产程末，胎头完成内旋转动作。

5. 仰伸　内旋转完成后，宫缩和腹压使胎头继续下降，肛提肌收缩力亦将胎头向前推进，两者的合力使胎头沿着骨盆轴下段向下前的方向转向前，胎头枕骨下部到达耻骨联合下缘，以耻骨弓为支点，胎头逐渐仰伸，此时胎儿的双肩径沿左斜径进入骨盆入口。

6. 复位及外旋转　胎头娩出时，胎儿双肩径进入骨盆入口左斜径。胎头娩出后，枕部向左旋转 45°而使胎头与胎肩恢复正常关系，称为复位。胎肩在盆腔内继续下降、前肩向前旋转 45°，使双肩径与骨盆出口前后径相一致，此时胎头枕部需在外继续向左旋转 45°，以保持胎头与胎肩的正常关系，称为外旋转。

7. 胎肩及胎儿娩出　外旋转后，胎儿前肩先从耻骨弓下娩出，继而后肩从会阴前缘娩出。胎儿双肩娩出后，胎体及下肢随之顺利娩出，完成分娩的全过程。

四、先兆临产及临产的诊断

1. 先兆临产　分娩前出现的预示孕妇不久将临产的症状称先兆临产。

(1)胎儿下降感：由于胎儿先露部进入骨盆入口，宫底下降，上腹部较以前舒适，下腹及腰部有胀满及压迫感，膀胱因受压常有尿频症状。

(2)假临产：分娩前出现的宫缩，其特点为持续时间短，强度不增加，间歇时间长且不规则，以夜间多见，清晨消失。不规律宫缩引起下腹部轻微胀痛，但宫颈管不短缩，亦无宫口扩张。

(3)见红：由于胎儿下降，部分胎膜从宫壁分离，使毛细血管破裂出血，可见少许阴道流血，称见红。一般在分娩前 24 ~48 h 出现(少数迟至约 1 周)，是即将临产的较可靠征象。若阴道流血超过平时月经量，则应考虑妊娠晚期出血如前置胎盘等。

2. 临产及其诊断　临产的标志为有规律且逐渐增强的宫缩，持续 30 s 或以上，间歇 5 ~6 min。伴随着宫缩，有进行性的宫颈管消失、宫口扩张及胎先露部下降。由于整个妊娠期有间歇性和不规则的正常生理性子宫收缩，而产程初期规律宫缩较轻微、稀发，故确定规律宫缩起始的准确时间非常困难，也就是说临产的时间很难确定。

五、产程处理与分娩

(一)第一产程

为正式临产到宫口开全(10 cm)。由于临产时间有时难以确定，孕妇过早住院，可能带来不必要的干预，增加剖宫产率。因此推荐初产妇确定正式临产后，宫颈管完全消退可住院待产，经产妇则确定临产后尽快住院分娩。

1. 临床表现　第一产程表现为宫缩规律、宫口扩张、胎先露下降及胎膜破裂。

(1)宫缩规律：第一产程开始时，子宫收缩力弱，持续时间较短约 30 s，间歇期较长 5 ~6 min。随产程进展，宫缩强度增加，持续时间延长，间歇期缩短。当宫口开全时，宫缩持续时间可长达 1 min，间歇仅 1 ~2 min。

(2)宫口扩张：表现为宫颈管逐渐变软、变短、消失，宫颈展平并逐渐扩大。开始宫口扩张速度较慢，后期速度加快。当宫口开全(10 cm)时，子宫下段、宫颈及阴道共同形成桶状的软产道。

(3)胎先露下降：是决定能否经阴道分娩的重要指标。随着产程进展，先露部逐渐下降，并在宫口开大 4 ~6 cm 后快速下降，直到先露部达到外阴及阴道口。

(4)胎膜破裂：胎儿先露部衔接后，将羊水分隔为前后两部，在胎先露部前面的羊水称前羊水。当宫缩时羊膜腔内压力增加到一定程度时胎膜自然破裂，前羊水流出。自然分娩胎膜破裂多发生在宫口近开全时。

2. 产程观察及处理　在整个分娩过程中，需要观察产程进展，密切监护母儿安危，尽早发现异常，及时处理。

(1)产程观察及处理

1)子宫收缩：包括宫缩频率、强度、持续时间、间歇时间、子宫放松情况。常用观察子宫收缩的方法包括腹部触诊及仪器监测。

2)宫口扩张及胎先露下降：经阴道指诊检查宫口扩张和胎先露下降情况。消毒外阴，通过示指和中指直接触摸了解骨盆、产道情况，了解宫颈管消退和宫口扩张情况、胎先露高低、确定胎方位、胎先露下方有无脐带，并进行 Bishop 宫颈成熟度评分。

胎头于活跃期下降加快，平均每小时下降 0.86 cm。胎头下降情况有 2 种评估方法：①腹部触诊在骨盆入口平面(真假骨盆分界)上方可触及的剩余胎头部分，以国际五分法表示，用于初步判断，双手掌置于胎头两侧，触及骨盆入口平面时，双手指尖可在胎头下方彼此触及为剩余 5/5；双手掌指尖在胎头两侧有汇聚但不能彼此触及为剩余 4/5；双手掌在胎头两侧平行为剩余 3/5；双手掌在胎头两侧呈外展为剩余 2/5；双手掌在胎头两侧呈外展且手腕可彼此触及为剩余 1/5。②胎儿颅骨最低点与坐骨棘平面的关系：阴道检查可触及坐骨棘，胎头颅骨最低点平坐骨棘时，以“0”表示；在坐骨棘平面上 1 cm 时，以“-1”表示；在坐骨棘平面下 1 cm 时，以“+1”表示，余依次类推。

3)胎膜破裂：一旦胎膜破裂，应立即监测胎心，并观察羊水性状(颜色和流出量)，记录破膜时间，测量体温。若有胎心异常，应立即阴道检查排除脐带脱垂。破膜后应每 2 h 测量产妇体温，注意排查绒毛膜羊膜炎，根据临床症状决定是否启用抗生素预防或治疗感染。若无感染征象，破膜超过 12 h 尚未分娩可给予抗生素预防感染。

(2)胎心和母体观察及处理

1)胎心监测：胎心应在宫缩间歇期听诊，随产程进展适当增加听诊次数。高危妊娠或怀疑胎儿受累、羊水异常时建议连续电子胎心监护评估胎心率、基线变异及其与宫缩的关系等，密切监测胎儿宫内情况。

2)母体观察及处理：①生命体征。测量产妇生命体征并记录。第一产程宫缩时血压可升高 5～10 mmHg，间歇期恢复。产妇有不适或发现血压升高应增加测量次数，并给予相应处理。产妇有循环、呼吸等其他系统合并症或并发症时，还应监测呼吸、氧饱和度、尿量等。②阴道流血。观察有无异常阴道流血，警惕前置胎盘、胎盘早剥、前置血管破裂出血等情况。③饮食。产妇宜少量多次摄入无渣饮食，既保证充沛的体力，又利于在需要急诊剖宫产时的麻醉安全。④活动与休息。宫缩不强且未破膜，产妇可在室内适当活动。低危产妇适度活动和采取站立姿势有助于缩短第一产程。⑤排尿。鼓励产妇每 2～4 h 排尿 1 次，避免膀胱充盈影响宫缩及胎头下降，必要时导尿。⑥精神支持。产妇的精神状态可影响宫缩和产程进展。支持产妇克服阵痛带来的无助和恐惧感，增强产妇对自然分娩的信心，调动产妇的积极性与助产人员密切合作，有助于分娩顺利进行。

(二)第二产程

为胎儿娩出期，即从宫口开全至胎儿娩出。第二产程的正确评估和处理对母儿结局至关重要。鉴于第二产程时限过长与母胎不良结局(产后出血、产褥感染、严重会阴裂伤，新生儿窒息/感染等)增加相关，因此第二产程的处理不应只考虑时限长短，更应重点关注胎心监护、宫缩、胎头下降、有无头盆不称、产妇一般情况等。既要避免试产不充分，轻率改变分娩方式，又要避免因评估不正确盲目延长第二产程可能增加母儿并发症的风险，应该在适宜的时间点选择正确的产程处理方案。

1. 临床表现

(1)宫缩频且强：进入第二产程，宫缩持续时间可达 1 min 或更长，间歇时间 1 ~ 2 min。此时胎膜多已破裂，若未破膜应行人工破膜，加速产程进展。

(2)产妇屏气：当胎头降至骨盆出口，压迫骨盆底组织和直肠壁，产妇有排便感，不自主地向下屏气，协助娩出胎儿。

(3)肛门松弛：随产程进展，会阴体逐渐膨隆、变薄，肛门括约肌松弛。

(4)胎头拨露与着冠：宫缩时胎头露出于阴道口，露出部分不断增大，宫缩间歇期胎头又缩回阴道内，称为胎头拨露；经几次胎头拨露后，胎头双顶径越过骨盆出口，宫缩间歇时胎头不再回缩，称为胎头着冠。

(5)胎儿娩出：胎头着冠后会阴极度扩张，产程继续进展，当胎头枕骨于耻骨弓下露出时，以耻骨弓为支点出现仰伸动作，胎儿额、鼻、口、颏部相继娩出。随后胎头复位及外旋转，胎儿双肩、胎体相继娩出，后羊水涌出。

2. 观察产程及处理

(1)密切监测胎心：第二产程，宫缩强而频，应勤听胎心，每 5 ~ 10 min 听 1 次，有条件用胎儿监护仪监测，以便及早发现胎儿有无急性缺氧。

(2)指导产妇屏气：正确指导产妇运用腹压能缩短第二产程，加速产程进展。方法：产妇仰卧，两手紧握产床把手，双足蹬在产床上，宫缩时，深吸气后屏住，然后如解大便样向下屏气用力以增加腹压，宫缩间歇期，呼气及全身肌肉放松，安静休息。

(3)接产准备：初产妇宫口开全、经产妇宫口扩张 4 cm 且宫缩规律有力时，应将产妇送入产房，做好接产准备工作。

1)外阴冲洗、消毒：让产妇仰卧在产床上，脱去裤子，双腿屈曲分开，露出外阴部，臀下垫防水布和清洁便盆，用肥皂水纱布球擦洗外阴部，顺序为大小阴唇、阴阜、两腿内侧上 1/3 段、会阴及肛门周围。然后用消毒干纱布球堵在阴道口，用温开水将肥皂水冲洗干净，冲洗顺序自上而下，从外到内，随后取出阴道口纱布球。消毒纱布棉球拭干后，再用 0.1% 苯扎溴铵(新洁尔灭)溶液或 0.5% 聚维酮碘依次消毒外阴，消毒顺序先中间后周围，最后肛门。取下臀下防水布及便盆。

2)接生者准备：接产者按无菌操作要求常规洗手、穿手术衣和戴无菌手套。站在产妇右侧，打开产包，铺好消毒巾，准备接产。

(4)接产

1)保护会阴的时机和要领：当胎头拨露使阴唇后联合紧张时开始保护会阴，并协助胎头俯屈，使胎头以最小径线在宫缩间歇时缓慢通过阴道口，可有效防止会阴撕裂。胎肩娩出时仍应注意保护好会阴。接产者指导产妇适时屏气用力完成分娩。

2)会阴撕裂的诱因：会阴过紧缺乏弹性、会阴水肿、耻骨弓过低、胎儿过大、胎儿娩出过快等，均易造成会阴撕裂。接产者在接产前应做出正确判断，以便提前采取会阴切开术，防止会阴裂伤。

3）接产步骤：接产者站在产妇右侧，在会阴部铺盖消毒巾，将右手肘部支在产床上，大拇指与其余四指分开，用手掌大鱼际肌在宫缩时向上向内托压会阴部，左手示、中、环三指下压胎头枕部，协助胎头俯屈，使胎头缓慢下降。宫缩间歇时，保护会阴的右手不要离开，可稍放松，以免压迫过久引起会阴水肿。当胎头枕部在耻骨弓下露出时，左手应协助胎头仰伸。胎头娩出后，左手自鼻根向下颏挤压，挤出口鼻内的黏液和羊水，然后协助胎头复位及外旋转，使胎儿双肩径与骨盆出口前后径相一致。然后左手向下轻压胎儿颈部，使前肩自耻骨弓下娩出，再上托胎颈使后肩从会阴前缘缓慢娩出，双肩娩出后，放开保护会阴的手，双手协助胎体及下肢相继以侧位娩出。

胎儿娩出后立即将弯盘放置于会阴处收集阴道流血，以便观察失血量。然后在距脐轮10～15 cm处，用两把止血钳分别夹住脐带，并从中间剪断。当胎头娩出时发现脐带绕颈，若绕颈1周且较松时，可用手将脐带从胎肩推上或从胎头滑下，若绕颈过紧或绕颈2周以上，可用两把血管钳夹住其中的1圈脐带并从中间剪断，注意应避免胎儿颈部受伤。

4）会阴切开指征：胎儿过大或会阴过紧，估计分娩时会阴撕裂不可避免，或母儿有病理情况，需尽快结束分娩时，应行会阴切开术。会阴切开方法有会阴后一侧切开术和会阴正中切开术。

（三）第三产程

为胎盘娩出期，即从胎儿娩出到胎盘娩出，需5～15 min，不超过30 min。

1. 临床表现

（1）胎盘剥离征象：胎儿娩出后，宫腔容积明显缩小，胎盘不能相应缩小，而与子宫壁错位剥离。剥离面有出血形成胎盘后血肿，在宫缩的作用下，剥离面不断扩大，直到完全剥离娩出。在此过程中，所能观察到的胎盘剥离征象有：①宫底升达脐上，宫体变硬呈球形；②剥离的胎盘降至子宫下段，使阴道口外露的一段脐带自行延长；③阴道少量流血；④耻骨联合上方轻压子宫下段，外露的脐带不再回缩。

（2）胎盘剥离及排出的方式：有胎儿面娩出式及母体面娩出式两种。胎儿面娩出式即胎盘从中央开始剥离而后向周围剥离，胎儿面先排出，随后少量阴道流血，常见；母体面娩出式为胎盘从边缘开始剥离，血液沿剥离面流出，先有较多阴道流血，再有胎盘母体面排出，不常见。

2. 监护及处理

（1）协助胎盘娩出：确认胎盘已完全剥离后，应在宫缩时以左手握住宫底并按压，右手牵引脐带，当胎盘娩出至阴道口时，接产者用双手握住胎盘朝一个方向旋转并缓慢向外牵拉，协助胎盘胎膜完全排出。

（2）检查胎盘、胎膜：将胎盘铺平，检查胎盘的母体面有无胎盘小叶缺损，再将胎盘提起，检查胎膜是否完整、胎盘边缘有无血管断裂等，及时发现副胎盘。副胎盘为一较小的胎盘，与正常胎盘相邻，两者间有血管相连。若有副胎盘、部分胎盘残留或较多胎膜残留时，应在无菌操作下伸手入宫腔取出残留组织并进行清宫术。

（3）检查软产道：胎盘娩出后，应仔细检查外阴、阴道及宫颈有无裂伤及其程度，进行相应的处理。

(4)预防产后出血:胎儿娩出后,立即在孕妇臀下放一弯盘收集阴道流血,正确估计出血量。正常分娩一般不超过300 mL。若胎盘未剥离而出血多量,应行手取胎盘,并配合宫缩剂的使用加速胎盘剥离而减少出血。如遇既往有产后出血史或易出现宫缩乏力的产妇(如分娩次数≥5次的多产妇、多胎妊娠、羊水过多、滞产等),可在胎儿前肩娩出时静脉注射缩宫素10～20 U,也可在胎儿前肩娩出后立即肌内注射缩宫素10 U或缩宫素10 U加于0.9%氯化钠注射液20 mL内静脉快速注入,均能促使胎盘迅速剥离减少出血。若胎儿已娩出30 min,胎盘仍未排出,应排空膀胱,按压子宫及静脉注射缩宫素促使胎盘排出,必要时行手取胎盘术。若胎盘娩出后出血多,可经下腹部直接以前列腺素制剂(如卡前列氨丁三醇注射液)子宫体注射或肌内注射,并将缩宫素20 U加于5%葡萄糖液500 mL内静脉滴注。

六、分娩镇痛

分娩镇痛的目的是有效缓解疼痛,同时可能有利于增加子宫血流,减少产妇因过度换气而引起的不良影响。产妇自临产至第二产程均可分娩镇痛。

1.疼痛的原因　第一产程疼痛主要来自宫缩时子宫肌缺血缺氧和宫颈扩张时肌肉过度紧张,通过交感神经由胸神经10、11、12后段传递至脊髓。第二产程疼痛还包括来自胎头对盆底、阴道、会阴的压迫,通过骶神经2、3、4的感觉纤维传递至脊髓。另外,产妇紧张、焦虑可导致害怕-紧张-疼痛综合征。

2.分娩镇痛的基本原则　①对产程影响小;②安全、对产妇及胎儿不良作用小;③药物起效快、作用可靠、给药方法简便;④有创镇痛由麻醉医师实施并全程监护。

3.分娩镇痛种类

(1)非药物镇痛:产痛与精神紧张相关,因此产前应进行宣教,强调分娩是一个自然的生理过程,给予足够的心理支持,获得产妇的主动配合。非药物镇痛包括调整呼吸、全身按摩、家属陪伴、导乐,可单独应用或联合药物镇痛法等应用。

(2)全身阿片类药物麻醉:可以通过静脉注射或肌内注射间断给予,也可以通过患者自控性镇痛(patient-controlled analgesia,PCA)。阿片类药物主要作用是镇静,可以产生欣快感,但镇痛效果有限,而且有可能导致产妇恶心、呼吸抑制、胃肠道排空延长、胎心变异减少、新生儿呼吸抑制等。常用阿片类药物包括哌替啶、芬太尼、瑞芬太尼、纳布啡等。

(3)椎管内麻醉镇痛:通过局部麻醉药作用达到身体特定区域的感觉阻滞,包括腰麻、硬膜外麻醉或腰硬联合麻醉。其优点为镇痛平面固定,较少引起运动阻滞,易于掌握用药剂量,可以长时间保持镇痛效果。但如果麻醉平面过高可导致严重呼吸抑制。其他并发症还包括低血压、局部麻醉药毒性反应、过敏反应、麻醉后头痛、神经损伤、产时发热、第二产程延长等。由于其不良反应和并发症,麻醉医师除了掌握麻醉技术外还应熟悉并发症的紧急处理。

实施硬膜外麻醉时,第二产程初产妇最长不应超过4 h,经产妇不应超过3 h。

(林　艳)

第十章 分娩期并发症的诊治

第一节 胎膜早破

胎膜破裂发生在临产前称胎膜早破(premature rupture of membrane,PROM)。发生在妊娠满37周后,称足月胎膜早破,发生率8%～10%;发生在37周前者,称未足月胎膜早破(preterm pre-mature rupture of membrane,PPROM),单胎妊娠PPROM发生率为2%～4%,双胎妊娠PPROM发生率为7%～20%,是早产的主要原因。胎膜早破的妊娠结局与破膜时孕周有关,孕周越小,围生儿预后越差。

【病因】

1.生殖道感染　孕妇存在生殖器官感染,病原微生物上行性感染可引起胎膜炎,使胎膜局部抗张能力下降而破裂。

2.羊膜腔压力增高　宫内压力增加时,覆盖于宫颈内口处的胎膜成为薄弱环节而容易发生破裂。

3.胎膜受力不均　头盆不称、胎位异常使胎先露部不能衔接,前羊膜囊所受压力不均,导致胎膜破裂。因手术创伤或先天性宫颈组织结构薄弱,宫颈内口松弛,前羊膜囊楔入,受压不均;宫颈过短或宫颈功能不全,宫颈锥形切除,胎膜接近阴道,缺乏宫颈黏液保护,易受病原微生物感染,导致胎膜早破。

4.营养因素　缺乏维生素C、钙、锌及铜,可使胎膜抗张能力下降,易引起胎膜早破。

5.其他高危因素　细胞因子IL-6、IL-8、TNF-α升高,可激活溶酶体酶,破坏羊膜组织;妊娠晚期性生活不当、过度负重及腹部受碰撞等。

【临床表现】

90%患者突感较多液体从阴道流出,无腹痛等其他产兆。肛门检查上推胎儿先露部时,阴道流液增加,有时液体中混有胎脂或胎粪。阴道窥器检查见液体自宫颈口内流出或后穹窿有液池形成,可诊断胎膜早破。少量间断阴道流液应进一步检查,与尿失禁、阴道炎进行鉴别。

胎膜早破潜伏期是指胎膜破裂到分娩启动的时间,潜伏期越长,感染的发生率越高。当出现阴道流出液有臭味、子宫激惹、发热等应考虑绒毛膜羊膜炎。由于多数绒毛膜羊膜炎症状不典型,具有隐匿性,对出现母胎心率增快者应高度重视。

【诊断】

1.胎膜早破的诊断

(1)临床表现:孕妇主诉阴道流液或外阴湿润等。

(2)辅助检查

1)窥阴器检查:见液体自宫颈口内流出或后穹窿有液池形成。

2)超声检查:发现羊水量较破膜前减少。

3)阴道液 pH 值测定:正常妊娠阴道液 pH 值为4.5~6.0,羊水 pH 值为7.0~7.5,阴道液 pH 值≥6.5 时支持胎膜早破的诊断,但血液、尿液、宫颈黏液、精液及细菌污染可出现假阳性。

4)阴道液涂片检查:阴道后穹窿积液涂片见到羊齿植物状结晶。

5)宫颈阴道液生化检查:①胰岛素样生长因子结合蛋白-1(insulin like growth factorbinding protein-1,IGFBP-1)检测;②可溶性细胞间黏附分子-1(soluble intercellular adhesion molecule-1,sICAM-1)检测;③胎盘α微球蛋白-1(placental alpha microglobulin-1,PAMG-1)测定。以上生化指标检测诊断 PROM 均具有较高的敏感性及特异性,且不受精液、尿液、血液或阴道感染的影响。

2.绒毛膜羊膜炎的诊断

(1)临床表现:①母体体温≥38 ℃;②阴道分泌物异味;③胎心率增快(胎心率基线≥160 次/min)或母体心率增快(心率≥100 次/min);④母体外周血白细胞计数≥15×10^9/L;⑤子宫呈激惹状态、宫体有压痛。母体体温升高的同时伴有上述②~⑤任何一项表现可诊断绒毛膜羊膜炎。

(2)辅助检查:①超声引导下羊膜腔穿刺抽取羊水检查,检查的指标有羊水涂片革兰氏染色检查、葡萄糖水平测定、白细胞计数、细菌培养等,但临床较少使用。②胎盘、胎膜或脐带组织病理检查,如结果提示感染或炎症,有助于绒毛膜羊膜炎的诊断。

【治疗】

总体而言,对胎膜早破的处理已经从保守处理转为积极处理,准确评估孕周对处理至关重要。

1.发生在36 周后的胎膜早破　观察12~24 h,80%患者可自然临产。临产后观察体温、心率、宫缩、羊水流出量、性状及气味,必要时 B 超检查了解羊水量,胎儿电子监护进行宫缩应激试验,了解胎儿宫内情况。若羊水减少,且 CST 显示频繁变异减速,应考虑羊膜腔输液;如变异减速改善,产程进展顺利,则等待自然分娩。否则,行剖宫产术。若未临产,但发现有明显羊膜腔感染体征,应立即使用抗生素,并终止妊娠。如检查正常,破膜后 12 h,给予抗生素预防感染,破膜 24 h 仍未临产且无头盆不称,应引产。目前研究发现,静脉滴注催产素引产似乎最合适。

2.足月前胎膜早破治疗　是胎膜早破的治疗难点,一方面要延长孕周减少新生儿因不成熟而产生的疾病与死亡;另一方面随着破膜后时间延长,上行性感染成为不可避免或原有的感染加重,发生严重感染并发症的危险性增加,同样可造成母儿预后不良。目前足月前胎膜早破的处理原则是：若胎肺不成熟，无明显临床感染征象，无胎儿窘迫，则期待治疗；若胎肺成熟或有明显临床感染征象，则应立即终止妊娠；对胎儿窘迫者，应针对宫内缺氧的原因，进行治疗。

（1）期待治疗：密切观察孕妇体温、心率、宫缩、白细胞计数、C 反应蛋白等变化，以便及早发现患者的明显感染体征，及时治疗。避免不必要的肛门及阴道检查。

1）应用抗生素：足月前胎膜早破应用抗生素，能降低胎儿及新生儿肺炎、败血症及颅内出血的发生率；亦能大幅度减少绒毛膜羊膜炎及产后子宫内膜炎的发生；尤其对羊水细菌培养阳性或阴道分泌物培养 B 族链球菌阳性者，效果最好。B 族链球菌感染用青霉素；支原体或衣原体感染，选择红霉素或罗红霉素。如感染的微生物不明确，可选用 FDA 分类为 B 类的广谱抗生素，常用 β-内酰胺类抗生素。可间断给药，如开始给氨苄西林或头孢菌素类静脉滴注，48 h 后改为口服。若破膜后长时间不临产，且无明显临床感染征象，则停用抗生素，进入产程时继续用药。

2）宫缩抑制剂应用：对无继续妊娠禁忌证的患者，可考虑应用宫缩抑制剂预防早产。如无明显宫缩，可口服利托君；有宫缩者，静脉给药，待宫缩消失后，口服维持用药。

3）纠正羊水过少：若孕周小，羊水明显减少者，可进行羊膜腔输液补充羊水，以帮助胎肺发育；若产程中出现明显脐带受压表现（CST 显示频繁变异减速），羊膜腔输液可缓解脐带受压。

4）肾上腺糖皮质激素促胎肺成熟：妊娠 35 周前的胎膜早破，应给予倍他米松 12 mg 静脉滴注，每日 1 次，共 2 次；或地塞米松 10 mg 静脉滴注，每日 1 次，共 2 次。

（2）终止妊娠：一旦胎肺成熟或发现明显临床感染征象，在抗感染同时，应立即终止妊娠。对胎位异常或宫颈不成熟，缩宫素引产不易成功者，应根据胎儿出生后存活的可能性，考虑剖宫产或更换引产方法。

【预防】

加强围生期卫生宣教与指导，积极预防和治疗生殖道感染。避免突然腹压增加。补充足量的维生素、钙、铜及锌等营养素。宫颈功能不全，可于妊娠 12 ~ 14 周行宫颈环扎术。

第二节 产后出血

产后出血是指胎儿娩出后 24 h 内阴道流血量超过 500 mL。产后出血是分娩期严重的并发症，是产妇四大死亡原因之首。产后出血的发病数占分娩总数的 2% ~ 3%，如果先前有产后出血的病史，再发风险增加 2 ~ 3 倍。

每年全世界孕产妇死亡 51.5 万，99% 在发展中国家。因产科出血致死者 13 万，2/3 没有明确的危险因素。产后出血是全球孕产妇死亡的主要原因，更是导致我国孕产妇死亡的首位原因，占死亡原因的 54%。

我国产后出血防治组的调查显示，阴道分娩和剖宫产后 24 h 内平均出血量分别为

400 mL 和 600 mL。当前国外许多学者建议，剖宫产后的失血量超过 1 000 mL 才定义为产后出血。但在临床上如何测量或估计出血量存在困难，有产科学者提出临床上估计出血量只是实际出血量的 1/2 或 1/3。因此 Combs 等主张以测定分娩前后血细胞比容来评估产后出血量，若产后血细胞比容减少 10% 以上，或出血后需输血治疗者，定为产后出血。但在急性出血的 1 h 内血液常呈浓缩状态，血常规不能反映真实出血情况。产后出血可导致失血性休克、产褥感染、肾衰竭及继发垂体前叶功能减退等，直接危及产妇生命。

【病因】

产后出血的原因有子宫收缩乏力、胎盘因素、软产道损伤及凝血功能障碍。这些因素可共存并相互影响。

1. 子宫收缩乏力　是产后出血最常见的原因，占产后出血总数的 70% ~80%。正常情况下胎盘娩出后，因子宫肌纤维的收缩和缩复作用，胎盘剥离面开放的血窦闭合形成血栓而止血，凡影响子宫收缩和缩复功能的因素均可引起产后出血。

(1)全身性因素：产妇精神过度紧张、产程延长和难产，产妇体力衰竭；临产后过多使用镇静剂、麻醉剂；合并急慢性全身性疾病，如重度贫血等。

(2)局部因素：子宫肌壁过度膨胀、伸展(如多胎妊娠、巨大胎儿、羊水过多等)，影响肌纤维的缩复功能；子宫肌纤维发育不良或退行变性(如子宫畸形、妊娠合并子宫肌瘤、多产、剖宫产术和子宫肌瘤剔除术等)，影响子宫肌纤维的正常收缩；子宫本身病理改变(如妊娠期高血压病、严重贫血、子宫胎盘卒中等)以及前置胎盘等。

2. 胎盘因素　胎儿娩出后 30 min，胎盘尚未娩出，称为胎盘滞留，包括以下几种类型。

(1)胎盘剥离不全：常见于子宫收缩乏力，胎盘未完全剥离便过早牵拉脐带、揉挤子宫，使部分胎盘、副胎盘自子宫壁剥离不全，影响子宫收缩，使剥离面血窦不易关闭，引起大量出血。

(2)胎盘剥离后滞留：因子宫收缩乏力、膀胱过度充盈等因素，使已经剥离的胎盘不能及时排出，潴留在子宫腔，影响子宫收缩而出血。

(3)胎盘嵌顿：宫缩剂使用不当或粗暴按摩子宫等原因，引起子宫颈内口的平滑肌呈痉挛性收缩而形成狭窄环，使剥离的胎盘嵌顿在宫腔内引起出血。

(4)胎盘粘连或植入：胎盘全部或部分与子宫壁粘连，不能自行剥离者，称为胎盘粘连。当胎盘全部粘连时可无出血；若部分粘连可因剥离部分的子宫内膜的血窦开放以及胎盘滞留影响子宫收缩而导致大出血。引起胎盘粘连的原因有子宫内膜炎、多次人工流产而致的子宫内膜损伤等。子宫蜕膜层发育不良时，胎盘绒毛深入到子宫肌层，称为胎盘植入，临床上较少见。根据植入的面积分为完全性植入与部分性植入两类，完全性植入因胎盘未剥离不出血，部分性植入会发生致命的大出血。

(5)胎盘、胎膜残留：胎盘小叶、副胎盘或部分胎膜残留于宫腔内，影响子宫收缩而出血，常因过早牵拉脐带或用力揉捏子宫所致。

3. 软产道损伤　子宫收缩过强、胎儿过大、产程过快、接产时保护会阴不当或阴道手术助产操作粗暴等，均可引起会阴、阴道、宫颈裂伤，严重裂伤者可达阴道穹窿、子宫下段甚至骨盆壁，形成腹膜后血肿和阔韧带内血肿；过早行会阴切开术也可引起失血过多。

4. 凝血功能障碍　临床上较少见，但后果严重，包括妊娠合并症（如血小板减少症、白血病、再生障碍性贫血、重症肝炎等）和妊娠并发症（如妊娠期高血压病的子痫前期、胎盘早剥、羊水栓塞、死胎滞留等），均可因凝血功能障碍发生难以控制的大量出血。

【临床表现】

产后出血主要表现为阴道流血或伴有失血过多引起的并发症如休克、贫血等。

1. 阴道流血　不同原因的产后出血临床表现不同。胎儿娩出后立即出现阴道流血，色鲜红，应先考虑软产道裂伤；胎儿娩出几分钟后开始流血，色较暗，应考虑为胎盘因素；胎盘娩出后出现流血，其主要原因为子宫收缩乏力或胎盘、胎膜残留。若阴道流血呈持续性，且血液不凝，应考虑凝血功能障碍引起的产后出血。如果子宫动脉阴道支断裂可形成阴道血肿，产后阴道流血虽不多，但产妇有严重失血的症状和体征，尤其产妇诉说会阴部疼痛时，应考虑为隐匿性软产道损伤。

2. 休克症状　如果阴道流血量多，或量虽少、但时间长，产妇可出现休克症状，如头晕、脸色苍白、脉搏细数、血压下降等。

【诊断】

诊断产后出血的关键在于对出血量有正确的测量和估计，错误地低估出血量将会丧失抢救时机。根据出血量明确诊断并判断原因，及早处理。

1. 估测失血量　有以下几种方法。

(1)称重法：失血量(mL)=［胎儿娩出后接血敷料湿重(g)-接血前敷料干重(g)］/1.05(血液比重 g/mL)。

(2)容积法：用产后接血容器收集血液后，放入量杯测量失血量。

(3)面积法：可按纱布血湿面积估计失血量。

(4)休克指数法(shock index，SI)：休克指数=脉率/收缩压(mmHg)，当SI=0.5，血容量正常；SI=1.0，失血量为10%～30%(500～1 500 mL)；SI=1.5，失血量为30%～50%(1 500～2 500 mL)；SI=2.0，失血量为50%～70%(2 500～3 500 mL)。

(5)血红蛋白测定：血红蛋白每下降10 g/L，失血量为400～500 mL。但是在产后出血的早期，由于血液浓缩，血红蛋白常无法准确反映实际的出血量。

2. 失血原因的诊断　根据阴道流血发生时间、出血量与胎儿、胎盘娩出之间的关系，能初步判断引起产后出血的原因。产后出血原因常互为因果。

(1)子宫收缩乏力：正常情况下胎盘娩出后，宫底平脐或脐下一横指，子宫收缩呈球状、质硬。子宫收缩乏力时，宫底升高，子宫质软、轮廓不清，阴道流血多。按摩子宫及应用缩宫剂后，子宫变硬，阴道流血减少或停止，可确诊为子宫收缩乏力。

(2)胎盘因素：胎儿娩出后胎盘未娩出，阴道大量流血，应考虑胎盘因素，胎盘部分剥离、嵌顿、胎盘部分粘连或植入、胎盘残留等是引起产后出血的常见原因。胎盘娩出后应常规检查胎盘及胎膜是否完整，确定有无残留。胎盘胎儿面如有断裂血管，应想到副胎盘残留的可能。徒手剥离胎盘时如发现胎盘与宫壁关系紧密,难以剥离,牵拉脐带时子宫壁与胎盘一起内陷,可能为胎盘植入,应立即停止剥离。

(3)软产道裂伤:疑有软产道裂伤时,应立即仔细检查宫颈、阴道及会阴处是否有裂伤。①宫颈裂伤:巨大儿、手术助产、臀牵引等分娩后,常规检查宫颈。裂伤常发生在宫颈3点与9点处,有时可上延至子宫下段、阴道穹窿。②阴道裂伤:检查者用中指、示指压迫会阴切口两侧,仔细查看会阴切口顶端及两侧有无损伤及损伤程度,有无活动性出血。若触及张力大、压痛明显、有波动感的肿物且表面皮肤颜色有改变者为阴道壁血肿。③会阴裂伤:按损伤程度分为4度,Ⅰ度裂伤指会阴部皮肤及阴道入口黏膜撕裂,出血不多;Ⅱ度裂伤指裂伤已达会阴体筋膜及肌层,累及阴道后壁黏膜,向阴道后壁两侧沟延伸并向上撕裂,解剖结构不易辨认,出血较多;Ⅲ度裂伤指裂伤向会阴深部扩展,肛门外括约肌已断裂,直肠黏膜尚完整;Ⅳ度裂伤指肛门、直肠和阴道完全贯通,直肠肠腔外露,组织损伤严重,出血量可不多。

(4)凝血功能障碍:主要因为失血过多引起继发性凝血功能障碍,表现为持续阴道流血,血液不凝;全身多部位出血、身体瘀斑。根据临床表现及血小板计数、纤维蛋白原、凝血酶原时间等凝血功能检测可做出诊断。

【治疗】

针对出血原因迅速有效地止血,补充血容量,纠正失血性休克及预防感染。

1.制止出血

(1)子宫收缩乏力性出血

1)按摩子宫:①腹壁按摩子宫底,助产者一手置于宫底部,拇指在前壁,其余四指在后壁,另一手在耻骨联合上缘下压,将子宫向上推,均匀有节律地按摩宫底;②腹部-阴道双手按摩子宫,一手握拳置于阴道前穹窿,顶住子宫前壁,另一手自腹壁按压子宫后壁使宫体前屈。双手相对紧压子宫并做按摩。按压时间以子宫恢复正常收缩,并能保持收缩状态为止。按摩时应注意无菌操作。

2)应用缩宫剂:按摩子宫的同时,肌内或静脉(缓慢)注射缩宫素10 U,然后将缩宫素10～20 U加入10%葡萄糖注射液500 mL内静脉点滴,以维持子宫处于良好收缩状态。也可运用麦角新碱(心脏病、高血压患者慎用)使子宫体肌肉及子宫下段甚至宫颈强烈收缩,前置胎盘胎儿娩出后出血时应用效果较佳。

3)宫腔填塞纱条:若经上述处理仍出血不止,当地无条件抢救,在转诊患者时应用无菌纱布条填塞子宫腔,有明显局部止血作用。

方法:在严密的消毒下,术者一手于腹壁固定宫底,另一手持卵圆钳,将无菌纱条由宫底逐渐向外不留空隙地填紧宫腔。术后24 h取出,取出前应先肌内注射宫缩剂。宫腔填塞纱条后。密切观察生命体征及宫底高度和子宫大小,警惕因填塞不紧,宫腔内继续出血而阴道不流血的止血假象。

4)结扎盆腔血管:用于子宫收缩乏力、前置胎盘及DIC等所致的严重产后出血而又迫切希望保留生育功能的产妇。①结扎子宫动脉上行支:消毒后用两把长鼠齿钳分别夹住宫颈前后唇,轻轻向下牵引,在宫颈阴道部两侧上端用2号肠线缝扎双侧壁,深入组织约0.5 cm。若无效应迅速开腹,结扎子宫动脉上行支,即在宫颈内口平面距宫颈侧壁1 cm处,触之无输尿管时进针,缝扎宫颈侧壁,进入宫颈组织约1 cm,两侧同样处理,若见到子宫收缩则有效。②结扎髂内动脉:经上述处理无效,可分离出髂内动脉起始点,以7号丝线结扎。结扎后一般可见子宫收缩良好。此法可保留子宫,在剖宫产时易于实行。

5)髂内动脉栓塞术:近年来应用髂内动脉栓塞术治疗难以控制的产后出血受到重视。该法经股动脉穿刺,将介入导管直接导入髂内动脉或子宫动脉,有选择性地栓塞子宫的供血动脉。选用中效可溶解的物质作栓塞剂,常用明胶海绵颗粒,在栓塞后2~3周可被吸收,血管复通。若患者处于休克状态应先积极抗休克,待一般情况改善后才行栓塞术,且应行双侧髂内动脉栓塞以确保疗效。

6)子宫切除术:用于难以控制并危及产妇生命的产后出血。在积极输血补充血容量的同时施行子宫次全切除术,若合并中央性或部分性前置胎盘应施行子宫全切术。

(2)胎盘因素引起的出血:根据不同原因,尽早采取相应措施去除胎盘因素达到止血。处理前应排空膀胱,术中严格无菌操作。

1)胎盘剥离后滞留:如为膀胱过度充盈,在导尿排空膀胱后,一手按摩宫底,另一手轻轻牵拉脐带协助胎盘娩出。

2)胎盘剥离不全或粘连:行人工徒手剥离胎盘术。术前要备血,操作宜轻柔,切忌强行剥离或用手抓挖宫腔,以免损伤子宫。剥离困难或找不到疏松面时,应疑为植入性胎盘。不可强行剥离。取出胎盘后应详细检查其完整性,如有不全,必须再次清理宫腔,但应注意尽量减少宫腔内操作次数。术后使用宫缩剂和抗生素,仍需严密观测。

3)植入性胎盘:在徒手剥离胎盘时,发现胎盘与宫壁关系紧密,难以剥离,当牵拉脐带而子宫壁凹陷时,可能为胎盘植入。应立即停止剥离,考虑行子宫切除术,如出血不多,需保留子宫者,可保守治疗,目前采用甲氨蝶呤治疗,效果较佳。

4)胎盘、胎膜残留:如果残留量少、徒手取出困难,出血不多时,严密观察,应用抗生素及宫缩剂2 d后可用大号刮匙行清宫术。

5)胎盘嵌顿:当胎盘剥离后嵌顿于狭窄环以上者,可在解痉或麻醉下,待环松解后用手取出胎盘。

(3)软产道裂伤:一方面彻底止血,另一方面按解剖层次缝合。宫颈裂伤小于1 cm若无活动性出血,则不需缝合;若有活动性出血或裂伤大于1 cm,则应缝合。若裂伤累及子宫下段时,缝合应注意避免损伤膀胱及输尿管,必要时经腹修补。修补阴道裂伤和会阴裂伤,应注意解剖层次的对合,第一针要超过裂伤顶端0.5 cm,缝合时不能留有无效腔,避免缝线穿过直肠黏膜。外阴、阴蒂的损伤,应用细丝线缝合。软产道血肿形成应切开并清除血肿,彻底止血、缝合,必要时可放置引流条。

(4)凝血功能障碍引起的出血:如患有全身性出血性疾病,在妊娠早期应在内科医生的协助下,尽早行人工流产术。于妊娠中、晚期发现者应积极治疗争取去除病因,尽量减少产后出血的发生。对分娩期已有出血的产妇除积极止血外,还应注意针对病因治疗,如血小板减少、再生障碍性贫血等患者应输新鲜血或成分输血。如发生弥散性血管内凝血应与内科医生共同抢救。

(5)剖宫产术中大出血:可采用按摩子宫、注射宫缩剂、子宫局部缝扎止血(子宫浆肌层缝合术、剖宫产切口撕裂缝合术)、纤维蛋白封闭剂(纤维蛋白胶)、宫腔填塞纱布、血管结扎、子宫切除等。

(6)晚期产后出血:①胎盘胎膜残留大量出血时应立即刮宫,术中、术后使用子宫收缩剂、抗生素治疗。②出血量不多时,可先采用子宫收缩剂和抗生素治疗后,再行清宫术。③胎盘附着部位复旧不良,应用子宫收缩剂、抗菌药物,辅以中药治疗。④剖宫产切口裂开,出血不多时先保守治疗,应用子宫收缩剂和抗生素后再行手术,出血量大时,应及时行介入治疗或子宫切除术。

2. 补充血容量纠正失血性休克　产妇取平卧位,保暖、吸氧,立即快速输血、输液,以新鲜血为好,或低分子右旋糖酐,注意及时纠正酸中毒。

3. 合理使用抗生素预防感染　产后宜用大剂量抗生素预防感染,同时注意体温,恶露的量、气味及性状,保持外阴清洁干燥,加强营养,积极纠正贫血。

【预防】

1. 产前预防　加强围产保健,预防及治疗贫血,对有可能发生产后出血的高危人群进行一般转诊和紧急转诊。

2. 产时预防　密切观察产程进展,防止产程延长,正确处理第二产程,积极处理第三产程。

3. 产后预防　因产后出血多发生在产后 2 h 内,故胎盘娩出后,密切监测生命体征,包括血压、脉搏、阴道流血量、子宫高度、膀胱充盈情况,及早发现出血和休克。鼓励产妇排空膀胱,与新生儿早接触、早吸吮,以便能反射性引起子宫收缩,减少出血量。

第三节　子宫破裂

子宫破裂的定义为:子宫肌层的连续性中断。国内曹泽毅报道子宫破裂发生率为 0.06‰~1.40‰,国际卫生组织 WHO 报道为 0.053‰,为妊娠期和分娩期严重的并发症,如延误治疗可造成母婴死亡,产妇病死率高达 50%,胎儿病死亡达 50% ~75% 或更多。

【病因】

1. 子宫手术史(瘢痕子宫)　是近年来导致子宫破裂的常见原因,如剖宫产术、子宫肌瘤剔除术、宫角切除术、子宫成形术后形成瘢痕,在妊娠晚期或分娩期由于宫腔内压力增高可使瘢痕破裂。前次手术后伴感染、切口愈合不良、剖宫产后间隔时间过短而再次妊娠者,临产后发生子宫破裂的风险更高。

2. 先露部下降受阻　骨盆狭窄、头盆不称、软产道梗阻、胎位异常、巨大胎儿或胎儿畸形(如连体婴儿等)等均可导致胎先露下降受阻,子宫下段过分伸展变薄,发生子宫破裂。

3. 子宫收缩药物使用不当　胎儿娩出前缩宫素或其他宫缩剂的剂量、使用方法或应用指征不当,或孕妇对药物敏感性个体差异,导致子宫收缩过强所致。

4. 产科手术损伤　宫颈口未开全时行产钳助产、中-高位产钳牵引或臀牵引术等可造成宫颈裂伤延及子宫下段;毁胎术、穿颅术可因器械、胎儿骨片损伤子宫导致破裂;肩先露行内转胎位术或强行剥离植入性胎盘或严重粘连胎盘,也可引起子宫破裂。

5. 其他　子宫发育异常或多次宫腔操作等,局部肌层菲薄导致子宫自发破裂。

【临床表现】

子宫破裂可发生在妊娠晚期和分娩期,多见于分娩过程中。通常子宫破裂是一个渐进的过程,多数可分为先兆子宫破裂和子宫破裂两个阶段。

1. 先兆子宫破裂　常见于产程长、有梗阻性难产因素的产妇,病理性缩复环形成、下腹部压痛、胎心率改变及血尿是先兆子宫破裂的 4 个征象。

(1)腹痛:患者多有持续性下腹疼痛、拒按、烦躁不安,心率和呼吸加快。

(2)病理性缩复环:临产后,当胎先露下降受阻时,强有力的阵缩使子宫下段被过度牵拉变薄,而子宫体部增厚变短,两者之间形成明显的环状凹陷,称病理性缩复环。子宫收缩频繁,呈强直性或痉挛性,子宫下段膨隆,压痛明显,胎先露部被固定于骨盆入口处。病理性缩复环随产程进展,逐渐上升达脐水平甚至脐上,这一点有别于生理性缩复环及子宫痉挛狭窄环。若不及时处理,子宫将在病理性缩复环处或其下方破裂。

(3)排尿困难及血尿:由于先露部压迫,膀胱壁充血,可出现排尿困难和血尿。

(4)胎心率改变:由于宫缩过强、过频,胎儿血供受阻,胎心率可增快、减慢或听不清,电子胎心监护图形可见重度变异减速、晚期减速或延长减速,提示胎儿窘迫。

2. 子宫破裂　根据破裂程度,子宫破裂可分为不完全性及完全性两种。

(1)不完全性子宫破裂:子宫肌层部分或全部断裂,但浆膜层完整,宫腔与腹腔未相通,胎儿及其附属物仍在宫腔内,称为不完全性子宫破裂。多见于子宫下段剖宫产切口瘢痕裂开。不完全破裂时腹痛等症状和体征不明显,仅在不全破裂处有明显压痛。若破裂累及子宫两侧血管可发生急性大出血或形成阔韧带内血肿,在宫体一侧扪及逐渐增大且有压痛的包块,伴胎心率改变,可出现频发胎心率减速。

(2)完全性子宫破裂:子宫肌壁全层破裂,宫腔与腹腔相通,称完全性子宫破裂。子宫破裂常发生于瞬间,产妇突感腹部撕裂样剧烈疼痛,子宫收缩骤然停止,腹痛可暂时缓解。随后由于血液、羊水进入腹腔,腹痛又呈持续性加重。同时产妇可出现面色苍白、呼吸急迫、脉搏细快、血压下降等休克征象。腹部检查:全腹有压痛和反跳痛,在腹壁下可清楚扪及胎体,在胎儿侧方可扪及缩小的宫体。胎动和胎心消失。阴道检查:可见鲜血流出,扩张的宫颈口较前缩小,胎先露较前有所上升。若破裂口位置较低,可自阴道扪及子宫下段裂口。

【诊断】

1. 依靠病史、体征。

2. 腹部检查　全腹压痛和反跳痛,腹肌紧张,可叩及移动性浊音,腹壁下胎体可清楚扪及，子宫缩小，位于胎儿一侧，胎动停止、胎心消失。

3. 阴道检查　子宫破裂后，阴道检查可发现胎先露的上移，宫颈口缩小，可有阴道流血，有时可触到破裂口，但若胎儿未出宫腔，胎先露不会移位，检查动作要轻柔，有时会加重病情。

4. B 超诊断　可见胎儿游离在腹腔内，胎儿的一边可见收缩的子宫，有腹腔的积液。

5. 腹腔或后穹窿穿刺　可明确腹腔内有无出血。

【鉴别诊断】

根据临床症状及超声影像学特点，典型的妊娠子宫破裂并不难诊断，但尚需与以下疾病鉴别。

1. 妊娠合并子宫肌瘤　不完全性妊娠子宫破裂与妊娠合并子宫肌瘤，肌瘤有完整包膜，有立体感，且不会突然发生，检查细致并结合临床及随诊可鉴别。

2. 子宫占位病变　完全性妊娠子宫破裂，子宫收缩于后方成团块状，容易误诊为子宫内口实性占位。此时观察腹腔是否有积液，仔细观察团块状回声内见宫腔波回声及包膜有连续性中断，结合临床可鉴别；超声诊断失误是由于仅注意对胎儿的检查，而忽略了病史以及胎儿周围有无子宫壁的回声，加之已排入腹腔的胎儿羊膜囊完整，囊内有少量的羊水，造成类似宫内妊娠的表现。而已收缩的子宫又误认为子宫内口的实性占位，导致误诊。

3. 腹腔妊娠　由于胎盘附着异常，血液供应不足，极少能存活至足月。仔细检查子宫轻度增大或不增大，子宫壁完整，宫腔内无胎儿及胎盘。

【治疗】

1. 先兆子宫破裂　立即采取措施抑制子宫收缩。可给予吸入或静脉全身麻醉，肌内注射哌替啶 100 mg 等缓解宫缩。并给产妇吸氧，立即备血的同时，尽快行剖宫产术，防止子宫破裂。

2. 子宫破裂　一旦确诊，无论胎儿是否存活，均应在积极抢救休克的同时，尽快手术治疗。根据产妇状态、子宫破裂的程度、破裂时间及感染的程度决定手术方式。若破裂边缘整齐，无明显感染征象，可做破裂口修补术。若破裂口大且边缘不整齐或感染明显者，多行子宫次全切除术。若破裂口累及宫颈，应做子宫全切除术。术中应仔细检查宫颈、阴道，在直视下钳夹出血的血管，避免盲目钳夹而损伤邻近的脏器（如输尿管、膀胱），若有损伤应做相应修补手术。也可行双侧髂内动脉结扎法或动脉造影栓塞法来控制出血。手术前后应给予大量广谱抗生素预防感染。

尽可能就地抢救子宫破裂伴休克。若需转院时，应在大量输血、输液、抗休克条件下及腹部包扎后再行转运。

【预防】

子宫破裂是极严重的分娩期并发症。随着孕产期系统保健的三级管理体系的完善，围生期保健预防工作的深入，子宫破裂的发病率已明显降低，表明子宫破裂是可避免和预防的。①建立完善的孕产妇系统保健手册，加强围生期保健；②有子宫破裂高危因素者,应在预产期前1～2周入院待产;③提高产科医师及助产士观察产程的能力,及时发现产程异常,尤其出现病理缩复环及血尿等先兆子宫破裂征象时,应及时行剖宫产术;④严格掌握剖宫产及各种阴道手术指征,严格按操作常规进行手术,阴道手术后必须仔细探查宫颈和宫腔,及时发现手术损伤;⑤严格掌握缩宫剂的应用指征,对于有剖宫产史和多产史的妇女,不用缩宫素引产和加速产程,不用前列腺素制剂引产,应用缩宫素引产,需将缩宫素稀释后小剂量静脉缓慢滴注,根据宫缩、产程进展和胎儿情况逐步调整滴速,以免子宫收缩过强,导致子宫破裂。

第四节　羊水栓塞

羊水栓塞(AFE)是指在分娩过程中羊水进入体循环中引起的急性缺氧、血流动力学衰竭和凝血的妊娠期过敏反应综合征。是严重的分娩并发症,死亡率高达60%～70%。

【病因】

羊水栓塞是由于羊水中的有形物质(胎儿毳毛、角化上皮细胞、胎脂、胎粪等)进入母体血液循环引起。引起羊水栓塞的因素有以下几个方面。

1.子宫收缩过强或强直性收缩　宫缩剂应用不当、难产时子宫强烈收缩等。

2.子宫壁损伤　子宫颈裂伤、子宫破裂、剖宫产术、钳刮术、前置胎盘、胎盘早剥等子宫体或子宫颈有开放的静脉或血窦。

3.其他　死胎、滞产、过期妊娠、巨大胎儿、胎膜早破、多产妇等均可诱发羊水栓塞。

羊水进入母体血液循环有3条途径。①经子宫颈黏膜静脉:分娩时子宫颈黏膜静脉因胎膜与宫壁分离而发生断裂。②经胎盘附着处的静脉血窦:破膜后羊水由胎盘边缘血窦进入。③病理情况下经开放的静脉血窦进入母体血液循环。

【临床表现】

羊水栓塞通常起病急骤、来势凶险。70%发生在阴道分娩时,19%发生在剖宫产时。大多发生在分娩前2 h至产后30 min。极少发生在中孕引产、羊膜腔穿刺术中和外伤时。

1.典型羊水栓塞　以骤然出现的低氧血症、低血压(血压与失血量不符合)和凝血功能障碍为特征,也称羊水栓塞三联征。

(1)前驱症状:30%～40%的患者会出现非特异性的前驱症状,如呼吸急促、胸痛、憋气、寒战、呛咳、头晕、乏力、心慌、恶心、呕吐、麻木、针刺样感觉、焦虑、烦躁和濒死感,胎心减速,胎心基线变异消失等。重视前驱症状有助于及时识别羊水栓塞。

(2)心肺功能衰竭和休克:出现突发呼吸困难和(或)发绀、心动过速、低血压、抽搐、意识丧失或昏迷、突发血氧饱和度下降、心电图ST段改变及右心受损和肺底部湿啰音等。严重者,产妇于数分钟内猝死。

(3)凝血功能障碍:出现以子宫出血为主的全身出血倾向,如切口渗血、全身皮肤黏膜出血、针眼渗血、尿血、消化道大出血等。

(4)急性肾衰竭等脏器受损:全身脏器均可受损,除心肺功能衰竭及凝血功能障碍外,中枢神经系统和肾脏是最常见受损的器官。

以上均为羊水栓塞的临床表现,有时按顺序出现,有时也可不按顺序出现,表现具有多样性和复杂性。

2.不典型羊水栓塞　有些羊水栓塞的临床表现并不典型,仅出现低血压、心律失常、呼吸短促、抽搐、急性胎儿窘迫、心搏骤停、产后出血、凝血功能障碍或典型羊水栓塞的前驱症状。当其他原因不能解释时,应考虑羊水栓塞。

【诊断】

1.临床表现及病史　在诱发子宫收缩、子宫颈扩张或分娩、剖宫产过程中或产后短时间内,出现下列不能用其他原因解释的情况:①血压骤降或心搏骤停;②急性缺氧如呼吸困难、发绀或呼吸停止;③凝血机制障碍,或无法解释的严重出血。若有这些情况应首先诊断为羊水栓塞,并立即按羊水栓塞抢救。

2.辅助检查

(1)血涂片查找羊水有形物质:采集下腔静脉血,镜检见到羊水有形成分支持诊断。

(2)床旁胸部X射线平片:双肺弥散性点片状浸润影,沿肺门周围分布,伴右心扩大。

(3)床旁心电图或心脏彩色多普勒超声检查:提示右心房、右心室扩大,而左心室缩小,ST段下降。

(4)与DIC有关的实验室检查示凝血功能障碍。

(5)若尸检,可见肺水肿、肺泡出血,主要脏器如肺、胃、心、脑等的血管及组织中或心内血液离心后镜检找到羊水有形物质。

羊水栓塞的诊断需要注意以下3点:①羊水栓塞是临床诊断,应基于诱发因素、临床症状和体征来诊断羊水栓塞;②尽管血涂片或器官找到羊水有形物质曾被作为羊水栓塞的诊断标准,但是由于缺乏特异性,即使血液或器官组织找到羊水有形物质,如果临床表现不支持,也不能诊断羊水栓塞;③血液或器官组织没有找到羊水有形物质,但是临床表现支持,也应诊断羊水栓塞。

【鉴别诊断】

羊水栓塞应与肺血栓、过敏反应、休克、产后出血、子痫抽搐、胎盘早剥、心肌梗死、急性肺水肿、充血性心力衰竭、空气栓塞、气胸等做鉴别诊断。

1.肺血栓　妊娠晚期,血黏度增加,血液处于高凝状态,偶有因下肢深静脉或盆腔静脉血栓脱落致肺血栓,其症状与羊水栓塞相似。肺血栓多见于阴道产后或剖宫产后数天,下地活动时突然发病;突发性胸痛、呼吸困难、发绀、休克、突然死亡。根据无羊水栓塞诱因,发病经过与羊水栓塞不同,血液学检查无DIC改变。胸部X射线表现及CT对肺栓塞的诊断有很大帮助。

2.过敏反应　羊水栓塞早期症状常见过敏样反应、寒战,需与过敏反应鉴别。过敏反应患者常有或在输液中发生症状,少见发绀、缺氧、呼吸困难等症状。血液检查无DIC改变,无严重的缺氧,X射线显示肺部无羊水栓塞的表现。用抗过敏药地塞米松推注症状迅速好转。

3.子痫　羊水栓塞常有昏迷、抽搐,应与子痫鉴别。子痫时血压明显升高,有蛋白尿,出现典型的子痫抽搐。根据发病经过、临床症状、体征、辅助检查常可鉴别。

4.急性充血性心力衰竭　羊水栓塞呼吸困难、缺氧须与急性充血性心力衰竭相鉴别。后者常见有心脏病的病史、心界扩大、奔马律、双肺弥漫性湿啰音,少见休克。血液学检查无 DIC 改变。

5.出血性休克　患者出现出血症状,伴休克;常有面色苍白、出冷汗,其症状与延缓型羊水栓塞相似。而产后出血性休克常有出血原因存在,如宫缩乏力、子宫破裂、胎盘因素、软产道损伤、血液病等;休克时伴中心静脉压下降。根据病史、体征、血液 DIC 检查、胸片等可以鉴别。羊水栓塞的休克常有呼吸困难及发绀、中心静脉压上升,临床上两者有时难以完全区别。然而在治疗上有相同之处。

6.心肌梗死　是冠状动脉急性闭塞,血流中断,心肌因严重而持久缺血以致局部坏死所致。患者常剧烈胸痛,胸部紧缩感,有冠心病或心肌病病史,少数见于梅毒性主动脉炎。无肺部啰音,心绞痛发作时心电图有特殊改变,示 ST 段明显抬高,或胸前导联出现 T 波高耸,或缺血图形。

7.脑血管急症　脑血管瘤或脑血管畸形破裂,常见突然昏迷、抽搐、缺氧、休克、瞳孔散大等。根据神经系统检查有病理反射定位体征、偏瘫、CT 检查可以鉴别。

8.气胸　系肺泡和脏层胸膜破裂,肺内气体通过裂孔进入胸腔所致,在产程中用力屏气可发生突发性气胸,常见症状有胸痛、伴刺激性咳嗽、呼吸困难、发绀、肺部呼吸音低。叩诊鼓音。患侧胸部或颈部隆起,有捻发感。X 射线见患侧透明度增高,纵隔偏移,血压常正常。

【治疗】

羊水栓塞的治疗原则是维持生命体征和保护器官功能。

一旦怀疑羊水栓塞,立即按羊水栓塞急救流程实施抢救,分秒必争,推荐多学科密切协作以提高抢救成功率。处理主要采取支持性和对症性方法,各种手段应尽快和同时进行。

1.增加氧合　应立即保持气道通畅,尽早实施面罩吸氧、气管插管或人工辅助呼吸,维持氧供以避免呼吸和心搏骤停。

2.血流动力学支持　根据血流动力学状态,保证心排出量和血压稳定,避免过度输液。

(1)维持血流动力学稳定:羊水栓塞初始阶段表现为肺动脉高压和右心功能不全。多巴酚丁胺、磷酸二酯酶-5 抑制剂兼具强心和扩张肺动脉的作用,是治疗的首选药物。低血压时应予升压:多巴酚丁胺 5~10 μg/(kg·min),静脉泵入;磷酸二酯酶-5 抑制剂首剂 25~75 μg/kg 静脉推注,然后 1.2~3 mg/h 泵入;去甲肾上腺素 0.01~0.1 μg/(kg·min),静脉泵入。

(2)解除肺动脉高压:推荐使用磷酸二酯酶-5 抑制剂、一氧化氮(NO)及内皮素受体拮抗剂等特异性舒张肺血管平滑肌的药物。具体用法:前列环素 1~2 ng/(kg·h),静脉泵入;西地那非口服,20 mg/次,每日3次。也可考虑给予盐酸罂粟碱、阿托品、氨茶碱、酚妥拉明等药物。

(3)液体管理:需注意管理液体出入量,避免左心衰竭和肺水肿。

3. 抗过敏　应用大剂量糖皮质激素尚存在争议。基于临床实践的经验,早期使用大剂量糖皮质激素或有价值。氢化可的松100 ~ 200 mg加于5% ~ 10%葡萄糖注射液50 ~ 100 mL快速静脉滴注,再加300 ~ 800 mg于5%葡萄糖注射液250 ~ 500 mL静脉滴注,每日剂量可达500 ~ 1 000 mg;或地塞米松20 mg加于25%葡萄糖注射液静脉推注后,再加20 mg于5% ~ 10%葡萄糖注射液中静脉滴注。

4. 纠正凝血功能障碍　包括:①应积极处理产后出血;②及时补充凝血因子,包括输注大量的新鲜血、血浆、冷沉淀、纤维蛋白原等,必要时可静脉输注氨甲环酸;③肝素治疗羊水栓塞DIC的争议很大,由于DIC早期高凝状态难以把握,使用肝素治疗弊大于利,因此不推荐肝素治疗。

5. 全面监测　包括血压、呼吸、心率、血氧饱和度、心电图、中心静脉压、心排出量、动脉血气和凝血功能等。

6. 产科处理　羊水栓塞发生于分娩前时,应考虑立即终止妊娠,心搏骤停者应实施心肺复苏,复苏后仍无自主心跳可考虑紧急实施剖宫产。出现凝血功能障碍时,应果断快速实施子宫切除术。

7. 器官功能受损的对症支持治疗　包括神经系统保护、稳定血流动力学、血氧饱和度和血糖维持、肝脏功能的支持、血液透析的适时应用、积极防治感染、胃肠功能维护等。

【预防】

正确使用缩宫素,防止宫缩过强。人工破膜在宫缩间歇期进行。产程中避免产伤、子宫破裂、子宫颈裂伤等。

第五节　脐带异常

脐带是胎儿与母体进行物质和气体交换的唯一通道,是胎儿生命的桥梁。若脐带发生异常,造成胎儿血供受限或受阻,将导致胎儿窘迫、发育异常,甚至胎儿死亡。

一、脐带打结

脐带打结分为假结和真结两种。脐带假结是指脐静脉较脐动脉长,形成迂曲似结或由于脐血管较脐带长,血管卷曲似结。假结一般不影响胎儿血液循环,对胎儿危害不大。脐带真结是由于脐带缠绕胎体,随后胎儿又穿过脐带套环而成真结,研究发现,真结的发生率为1.1%。真结在单羊膜囊双胎中发生率更高。真结一旦影响胎儿血液循环,在妊娠过程中出现胎儿宫内生长受限,真结过紧可造成胎儿血循环受阻,严重者导致胎死宫内,多数在分娩后确诊。围生期伴发脐带真结的产妇其胎儿死亡率为6%。

二、脐带先露和脐带脱垂

1. 概述 胎膜未破时脐带位于胎先露部前方或一侧称为脐带先露,也称隐性脐带脱垂。胎膜破裂后,脐带脱出于宫颈口外,降至阴道内甚至露于外阴,称为脐带脱垂。

2. 病因 脐带脱垂多发生在胎先露部不能衔接时,常见原因如下。①胎位异常:因胎先露部与骨盆入口之间有间隙使脐带滑落,多见于足先露或肩先露;②胎头高浮或头盆不称,使胎头与骨盆入口间存在较大间隙;③胎儿过小或双胎妊娠分娩第二胎儿时;④羊水过多、羊膜腔内压力过高,破膜时脐带随羊水流出;⑤球拍状胎盘、低置胎盘;⑥脐带过长。

3. 对母儿的影响

(1)对母体影响:增加剖宫产率及手术助产率。

(2)对胎儿影响:胎先露部尚未衔接、胎膜未破者,宫缩时胎先露部下降,一过性压迫脐带导致胎心率异常;胎先露衔接、胎膜已破者,脐带受压在胎先露与骨盆之间时,可致胎儿缺氧、胎心消失,脐带血液循环阻断超过7~8 min,即可胎死宫内。以头先露最严重,足先露、肩先露较轻。

4. 诊断 若有脐带脱垂的危险因素存在,须警惕其发生。胎膜未破,胎动或宫缩后胎心率突然变慢,改变体位、上推胎先露及抬高臀部后迅速恢复者,应考虑脐带先露的可能,可行胎心监护,超声及彩色多普勒超声检查有助于明确诊断。胎膜已破,胎心率异常,或胎心监护出现胎心基线慢、平直等,应立即进行阴道检查,在胎先露旁或前方及阴道内触及有搏动的条索状物,或脐带脱出于外阴,即可确诊。

5. 治疗

(1)脐带先露:经产妇,头先露、胎膜未破、宫缩良好者,可取头低臀高位,密切观察胎心率,等待胎头衔接,若宫口逐渐扩张,胎心持续良好,可经阴道分娩;初产妇,足先露或肩先露者,应行剖宫产术。

(2)脐带脱垂:胎心正常、胎儿存活者,应争取尽快娩出胎儿。宫口开全,胎先露在+2及以下者,行产钳术,臀先露行臀牵引术;宫口未开全,产妇立即取头低臀高位,将胎先露部上推,同时使用宫缩抑制剂,以缓解脐带受压,严密监测胎心的同时,尽快行剖宫产术。

6. 预防 妊娠晚期或临产后,超声检查有助于尽早发现脐带先露。对有脐带脱垂危险因素者,尽量不做或少做肛查或阴道检查。人工破膜应避免在宫缩时进行,羊水过多者应在有准备的情况下采取高位破膜,使羊水缓慢流出。

三、脐带长度异常

脐带正常长度在30~70 cm,平均长度为55 cm。

1. 脐带过短 脐带的安全长度须超过从胎盘附着处达母体外阴的距离。若胎盘附着于宫底,脐带长度至少32 cm,方能正常分娩,故认为脐带短于30 cm称为脐带过短。

分娩前常无临床征象，临产后可因胎先露部下降受阻，脐带被牵拉过紧致使胎儿血液循环受阻、缺氧而出现：①胎心率异常；②胎盘早剥或引起产程延长，以第二产程延长多见。

2. 脐带过长　脐带长度超过 80 cm 称脐带过长。过长的脐带易造成绕颈、绕体、打结、脱垂或脐带受压。

四、脐带缠绕

脐带围绕胎儿颈部、四肢或躯干者称为脐带缠绕(cord entanglement)。约 90% 为脐带绕颈，又以绕颈 1 周者居多，占分娩总数的 20% 左右。其发生原因和脐带过长、胎儿过小、羊水过多及胎动过频等有关。对胎儿的影响与脐带缠绕松紧、缠绕周数及脐带长短有关。

临床特点如下。①胎先露部下降受阻：脐带缠绕使脐带相对变短，影响胎先露部入盆，可使产程延长或停滞。②胎儿窘迫：当缠绕周数过多、过紧使脐带受到牵拉，或宫缩时脐带受压，致使胎儿血液循环受阻，胎儿缺氧。③胎心率变异：胎心监护可见频繁的变异减速。④脐带血流异常：彩色超声多普勒检查可在胎儿颈部周围显示环形脐带血流信号。⑤胎儿皮肤压迹：超声检查可见脐带缠绕处的皮肤有明显的压迹，脐带缠绕 1 周者为"U"形压迹，其上方有短条样的脐血管横断面回声，其中可见小短光条。脐带缠绕 2 周者，皮肤压迹为"W"形，其上方有等号样的脐血管横断面回声。脐缠绕 3 周或 3 周以上，皮肤压迹为锯齿状，其上为一条衰减带状回声。当出现上述情况时，应高度警惕脐带缠绕，尤其当胎心监护出现异常，经吸氧、改变体位不能缓解时，应及时终止妊娠。若临产前超声已诊断脐带缠绕，在分娩过程中应加强监护，一旦出现胎儿窘迫，及时处理。

五、脐带扭转

胎儿活动时可使脐带顺其纵轴扭转呈螺旋状，生理性扭转可达 6 ~ 11 周。若脐带过度扭转呈绳索样，使胎儿血循环缓慢，导致胎儿宫内缺氧，严重者可致胎儿血循环中断造成胎死宫内。已有研究发现脐带高度螺旋化与早产发生率的增加有关。妇女滥用可卡因与脐带高度螺旋化有关。

六、单脐动脉

正常脐带有两条脐动脉，一条脐静脉。如只有一条脐动脉，称为单脐动脉。单脐动脉不伴其他结构异常，胎儿预后良好。但单脐动脉的胎儿发生非整倍体及其他先天畸形的风险增高，如心血管畸形、中枢神经系统缺陷或泌尿生殖系统发育畸形等，产前诊断需排除。

七、脐带附着异常

脐带分别附着于胎儿处和胎盘处。脐带在胎儿处附着异常时可发生脐膨出、腹裂等，超声检查大多可明确诊断，根据胎儿有无结构异常及评估预后而选择继续还是终止妊娠。

正常情况下，脐带附着于胎盘胎儿面的近中央处。若附着于胎盘边缘，称为球拍状胎盘，分娩过程中对母儿无大影响，多在产后检查胎盘时发现。若附着于胎膜上，脐带血管通过羊膜与绒毛膜间进入胎盘，称为脐带帆状附着，若胎膜上的血管跨过宫颈内口位于胎先露部前方，称为前置血管。由于前置的血管缺乏华通胶的保护，容易受到宫缩时胎先露的压迫或发生破膜时血管断裂。将导致脐血循环受阻、胎儿失血而出现胎儿窘迫，甚至突然死亡。由于脐带帆状附着对胎儿危害大，所以，超声检查时应注意脐带附着于胎盘的部位。尤其是妊娠晚期超声发现胎盘低于正常位置者，应进一步评价脐带的插入位置。对于有前置血管高危因素的孕妇，如脐带低或帆状附着，双叶胎盘或副胎盘或有阴道流血的孕妇，可行经阴道多普勒超声检查。已诊断为脐带帆状附着和前置血管的孕妇，妊娠期应严密观察，胎儿成熟后行择期剖宫产，以降低围产儿死亡率。

第六节　胎盘异常

胎盘可有形态、发育及病变等异常情况。

（一）副胎盘

大小形态正常的胎盘附近另有一小块胎盘组织，有血管相连。第三产程当胎盘娩出时，由于胎膜撕裂，极易使副胎盘潴留，引起产后出血。故胎盘娩出后应仔细检查，发现胎膜中有血管断裂时，应立即探查宫腔，取出副胎盘。

（二）膜状胎盘

孕卵发育过程中，包蜕膜处的绒毛并不退化，继续发育而成。宫壁全部或大部分均有菲薄的胎盘组织附着，第三产程时胎盘常不能剥离，且徒手剥离亦难，常须行刮宫术。产后出血多，应做好抢救准备。

（三）分叶胎盘

单胎妊娠而胎盘分成两个或数个者，称分叶胎盘，均与脐带血管相连。若胎膜破裂正值血管部位断裂，则可引起大出血而危及胎儿生命。第三产程时也易残留一叶或数叶而出现产后大出血。检查与副胎盘相同。

（四）胎盘粘连及植入性胎盘

1. 胎盘粘连　胎盘全部或部分黏于子宫壁上，不能自行剥离。子宫内膜受损及子宫内膜炎易发生胎盘粘连。粘连胎盘多须手取娩出，易引起产后出血，应引起注意。

2. 胎盘植入　胎盘绒毛因子宫蜕膜发育不良等原因而植入子宫肌层，往往导致子宫出血。切忌以手指用力分离胎盘，必要时剖腹探查或行子宫次全切除术。

（五）胎盘梗死

胎盘成熟衰老的退行性变，在胎盘的胎儿面可见大小不等的白色瘢痕样纤维组织，切面灰白色。梗死面积大，可影响胎儿的营养、发育甚至死亡。

（林　艳　唐昕燃）

第十一章　异常分娩的诊治

第一节　产力异常

产力是分娩的动力，包括子宫收缩力、腹肌和膈肌收缩力以及肛提肌收缩力，其中以子宫收缩力为主。在分娩过程中，子宫收缩的节律性、对称性及极性不正常或强度、频率有改变，称为子宫收缩力异常，简称产力异常。子宫收缩力异常分为子宫收缩乏力和子宫收缩过强两类。每类又分为协调性与不协调性两种。

一、子宫收缩乏力

【病因】

1. 头盆不称或胎位异常　临产后，当骨盆异常或胎位异常时，胎儿先露部下降受阻，胎先露不能紧贴子宫下段及子宫颈内口，不能有效刺激子宫阴道神经丛引起有力的反射性子宫收缩，是导致继发性宫缩乏力的常见原因。

2. 子宫局部因素　子宫壁过度膨胀（如双胎、羊水过多、巨大胎儿等），可使子宫肌纤维过度伸展，失去正常收缩能力；高龄产妇、经产妇或宫内感染者、子宫肌纤维变性、结缔组织增生而影响子宫收缩；子宫肌瘤、子宫发育不良、子宫畸形（如双角子宫）等也能引起原发性宫缩乏力。

3. 精神因素　多见于初产妇，尤其是35岁以上的高龄初产妇。由于初产妇缺少产前健康教育和分娩经历，对分娩知识不甚了解，因此对分娩有恐惧心理，精神过度紧张，干扰了中枢神经系统正常功能，导致大脑皮质功能紊乱，睡眠减少，加之临产后进食不足以及过多体力消耗，水、电解质紊乱，均可导致原发性宫缩乏力。

4. 内分泌失调　临产后，产妇体内雌激素、缩宫素、前列腺素合成及释放减少，一方面使子宫平滑肌间隙连接蛋白数量减少，另一方面缩宫素受体量减少，以上各因素均可直接导致子宫收缩乏力；临产后孕激素下降缓慢，子宫对乙酰胆碱的敏感性降低，从而影响子宫肌兴奋阈，也是导致子宫收缩乏力的原因之一；子宫平滑肌细胞钙离子浓度的降低、肌浆蛋白轻链激酶及ATP酶不足，均可影响肌细胞收缩，导致收缩乏力。

5. 药物影响　产程中使用大剂量解痉、镇静、镇痛剂及宫缩抑制剂（如硫酸镁、哌替啶、吗啡、盐酸利托君等），可以使宫缩受到抑制。

【临床表现和诊断】

1. 协调性子宫收缩乏力（低张性）　特点是子宫收缩虽有节律性、极性和对称性，但收缩弱而无力，强度不够，持续时间短而间歇时间长。在宫缩的高峰期子宫体不隆起，以手指按压子宫底部肌壁仍可出现凹陷。根据羊膜腔内压力的测定，如宫缩时的子宫张力小于 15 mmHg，则不足以使宫颈以正常的速度扩张，胎先露部不能如期下降，使产程延长，甚至停滞，故又称为低张性子宫收缩乏力。产妇可有轻度不适，一般对胎儿影响不大，但若未及时发现，导致产程拖延时间太久，则对母儿产生不良影响。协调性宫缩乏力主要见于宫颈扩张活跃期。

2. 不协调性子宫收缩乏力（高张性）　是指子宫收缩缺乏节律性、对称性和极性。子宫收缩的兴奋点发自子宫的某处、多处或子宫两角的起搏点不同步，宫缩的极性倒置，此起彼伏的收缩，导致宫缩间歇期子宫壁不能完全放松，宫缩后腹痛也不能完全缓解。产妇往往自觉宫缩强，腹痛剧烈，拒按，精神紧张，体力衰竭。由于宫缩的极性异常，影响子宫平滑肌有效的收缩和缩复，不能使宫口扩张和胎先露下降，属于无效宫缩，故又称为高张性子宫收缩乏力。多发生于潜伏期。两种宫缩乏力的临床鉴别诊断见表 11–1。

表 11–1　协调性（低张性）与不协调性（高张性）宫缩乏力的鉴别

鉴别项目	协调性（低张性）宫缩乏力	不协调性（高张性）宫缩乏力
发生率	约占分娩的 4%	占 1%
发生时间	宫颈扩张活跃期多见	潜伏期多见
临床特点	无痛（宫缩间歇时子宫肌松弛）	有痛（宫缩间歇时子宫肌张力仍高）
胎儿窘迫	出现晚	出现早
镇静效果	不明显	明显
缩宫素效果	良好	不佳（宫缩未恢复协调前禁用）

3. 产程异常　临床上子宫收缩乏力可使产程进展出现各种异常：①潜伏期超过 16 h 者为潜伏期延长；②活跃期超过 8 h 者为活跃期延长；③活跃期宫口不再扩张达 2 h 以上者，为活跃期停滞；④第二产程初产妇超过 2 h，经产妇超过 1 h 尚未分娩者，为第二产程延长；⑤第二产程达 1 h 胎先露下降无进展者，为第二产程停滞；⑥总产程超过 24 h 者为滞产。

【影响】

1. 对产妇的影响

（1）体力损耗：产程延长直接影响产妇休息及进食，同时，由于体力消耗及过度换气，可致产妇精神疲惫、全身疲乏无力、肠胀气、排尿困难等，严重者引起脱水、酸中毒、低钾血症，既增加手术产率，又进一步加重宫缩乏力。

（2）产伤：由于第二产程延长，膀胱或尿道较长时间被胎先露（特别是胎头）压迫，被压迫部位组织缺血、缺氧、水肿、坏死脱落，易形成膀胱阴道瘘或尿道阴道瘘。

（3）产后出血：因子宫收缩乏力，影响胎盘剥离、娩出和子宫壁的血窦关闭，容易引起产后出血。

(4)产后感染:产程延长、滞产、体力消耗、多次肛查或阴道检查、胎膜早破、产后出血等均增加产后感染的机会。

2. 对胎儿、新生儿的影响　不协调性子宫收缩乏力不能使子宫壁完全放松,而致胎盘-胎儿血液循环受阻,从而使胎盘供血、供氧不足,容易发生胎儿宫内窘迫;协调性子宫收缩乏力容易造成胎头在盆腔内旋转异常,使产程延长,导致手术干预及产伤机会增多,进而可致新生儿颅内出血发病率及死亡率增加;胎膜早破容易造成的脐带受压或脱垂易导致胎儿宫内窘迫、新生儿窒息或死亡。

【处理】

应全面检查,了解有无头盆不称及胎位异常,估计能经阴道分娩者,做以下处理。

1. 协调性子宫收缩乏力

(1)第一产程:①改善全身情况,消除紧张情绪,鼓励产妇进食、进水及排尿,保证充分休息,必要时给镇静剂。②加强宫缩,排空膀胱和灌肠,针刺合谷、三阴交等穴位,静脉推注地西泮软化宫颈,促进宫口扩张;人工破膜及静脉滴注缩宫素(协调性子宫收缩乏力,宫口开大3 cm,胎位正常,头盆相称)。用法是将缩宫素2.5 U加于5%葡萄糖注射液500 mL中,从8～10滴/min开始,根据宫缩强弱调整滴速,直至宫缩维持在2～3次/min,每次持续40～50 s,但不应超过40滴/min。专人监护,严密观察宫缩、胎心、血压。若经上述处理,产程无进展或出现胎儿窘迫,应及时行剖宫产术。

(2)第二产程:无头盆不称,可静脉滴注缩宫素,以加强宫缩,或行产钳术或胎头吸引术助产。胎头双顶径在坐骨棘水平上持续2 h以上或伴胎儿窘迫者,应行剖宫产术。

(3)第三产程:预防产后出血和感染。

2. 不协调性子宫收缩乏力　处理原则是调节子宫收缩,使其恢复正常节律性及极性。应给予适量镇静药物,如哌替啶100 mg或吗啡10 mg肌内注射(限于估计胎儿在4 h内不会娩出者),或安定10 mg缓慢静推,使产妇能熟睡一段时间,醒后多能恢复协调性子宫收缩,使产程得以顺利进展。需要注意的是,在未恢复协调性子宫收缩前,禁用缩宫素,以免加重病情。对伴有胎儿窘迫征象、明显头盆不称者则禁用强镇静剂,宜早行剖宫产。不协调性子宫收缩乏力难以纠正者也应尽早剖宫产终止妊娠。

【预防】

应对孕妇进行产前教育,使孕妇了解妊娠及分娩的生理过程。分娩时,对产妇多做解释和具体指导,解除产妇思想顾虑和恐惧心理,做好耐心的解释工作,以增强其分娩信心,可以预防精神心理因素所导致的宫缩乏力。目前推行的“导乐分娩”和“家庭化产房”对减少产妇焦虑,稳定情绪,保持正常的产力很有益处。产程中应注意改善全身情况,加强护理,鼓励多进高能量饮食,及时补充水分和营养,必要时可静脉给予5%～10%葡萄糖注射液500～1 000 mL及维生素C 1～2 g。伴有酸中毒时应补充5%碳酸氢钠,低钾血症时应给予氯化钾静脉缓慢滴注。补充钙剂可提高子宫肌球蛋白及腺苷酶活性,增加间隙连接蛋白数量,增强子宫收缩。产程中要正确使用镇静剂,产妇疲劳时可予以地西泮10 mg静脉推注或哌替啶100 mg肌内注射,也可肌内注射苯巴比妥钠0.1～0.2 g。

产妇在得到充分休息后，子宫收缩可以转强，有利于产程进展。产程中还应督促产妇及时排尿，对膀胱过度充盈而有排尿困难者应予以导尿，以免影响子宫收缩。应当有充分的耐心等待，减少干预，顺其自然。

二、子宫收缩过强

子宫收缩过强包括协调性子宫收缩过强和不协调性子宫收缩过强。前者的特点是子宫收缩的节律性、对称性及极性均正常，仅收缩力过强。不协调性子宫收缩过强多表现为子宫痉挛性狭窄环和强直性子宫收缩。子宫痉挛性狭窄环的特点是子宫局部平滑肌呈痉挛性不协调收缩形成环形狭窄，持续不放松。而强直性子宫收缩过强多见于缩宫药物使用不当，特点是子宫收缩失去节律性，呈持续性强直收缩。

【原因】

可能与以下因素有关。

(1)急产：多发生于经产妇，其主要原因是软产道阻力小。

(2)缩宫素应用不当：如引产时缩宫素使用剂量过大、用药途径错误或个体对缩宫素敏感。

(3)分娩发生梗阻或胎盘早剥血液浸润肌层，可致强直性子宫收缩。

(4)精神过度紧张、阴道内操作过多或不当等，均可引起子宫壁部分肌肉呈痉挛性不协调性收缩。

【临床表现和诊断】

1. 协调性子宫收缩过强　子宫收缩的节律性、对称性和极性均正常，但子宫收缩力过强、过频，10 min 以内有 5 次或 5 次以上宫缩，羊膜腔内压大于 50 mmHg。如产道无阻力，宫口可迅速开全，分娩在短时间内结束。若宫口扩张速度>5 cm/h(初产妇)或 10 cm/h(经产妇)，总产程<3 h 结束分娩，称为急产，经产妇多见。若伴有头盆不称、胎位异常或瘢痕子宫，有可能出现病理性缩复环或发生子宫破裂。

2. 不协调性子宫收缩过强

(1)强直性子宫收缩：子宫内口以上部分的子宫肌层处于强烈痉挛性收缩状态，多是分娩发生梗阻、缩宫药物应用不当或胎盘早剥血液浸润肌层所引起。产程中产妇表现为烦躁不安、持续性腹痛、拒按。胎位扪不清，胎心听不清。有时可出现病理性缩复环、肉眼血尿等先兆子宫破裂征象。

(2)子宫痉挛性狭窄环：子宫局部肌肉强直性收缩形成的环状狭窄，围绕胎体某一狭窄部，如胎颈、胎腰。其发生原因尚不清楚，偶见于产妇精神紧张、过度疲劳、早期破膜、不恰当地应用宫缩剂或粗暴的宫腔内操作。狭窄环多发生于子宫上下段交界处，亦可发生在子宫任何部位，这种情况应与先兆子宫破裂的病理性缩复环相鉴别。由于痉挛性狭窄环紧卡宫体，胎先露难以下降反而上升，子宫颈口不扩大反而缩小，产妇持续腹痛，烦躁不安，产程停滞。经阴道内触诊，可扪及子宫腔内有一坚硬而无弹性环状狭窄，环的位置不随宫缩而上升。

【对产程及母儿的影响】

1. 对产程的影响　协调性子宫收缩过强可致急产，不协调性子宫收缩过强形成子宫痉挛性或强直性子宫收缩时，可导致产程延长及停滞。

2. 对产妇的影响　无论急产还是强直性子宫收缩均易造成软产道裂伤。初产妇可因宫颈、阴道、会阴在短期内扩张不满意造成严重撕裂，个别宫颈坚韧者甚至可发生子宫破裂，且产后又可因子宫肌纤维缩复不良而发生产后出血。宫缩过强导致宫腔压力增高，可增加羊水栓塞发生的风险。若产程过快而使接产准备不及时，消毒不严，可引起产褥感染。不协调性子宫收缩过强形成子宫痉挛性狭窄环或强直性子宫收缩时，还可导致产程延长和停滞、胎盘滞留等风险。

3. 对胎儿及其新生儿的影响　急产及强直性子宫收缩使子宫胎盘血流减少，子宫痉挛性狭窄环可使产程延长，易发生胎儿窘迫及新生儿窒息，严重者直接导致死胎及死产。胎儿娩出过快，而软产道未充分扩张，阻力较大，可导致新生儿颅内出血、骨折和臂丛神经损伤。另外，由于来不及充分准备，或来不及到医院分娩，可因急产而造成不消毒分娩、坠地分娩等意外情况发生。

【处理】

1. 协调性子宫收缩过强　重点在于对急产的预防和处理。有急产高危因素或家族有急产史的孕妇，应提前住院待产。临产后慎用缩宫药物及其他可促进宫缩的产科处理，如人工破膜等。提前做好接产及抢救新生儿窒息的准备。胎儿娩出时，勿使产妇向下屏气。若急产来不及消毒及新生儿坠地者，新生儿应肌内注射维生素 K_1 10 mg 预防颅内出血，并尽早肌内注射精制破伤风抗毒素 1 500 U。产后应仔细检查宫颈、阴道、外阴，若有撕裂应及时缝合。若属未消毒的接产，应给予抗生素预防感染。

此类异常强烈的宫缩很难被常规剂量的镇静剂抑制，剂量过大又对胎儿不利。若因严重头盆不称、胎先露或胎位异常出现梗阻性难产并导致子宫收缩过强时，子宫下段过度拉长变薄，子宫上下段交界部明显上移形成病理性缩复环。此为先兆子宫破裂的征象，应及时处理，可予乙醚麻醉紧急抑制宫缩而尽快行剖宫产术，否则将发生子宫破裂，危及母儿生命。

2. 不协调性子宫收缩过强

(1) 子宫痉挛性狭窄环：胎心无明显变化时可采取期待疗法，停止宫腔内操作，给予镇静止痛药物，如吗啡、哌替啶等，在充分休息后狭窄环多能自行消失。如有胎儿窘迫则可用宫缩抑制剂如特布他林、利托君、硫酸镁，亦可用氟烷、乙醚等吸入麻醉使环松解，舌下含硝酸甘油 0.6 mg，吸入亚硝酸异戊酯 0.2 mL 有时也可使狭窄环放松。凡能松解者在宫口开全后可经阴道助产结束分娩，若缩窄环仍不放松并出现胎儿窘迫征象，则应及时剖宫产终止妊娠。

(2) 强直性子宫收缩：发现子宫强直性收缩时应立即停用宫缩剂，停止阴道内、宫腔内操作，给予产妇吸氧的同时应用宫缩抑制剂如 25% 硫酸镁溶液 20 mL 加等量 5% ~ 10% 葡萄糖注射液静脉缓推。若估计胎儿在 4 h 内不会娩出亦可给予强镇静剂，如哌替啶 100 mg 肌内注射。在抑制宫缩的时候应密切观察胎儿安危。若宫缩缓解、胎心正常，可等待自然分娩或经阴道手术助产。若宫缩不缓解，已出现胎儿窘迫征象或病理性缩复环者，应尽早行剖宫产；若胎死宫内，应先缓解宫缩，随后经阴道助产处理死胎，以不损害母体为原则。

第二节　产道异常

产道包括骨产道（骨盆腔）与软产道（子宫下段、宫颈、阴道、外阴），是胎儿经阴道娩出的通道。产道异常可使胎儿娩出受阻，临床上以骨产道异常多见。

一、骨产道异常

骨盆径线过短或形态异常，致使骨盆腔小于胎先露部可通过的限度，阻碍胎先露部下降，称骨盆狭窄。骨盆的任何一个径线或几个径线小于正常者为骨盆狭窄，可有一个平面狭窄或多个平面同时狭窄。造成狭窄骨盆的原因有先天性发育异常、出生后营养、疾病和外伤等因素。当某一径线短小时需要观察同一平面其他径线的大小，再结合整个骨盆的大小与形态全面衡量，才能对这一骨盆在难产中所起的作用做出比较正确的估计。

【骨盆狭窄分类】

1. 骨盆入口平面狭窄　扁平型骨盆最常见，骨盆入口平面前后径狭窄。根据骨盆入口平面狭窄程度，分为 3 级：Ⅰ级临界性狭窄，骶耻外径 18 cm，对角径 11.5 cm，入口前后径 10.0 cm，多数可经阴道分娩；Ⅱ级相对性狭窄，骶耻外径 16.5 ~ 17.5 cm，对角径 10.0 ~11.0 cm，入口前后径 8.5 ~9.5 cm，需经试产后才能决定是否可以经阴道分娩；Ⅲ级绝对性狭窄，骶耻外径≤16.0 cm，对角径≤9.5 cm，入口前后径≤8.0 cm，必须以剖宫产结束分娩。根据形态变异分为两种。

（1）单纯扁平骨盆：入口呈横扁圆形，骶岬向前下突出，入口横径正常前后径缩短，骶凹存在。

（2）佝偻病性扁平骨盆：入口呈横的肾形，骶岬向前突，入口前后径明显缩短，骶凹消失，骶骨下段变直后移，尾骨前翘，坐骨结节外翻，使耻骨弓角度及坐骨结节间径增大。

2. 中骨盆平面狭窄　主要为男型骨盆及类人猿型骨盆，以坐骨棘间径及中骨盆后矢状径狭窄为主。中骨盆平面狭窄分为 3 级：Ⅰ级临界性，坐骨棘间径 10.0 cm，坐骨棘间径加后矢状径 13.5 cm；Ⅱ级相对性狭窄，坐骨棘间径 8.5 ~9.5 cm，坐骨棘间径与后矢状径 12.0 ~ 13.0 cm；Ⅲ级绝对性狭窄，坐骨棘间径≤8.0 cm，坐骨棘间径加后矢状径≤11.5 cm。

3. 骨盆出口平面狭窄　常与中骨盆平面狭窄伴行，多见于男型骨盆。骨盆侧壁内收及骶骨直下使坐骨切迹<2 横指、耻骨弓角度<90°，呈漏斗型骨盆。将骨盆出口狭窄分

3级：Ⅰ级临界性，坐骨结节间径7.5 cm，坐骨结节间径与出口后矢状径之和15.0 cm；Ⅱ级相对性狭窄，坐骨结节间径6.0～7.0 cm，坐骨结节间径与出口后矢状径之和12.0～14.0 cm；Ⅲ级绝对性狭窄，坐骨结节间径≤5.5 cm，坐骨结节间径与出口后矢状径之和≤11.0 cm。

4. 骨盆3个平面狭窄　外形属女型骨盆，3个平面各径线均比正常值小2 cm或更多，称为均小骨盆。

5. 畸形骨盆　丧失正常形态及对称性所致的狭窄。偏斜骨盆的共性特征是骨盆两侧的侧斜径（一侧髂后上棘与对侧髂前上棘间径）或侧直径（同侧髂后上棘与髂前上棘间径）之差>1 cm。有尾骨骨折史可致尾骨尖前翘或骶尾关节融合，使骨盆出口前后径明显变短，导致骨盆出口平面狭窄而影响分娩。

【临床表现】

1. 骨盆入口平面狭窄

（1）胎先露及胎方位异常：狭窄骨盆孕产妇异常胎位如臀先露、肩先露或面先露等发生率是正常骨盆者3倍以上。头先露时头盆不称的发生率高，初产妇多呈尖腹，经产妇呈悬垂腹，临产后胎头迟迟不入盆，胎头跨耻征阳性；偶有胎头尚未衔接，但在阴道口见到胎头产瘤的假象，扁平骨盆且骨盆较浅时，产程初期，胎头常呈不均倾位或仰伸位入盆，耻骨联合上方仍可触及胎头双顶径，误认为胎头位置低。

骨盆入口平面Ⅰ级临界性狭窄，绝大多数可经阴道分娩；Ⅱ级相对性狭窄，阴道分娩的难度明显增加，胎儿不大且产力好，需经试产后才能决定是否可以经阴道分娩；Ⅲ级绝对性狭窄，必须行剖宫产术。

（2）产程进展异常：根据骨盆狭窄程度、胎位情况、胎儿大小及产力强弱情况表现各异。当骨盆入口平面狭窄而致相对性头盆不称时，常见潜伏期及活跃期早期产程延长，经充分试产，一旦胎头衔接，活跃晚期产程进展顺利。绝对性头盆不称，即使产力、胎儿大小及胎位均正常，胎头仍不能入盆，常导致宫缩乏力及产程停滞，甚至出现梗阻性难产。

（3）其他：胎膜早破及脐带脱垂等分娩期发病率增高。偶有狭窄骨盆伴有宫缩过强和产道梗阻，表现为腹痛拒按、排尿困难、尿潴留等症状。检查可发现产妇下腹压痛、耻骨联合分离、宫颈水肿，甚至出现病理性缩复环、肉眼血尿等先兆子宫破裂征象，不及时处理可导致子宫破裂。

2. 中骨盆平面狭窄

（1）胎方位异常：胎头衔接后下降至中骨盆平面时，由于中骨盆横径狭窄致使胎头内旋转受阻，双顶径受阻于中骨盆狭窄部位，导致持续性枕后（横）位，经阴道分娩受阻。

（2）产程进展异常：胎头多于宫口近开全时完成内旋转，因持续性枕后（横）位引起继发性宫缩乏力，多导致第二产程延长甚至停滞。

（3）其他：胎头受阻于中骨盆，强行通过以及手术助产矫正胎方位等易导致胎头发生变形，软组织水肿，产瘤较大，严重者发生胎儿颅内出血、头皮血肿及胎儿窘迫等，阴道助产则可导致严重的会阴、阴道损伤和新生儿产伤。严重的中骨盆狭窄、宫缩又较强，可发生先兆子宫破裂甚至子宫破裂。

3. 骨盆出口平面狭窄　常与中骨盆平面狭窄并存。易致继发性宫缩乏力和第二产程停滞，胎头双顶径不能通过骨盆出口平面。不宜强行阴道助产，否则会导致严重的软产道裂伤及新生儿产伤。

【诊断】

在分娩过程中，骨盆是个不变因素，也是估计分娩难易的一个重要因素。狭窄骨盆影响胎位和胎先露部的下降及内旋转，也影响宫缩。在估计分娩难易时，骨盆是首先考虑的一个重要因素。应根据胎儿的大小及骨盆情况尽早做出有无头盆不称的诊断，以决定适当的分娩方式。

1. 病史　询问有无佝偻病、脊髓灰质炎、脊柱和髋关节结核以及骨盆外伤等病史。对经产妇应详细询问既往分娩史，如有无难产史或新生儿产伤史等。

2. 一般检查　测量身高，孕妇身高小于 145 cm 时应警惕均小骨盆。观察孕妇体型、步态，有无下肢残疾，有无脊柱及髋关节畸形，米氏菱形窝是否对称。

3. 腹部检查　观察腹型，检查有无尖腹及悬垂腹、有无胎位异常等。骨盆入口异常因头盆不称、胎头不易入盆常导致胎位异常，如臀先露、肩先露。中骨盆狭窄则影响胎先露内旋转而导致持续性枕横位、枕后位等。部分初产妇在预产期前 2 周左右，经产妇于临产后胎头均应入盆。若已临产胎头仍未入盆，应警惕是否存在头盆不称。检查头盆是否相称具体方法：孕妇排空膀胱后，取仰卧，两腿伸直。检查者用手放在耻骨联合上方，将浮动的胎头向骨盆腔方向推压。若胎头低于耻骨联合，表示胎头可入盆（头盆相称），称胎头跨耻征阴性；若胎头与耻骨联合在同一平面，表示可疑头盆不称，称胎头跨耻征可疑阳性；若胎头高于耻骨联合，表示头盆明显不称，称胎头跨耻征阳性。对出现此类症状的孕妇，应让其取半卧位两腿屈曲。再次检查胎头跨耻征，若转为阴性，提示为骨盆倾斜度异常，而不是头盆不称。

4. 骨盆测量

（1）骨盆外测量：骶耻外径<18 cm 为扁平骨盆。坐骨结节间径<8 cm，耻骨弓角度<90°为漏斗骨盆。各径线均小于正常值 2 cm 或以上为均小骨盆。骨盆两侧斜径（以一侧髂前上棘至对侧髂后上棘间的距离）及同侧直径（从髂前上棘至同侧髂后上棘间的距离）相差>1 cm 为偏斜骨盆。

（2）骨盆内测量：对角径<11.5 cm，骶骨岬突出为入口平面狭窄，属扁平骨盆。应检查骶骨前面弧度。坐骨棘间径<10 cm，坐骨切迹宽度小于 2 横指，为中骨盆平面狭窄。如坐骨结节间径<8 cm，则应测量出口后矢状径及检查骶尾关节活动度，如坐骨结节间径与出口后矢状径之和<15 cm，为骨盆出口平面狭窄。

【对母儿的影响】

狭窄骨盆可使产程延长及停滞，骨盆入口狭窄可使潜伏期及活跃期均延长或停滞；中骨盆狭窄可使胎头下降延缓、胎头下降停滞、活跃期及第二产程延长；骨盆出口狭窄可使第二产程延长及胎头下降停滞。

1. 对产妇的影响　骨盆入口狭窄使异常胎先露发生率增加；中骨盆狭窄易致胎方位异常。胎先露部下降受阻多导致继发性宫缩乏力，产程延长，使手术产及产后出血增多；产道受压过久，可形成尿瘘、粪瘘；个别情况下伴宫缩过强形成病理性缩复环，可致子宫破裂；因滞产行阴道检查次数增多，产褥感染机会增加。

2. 对胎儿的影响　骨盆入口狭窄使胎头高浮或胎膜早破，使脐带先露及脐带脱垂机会增多，容易发生胎儿窘迫及胎儿死亡；胎头内旋转及下降受阻，在产道受压过久，或强行通过狭窄产道或手术助产，均能使胎头变形、颅骨重叠，而致硬脑膜甚至大脑镰、小脑幕等撕裂，引起颅内出血及其他新生儿产伤、感染等疾病。

【治疗】

明确骨盆狭窄的类型和程度，了解胎位、胎儿大小、胎心、宫缩强弱、宫颈扩张程度、破膜与否，结合年龄、产次、既往分娩史综合分析，决定分娩方式。

1. 一般处理　在分娩过程中，消除精神紧张与顾虑，保证营养及水分的摄入，必要时补液。同时严密观察宫缩、胎心、产程进展及胎先露下降程度。

2. 骨盆入口平面狭窄的处理

(1)绝对性入口狭窄：骶耻外径<16 cm，入口前后径<8.5 cm，足月活胎不能入盆，择期剖宫产术。

(2)相对性入口狭窄：骶耻外径16～18 cm，骨盆入口前后径8.5～9.5 cm，足月胎儿体重3 000 g左右，胎心正常，可在严密观察下试产。如规律宫缩6～8 h，胎头仍未能入盆，或伴有胎儿窘迫，应行剖宫产术结束分娩。

骨盆入口狭窄，主要为单纯扁平骨盆孕妇，于妊娠末期或临产后，胎头矢状缝只能衔接于入口横径上，胎头侧屈使两顶骨先后依次入盆，呈不均倾式嵌入骨盆入口，称为头盆倾势不均。如前顶骨先嵌入，矢状缝偏后，称前不均倾；后顶骨先嵌入，矢状缝偏前，称后不均倾。当胎头双顶径均通过骨盆入口平面时，即能较顺利地经阴道分娩。

3. 中骨盆及骨盆出口狭窄的处理　在分娩过程中，胎儿在中骨盆完成俯屈和内旋转动作，如中骨盆狭窄，则胎头俯屈和内旋转受阻，易发生持续性枕横位或枕后位。如宫口开全，胎头双顶径已超过坐骨棘水平“S+2”或更低，可经阴道行低位产钳或胎头吸引器助产。如胎头双顶径未达“S+2”，应行剖宫产术。骨盆出口平面是产道的最低部位，应于临产前对胎儿大小、头盆关系做出充分估计，决定能否阴道分娩，不可进行试产。如坐骨结节间径(TO)<7.0 cm，应测出口后矢状径，如两者之和>15 cm时，多数胎儿可经阴道利用出口后三角空隙分娩；如两者之和<15 cm，足月胎儿一般不能经阴道分娩，应择期行剖宫产术。

4. 均小骨盆的处理　除了胎儿较小有试产可能外，多数有头盆不称，应择期行剖宫产术。

5. 畸形骨盆的处理　根据畸形骨盆狭窄程度、胎儿大小、产力等情况具体分析，如畸形导致头盆不称，应择期行剖宫产术。

二、软产道异常

软产道包括子宫下段、子宫颈、阴道及外阴。软产道的异常所致的难产少见，容易被忽视,造成漏诊。故应于妊娠早期常规行阴道检查,以了解生殖道及盆腔有无异常。

1. 外阴异常

(1)外阴白色病变:皮肤黏膜慢性营养不良,组织弹性差,分娩时易发生会阴撕裂伤,宜做会阴后一侧切开术。

(2)外阴水肿:某些疾病如重度子痫前期、重度贫血、心脏病及慢性肾炎孕妇若有全身水肿,可同时伴有重度外阴水肿,分娩时可妨碍胎先露部下降,导致组织损伤、感染和愈合不良等情况。临产前可用50%硫酸镁液湿热敷会阴;临产后仍有严重水肿者,在外阴严格消毒下进行多点针刺皮肤放液;分娩时行会阴后一侧切开;产后加强会阴局部护理。预防感染,可用50%硫酸镁液湿热敷,配合远红外线照射。

(3)会阴坚韧:尤其多见于35岁以上高龄初产妇。在第二产程可阻碍胎先露部下降,宜做会阴后一侧切开,以免胎头娩出时造成会阴严重裂伤。

(4)外阴瘢痕:瘢痕挛缩使外阴及阴道口狭小,且组织弹性差,影响胎先露部下降。如瘢痕的范围不大,可经阴道分娩,分娩时应做会阴后一侧切开。如瘢痕过大,应行剖宫产术。

2. 阴道异常阴道横膈、纵隔较常见。若隔膜较薄,可因胎先露下降和压迫自行断裂,若隔膜厚会影响胎儿娩出。阴道瘢痕性狭窄多由产伤、药物腐蚀、手术后感染所致,轻者因妊娠后组织变软,不影响分娩;重者瘢痕广泛、部位高者可影响胎先露下降。外阴尖锐湿疣在妊娠期生长迅速,体积大、范围广的尖锐湿疣可阻碍分娩,容易发生裂伤、血肿及感染。

3. 宫颈异常

(1)宫颈外口黏合:多在分娩受阻时发现,当宫颈管已消失而宫口不扩张,仍为一很小的小孔,通常用手指稍加压力分离黏合的小孔,宫口则很快开全。偶有宫口不开大,需行剖宫产术。

(2)宫颈水肿:多见于枕后位或滞产,宫口未开全而产妇过早屏气,致使宫颈前唇长时间被压于胎头与耻骨联合之间,血液回流受阻引起水肿,影响宫颈扩张。可应用50%硫酸镁湿热敷局部,促使水肿消失,宫口即可继续扩张;也有用地西泮5~10 mg局部多点注入或静脉缓慢推注,待宫口近开全,用手将水肿的宫颈前唇上推,使其越过胎头,则可经阴道分娩。如经上述处理宫口不继续扩张,应行剖宫产术。

(3)宫颈瘢痕:宫颈陈旧性裂伤,或宫颈锥切术(Leep术)后、宫颈裂伤修补术后、宫颈深部电烙术后等所致的宫颈瘢痕,通常于妊娠后可能软化,但如果宫缩很强,宫颈仍不扩张,不宜久等,应行剖宫产术。

(4)子宫颈癌:此时宫颈硬而脆,缺乏伸展性,临产后影响宫颈扩张,如阴道分娩,有发生大出血、裂伤、感染和癌扩散的危险,故不应经阴道分娩,而应行剖宫产术,术后可行放射治疗。如为早期浸润癌,可先行剖宫产术,同时行广泛全子宫切除术及盆腔淋巴结清扫术。

(5)宫颈肌瘤:生长于子宫下段和宫颈的较大肌瘤,占据盆腔或阻塞于骨盆入口时,影响胎先露部进入骨盆入口,应行剖宫产术;如肌瘤在骨盆入口以上而胎头已入盆,肌瘤不阻塞产道则可经阴道分娩。

第三节 胎位及胎儿发育异常

胎儿异常在难产中占有相当重要的位置,可从两方面影响分娩:一是胎位异常,包括横位、臀先露及头先露胎头位置异常,其中头先露胎头位置异常包括持续性枕横位及枕后位、胎头高直位,枕横位中的前不均倾位、面位、额位等;二是胎儿发育异常,包括胎儿巨大及胎儿畸形,后者又包括联体双胎,无脑儿,脑积水,胎儿肝、肾肿瘤,胎儿腹腔积液、多囊肾等。

一、胎位异常

分娩时正常胎位(枕前位)约占90%,其余均为胎位异常,是造成难产的常见原因之一。常见胎位异常有持续性枕后位、枕横位、臀位、肩先露和面先露等,以枕后位和臀位多见。

(一)持续性枕后位、枕横位

在分娩过程中,胎头枕骨持续位于母体骨盆后方或侧方,达中骨盆后至分娩后期仍然不能转向前方,致使分娩发生困难者,称持续性枕后位或持续性枕横位。

【原因】

1. 骨盆异常与胎头俯屈不良 多见于男型骨盆与类人猿型骨盆,入口平面前半部较狭窄,后半部较宽,可以枕后位或枕横位衔接入盆。这两种类型的骨盆多伴有中骨盆狭窄,阻碍胎头内旋转,容易发生持续性枕后位或枕横位。扁平骨盆及均小骨盆容易使胎头以枕横位衔接,伴胎头俯屈不良、内旋转困难,使胎头枕横位,胎头嵌顿在中骨盆形成持续性枕横位。

2. 其他异常 宫颈肌瘤、头盆不称、前置胎盘、子宫收缩乏力、胎儿过大或过小以及胎儿发育异常等均可影响胎头俯屈及内旋转,形成持续性枕后位或枕横位。

【诊断】

1. 临床表现 临产后胎头衔接较晚及俯屈不良,先露不易紧贴宫颈和子宫下段,致宫缩乏力。宫口扩张缓慢,加上胎头需大幅度旋转,使产程延长。若枕后位,因枕骨持续位于骨盆后方压迫直肠,致使宫口尚未开全时产妇过早使用腹压,容易导致宫颈前唇水肿和产妇疲劳,影响产程进展。持续性枕后位、枕横位常致活跃期晚期及第二产程延长。若在阴道口虽已见到胎发,历经多次宫缩屏气却不见胎头继续下降时,应想到可能是持续性枕后位。

2. 腹部检查 在宫底部触及胎臀,胎背偏向母体后方或侧方,在对侧明显触及胎儿肢体。胎心在脐下一侧偏外方听得最响亮,枕后位时胎心在胎儿肢体侧的胎胸部位也能听到。

3. 肛门及阴道检查 当宫口扩张3~4 cm时检查,一般能确诊。枕后位时,盆腔后部空虚，胎头矢状缝位于骨盆斜径上，大囟门在骨盆前方，小囟门在骨盆后方；枕横位时，胎头矢状缝位于骨盆横径上，大、小囟门分别在母体骨盆左右两侧。阴道检查能更清楚地查到胎方位。

4. B超检查　根据胎头颜面及枕部位置，能准确探清胎头位置以明确诊断。

【分娩机制】

在强有力宫缩又无明显头盆不称的情况下，多数枕横位或枕后位可向前旋转 90°～135°成为枕前位而自然分娩。若不能转成枕前位，有以下两种分娩机制。

1. 枕左（右）后位　胎头枕部向后旋转 45°，使矢状缝与骨盆前后径一致，胎儿枕部朝向骶骨成正枕后位。分娩方式有两种。①胎头俯屈较好：下降的前囟抵达耻骨弓时以前囟为支点，胎头俯屈使顶部、枕部自会阴前缘娩出，继之胎头仰伸，由耻骨联合下相继娩出额、鼻、口、颏。②胎头俯屈不良：鼻根出现在耻骨联合下缘时，以鼻根为支点，胎头俯屈，使前囟、顶及枕部从会阴前缘娩出。然后仰伸，使鼻、口及颏依次从耻骨弓下娩出。

2. 枕横位　在下降过程中无内旋转，或枕后位胎头仅向前旋转 45°成为持续性枕横位，多需用手或胎头吸引器协助转为枕前位分娩。如枕骨不易向前转，也可向后转 90°成正枕后位分娩。

【对母儿影响】

1. 对产妇影响　由于胎位异常导致继发性宫缩乏力，产程延长，常需手术助产；易发生软产道损伤，增加产后出血和感染机会。若胎头压迫软产道时间过长，易形成生殖道瘘。

2. 对胎儿的影响　第二产程延长和手术助产机会增多，常出现胎儿窘迫和新生儿窒息，使围生儿死亡率增高。

【处理】

持续性枕后位、枕横位在骨盆无异常、胎儿不大时，可以试产。试产时应严密观察产程，注意胎头下降、宫口扩张程度、宫缩强弱及胎心有无改变。

1. 第 1 产程　①潜伏期：需保证产妇充分营养与休息。若有情绪紧张，睡眠不好，可给予哌替啶或地西泮。让产妇朝向胎背的对侧方向侧卧，以利胎头枕部转向前方。若宫缩欠佳，应尽早静脉滴注缩宫素。②活跃期：宫口开大 3～4 cm 产程停滞除外，头盆不称可行人工破膜，若产力欠佳，静脉滴注缩宫素。若宫口开大每小时 1 cm 以上，伴胎先露部下降，多能经阴道分娩。在试产过程中，出现胎儿窘迫征象，应行剖宫产术结束分娩。若经过上述处理效果不佳，每小时宫口开大<1 cm 或无进展时，则应剖宫产结束分娩。宫口开全之前，嘱产妇不要过早屏气用力，以免引起宫颈前唇水肿，影响产程进展。

2. 第 2 产程　若第 2 产程进展缓慢，初产妇已近 2 h，经产妇已近 1 h，应行阴道检查。当胎头双顶径已达坐骨棘平面或更低时，可先行徒手将胎头枕部转向前方，使矢状缝与骨盆出口前后径一致，或自然分娩，或阴道助产（低位产钳术或胎头吸引术）。若转成枕前位有困难时，也可向后转成正枕后位，再以产钳助产。若以枕后位娩出时，需做较大的会阴后-斜切开，以免造成会阴裂伤。若胎头位置较高，疑有头盆不称，需行剖宫产术，中位产钳禁止使用。

3. 第3产程　因产程延长,容易发生产后宫缩乏力,胎盘娩出后应立即静脉注射或肌内注射子宫收缩剂,以防发生产后出血。有软产道裂伤者,应及时修补。新生儿应重点监护。凡行手术助产及有软产道裂伤者,产后应给予抗生素预防感染。

(二)臀先露

臀先露是异常胎位中最常见的一种,在妊娠20周时,其发生率较高;随妊娠周的增长,臀先露发生率逐渐减低,至足月分娩时其发生率为3% ~4%。

因胎臀比胎头小,分娩时胎头未经变形或因过度仰伸,往往后出头娩出困难,脐带脱垂亦多见,故围产儿死亡率较头位分娩明显增高,因此,近年臀先露剖宫产率显著上升至70% ~90%,但是剖宫产并不是臀先露处理的最好办法,关键是孕期及时发现臀先露,尽可能促使转为头位,减少臀先露的发生率。

【病因】

妊娠30周以前,臀先露较多见,妊娠30周以后多能自然转成头先露。临产后持续为臀先露的原因尚不十分明确,可能的因素如下。

1. 胎儿在宫腔内活动范围过大　羊水过多、经产妇腹壁松弛以及早产儿羊水相对偏多,胎儿易在宫腔内自由活动形成臀先露。

2. 胎儿在宫腔内活动范围受限　子宫畸形(如单角子宫、双角子宫等)、胎儿畸形(如无脑儿、脑积水等)、双胎妊娠及羊水过少等,容易发生臀先露。胎盘附着在宫底宫角部易发生臀先露,占73%,而头先露仅占5%。

3. 胎头衔接受阻　狭窄骨盆、前置胎盘、肿瘤阻塞骨盆腔及巨大胎儿等,也易发生臀先露。

【临床分类】

根据胎儿两下肢所取姿势分为如下3类。

1. 单臀先露或腿直臀先露　胎儿双髋关节屈曲,双膝关节伸直,以臀部为先露。临床最多见。

2. 完全臀先露或混合臀先露　胎儿双髋关节及双膝关节均屈曲,以臀部和双足为先露。临床较多见。

3. 不完全臀先露　以一足或双足、一膝或双膝或一足一膝为先露。膝先露是暂时的,产程开始后转为足先露。较少见。

【诊断】

1. 临床表现　孕妇常感肋下有圆而硬的胎头,临产后胎臀不能紧贴子宫下段及宫颈内口,常导致宫缩乏力和产程延长。

2. 腹部检查　子宫外形呈纵椭圆形,宫底部触到圆而硬、按压时有浮球感的胎头;若未衔接,在耻骨联合上方触到不规则、软而宽的胎臀,胎心在脐左或右上方听得最清楚。

3. 肛门检查和阴道检查　肛门检查先露部为软而不规则的胎臀、胎足或胎膝,即可确诊臀位。若胎臀位置高,肛查困难时应行阴道检查。当宫口扩张2 cm以上胎膜已破时，阴道检查可触及胎臀、外生殖器及肛门，应与面先露区别：肛门与两坐骨结节在一条直线上，而口与两颧骨呈三角形。手指放入肛门有环状括约肌收缩感，取出指套可见有胎便；而放入口中可触及齿龈和弓状的下颌骨。触及胎足时应注意与胎手相鉴别：足趾短而并排，拇指特别粗，趾端可连成一直线，足跟突出；手指较长、拇指与其余四指粗细相近，容易分开，各指端连成一弯线。

4. B 超检查　可明确诊断，还可确定臀先露的种类。

【分娩机制】

在胎体各部中，胎头最大，胎肩小于胎头，胎臀最小。头先露时，胎头一经娩出，身体其他部位随即娩出。而臀先露时则不同，较小且软的臀部先娩出，最大的胎头却最后娩出。胎臀、胎肩、胎头需按一定机制适应产道条件方能娩出，故需要掌握胎臀、胎肩及胎头 3 部分的分娩机制。以骶右前位为例加以阐述。

1. 胎臀娩出　临产后，胎臀以粗隆间径衔接于骨盆入口右斜径，骶骨位于右前方。胎臀逐渐下降，前髋下降稍快故位置较低，抵达骨盆底遇到阻力后，前髋向母体右侧行 45°内旋转，使前髋位于耻骨联合后方，此时粗隆间径与母体骨盆出口前后径一致。胎臀继续下降，胎体稍侧屈以适应产道弯曲度，后髋先从会阴前缘娩出，随即胎体稍伸直，使前髋从耻骨弓下娩出。继之双腿双足娩出。当胎臀及两下肢娩出后，胎体行外旋转，使胎背转向前方或右前方。

2. 胎肩娩出　当胎体行外旋转的同时，胎儿双肩径衔接于骨盆入口右斜径或横径，并沿此径线逐渐下降，当双肩达骨盆底时，前肩向右旋转 45°，转至耻骨弓下，使双肩径与骨盆出口前后径一致，同时胎体侧屈使后肩及后上肢从会阴前缘娩出，继之前肩及前上肢从耻骨弓下娩出。

3. 胎头娩出　当胎肩通过会阴时，胎头矢状缝衔接于骨盆入口左斜径或横径，并沿此径线逐渐下降，同时胎头俯屈。当枕骨达骨盆底时，胎头向母体左前方旋转 45°，使枕骨朝向耻骨联合。胎头继续下降，当枕骨下凹到达耻骨弓下时，以此处为支点，胎头继续俯屈，使颏、面及额部相继自会阴前缘娩出，随后枕部自耻骨弓下娩出。

【对母儿影响】

1. 对母体的影响　因胎臀不规则，不能紧贴子宫下段及宫颈，易发生胎膜早破、继发性宫缩乏力及产程延长，使产后出血及感染机会增加；有时因后出胎头困难或宫口未开全，行助产造成宫颈、子宫下段及会阴撕裂伤。

2. 对胎儿的影响　臀先露易发生胎膜早破、脐带脱垂，胎膜早破使早产儿及低体重儿增多，脐带受压可致胎儿窘迫甚至死亡。后出胎头牵拉困难，易发生新生儿窒息、颅内出血、臂丛神经损伤等。

【处理】

1. 妊娠期　妊娠 30 周前，臀先露多能自行转为头先露，不需处理。若妊娠 30 周后仍为臀先露应予矫正。矫正方法如下。①胸膝卧位：孕妇排空膀胱，松解裤带，胸膝卧位，每日 2 ~ 3 次，每次 15 min，连做 1 周后复查。该体位可使胎臀退出盆腔，以利胎儿借助重心改变自然完成头先露的转位。亦可取胎背对侧侧卧，通过促进胎儿俯屈转位。②激光照射或艾灸至阴穴(足小趾外侧趾甲角旁0.1寸)，每日1次，每次15～30 min，5～7次为1个疗程。③外转胎位术：上述方法无效、腹壁松弛的孕妇，宜在妊娠32～34周进行。外转胎位术有诱发胎膜早破、胎盘早剥及早产等危险，应慎用。主要禁忌证包括胎儿异常(包括发育异常及胎心异常等)、瘢痕子宫、胎膜已破、产程活跃期、前置胎盘及前壁附着胎盘以及羊水过少或过多等。施术必须在有条件行紧急剖宫产术的条件下进行。行外转胎位术前半小时口服利托君10 mg，施术时最好在超声及胎心电子监测下进行。孕妇平卧，露出腹壁，查清胎位，听胎心率，操作步骤包括松动胎先露部和转胎两步骤。

2.分娩期　临产初期应根据产妇年龄、胎产次、骨盆类型、胎儿大小、胎儿是否存活及发育是否正常、臀先露类型以及有无并发症等，对分娩方式做出正确判断与选择。

(1)剖宫产：狭窄骨盆、软产道异常、预测胎儿体重>3 500 g或胎头双顶径>9.5 cm、胎头仰伸位、足先露、高龄初产、既往有难产史及新生儿产伤史、胎膜早破、胎儿窘迫等，均应行剖宫产。

(2)经阴道分娩：应当注意骨盆正常，孕龄≥36周，单臀先露，胎儿体重<3 500 g，无胎头仰伸，一旦决定经阴道分娩者应做如下处理。

1)第一产程：防止胎膜过早破裂，产妇取侧卧位，禁止灌肠、少做肛门检查及阴道检查，不用缩宫素引产。一旦破膜，立即听胎心，检查有无脐带脱垂。如发现有脐带脱垂，宫口未开全，胎心好，应立即行剖宫产术；如无脐带脱垂，严密观察胎心及产程进展。当宫缩时在阴道外口见胎足，此时宫颈口往往仅扩张4～5 cm。为使宫颈扩张充分，应消毒外阴后用无菌巾以手掌在宫缩时堵住阴道口；使胎儿屈膝屈髋促其臀部下降，起到充分扩张宫颈和阴道的作用，有利于胎儿娩出。在“堵”的过程中，应每隔10～15 min听胎心1次，并注意宫颈口是否开全，做好接产准备。

2)第二产程：接产前应导尿，初产妇应行会阴后一侧切开术。有3种分娩方式。自然分娩：胎儿不牵拉自然娩出，极少见，仅见于经产妇、胎儿小、宫缩强、骨产道宽大者。臀助产术：胎臀自然娩出至脐部后，由接产者协助胎肩及胎头娩出，即术者右手握持上提胎儿双足，使胎体向上侧屈后肩显露于会阴前缘，术者左手示指、中指伸入阴道顺胎儿后肩及上臂滑行屈其肘关节，使上举胎手按洗脸样动作顺胸前滑出阴道。同时后肩娩出，再向下侧伸胎体使前肩自然由耻骨弓下娩出，此为滑脱法助娩胎肩。也可用双手握持胎臀，逆时针方向旋转胎体同时稍向下牵拉，先将前肩娩出于耻骨弓下，再顺时针方向旋转娩出后肩，此为旋转胎体法助娩胎肩。胎肩及上肢全部娩出后，将胎背转向前方，胎体骑跨在术者左前臂上，同时术者左手中指伸入胎儿口中，示指及环指扶于两侧上颌骨，术者右手中指压低胎头枕骨助其俯屈，示指和环指置于胎儿两侧锁骨上(避开锁骨上窝)，先向下方牵拉至胎儿枕骨结节抵于耻骨弓下时，再将胎体上举，以枕部为支点，使胎儿下颏、口、鼻、眼及额相继娩出。上述方式助娩胎头困难时，可用后出胎头产钳术助产分娩。产钳助娩可避免用手强力牵拉所致的胎儿颈椎脱臼、锁骨骨折及胸锁乳突肌血肿等损伤，但需将产钳头弯扣在枕颏径上，并使胎头充分俯屈后娩出。臀牵引术：胎儿全部由接产者牵拉娩出，一般情况下因胎儿损伤大应禁用。

臀位分娩时应注意：①脐部娩出后一般应于 8 min 内结束分娩，以免因脐带受压而致死产；②胎头娩出时不应猛力牵拉，以防胎儿颈部过度牵拉，造成臂丛神经麻痹及颅骨剧烈变形，引起大脑镰及小脑幕等硬脑膜撕裂而致颅内出血。

3）第三产程：应积极抢救新生儿窒息及预防产后出血。行手术操作及有软产道损伤时，应及时检查并缝合，给予抗生素预防感染。

（三）肩先露

当胎体横卧于骨盆入口以上，其纵轴与母体纵轴相垂直或交叉时称为横位，又因先露部为肩，故亦称为肩先露。根据胎头的位置在母体左侧或右侧以及胎儿肩胛朝向母体前方或后方，可将横位分为肩左前、肩左后、肩右前、肩右后 4 种胎位。横位是最不利于分娩的胎位，除死胎及早产儿肢体可折叠而自然娩出外，足月活胎不可能自然娩出。如不及时处理，容易造成子宫破裂，危及母儿生命。有时胎体纵轴与母体纵轴不完全垂直而成一锐角，胎体较低的一段位于母体髂嵴水平以下，形成所谓斜位。

【病因】

任何破坏子宫极性（纵椭圆形）的原因都可导致横位及斜位，如骨盆狭窄、前置胎盘、子宫畸形、子宫肌瘤、双胎、羊水过多、经产妇腹壁松弛等情况均可能使胎头的衔接发生阻碍，或使胎儿在宫腔内的活动范围过大而导致横位。

【临床表现及诊断】

1. 临床表现　胎先露部胎肩不能紧贴子宫下段及宫颈内口，缺乏直接刺激，易发生宫缩乏力；胎肩对宫颈压力不均，易发生胎膜早破。破膜后，胎儿上肢和脐带容易脱出，造成胎儿窘迫或死亡。随着宫缩不断加强，胎肩及部分胸廓被挤入盆腔内，胎体折叠弯曲，胎颈被拉长，上肢脱出阴道口外，胎头和胎臀仍被阻于骨盆入口上方，形成忽略性（嵌顿性）肩先露。子宫收缩继续增强，子宫体部越来越厚，子宫下段被动扩张越来越薄，致使上下段之间形成环状凹陷，并随宫缩逐渐上升，甚至可以高达脐上，形成病理性缩复环，是子宫破裂的先兆，若不及时处理，将发生子宫破裂。

2. 腹部检查　子宫为横椭圆形，宫底高度低于妊娠周数，耻骨联合上方空虚，在母体腹部一侧可触及胎头，对侧触及胎臀。肩前位时，于母体腹前壁可触及宽而平坦的胎背；肩后位时，在母腹前壁触及不规则的小肢体。胎心音在脐周最清楚。

3. 肛门或阴道检查　若胎膜未破，胎先露位于入口平面以上，先露高不可及，盆腔空虚。若胎膜已破、宫口已扩张，阴道检查可触及胎背、胎肩或小肢体，腋窝中端指向胎儿肩部和头部位置，用于判断胎头位于母体左或右侧。若胎手已脱出阴道口外，可用握手法鉴别胎儿左手或右手。

4. B 超检查　B 超能准确探清肩先露，并能确定具体胎位。

【对产程及母儿的影响】

1. 对产程　肩先露时胎体嵌顿于骨盆上方，使宫颈不能开全，产程常停滞于活跃期早期。若双胎妊娠第一儿娩出后，第二儿发生肩先露时（如未及时处理），可致第二产程延长及胎先露部下降停滞。

2. 对母体　肩先露很难有效扩张子宫下段及宫颈内口，易致宫缩乏力；对前羊膜囊压力不均又易导致胎膜早破，破膜后宫腔容积缩小，胎体易被宫壁包裹、折叠；随着产程进展，胎肩被挤入骨盆入口，胎儿颈部进一步侧屈使胎头折向胎体腹侧，嵌顿在一侧髂窝，胎臀则嵌顿在对侧髂窝或折叠在宫腔上部，胎肩先露侧上肢脱垂入阴道，形成嵌顿性（忽略性）肩先露，直接阻碍产程进展，导致产程停滞。此时若宫缩过强，可形成病理性缩复环，有子宫破裂的危险。嵌顿性肩先露时，妊娠足月无论活胎或死胎均无法经阴道自然娩出，产妇手术产及术中术后出血、感染等机会增加。

3. 对胎儿　胎先露部不能有效衔接，若胎膜早破可致脐带及上肢脱垂，直接增加胎儿窘迫甚至死产机会。妊娠足月活胎均需手术助产，若处理不及时，形成嵌顿性肩先露时，增加手术助产难度，使分娩损伤机会增加。肩先露也是对胎儿最不利的胎位。

【处理】

1. 妊娠期　定期产前检查，发现肩先露应纠正，纠正方法同臀先露。若纠正未遂，应提前住院待产。

2. 分娩期　应根据胎产次、胎儿大小、胎儿是否存活、宫颈扩张程度、胎膜是否破裂以及有无并发症等，综合判断决定分娩方式。①初产妇足月活胎：临产时应行剖宫产术，有产科指征者，应行择期剖宫产术。②经产妇足月活胎：一般情况下首选剖宫产分娩；若胎膜已破，羊水未流尽，宫口开大 5 cm 以上，胎儿不大，亦可在全身麻醉下行内转胎位术，以臀先露分娩。③双胎妊娠足月活胎：阴道分娩时，第一胎儿娩出后未及时固定第二胎儿胎位，由于宫腔容积骤减使第二胎儿变成肩先露时，应立即行内转胎位术，使第二胎儿转成臀先露娩出。④出现先兆子宫破裂或子宫破裂征象：不论胎儿死活，为抢救产妇生命，均应行剖宫产术；若子宫已破裂，破口小、无感染者可保留子宫行破口修补术，否则应切除子宫。⑤胎儿已死、无先兆子宫破裂：可在全身麻醉下行断头术或除脏术。术后常规检查宫颈等软产道有无裂伤，损伤应及时给予修补，并预防产后出血及产褥感染。

二、胎儿发育异常

胎儿发育异常，主要有巨大胎儿和胎儿畸形（如无脑儿、脑积水、连体胎儿等）两种。

1. 巨大胎儿　胎儿体重达到或超过 4 000 g 者，称为巨大胎儿，约占出生总数的 7%。与妊娠合并糖尿病、孕妇营养过度、父母身材高大等有关。孕妇子宫增大较快，体重迅速增加，妊娠晚期出现呼吸困难、腹部沉重、两肋胀痛。分娩时常引起头盆不称、肩难产、软产道损伤、新生儿产伤。多行剖宫产术。

2. 脑积水　胎儿脑室内外有大量脑脊液（500 ~ 3 000 mL）潴留，使头颅体积增大，颅缝明显变宽，囟门显著增大，称为脑积水，常伴脊柱裂、足内翻等。一旦确诊，应及早终止妊娠。

（林　艳　唐昕燃）

第十二章　妊娠合并症的诊治

第一节　妊娠合并心脏病

心脏病本身就是一种严重疾病，再加上妊娠的额外负担，使这类患者更具危险，因而心脏病合并妊娠一直是威胁母儿安全的重要原因之一。正常妊娠加重了心血管系统功能的负荷量，以孕28周、分娩期（尤其第二产程）及产褥期第3～4天为最重。因此，产科医师对心脏负荷量最重时期的孕、产妇，特别是合并心脏病者，应密切监护，必要时需要内科等多学科医师协同处理，以防发生意外。严格的围生期保健和及早的风险评估应该作为防范的基本措施，可明显改善心脏病合并妊娠患者的预后。

【对母儿的影响】

在妊娠32～34周、分娩期及产后3 d内是全身血液循环变化最大、心脏负担最重的时期，极易诱发心力衰竭和心律失常，有器质性心脏病的孕产妇常在此时因心脏负担加重，极易诱发心力衰竭、亚急性感染性心内膜炎、缺氧和发绀以及静脉栓塞和肺栓塞，临床上应给予高度重视。妊娠合并心脏病变程度严重、有发绀者往往由于缺氧，易发生胎儿生长受限、胎儿窘迫、早产；同时，由于严重心脏病需早期终止妊娠，故围生儿死亡率高。其次，先天性心脏病孕妇，其子代发生先天性心脏病的机会增高，故孕期应加强对胎儿的超声筛查。

【种类及其对妊娠的影响】

妊娠合并心脏病的发病率为0.5%～3.0%，是导致孕产妇死亡的前3位死因之一。在妊娠合并心脏病的病因中，先天性心脏病占35%～50%，位居第一。随着广谱抗生素的应用，以往发病率较高的风湿性心脏病的发病率逐年下降。妊娠期高血压性心脏病、围生期心肌病、心肌炎、各种心律失常、贫血性心脏病等在妊娠合并心脏病中也占有一定比例。而二尖瓣脱垂、慢性高血压心脏病、甲状腺功能亢进性心脏病等较少见。不同类型心脏病的发病率随不同国家及地区的经济发展水平差异较大。在发达国家及我国沿海经济发展较快的地区，风湿性心脏病已较少见。而部分发展中国家及贫困、落后的边远地区仍未摆脱风湿病的困扰，风湿性心脏病合并妊娠者仍较多见。

1. 结构异常性心脏病

(1)先天性心脏病

1)左向右分流型先天性心脏病：①房间隔缺损。是最常见的先天性心脏病类型。对妊娠的影响取决于缺损的大小。缺损面积<1 cm^2者多无症状,仅在体检时被发现,多能耐受妊娠及分娩。若缺损面积较大,例如在左向右分流基础上合并肺动脉高压,右心房压力增加,可引起右至左分流,出现发绀,有发生心衰的可能。房间隔缺损>2 cm^2者,最好在孕前手术矫治后再妊娠。②室间隔缺损。对于小面积缺损(缺损面积≤1 cm^2),若既往无心力衰竭史,也无其他并发症者,妊娠期很少发生心力衰竭,一般能顺利度过妊娠与分娩。室间隔缺损较大,常伴有肺动脉高压,妊娠期可发展为右向左分流,出现发绀和心力衰竭。后者妊娠期危险性大,于孕早期宜行人工流产终止妊娠。③动脉导管未闭。较多见,占先心病20%~50%,由于儿童期常手术治愈,故妊娠合并动脉导管未闭者并不多见。若较大分流的动脉导管未闭,孕前未行手术矫治者,由于大量动脉血流向肺动脉,肺动脉高压使血流逆转,可出现发绀诱发心衰。孕早期发现已有肺动脉高压或有右向左分流者,宜终止妊娠。未闭动脉导管口径较小,肺动脉压正常者,妊娠期一般无症状,可继续妊娠至足月。

2)右向左分流型先天性心脏病:临床上最常见的有法洛四联症及艾森门格综合征等。一般多有复杂的心血管畸形,未行手术矫治者很少存活至生育年龄。此类患者对妊娠期血容量增加和血流动力学改变的耐受力极差,妊娠时母体和胎儿死亡率可高达30%~50%。若发绀严重,自然流产率可高达80%。这类心脏病妇女不宜妊娠,若已妊娠也应尽早终止。经手术治疗后心功能为Ⅰ~Ⅱ级者,可在严密观察下继续妊娠。

3)无分流型先天性心脏病:①肺动脉口狭窄。单纯肺动脉口狭窄的预后较好,多数能存活到生育期。轻度狭窄者能渡过妊娠及分娩期。重度狭窄(瓣口面积减少60%以上)宜于妊娠前行手术矫治。②主动脉缩窄。妊娠者合并主动脉缩窄较少见。此病预后较差,合并妊娠时20%会发生各种并发症,死亡率为3.5%~9.0%。围产儿预后也较差,胎儿死亡率为10%~20%。轻度主动脉缩窄,心脏代偿功能良好,患者可在严密观察下继续妊娠。中、重度狭窄者即使已行手术矫治,也应建议避孕或在孕早期终止妊娠。③马方(Marfan)综合征。表现为主动脉中层囊性退变。一旦妊娠,死亡率为4%~50%,多因血管破裂。胎儿死亡率超过10%。对于患本病的妇女,应建议其避孕,已妊娠者若超声心动图见主动脉根部直径>40 mm时,应建议其终止妊娠。本病于妊娠期间应严格限制活动,控制血压,必要时使用β-受体阻滞剂以降低心肌收缩力。

(2)瓣膜性心脏病:各种原因导致的心脏瓣膜形态异常和功能障碍统称为瓣膜性心脏病,包括二尖瓣、三尖瓣、主动脉瓣和肺动脉瓣病变,累及多个瓣膜者称为联合瓣膜病。最常见的原因是风湿性心脏病,以单纯性二尖瓣狭窄最多见,占2/3~3/4。部分为二尖瓣狭窄合并关闭不全。主动脉瓣病变少见。二尖瓣狭窄越严重,血流动力学改变越明显,妊娠的危险性越大,肺水肿和低排量性心衰的发生率越高,母体与胎儿的死亡率越高。尤其在分娩和产后死亡率更高。病变严重伴有肺动脉高压的患者,应在妊娠前纠正二尖瓣狭窄。已妊娠者宜孕早期终止妊娠。

2.功能异常性心脏病　妊娠合并功能异常性心脏病主要包括各种无心血管结构异常的心律失常,包括快速型和缓慢型心律失常。快速型心律失常是临床上常见的心脏病,包括室上性心律失常(如房性和结性期前收缩、室上性心动过速、心房扑动和心房颤动)、室性心律失常(如室性期前收缩、阵发性室性心动过速)。缓慢型心律失常包括窦性缓慢型心律失常、房室交界性心率、心室自主心律、传导阻滞(包括窦房传导阻滞、心房内传导阻滞、房室传导阻滞)等以心率减慢为特征的疾病,临床常见的有窦性心动过缓、病态窦房结综合征、房室传导阻滞。功能异常性心脏病以心电和传导异常、起搏点异常为主要病理生理基础,借助临床表现、心电图或24 h动态心电图检查、超声心动图排除结构异常等进行诊断。

3. 妊娠期特有的心脏病

(1)妊娠期高血压疾病性心脏病:指既往无心脏病史,在妊娠期高血压疾病的基础上,突然发生的以左心衰竭为主的全心衰竭者。妊娠期高血压疾病并发肺水肿的发生率为3%,这是由于冠状动脉痉挛、心肌缺血、周围小动脉阻力增加,水、钠潴留及血黏度增加等,加重了心脏负担而诱发急性心力衰竭。妊娠期高血压疾病合并中、重度贫血时更易引起心肌受累。这类心脏病在发生心衰之前,常有干咳,夜间更明显,易被误诊为上呼吸道感染或支气管炎而延误诊疗时机,产后病因消除,病情会逐渐缓解,多不遗留器质性心脏病变。

(2)围生期心肌病(peripartum cardiomyopathy,PPCM):指既往无心血管系统疾病史,于妊娠期最后3个月至产后6个月内发生的扩张型心肌病。这种特定的发病时间是与非特异性扩张型心肌病的区别点。确定围生期心肌病必须排除其他任何原因的左室扩张和收缩功能失常。确切病因还不十分清楚,可能与病毒感染、自身免疫因素、多胎妊娠、多产、高血压、营养不良及遗传等因素有关。与非特异性扩张型心肌病的不同点在于发病较年轻,发病与妊娠有关,再次妊娠可复发,50%的病例于产后6个月内完全或接近完全恢复。围生期心肌病对母儿均不利,胎儿死亡率可达10%～30%。临床表现不尽相同,主要表现为呼吸困难、心悸、咳嗽、咯血、端坐呼吸、胸痛、肝大、水肿等心力衰竭的症状。25%～40%的患者出现相应器官栓塞症状。轻者仅有心电图的T波改变而无症状。胸部X射线摄片见心脏普遍增大、心脏搏动减弱,肺淤血。心电图示左室肥大、ST段及T波异常改变,常伴有各种心律失常。超声心动图显示心腔扩大、搏动普遍减弱、左室射血分数减低。一部分患者可因心力衰竭、肺梗死或心律失常而死亡。治疗宜在安静、增加营养和低盐饮食的同时,针对心力衰竭可给强心利尿剂及血管扩张剂,有栓塞征象可以适当应用肝素。曾患围生期心肌病、心力衰竭且遗留心脏扩大者,应避免再次妊娠。

【诊断】

(1)妊娠前有心悸、气急或心力衰竭史,或体检曾被诊断有器质性心脏病,或曾有风湿热病史。

(2)有劳力性呼吸困难、经常性夜间端坐呼吸、咯血、经常性胸闷胸痛等临床症状。

(3)有发绀、杵状指、持续性颈静脉怒张。心脏听诊有舒张期杂音或粗糙的Ⅲ级以上全收缩期杂音。有心包摩擦音、舒张期奔马律、交替脉。

(4)心电图有严重的心律失常,如心房颤动、心房扑动、三度房室传导阻滞、ST段及T波异常改变等。

(5)超声心动图:检查显示心腔扩大、心肌肥厚、瓣膜运动异常、心脏结构异常。

(6)X 射线检查:心脏显著扩大,尤其个别心腔扩大者。

【治疗】

心脏病孕、产妇的主要死亡原因是心力衰竭。规范的孕期保健或干预可早期发现或减少心力衰竭发生。

1. 妊娠期

(1)决定能否继续妊娠:凡不宜妊娠的心脏病孕妇,妊娠早期建议行治疗性人工流产,最好实施麻醉镇痛。对有结构异常性心脏病者应给予抗生素预防感染。对于妊娠中期就诊者,终止妊娠的时机和方法应根据医疗条件、疾病严重程度、疾病种类及心脏并发症等综合考虑。

(2)加强孕期保健

1)产前检查的频率:自妊娠早期开始进行产前检查,并告知妊娠风险和可能会发生的严重并发症,建议在二级以上妇产专科或综合医院规范进行孕期保健;妊娠风险低者,产前检查频率同正常妊娠。每次检查应进行妊娠风险评估,妊娠风险分级增高,产前检查次数增加。妊娠 32 周后,发生心力衰竭的概率增加,产前检查应每周 1 次。发现早期心力衰竭征象,应立即住院。孕期经过顺利者,亦应在 36 ~38 周提前住院待产。

2)产前检查内容:除常规的产科项目外,应增加评估心功能的检查,并询问患者的自觉症状,加强心率(律)和心肺的听诊。产科医师和心脏专科医师共同评估心脏病的严重程度及心功能,及时发现疾病变化并做好及时转诊。

3)胎儿监测:先天性心脏病患者的后代发生先天性心脏病的风险为 5% ~8%,妊娠期进行胎儿心脏病的筛查,发现胎儿严重复杂心脏畸形可以尽早终止妊娠;母体患心脏病的种类、缺氧的严重程度、心功能状况、妊娠期抗凝治疗、是否出现严重心脏并发症等均可引起胎儿并发症,如流产、早产、胎儿生长受限、低出生体重、胎儿颅内出血、新生儿窒息和新生儿死亡等。妊娠 28 周后进行胎儿脐血流、羊水量和无应激试验(NST)等监测。

(3)防治心力衰竭

1)休息:保证充分休息,避免过劳及情绪激动。

2)饮食:要限制过度加强营养而导致体重过度增长,以整个妊娠期不超过 12 kg 为宜。保证合理的高蛋白、高维生素和铁剂的补充,妊娠 20 周以后预防性应用铁剂防止贫血。适当限制食盐量,一般每日食盐量不超过 4 ~5 g。

3)预防和积极治疗引起心力衰竭的诱因:预防上呼吸道感染,纠正贫血,治疗心律失常。孕妇心律失常发生率较高,对频繁的室性期前收缩或快速室性心律,必须用药物治疗。防治妊娠期高血压疾病和其他合并症与并发症。

4)动态观察心脏功能:定期进行超声心动图检查,测定心室射血分数、每分心排出量、心脏排血指数及室壁运动状态,判断随妊娠进展的心功能变化。

5)心力衰竭的治疗:一旦发生急性心力衰竭,需多学科合作抢救。根据孕周、疾病的严重程度及母儿情况综合考虑终止妊娠的时机和方法。急性左心衰竭的处理与未妊娠者基本相同。但应用强心药时应注意,孕妇血液稀释、血容量增加及肾小球滤过率增强，同样剂量药物在孕妇血中浓度相对偏低。同时孕妇对洋地黄类药物耐受性较差，需注意其毒性反应。不主张预防性应用洋地黄，早期心力衰竭者，可给予作用和排泄较快的制剂，以防止药物在体内蓄积，在产褥期随着组织内水分一同进入循环引起毒性反应，可根据临床效果减量。不主张用饱和量，以备随着孕周增加、心力衰竭加重时抢救用药的需要，病情好转即停药。妊娠晚期发生心力衰竭，原则是待心力衰竭控制后再行产科处理，若为严重心力衰竭，经内科各种治疗措施均未能奏效，继续发展必将导致母儿死亡时，也可一边控制心力衰竭一边紧急剖宫产，取出胎儿，减轻心脏负担，挽救孕妇生命。

(4)终止妊娠的时机：①心脏病妊娠风险低且心功能Ⅰ级者可以妊娠至足月，如不伴有肺动脉高压的房间隔缺损、室间隔缺损、动脉导管未闭；不伴有心脏结构异常的单源、偶发的室上性或室性期前收缩等。但若出现严重心脏并发症或心功能下降则提前终止妊娠。②妊娠风险较高但心功能Ⅰ级的心脏病患者可以妊娠至32～36周终止妊娠，但必须严密监护，必要时可提前终止妊娠。③属妊娠禁忌的严重心脏病患者，一旦诊断需尽快终止妊娠。

2. 分娩期　于妊娠晚期，应提前选择好适宜的分娩方式。

(1)经阴道分娩：心脏病妊娠风险低且心功能Ⅰ级者通常可耐受经阴道分娩。胎儿不大、胎位正常、宫颈条件良好者，可考虑在严密监护下经阴道分娩。分娩过程中需要心电监护，严密监测患者的自觉症状、心肺情况。避免产程过长；有条件者可以使用分娩镇痛，以减轻疼痛对于血流动力学的影响。

(2)剖宫产：对有产科指征及心功能Ⅲ～Ⅳ级者，均应择期剖宫产。心脏病妊娠风险分级高但心功能Ⅱ级者，也考虑择期剖宫产。主张对心脏病产妇放宽剖宫产术指征，减少产妇因长时间宫缩所引起的血流动力学改变，减轻心脏负担。可选择连续硬膜外阻滞麻醉，麻醉剂中不应加用肾上腺素，麻醉平面不宜过高。结构异常性心脏病者术前预防性应用抗生素1～2 d。术中胎儿娩出后腹部沙袋加压，缩宫素预防产后出血。不宜再妊娠者，可同时行输卵管结扎术。术后应限制每天液体入量和静脉输液速度，并继续使用抗生素预防感染5～10 d。术后应给予有效的镇痛，以减轻疼痛引起的应激反应。

3. 产褥期　分娩后3 d内，尤其产后24 h仍是发生心力衰竭的危险时期，产妇须充分休息并密切监护。产后出血、感染和血栓栓塞是严重的并发症，极易诱发心力衰竭，应重点预防。心脏病妊娠风险低且心功能Ⅰ级者建议哺乳。对于疾病严重的心脏病产妇，即使心功能Ⅰ级，也建议人工喂养。华法林可以分泌至乳汁中，长期服用者建议人工喂养。不宜再妊娠的阴道分娩者，可在产后1周行绝育术。

【预后】

心脏病孕妇和胎儿预后的好坏与下列因素有关。

1. 心脏代偿功能　心脏病患者孕产期的临床过程与心脏代偿功能状态有密切关系。心功能Ⅰ、Ⅱ级者大多无并发症，病死率极低；心功能Ⅲ、Ⅳ级者并发症增多，病死率也升高。因此，必须注意心脏病孕妇的心脏功能状态，根据具体情况，制订具体医疗措施。产前检查频率应根据妊娠进展及心功能状态而不同，分别为1周到1个月。每次复诊均应仔细检查心功能情况，包括心率、心律及心电图与产科情况。胎儿生长发育情况则依据孕妇腹围、宫底高度及 B 超扫描进行估计。孕 34 周后，每 2 周行胎心心电监护 1 次；36 周后每周 1 次。

心功能状态可因生活与工作安排不好、精神紧张、发生其他并发症及孕产期处理不当等而发生变化，Ⅰ、Ⅱ级者可发展为Ⅲ、Ⅳ级，甚至死亡；反之，心功能Ⅲ、Ⅳ级者，如能与医务人员密切配合，严格遵照生活及医疗规定，精神愉快，常可顺利度过孕产期。

2. 孕妇年龄、胎次及心力衰竭史　风湿性心脏病为进行性，与年龄成正比，年龄越大，心力衰竭机会越多。因此，年龄是促使心力衰竭的重要因素之一，年龄在 35 岁以下者发生心力衰竭较多。因多次妊娠，心脏代偿功能渐趋恶化，容易发生心力衰竭。但就其危险性，初产妇要大于经产妇，初产妇病死率相对高于经产妇。有过心力衰竭史者（不包括急性风湿病时发生的心力衰竭），再次妊娠多半再发生心力衰竭，且一次比一次提前和严重。心功能越坏，心力衰竭及死亡机会越大。

总之，先天性心脏病妇女能否妊娠取决于先心病的类型、有否进行过矫正手术及术后心功能分级。目前育龄妇女先心病未经手术治疗者多为轻度畸形或无法矫正的重度畸形，后者显然不宜妊娠，一旦妊娠宜建议进行疗病流产。

3. 有无其他合并症或并发症　妊娠期合并其他疾病或出现并发症都可加重心脏负担，而促使心力衰竭发生，造成心脏病孕产妇的严重危害。因此，在妊娠期应重视合并症及并发症的防治。主要的合并症和并发症有以下几种。

（1）贫血：动脉血含氧量减少，导致组织缺氧，组织内 CO_2、乳酸及其他酸性代谢物质积聚，引起血管扩张，血流量增加，心脏负担倍增，易诱发心力衰竭。一般血红蛋白下降至 70 g/L 时，有器质性病变的心脏将难以代偿。因此，在妊娠期应积极治疗贫血，对防止心脏病孕妇并发心力衰竭有重要意义。

（2）感染：急性感染，尤其上呼吸道感染，常可引起支气管炎及肺炎。而后者是孕期严重心力衰竭最主要的促发因素。感染也可引起心瓣膜病患者并发细菌性心内膜炎，且常为致死原因。对心脏病孕妇，应特别强调无菌操作，严防感染的发生。有感染怀疑时，应及早给予抗感染治疗。孕妇易发生尿路感染，对心脏病孕妇应做常规尿培养，以便及早发现无症状性细菌尿。

（3）心律失常：凡有器质性心脏病存在，都有发生心律失常的倾向。在妊娠期更易发生心房纤颤、心房扑动及阵发性心动过速，尤其二尖瓣狭窄孕妇易发生慢性心房纤颤，在临产期强烈的应激状态下，还可发生急性心房纤颤。由于心房活动的不协调，辅助心室充盈作用降低，心排血量下降，造成循环障碍，易致心力衰竭形成，预后不良。因此，应及早发现心房纤颤的存在，及时给予疗病流产。

（4）子痫前期：心脏病孕妇有发生妊娠高血压综合征的倾向，发生率约为 20%，即使轻度高血压或病理性水钠潴留，为维持心排血量，必须加强心脏工作，以克服增加的后负荷，由于心脏负担加重，易诱发心力衰竭。这类患者应及时住院，控制血压及体重增加。

（5）低血压：可导致房、室间隔缺损或动脉导管未闭的先心病孕妇血液自右向左分流或自肺动脉向主动脉分流而加重心脏的负荷，故必须尽可能防止低血压的发生，一旦出现，则必须进行强有力的治疗，才能予以纠正。

第二节 妊娠合并糖尿病

妊娠合并糖尿病有两种情况，一种为孕前糖尿病（pregestational diabetes mellitus，PGDM）的基础上合并妊娠，又称糖尿病合并妊娠；另一种为妊娠前糖代谢正常，妊娠期才出现的糖尿病，称为妊娠糖尿病（gestational diabetes mellitus，GDM）。妊娠合并糖尿病孕妇中90%以上为GDM，PGDM者不足10%。GDM患者的糖代谢异常大多于产后能恢复正常，但将来患2型糖尿病机会增加。妊娠合并糖尿病对母儿均有较大危害，需引起重视。

【病因】

糖尿病是一种常见的、有一定遗传倾向而病因未完全阐明的内分泌代谢疾病。其基本的病理生理变化为胰岛素相对或绝对不足所导致的糖、蛋白质、脂肪、水及电解质等代谢失调，以“高血糖”为其特点。还有一些疾病中也有高血糖，称为症状性糖尿病或继发性糖尿病，仅占极少数，例如胰腺炎、胰切除术后、肢端肥大症、库欣综合征等。在妊娠早期口服葡萄糖后，空腹及高峰时的胰岛素水平类似于非妊娠期，但在妊娠晚期空腹及高峰时的胰岛素水平较非妊娠期高。结合妊娠晚期餐后出现高血糖的倾向，显然在孕晚期胰岛素的敏感性下降了，所以女性在妊娠期要维持正常葡萄糖内环境的稳定，就必须产生和分泌更多的胰岛素。大多数女性具有充足的胰腺B细胞储备，而少数则成为糖尿病。已有糖尿病的女性，对胰岛素敏感性下降，则意味着随着妊娠的进展，外源性胰岛素有时需增加2~3倍。妊娠期胰岛素敏感性改变的原因尚未明了，但可能是由几种因素所造成，包括胎盘胰岛素降解作用，循环中游离皮质醇、雌激素及孕激素水平升高的影响，以及人胎盘泌乳素（HPL）对胰岛素拮抗作用的结果。在妊娠过程中，随着胎儿胎盘的生长，一方面出现胰岛素拮抗作用，另一方面又出现胰岛素分泌亢进的现象，并在产后立即消失。所有这些说明了在妊娠期胰腺活动与胎盘激素（例如HPL、雌激素和孕激素）的水平升高有关。HPL在免疫学和生物学上非常类似于生长激素，在正常进食的孕妇中，HPL的分泌率与胎儿胎盘生长曲线相平行，但不随血液循环中葡萄糖的变化而转移。HPL被证实具有促胰岛素分泌与抗胰岛素的双重性能，但HPL主要发挥抗胰岛素的作用。在妊娠期，除了HPL的促胰岛素分泌和抗胰岛素作用外，胎盘雌激素和孕激素也参与葡萄糖-胰岛素内环境稳定的调节。在人和动物实验中观察到，给予雌二醇和孕激素后，产生胰岛素分泌过多和胰岛肥大，但两者对葡萄糖的作用却截然不同。给予雌二醇后胰岛素对葡萄糖的反应明显加强并引起血液中葡萄糖水平下降，但给予孕激素却引起胰岛素降血糖作用敏感性的下降，所以孕激素虽然能引起胰岛素成倍增长，但却不能引起葡萄糖水平的改变。这些材料说明，雌激素和孕激素都能引起胰岛素分泌，而孕激素具有胰岛素的拮抗作用。

【糖尿病对妊娠、分娩的影响】

糖尿病对母儿的危害及其程度取决于糖尿病病情及血糖控制水平。孕前及孕期血糖控制不良者，母儿的近、远期并发症将明显增加。

1. 对孕妇的影响

(1)流产：妊娠合并糖尿病孕妇的流产发生率达15%~30%。糖尿病患者宜在血糖控制正常后妊娠。

(2)妊娠期并发症：糖尿病导致患者血管病变，小血管内皮细胞增厚，管腔狭窄，组织供血不足，存在严重胰岛素抵抗状态及高胰岛素血症，易并发妊娠期高血压疾病，为非糖尿病孕妇的2~4倍。当并发肾脏疾病时，妊娠期高血压及子痫前期发病率高达50%，且孕妇及围生儿预后较差。同时，因巨大儿发生率明显增高，故手术产率、产伤及产后出血发生率明显增高。

(3)感染：是糖尿病主要的并发症。未能很好控制血糖的孕妇极易发生感染，感染亦可加重糖尿病代谢紊乱，甚至诱发酮症酸中毒等急性并发症。与糖尿病有关的妊娠期感染有外阴阴道假丝酵母菌病、肾盂肾炎、无症状菌尿症、产褥感染及乳腺炎等。

(4)羊水过多：较非糖尿病孕妇多10倍，可能与胎儿高血糖、高渗性利尿致胎尿排出增多有关。发现糖尿病孕期越晚，孕妇血糖水平越高，羊水过多越常见。血糖得到控制，羊水量也能逐渐转为正常。

(5)糖尿病酮症酸中毒：由于妊娠期复杂的代谢变化，加之高血糖及胰岛素相对或绝对不足，代谢紊乱进一步发展到脂肪分解加速，血清酮体急剧升高，进一步发展为代谢性酸中毒。不仅是孕妇死亡的主要原因，也可导致胎儿畸形，胎儿窘迫及胎死宫内。

(6)增加再次妊娠患GDM的风险：孕妇再次妊娠时，复发率高达30%~50%。远期患糖尿病概率增加，17%~63%将发展为2型糖尿病。同时，远期心血管系统疾病发生概率亦随之增加。

2. 对胎儿的影响

(1)巨大胎儿：发生率高达25%~40%，其原因为胎儿长期处于母体高血糖所致的高胰岛素血症环境中，促进蛋白、脂肪合成和抑制脂解作用，导致躯体过度发育。GDM孕妇体重指数过大是发生巨大儿的重要危险因素。

(2)流产和早产：妊娠早期导致胚胎死亡而流产。合并羊水过多易发生早产，并发妊娠期高血压疾病、胎儿窘迫等并发症时，常需提前终止妊娠，早产发生率为10%~25%。

(3)胎儿生长受限(fetal growth restriction，FGR)：发生率为21%。妊娠早期高血糖有抑制胚胎发育的作用，导致妊娠早期胚胎发育落后。糖尿病合并微血管病变者，胎盘血管常出现异常，影响胎儿发育。

(4)胎儿畸形：以心血管畸形和神经系统畸形最常见。严重畸形发生率为正常妊娠的7~10倍，与受孕后最初数周高血糖水平密切相关，是构成围生儿死亡的重要原因。孕前患糖尿病者应在妊娠期加强对胎儿畸形的筛查。

3. 对新生儿的影响

(1)新生儿呼吸窘迫综合征(neonatal respiratory distress syndrome，NRDS)：高血糖刺激胎儿胰岛素分泌增加，形成高胰岛素血症，后者具有拮抗糖皮质激素、促进肺泡Ⅱ型细胞表面活性物质合成及释放的作用，使胎儿肺表面活性物质产生及分泌减少，胎儿肺成熟延迟，故 NRDS 发生率增加。

（2）新生儿低血糖：新生儿脱离母体高血糖环境后，高胰岛素血症仍存在，若不及时补充糖，易发生低血糖，严重时危及新生儿生命。

【临床表现及诊断】

妊娠期有三多症状（多饮、多食、多尿），本次妊娠并发羊水过多或巨大胎儿者，应警惕合并糖尿病的可能。但大多数 GDM 患者无明显的临床表现。

1. 孕前糖尿病（PGDM）的诊断　符合以下 2 项中任意一项者，可确诊为 PGDM。

（1）妊娠前已确诊为糖尿病的患者。

（2）妊娠前未进行过血糖检查的孕妇，尤其存在糖尿病高危因素者，如肥胖（尤其重度肥胖）、一级亲属患 2 型糖尿病、GDM 史或大于胎龄儿分娩史、多囊卵巢综合征患者及妊娠早期空腹尿糖反复阳性，首次产前检查时应明确是否存在妊娠前糖尿病，达到以下任何一项标准应诊断为 PGDM。

1）空腹血糖（fasting plasma glucose，FPG）≥7.0 mmol/L（126 mg/dL）。

2）75 g 口服葡萄糖耐量试验（oral glucose tolerance test，OGTT）：服糖后 2 h 血糖≥11.1 mmol/L（200 mg/dL）。孕早期不常规推荐进行该项检查。

3）伴有典型的高血糖或高血糖危象症状，同时任意血糖≥11.1 mmol/L（200 mg/dL）。

4）糖化血红蛋白（glycohemoglobin，HbA1c）≥6.5%，但不推荐妊娠期常规用 HbA1c 进行糖尿病筛查。

2. 妊娠糖尿病（GDM）的诊断

（1）推荐医疗机构对所有尚未被诊断为 PGDM 或 GDM 的孕妇，在妊娠 24～28 周及 28 周后首次就诊时行 75 g OGTT。75 g OGTT 的诊断标准：空腹及服糖后 1 h、2 h 的血糖值分别低于 5.1 mmol/L、10.01 mmol/L、8.5 mmol/L。任何一点血糖值达到或超过上述标准即诊断为 GDM。

（2）孕妇具有 GDM 高危因素或者医疗资源缺乏地区，建议妊娠 24～28 周首先检查 FPG。FPG≥5.1 mmol/L，可以直接诊断为 GDM，不必行 75 g OGTT。GDM 的高危因素如下。①孕妇因素：年龄≥35 岁、妊娠前超重或肥胖、糖耐量异常史、多囊卵巢综合征。②家族史：糖尿病家族史。③妊娠分娩史：不明原因的死胎、死产、流产史、巨大胎儿分娩史、胎儿畸形和羊水过多史、GDM 史。④本次妊娠因素：妊娠期发现胎儿大于孕周、羊水过多；反复外阴阴道假丝酵母菌病者。

【治疗】

1. 孕期检查　早孕时，如伴有高血压、冠状动脉硬化、肾功能减退或有增生性视网膜病变者，则应考虑终止妊娠。如允许继续妊娠，患者应在高危门诊检查与随访，孕 28 周前，每月检查 1 次；孕 28 周后每 2 周检查 1 次。每次均应做尿糖、尿酮体、尿蛋白以及血压和体重的测定。糖尿病孕妇一般应在孕 34～36 周住院，病情严重者，更应提前住院。

2. 饮食治疗　是糖尿病的一项基础治疗，不论糖尿病属何类型和病情轻重，或有无并发症，是否在用胰岛素治疗，都应严格执行和长期坚持饮食控制。

(1)总热量与食物成分：首先按患者身高计算标准体重，公式：[身高(cm)-100]×0.9=标准体重(kg)。根据标准体重及工作性质，估计每日所需总热量：休息者每日每千克给予热量105～126 kJ(25～30 kcal)；轻体力劳动者126～146 kJ(30～35 kcal)；中度体力劳动者146～167 kJ(35～40 kcal)；重体力劳动者167 kJ(40 kcal)以外孕妇、乳母、营养不良者应酌情增加，肥胖者酌减，可减至每日5 020 kJ(1 200 kcal)以内，使患者体重下降到正常标准以下5%左右，常可使本病得到满意控制。饮食中蛋白质含量每日每千克标准体重0.8～1.2 g，孕妇、乳母宜增加至每日每千克体重1.5～2.0 g，脂肪每日每千克体重0.6～1.0 g，其余为糖类。糖类约占饮食总热量的60%，蛋白质占12%～15%，脂肪约占30%，其中饱和脂肪酸应少于总热量的10%，胆固醇摄入量应少于每日300 mg。然后，将上述热量及营养成分转化为食谱，三餐热量分布大概为1/5、2/5、2/5。早孕时进一般饮食已足够，妊娠晚期需要增加糖类的摄入，每日为150～250 g。

(2)植物粗纤维：糖尿病食谱中宜加入适量植物粗纤维如麦麸、玉米麸、南瓜粉、海藻多糖等。对轻型患者长期食用可控制病情，使葡萄糖耐量试验(OGTT)有所改善。

3.药物治疗　糖尿病患者约有90%在妊娠期需用胰岛素，其余患者单用饮食控制已足够。口服降糖剂致畸的看法虽未肯定，但这类药物能透过胎盘，引起严重的新生儿低血糖，尤其是有长效作用的氯磺丙脲，故妊娠期不宜采用口服降糖剂。当饮食控制失效时，最好应用胰岛素以控制血糖水平。早孕后胰岛素的用量进行性增加，达足月时往往需增加50%～100%。糖尿病孕妇控制血糖水平很重要，因为糖尿病酮症酸中毒很危险，常致胎儿死亡，故应使孕妇血糖水平保持接近正常又不引起低血糖。

4.产科处理

(1)产科处理：包括整个妊娠期对胎儿和母体的监护。糖尿病控制良好的孕妇，妊娠期并发症，例如重度子痫前期、羊水过多和早产的发生率就不致升高。胎儿产前监护包括腹部扪诊及常规超声测胎儿双顶径以了解胎儿生长情况。在孕16周时，胎体用超声检查以除外先天性畸形。孕36周起定期做非压迫试验(NST)，以及进行B超生物物理评分、多普勒测定胎儿脐血流等。计划分娩前48 h测定L/S比值。

(2)终止妊娠的问题

1)母体方面：如糖尿病经治疗后不能有效地被控制时，或伴有重度子痫前期、羊水过多、眼底动脉硬化、肾功能减退时，应考虑终止妊娠。

2)胎儿方面：妊娠合并糖尿病胎儿往往在孕36～38周时死亡。因此，为了使胎儿在子宫内死亡的发生率减至最低限度，一般认为需要在37周左右终止妊娠。有报道认为，属于White分类A级无并发症者，可等待足月自然分娩。

3)分娩方式：糖尿病程度较轻，用药后获得控制，情况稳定，胎盘功能良好，胎儿不过大，则可妊娠至足月，经阴道分娩。糖尿病患者决定引产或经阴道分娩者，当产程达12 h应结束分娩，除非确定在其后4 h内能经阴道分娩。因为产程超过16 h，孕妇的糖尿病就难于控制，有发生酮症酸中毒的可能。分娩过程中要密切观察胎儿情况，必要时宜采用剖宫产结束分娩。如果糖尿病病史在10年以上，病情比较严重，胎儿过大，有相对性头盆不称，胎盘功能不良，有死胎或死产史，引产失败者应考虑剖宫产。

5. 新生儿处理　糖尿病孕妇新生儿娩出时，应有新生儿专科医生在场，因为这些婴儿常常有窒息，需要吸黏液、气管插管和加压用氧。婴儿应尽量少暴露，注意保暖，以预防体温过低。产时有缺氧，出生时 Apgar 评分低的婴儿应送重症监护室。隔 2 h 取毛细血管血测血细胞比容和血糖，使血糖维持在 2.2 mmol/L(40 mg/dL) 以上。如果血细胞比容>0.70(70%)，可经外周静脉抽出 5% ~10% 血液，换入等量的血浆。婴儿出现肌张力减低、四肢躁动、青紫、窒息或惊厥时，应测定血钙、血镁、血糖和血细胞比容。有严重产伤的婴儿，每日分 3 次给苯巴比妥 2.5 ~5 mg/kg，以防严重黄疸。胆红素水平超过 170 μmol/L 时需要进行光疗。出生后 1 h 喂葡萄糖水 10 ~30 mL，以后每 4 h 1 次，连续 24 h，必要时给 10% 葡萄糖注射液每日 60 mL/kg，静脉滴注。产后 24 h 开始哺乳。

【预防】

(1) 应严密监测糖尿病孕妇的血压，肝、肾、心功能，视网膜病变及胎儿健康情况，最好在怀孕前即已开始。

(2) 怀孕前有效控制糖尿病，因为胎儿最严重的畸形是发生在孕早期 6 ~7 周。

(3) 避免酮症酸中毒的发生，主食每日应吃 300 ~400 g，分 5 ~6 次吃，少食多餐，并多次胰岛素注射。

(4) 妊娠糖尿病孕妇应勤查血糖，及时增减胰岛素用量。

(5) 妊娠后合并糖尿病的孕妇，及早进行治疗。

(6) 密切监测胎儿大小。

第三节　妊娠合并病毒性肝炎

病毒性肝炎是由多种病毒引起的以肝脏病变为主的传染性疾病，致病病毒包括甲型(HAV)、乙型(HBV)、丙型(HCV)、丁型(HDV)及戊型(HEV)5 种肝炎病毒。近年又发现庚型肝炎病毒和输血传播病毒，但这两种病毒的致病性尚未明确。妊娠合并病毒性肝炎的发病率为 0.8% ~17.8%，我国是乙型肝炎的高发国家，妊娠合并重型肝炎仍是我国孕产妇死亡的主要原因之一。

【病因】

1. 甲型病毒性肝炎　由甲型肝炎病毒(HAV)引起，HAV 是一种直径 27 ~28 nm、20 面立体对称的微小核糖核酸病毒，病毒表面无包膜，外层为壳蛋白，内部含有单链 RNA。病毒基因组由 7 478 个核苷酸组成，分子量为 2.25×10^8。病毒耐酸、耐碱、耐热、耐寒能力强，经高热 100 ℃，5 min、紫外线照射 1 h、1 ∶400，37 ℃甲醛浸泡 72 h 等均可灭活。

甲型肝炎主要经粪-口直接传播，病毒存在于受感染的人或动物的肝细胞质、血清、胆汁和粪便中。在甲型肝炎流行地区，绝大多数成人血清中都有甲肝病毒，因此，婴儿在出生后6个月内，由于血清中有来自母体的抗-HAV而不易感染甲型肝炎。

2. 乙型病毒性肝炎　由乙型肝炎病毒（HBV）引起，孕妇中HBsAg的携带率为5%～10%。妊娠合并乙型肝炎的发病率为0.025%～1.600%，乙型肝炎表面抗原携带孕妇的胎儿宫内感染率为5%～15%。

乙型肝炎病毒又称Dane颗粒，因系Prince 1968年在澳大利亚发现，也称澳大利亚抗原。乙型肝炎病毒是一直径42 nm、双层结构的嗜肝DNA病毒，由外壳蛋白和核心成分组成。外壳蛋白含有表面抗原（HBsAg）和前S基因的产物；核心部分主要包括核心抗原（HBcAg）、e抗原（HBeAg）、DNA及DNA多聚酶，是乙型肝炎病毒复制部分。

乙型肝炎的传播途径主要有血液传播、唾液传播和母婴垂直传播等。人群中40%～50%的慢性HBsAg携带者是由母婴传播造成的。母婴垂直传播的主要方式有宫内感染、产时传播和产后传播。

3. 丙型病毒性肝炎　由丙型肝炎病毒（HCV）引起，HCV与乙肝病毒的流行病学相似，感染者半数以上发展成为慢性，可能是肝硬化和肝癌的原因。HCV属披盖病毒科，有包膜，基因组9.5 kb，是单股正链RNA病毒。

HCV经血液和血液制品传播是我国丙型肝炎的主要传播途径，据国外报道，90%以上的输血后肝炎是丙型肝炎，吸毒、性混乱、肾透析和医源性接触都是高危人群，除此之外，仍有40%～50%的HCV感染无明显的血液及血液制品暴露史，其中母婴传播是研究的热点。

4. 丁型病毒性肝炎　丁型肝炎病毒又称δ病毒，是一种缺陷的嗜肝RNA病毒。病毒直径38 nm，含1 678个核苷酸。HDV需依赖HBV才能复制，常与HBV同时感染或在HBV携带情况下重叠发生，导致病情加重或慢性化。国内各地的检出率为1.73%～25.66%。

HDV主要经输血和血制品、注射和性传播，也存在母婴垂直传播，研究发现，HBV标记物阴性，HDV阳性母亲的新生儿也可能有HDV感染。

5. 戊型病毒性肝炎　又称流行性或肠道传播的非甲非乙型肝炎。戊型肝炎病毒（HEV）直径23～37 nm，病毒基因组为正链单股RNA。

戊肝主要通过粪-口途径传播，输血可能也是一种潜在的传播途径，目前尚未见母婴垂直传播的报道。

6. 其他病毒性肝炎　除以上所列各种病毒性肝炎外，还有10%～20%的肝炎患者病原不清，这些肝炎主要有己型病毒性肝炎、庚型病毒性肝炎、单纯疱疹病毒性肝炎和巨细胞病毒性肝炎等。己型病毒性肝炎病情和慢性化程度均不如输血后肝炎严重，目前缺少特异性诊断方法。庚型病毒性肝炎主要通过输血等肠道外途径传播，也可能经母婴和性传播，有待进一步证实。单纯疱疹病毒性肝炎和巨细胞病毒性肝炎文献报道少见。

【对妊娠、分娩的影响】

1. 对孕产妇的影响

（1）妊娠期并发症增多：妊娠期高血压疾病、产后出血发生率增加。肝功能损害使凝血因子产生减少致凝血功能障碍，重型肝炎常并发弥散性血管内凝血（DIC）。

(2)孕产妇死亡率高:与非妊娠期相比,妊娠合并肝炎易发展为重型肝炎,以乙型、戊型多见。妊娠合并重型肝炎病死率可高达60%。

2.对胎儿及新生儿的影响

(1)围生儿患病率及死亡率高:妊娠早期患有病毒性肝炎,胎儿畸形发生率高于正常孕妇2倍。肝功能异常的孕产妇流产、早产、死胎、死产和新生儿死亡率明显增加,围生儿死亡率高。

(2)慢性病毒携带状态:妊娠期内,胎儿由于垂直传播而被肝炎病毒感染,以乙型肝炎病毒多见。围生期感染的婴儿,部分转为慢性病毒携带状态,易发展为肝硬化或原发性肝癌。

3.乙型肝炎病毒母婴传播

(1)垂直传播:HBV 通过胎盘引起宫内传播。

(2)产时传播:是母婴传播的主要途径,占40% ~60%。胎儿通过产道接触母血、羊水、阴道分泌物或子宫收缩使胎盘绒毛破裂,母血进入胎儿血液循环,导致新生儿感染。一般认为,母血清 HBV DNA 含量越高,产程越长,感染率越高。目前还没有足够证据支持剖宫产可降低母婴传播风险。

(3)产后传播:可能与新生儿密切接触母亲的唾液和乳汁有关。关于母乳喂养问题,多年来一直争议较多。近年来有证据显示,新生儿经主、被动免疫后,母乳喂养是安全的。

【临床表现】

甲型肝炎临床表现均为急性,好发于秋冬季,潜伏期为2 ~6 周。前期症状可有发热、厌油、食欲下降、恶心、呕吐、乏力、腹胀和肝区疼痛等,一般于3 周内好转。此后出现黄疸、皮肤瘙痒、肝大,持续2 ~6 周或更长。多数病例症状轻且无黄疸。乙型肝炎分急性乙型肝炎、慢性乙型肝炎、重症肝炎和 HBsAg 病毒携带者。潜伏期一般为1 ~6 个月。

急性期妊娠合并乙肝的临床表现出现不能用妊娠反应或其他原因解释的消化道症状,与甲肝类似,但起病更隐匿,前驱症状可能有急性免疫复合物样表现,如皮疹、关节痛等,黄疸出现后症状可缓解。乙型肝炎病程长,5% 左右的患者转为慢性。极少数患者起病急,伴高热、寒战、黄疸等,如病情进行性加重,演变为重症肝炎,则黄疸迅速加深,出现肝性脑病症状,凝血机制障碍,危及生命。妊娠时更易发生重症肝炎,尤其是妊娠晚期多见。其他类型的肝炎临床表现与乙型肝炎类似,症状或轻或重。丙型肝炎的潜伏期为2 ~26 周,输血引起者为2 ~16 周。丁型肝炎的潜伏期为4 ~20 周,多与乙型肝炎同时感染或重叠感染。戊型肝炎与甲肝症状相似,暴发流行时,易感染孕妇,妊娠后期发展为重症肝炎,导致肝衰竭,病死率可达30%。有学者报道散发性戊型肝炎合并妊娠,起病急,症状轻,临床预后较好,不必因此终止妊娠。

【诊断】

妊娠期病毒性肝炎的诊断与非孕期相同,但比非孕期困难。发生在妊娠早期,可因早孕反应而忽视肝炎的早期检查与诊断;在妊娠晚期,可因伴有其他因素引起的肝功能异常影响诊断,故不能仅凭转氨酶升高做出肝炎诊断,应根据流行病学详细询问病史,结合临床症状、体征及实验室检查进行综合判断。

1. 病史　有与病毒性肝炎患者密切接触史,半年内曾接受输血、注射血制品史。

2. 实验室检查　血清谷丙转氨酶(ALT)增高,如能除外其他原因引起的升高,特别是数值很高(大于正常10倍以上)、持续时间较长时,对肝炎有诊断价值。血清总胆红素在171 μmol/L(1 mg/dL)以上、尿胆红素阳性、凝血酶原时间延长等,均有助于肝炎的诊断。血清学及病原学检测对各型肝炎的诊断具有重要参考意义。

3. 血清学及病原学检测及其临床意义

(1)甲型肝炎:检测血清中抗 HAV 抗体,抗 HAV-IgM 急性期患者发病第1周即可阳性,1～2个月抗体滴度和阳性率下降,于3～6个月消失,对早期诊断十分重要,特异性高。抗 HAV-IgG 在急性期后期和恢复早期出现持续数年甚至终身,属保护性抗体,有助于了解既往感染情况及人群免疫水平。

(2)乙型肝炎:人体感染 HBV 后血液中可出现一系列有关的血清学标志物。

1)HBsAg:阳性是 HBV 感染的特异性标志,其滴定度随病情恢复而下降。血清中抗-HBs 抗体阳性提示有过 HBV 感染,表明机体已有免疫力,不易再次患乙型肝炎。

2)HBeAg:是核心抗原的亚成分,其阳性和滴度反映 HBV 的复制及传染性的强弱。在慢性 HBV 感染时 HBeAg 阳性常表示肝细胞内有 HBV 活动性复制,当 HBeAg 转阴伴有抗-HBe 抗体转阳,常表示 HBV 复制停止。抗-HBe 抗体出现于急性乙肝恢复期,可持续较长时期。抗-HBe 抗体的出现,意味着血清中病毒颗粒减少或消失,传染性减低。

3)HBcAg:为乙肝病毒的核心抗原,当完整的病毒颗粒被缓和的去垢剂脱去蛋白外壳后,暴露出 HBcAg。其相应的抗体为抗-HBc 抗体。一般血清中无游离的 HBcAg,但可在病毒颗粒中检测到。HBcAg 阳性表示 HBV 在体内复制,反映血清中病毒颗粒数量与 DNA 多聚酶关系密切。抗-HBc 抗体出现于急性乙型肝炎的急性期,恢复后可持续数年或更长。慢性 HBV 感染者抗-HBc 抗体持续阳性。急性乙肝患者抗 HBc-IgM 呈高滴度阳性,特别对 HBsAg 已转阴性的患者,抗 HBc-IgM 阳性可确诊为急性乙肝。抗 HBc-IgG 主要见于恢复期和慢性感染。

【鉴别诊断】

1. 妊娠期肝内胆汁淤积症　发生在妊娠晚期,少数发生在妊娠25周之前,以瘙痒及黄疸为特点,先痒后黄,痒重于黄。分娩后数日内症状消失,胆酸升高明显,转氨酶可轻度升高;胆红素正常或升高,血清病毒学检查抗原和抗体均阴性;肝活检主要为胆汁淤积。

2. 妊娠期急性脂肪肝(acute fatty liver of pregnancy,AFLP)　以初产妇居多,常见于妊娠35周左右,起病急,病情重,病死率高。起病时常有上腹部疼痛、恶心、呕吐等消化道症状,进一步发展为急性肝衰竭。以下几方面有助于鉴别:①AFLP 的肝炎标志物为阴性;②AFLP 常出现上腹痛,而重型肝炎相对少见;③AFLP 患者的尿酸水平明显升高,尿胆红素阴性,而重型肝炎尿胆红素阳性;④肝脏超声检查有助于鉴别;⑤有条件时可行肝穿刺组织学检查,严重脂肪变性为确诊依据;⑥AFLP 患者经积极支持治疗,于产后1周左右病情常趋于稳定并好转，而重型肝炎恢复较慢，产程甚至可长达数月。

3. HELLP 综合征　在妊娠期高血压疾病的基础上发生，以肝酶升高、溶血性贫血和血小板减少为特征的综合征。本病常有妊娠期高血压疾病的临床表现，终止妊娠后病情可迅速好转。

4. 妊娠剧吐引起的肝损害　妊娠早期食欲减退、恶心、呕吐，严重者可有肝功能轻度异常。纠正酸碱失衡与水、电解质紊乱后，病情好转，肝功能可以完全恢复，无黄疸出现。肝炎病毒血清标志物阴性，有助于鉴别诊断。

5. 药物性肝损害　均有服用对肝脏有损害的药物史，如氯丙嗪、异丙嗪、苯巴比妥类镇静药、甲巯咪唑、异烟肼、利福平等，停药后多可恢复。

【治疗】

1. 孕前处理　感染 HBV 的生育期妇女应在妊娠前行肝功能、血清 HBV DNA 检测以及肝脏超声检查。患者最佳的受孕时机是肝功能正常、血清 HBV DNA 低水平、肝脏超声无特殊改变。若有抗病毒治疗指征，可采用干扰素或核苷类药物治疗，应用干扰素治疗的妇女，停药后 6 个月可考虑妊娠；口服核苷类药物需要长时间治疗，最好应用替诺福韦或替比夫定，可以延续至妊娠期使用。

2. 妊娠期处理　轻症急性肝炎，经积极治疗后好转者可继续妊娠。慢性活动性肝炎者妊娠后可加重，对母儿危害较大，治疗后效果不好应考虑终止妊娠。治疗主要采用护肝、对症、支持疗法。常用护肝药物有葡醛内酯、多烯磷脂酰胆碱、腺苷蛋氨酸、还原型谷胱甘肽注射液、门冬氨酸钾镁等。主要作用在于减轻免疫反应损伤，协助转化有害代谢产物，改善肝脏循环，有助于肝功能恢复。治疗期间严密监测肝功能、凝血功能等指标。

3. 分娩期处理　非重型肝炎可阴道分娩，分娩前数日肌内注射维生素 K_1，每日 20～40 mg。准备好新鲜血液。防止滞产，宫口开全后可行胎头吸引术助产，以缩短第二产程。防止产道损伤和胎盘残留。胎肩娩出后立即使用缩宫素预防产后出血。

4. 产褥期处理　注意休息和护肝治疗。应用对肝损害较小的广谱抗生素预防或控制感染，是防止肝炎病情恶化的关键。对 HBsAg 阳性母亲的新生儿，经过主动以及被动免疫后，不管孕妇 HBeAg 阳性还是阴性，其新生儿都可以母乳喂养，无须检测乳汁中有无 HBV DNA。因病情严重不宜哺乳者应尽早回奶。回奶禁用雌激素等对肝脏有损害的药物，可选择口服生麦芽或乳房外敷芒硝。

5. 重型肝炎的处理

(1)保肝治疗：主要目的是防止肝细胞坏死、促进肝细胞再生、消退黄疸。可采用胰高血糖素-胰岛素-葡萄糖联合应用，胰高血糖素 1～2 mg、胰岛素 6～12 U 溶于 10% 葡萄糖液 500 mL 内静脉滴注，每日 1 次，2～3 周为 1 个疗程，可以促进肝细胞再生。人血白蛋白可促进肝细胞再生，改善低蛋白血症，每次 10～20 g，每周 1～2 次。新鲜血浆 200～400 mL，每周 2～4 次输入，能促进肝细胞再生和补充凝血因子。门冬氨酸钾镁可促进肝细胞再生，降低胆红素，使黄疸消退，40 mL/d 加于 10% 葡萄糖注射液 500 mL 缓慢滴注，高钾血症患者慎用。

(2)防治肝性脑病：主要为去除诱因，减少肠道氨等毒性产物，控制血氨。蛋白质摄入量每日应<0.5 g/kg,增加糖类。保持大便通畅,减少氨及毒素的吸收。口服新霉素或甲硝唑抑制肠内细菌繁殖,减少氨等有毒物质的形成和吸收。醋谷胺600 mg溶于5%葡萄糖注射液或精氨酸15~20 g每日1次静脉滴注,降低血氨、改善脑功能。六合氨基酸注射液250 mL静脉滴注,每日1~2次,补充支链氨基酸,调整血清氨基酸比值,使肝性脑病患者清醒。适当限制补液量,控制在每日1 500 mL以内。有脑水肿者,可适当使用甘露醇。

(3)防治凝血功能障碍:可输注新鲜冰冻血浆与冷沉淀等改善凝血功能。

(4)防治肾衰竭:严格限制入液量,一般每日入液量为500 mL加前一日尿量。呋塞米60~80 mg静脉注射,必要时2~4 h重复1次,2~3次无效后停用。多巴胺20~80 mg,扩张肾血管,改善肾血流。监测血钾浓度,防止高血钾。避免应用对肾脏有损害的药物。急性肾衰竭大量使用利尿药后仍无尿并出现高钾血症、肺水肿时应考虑血液透析。

(5)防止感染:重型肝炎患者易发生胆道、腹腔、肺部等部位的细菌感染。注意无菌操作、口腔护理、会阴擦洗等护理,预防感染,有计划逐步升级强有力的广谱抗生素,最初可选用二、三代头孢,使用广谱抗生素2周以上需经验性使用抗真菌药物。

(6)产科处理:经积极控制,待病情稳定,24 h后尽快终止妊娠,分娩方式以剖宫产为宜,必要时行次全子宫切除术。

【预防】

孕妇应加强营养,摄取高蛋白、糖类、高维生素食物。注意个人卫生与饮食卫生。有与病毒性肝炎患者密切接触史的可注射丙种球蛋白,预防乙肝可接种乙型肝炎疫苗。

(1)加强围生期保健,重视孕期监护,将肝功及肝炎病毒检测列为产前检查常规项目。

(2)乙肝的免疫预防,有效办法是注射疫苗。

(3)目前丙型肝炎病毒尚无特异的免疫方法,丙型肝炎以医源性传播为主,减少医源性感染是预防丙肝的重点。注意预防母婴传播,根本办法是免疫预防。

第四节　妊娠合并贫血

妊娠合并血液系统疾病可影响孕产妇的健康和胎儿及婴儿的发育,严重者危及母儿生命,是妊娠期高危因素之一。贫血是妊娠期最常见的并发症,尤其以缺铁性贫血最常见,占90%以上,巨幼红细胞贫血占7%~8%,再生障碍性贫血、其他类型贫血及其他血液病占2%~3%。有些遗传性血液性疾病应在早期做好产前诊断,不宜继续妊娠者宜尽早终止妊娠。因此,要加强围生期保健,注意孕期营养,及早发现不利因素并及时治疗,方可降低孕产妇和胎婴儿的死亡率及病残儿的出生率。

一、妊娠合并缺铁性贫血

缺铁性贫血（iron deficiency anemia，IDA）是妊娠期最常见的贫血，约占妊娠期贫血95%。由于胎儿生长发育及妊娠期血容量增加，对铁的需要量增加，尤其在妊娠中晚期，孕妇对铁摄取不足或吸收不良，均可引起贫血。

【病因】

妊娠期铁的需要量增加是孕妇缺铁的主要原因。以每毫升血液含铁 0.5 mg 计算，妊娠期血容量增加需铁 650～750 mg，胎儿生长发育需铁 250～350 mg，故妊娠期需铁约 1 000 mg。孕妇每日需铁至少 4 mg。每日饮食中含铁 10～15 mg，吸收利用率仅为10%，即 1～1.5 mg，妊娠中晚期铁的最大吸收率可达40%，仍不能满足需求，若不给予铁剂治疗，容易耗尽体内储存铁造成贫血。

【对妊娠的影响】

1. 对孕妇的影响　轻度贫血对孕妇影响不大，部分孕妇表现为疲乏无力、心悸和气促等症状，或具有舌痛、口角炎和异食癖等缺铁性贫血的特征性表现。但重度贫血（红细胞 $<1.5\times10^{12}/L$，血红蛋白 <50 g/L，血细胞比容 <0.13）时，可发生心肌缺氧，导致贫血性心脏病，甚至心力衰竭；因胎盘缺血、缺氧致使妊娠期高血压疾病及妊娠期高血压疾病性心脏病发病率增高；机体对失血耐受性降低，易发生失血性休克；可致子宫收缩不良而发生产后大出血。此外，贫血可使产妇抵抗力降低，易并发产褥感染而危及生命。

2. 对胎儿的影响　母体骨髓和胎儿是铁的主要受体组织。在竞争摄取母体血清铁的过程中，胎儿组织占优势。而铁是通过胎盘单向运转，不存在胎儿向母亲逆转运输的可能，所以胎儿缺铁不会太严重。但当血红蛋白 <70 g/L 时，会因胎盘供氧及营养物质不足以补充胎儿生长发育的需要，导致胎儿宫内发育迟缓、早产或死胎。另外，贫血孕妇临产后胎儿窘迫发生率可高达35.6%，因而新生儿窒息和围生儿死产率增加。

【临床表现】

1. 隐性缺铁　铁储存降低，但红细胞数量、血红蛋白含量、血清铁蛋白均在正常范围内，临床无贫血表现。

2. 早期缺铁性贫血　缺铁继续发展，导致红细胞生成量减少，但每个红细胞内仍有足量的血红蛋白，即正红细胞性贫血，临床上可有轻度贫血的症状如皮肤、黏膜稍苍白、疲倦、乏力、脱发、指甲异常、舌炎等。

3. 重度缺铁性贫血　缺铁加重，骨髓幼红细胞可利用的铁完全缺乏，骨髓造血发生明显障碍，红细胞数量进一步下降，每个红细胞不能获得足够的铁以合成血红蛋白，导致低色素小红细胞数量增多，即小细胞低色素性贫血，表现为面色苍白、水肿、乏力、头晕、耳鸣、心慌气短、食欲缺乏、腹胀、腹泻等典型症状，甚或伴有腹腔积液。

在孕妇，可见到各种不同程度的缺铁征象。最常见是无临床症状的隐性缺铁阶段。随着妊娠中期血容量的快速增加，血红蛋白浓度下降，此时则表现缺铁现象。在妊娠晚期，尽管血容量增加不多，但由于胎盘向胎儿输送量的增加，贫血常加重。

【诊断】

1. 病史　孕前有慢性失血史,如月经过多、钩虫病、消化道出血史,说明孕前铁储备不足;或有长期偏食、孕早期呕吐、胃肠功能紊乱导致的营养不良等病史。

2. 临床表现　轻者无明显症状,重者可有乏力、头晕、耳鸣、心悸、气短、食欲缺乏、腹胀、腹泻。皮肤黏膜苍白、皮肤毛发干燥、口腔炎、舌炎。

3. 实验室检查

(1)外周血涂片为小细胞低色素性贫血。红细胞$<3.5\times10^{12}$/L,血红蛋白<100 g/L,血细胞比容<0.30,红细胞平均体积<80 μm^3,红细胞平均血红蛋白含量(MCH)$<26\times10^{-12}$g,红细胞平均血红蛋白浓度(MCHC)<30%。但白细胞及血小板计数均正常。

(2)血清铁浓度:能灵敏反映缺铁的状况,正常成年妇女血清铁为7～27 μmol/L,若<6.5 μmol/L,总铁结合力>80.55 μmol/L,血清铁蛋白<12 μg/L,铁饱和度降低到10%～15%以下,可诊断为缺铁性贫血。

(3)骨髓象:红系造血呈轻度或中度活跃,以中幼红细胞再生为主,晚幼红细胞相对减少,说明骨髓储备铁下降,因此含铁血黄素及铁颗粒减少或消失,骨髓铁染色可见细胞内外铁均减少,尤以细胞外铁减少明显。

【鉴别诊断】

临床上主要应与巨幼红细胞贫血、再生障碍性贫血、溶血性贫血、地中海贫血进行鉴别,根据病史、临床表现和血象、骨髓象的特点以及铁剂治疗无效,一般鉴别诊断并不困难。但是,有时会发生几种贫血同时存在,则需进行综合分析、判断,以便制定出合理的治疗方针。

【治疗】

原则是补充铁剂和纠正导致缺铁性贫血的原因。一般性治疗包括增加营养和食用含铁丰富的饮食,对胃肠道功能紊乱和消化不良给予对症处理等。

1. 补充铁剂　以口服给药为主。血红蛋白在70 g/L以上者,可以口服给药。常用的口服药物有多糖铁复合物、硫酸亚铁、琥珀酸亚铁、10%枸橼酸铁铵等。对中重度缺铁性贫血、因严重胃肠道反应不能口服铁剂者、依从性不确定或口服铁剂无效者可选择注射铁剂,如右旋糖酐铁或山梨醇铁、蔗糖铁等深部肌内注射或静脉滴注。

2. 输血　多数缺铁性贫血孕妇经补充铁剂后血象很快改善,不需输血。当血红蛋白<70 g/L者建议输血;血红蛋白在70～100 g/L,根据患者手术与否和心脏功能等因素,决定是否需要输血。接近预产期或短期内需行剖宫产术者,应少量、多次输红细胞悬液或全血,避免加重心脏负担诱发急性左心衰竭。

3. 产时及产后的处理　重度贫血者于临产后应配血备用。严密监护产程,积极预防产后出血,积极处理第三产程,出血多时应及时输血。产后预防感染。

【预防】

(1)妊娠前积极治疗失血性疾病如月经过多等,增加铁的储备。

(2)孕期加强营养,鼓励进食含铁丰富的食物,如猪肝、鸡血、豆类等。

(3)妊娠4个月起常规补充铁剂,每日口服硫酸亚铁0.3 g。

(4)加强产前检查,适时检查血常规。

二、妊娠合并巨幼红细胞贫血

巨幼红细胞贫血又称为营养性巨幼红细胞贫血,较为少见,占所有贫血的7%～8%,是由于叶酸或维生素B_{12}缺乏引起DNA合成障碍所致的贫血,可累及神经、消化、循环、免疫及内分泌系统,表现为全身性疾病。外周血呈大细胞高血红蛋白性贫血。发病率国外为0.5%～2.6%,国内报道为0.7%。

【病因】

妊娠期本病有95%是由于叶酸缺乏,维生素B_{12}缺乏较为少见,人体需要维生素B_{12}量很少,储存量较多,单纯因维生素B_{12}缺乏而发病者很少。主要原因如下。

1. 摄入不足或吸收不良　人体不能合成叶酸,必须从食物中供给,叶酸和维生素B_{12}存在于植物或动物性食物中,绿叶蔬菜中含量较多,此外,肝脏、肉类、酵母、豆类、花生中含量也较多。长期偏食、营养不良等可发病。另外,不当的烹调方法也可损失大量叶酸。孕妇有慢性消化道疾病可影响吸收加重贫血。

2. 妊娠期需要量增加　正常成年妇女每日需叶酸50～100 μg,而孕妇每日需要食物叶酸300～400 μg以供给胎儿需求和保持母体正常的叶酸储存,多胎的需求量更多。但胎儿和胎盘可以从母体获取较多叶酸,即使母亲缺乏叶酸有严重贫血时,其胎儿却不贫血。有报道新生儿的血红蛋白18 g/L后更高,而母亲的血红蛋白却低于36 g/L。

3. 排泄增加　孕妇肾脏血流量增加,加快了叶酸的代谢,肾小管再吸收减少,叶酸从尿中排泄增加。

【对孕妇及胎儿的影响】

轻度贫血影响不大,严重贫血时可出现贫血性心脏病、妊娠期高血压性疾病、胎盘早剥、早产、产褥感染。

叶酸缺乏可导致胎儿神经管缺陷、胎儿生长受限、死胎。

【临床表现与诊断】

该病多发生于妊娠中、晚期,以产前4周及产褥感染最为多见。发生于妊娠30周前的贫血,多与双胎、感染、摄入不足或应用影响叶酸吸收的药物造成叶酸缺乏有关。叶酸和(或)维生素B_{12}缺乏的临床症状、骨髓象及血常规的改变均相似,但维生素B_{12}缺乏常有神经系统症状,而叶酸缺乏无神经系统症状。

1. 血液系统表现　贫血起病较急,多为中重度贫血。表现有乏力、头晕心悸、气短、皮肤黏膜苍白等。部分患者因同时有白细胞及血小板的减少,出现感染或明显的出血倾向。

2. 消化系统表现　食欲缺乏、恶心、呕吐、腹泻腹胀、舌炎、舌乳头萎缩等。

3. 神经系统表现　末梢神经炎常见,出现手足麻木、针刺、冰冷等感觉异常,少数病例可出现锥体束征、共济失调及行走困难等。

4. 其他　低热、水肿、脾大等，严重者出现腹腔积液或多浆膜腔积液。

5. 实验室检查

(1)血常规：大细胞性贫血，血细胞比容下降，MCV>100 fl，MCH>32 pg，大卵圆形红细胞增多，中性粒细胞核分叶过多，网织红细胞大多减少。约20%的患者同时伴有白细胞和血小板的减少。

(2)骨髓象：红细胞系统呈巨幼细胞增多，巨幼细胞系列占骨髓总数的30%～50%，核染色质疏松，可见核分裂。

(3)叶酸和维生素 B_{12} 的测定：血清叶酸值<6.8 mmol/L，红细胞叶酸值<227 nmol/L提示叶酸缺乏；若叶酸值正常，应测孕妇血清维生素 B_{12}，如<74 pmol/L 提示维生素 B_{12} 缺乏。

【治疗】

(1)改善饮食结构，改变不良饮食习惯，积极治疗原发疾病。

(2)补充叶酸，维生素 B_{12}。

1)叶酸：常用量每日口服叶酸10 mg，治疗后4～7 d 网织红细胞数量明显增加，同时白细胞及血小板减少的现象也可迅速纠正，但有时血红蛋白浓度和血细胞比容增加不明显，妊娠期严重的巨幼红细胞贫血伴有血容量减少，但是叶酸治疗后不久，血容量迅速增加，因此，即使血红蛋白量增加也不能准确地反映出增加血红蛋白的总量。因常同时缺铁，补充铁剂后使血红蛋白合成更快，一般于产后两周或症状消失后可停止治疗。若不能明确是叶酸缺乏还是因缺少内生性因子而引起维生素 B_{12} 缺乏时，治疗时则可两药合用。

2)维生素 B_{12}：由于妊娠期维生素 B_{12} 运载蛋白浓度下降，因此维生素 B_{12} 浓度低于非孕期。对有胃全部切除的妇女应肌内注射维生素 B_{12} 1 000 μg，隔月1次。胃部分切除患者在孕期应检测维生素 B_{12} 水平。

【预防】

(1)孕期注意营养，多吃含叶酸的新鲜蔬菜、动物蛋白等。

(2)预防感染，尤其肠道感染，以减少不利于叶酸吸收的因素。

(3)前次妊娠曾发生巨幼红细胞贫血者，下次妊娠后易再发，故应及早服叶酸预防，每次5 mg，每日2次。

(4)停用影响叶酸代谢的药物：如避孕药、抗癫痫药(苯妥英钠)、酒精等。

(5)国外报道，曾有分娩过神经管缺损婴儿的妇女，如果孕早期每日口服4 mg叶酸，再发生异常的可能性降低。Czeizel 等报道每日补充叶酸0.8 mg可以增加怀孕机会。因此主张所有育龄期妇女每日至少补充0.4 mg叶酸。

三、妊娠合并再生障碍性贫血

再生障碍性贫血，简称再障，包括原发性(病因不明)与继发性(病因明确)再障两种情况，是由多种原因引起骨髓造血干细胞增殖与分化障碍，导致全血细胞(红细胞、白细胞、血小板）减少为主要表现的一组综合征。国内报道，妊娠合并再障的发生率为0.03% ~0.08%。

【病因】

再生障碍性贫血的病因及发病机制较为复杂，病因不明，遗传性或获得性造血干细胞内在缺陷可能是本病的主要病因，可诱发机体免疫系统的异常免疫反应，攻击自身的缺陷干细胞，并可导致骨髓造血功能的急性衰竭，表现为急性再生障碍性贫血。某些药物、化学毒物、射线、病毒甚至妊娠可以诱发增殖缺陷干细胞，导致严重骨髓衰竭，也有可能通过自身修复保持相对静止状态，维持近乎正常的造血功能，使得临床上仅表现为轻度慢性全血细胞减少。

【对母儿的影响】

目前认为妊娠不是再障的原因，但妊娠可使再障病情加重，同时由于妊娠期间母体血液稀释，贫血加重，易发生贫血性心脏病，甚至造成心力衰竭。再障孕妇易发生妊娠期高血压疾病，使再障病情进一步加重。出血及感染的概率增加，甚至引起败血症。颅内出血、心力衰竭及严重的呼吸道、泌尿系统感染或败血症，常是再障孕产妇的重要死因。

一般认为，孕期血红蛋白大于60 g/L对胎儿影响不大。分娩后能存活的新生儿一般血常规正常，极少发生再障；血红蛋白小于60 g/L对胎儿不利，可导致流产、早产、胎儿生长受限、死胎及死产等。

【临床表现和诊断】

再障主要表现为较重的贫血、出血及感染。血常规呈全血细胞减少，贫血为正细胞正色素性。急性再生障碍性贫血血红蛋白随贫血的进展而降低；网织红细胞计数<0.01，绝对值<15×10^9/L；中性粒细胞绝对值<0.5×10^9/L；血小板数<20×10^9/L。慢性再生障碍性贫血、血红蛋白和红细胞平行下降，多为中度贫血；网织红细胞计数>0.01，但绝对值低于正常值；白细胞明显减少，淋巴细胞比例上升。骨髓象特点为造血细胞减少，脂肪增多。粒红两系细胞均减少，淋巴细胞相对增多；细胞形态大致正常；巨核细胞明显减少。

【治疗】

虽然妊娠不加重再障本身病情，再障不再是妊娠的禁忌证，但再障病情可因妊娠而恶化，故患者病情没彻底改善时应避孕。如妊娠早期，血红蛋白<60 g/L，应立即住院做好输血准备后予以人工流产。如妊娠已到中期，多数人认为终止妊娠并不减少再障死亡率，且引产的出血和感染的危险比自然分娩要大，因此可在积极支持疗法的同时继续妊娠。在孕期，产科医生应与血液科医生密切配合，定期观察血常规动态变化。

1. 孕期治疗　加强产前检查次数，监测孕妇的血液学变化及胎儿发育情况，防止并发症，积极纠正贫血，给以综合性治疗，如高蛋白饮食、叶酸、维生素 B_{12}、维生素 C 等。

血液制品：妊娠期间，推荐红细胞输注使血红蛋白水平≥80 g/L，以保证胎儿正常发育。白细胞输注的唯一指征是明确的严重感染。需要密切关注的是持续、严重的血小板减少，因为当血小板计数<20×10^9/L时，自发性出血的可能性显著增加，应进行血小板输

注。有的病例中，大剂量静脉输注丙种球蛋白，可使出血倾向取得一定程度的改善。但也有人认为 γ 球蛋白没有益处。

由于再障时对铁的利用低下，红细胞破坏后血清及骨髓铁含量较高，一般不给铁剂。皮质醇激素治疗可能有效，如泼尼松有抑制免疫反应和暂时止血作用。雄激素疗效不确切，使女性胎儿有雄激素过多特征，且易引起肝功能的损害，故一般不宜使用。妊娠晚期，应提早住院，每日间断吸氧，左侧卧位以增加子宫胎盘血流。

2. 分娩时处理　分娩前准备工作，包括应用止血药预防出血和广谱抗生素预防感染，根据血常规输新鲜血及成分血，并尽可能使血红蛋白维持在 80 g/L 以上；临产后严格执行无菌操作，尽可能由阴道分娩为宜；为防止产妇因过度屏气引起颅内、内脏出血以及胎儿颅内出血，应适当缩短第二产程。产时、产后可用缩宫素以促进产力和促使子宫收缩，预防产后出血。如有产科指征行剖宫产者，需在术前 1 ~ 2 h 及术中各输血小板 1 U。最好输注单一供体血小板以减少产生血小板抗体。分娩时尽量避免过多的组织损伤，仔细检查并完善缝合伤口。

因新生儿体重一般偏低，往往有宫内慢性缺氧，故分娩前应做复苏准备，处理好出生后第一次呼吸，防止吸入性肺炎，注意保暖，早喂糖水。

3. 产褥期　是威胁产妇最危险的时期，产后常规使用抗生素预防感染，密切观察有无感染的临床征象，辅以适当的促进子宫收缩的药物。

4. 骨髓移植　成为治疗重症再障的一个重要手段。骨髓移植在骨髓输入后需要数月的免疫抑制治疗。凡以前曾经输血，甚至妊娠均可增加对移植物的排斥。在没有输过血的患者，预测移植后有 80% 的存活率。急性或慢性移植物抗宿主病，是骨髓移植后严重的并发症，此病死亡率较高。对于没有适当的骨髓供体的患者，为了防止移植后的排异反应，最好的附加疗法是应用抗胸腺细胞球蛋白制剂。大多数行骨髓移植的妇女，其生育功能正常。Hlnterberger 等（1991 年）报道，骨髓移植的孕妇在大多数情况下，妊娠是顺利的。

【预后】

急性病例预后差，多于半年内死亡，主要死于颅内出血与感染。慢性病例中多数经过适当治疗后病情缓解或临床痊愈，分娩后近 1/3 患者的病情出现缓解，未缓解的病例与非妊娠期相同。

（梁　磊）

第十三章　瘢痕子宫妊娠的诊治

第一节　一般瘢痕子宫妊娠

妊娠前因各种原因切开子宫壁或宫腔者，称瘢痕子宫。妊娠合并瘢痕子宫是指既往有剖宫产手术史、妇科子宫肌瘤剔除术史、子宫穿孔史、子宫破裂史、子宫畸形矫治术史等合并妊娠。妊娠合并瘢痕子宫可出现异位妊娠、瘢痕部位妊娠、前置胎盘、胎盘植入、产后出血、子宫破裂、胎儿窘迫、新生儿窒息、产道撕裂、急诊剖宫产风险增加，需要按照高危妊娠管理。

【诊断】

1. 病史　妊娠期详细询问前次剖宫产史及手术史，包括手术指征、手术方法、术中及术后经过、切口愈合情况、胎儿大小。如为肌瘤剜除术，需明确肌瘤大小、数量、部位，肌瘤剜除手术是否穿透子宫内膜。

2. 体格检查

(1)每次产前检查时注意子宫外形、腹壁及原子宫切口有无压痛，及早发现有无先兆子宫破裂。

(2)检查上次剖宫产的指征在这次妊娠中是否存在。

3. 辅助检查

(1)B 超：注意胎儿双顶径、胎盘大小、附着部位；在膀胱半充盈状态下，经腹部 B 超了解子宫下段上次剖宫产子宫瘢痕处有无异常及目前状况。

(2)血常规、肝肾功能。

【治疗】

预产期前 2 周住院，观察腹部子宫切口有无压痛，并了解家属对本次分娩的看法。

1. 决定分娩方式原则

(1)前次剖宫产的指征此次依然存在，应行剖宫产。

(2)若前次手术指征此次不存在，但有下列情况最好再行剖宫产。

1)前次手术方式为古典式剖宫产。

2)前次手术有感染，术后有发热、伤口愈合不良，以及术后 10 d 后出现中、大量阴道出血，经排除胎盘残留因素后经保守治疗治愈者。

3)腹部瘢痕有明显缺陷。

4)前次手术距此次分娩不足2年。

5)此次胎儿过大或胎位不正。

6)子宫壁间肌瘤较大,剥离面广,或穿透了内膜,或多发性肌瘤,在子宫壁上有多个切口。

7)选择安排手术,术中是否做绝育应根据盆腔粘连程度、手术情况及家属意见而定。

2.决定试产的处理　个别病例如上次剖宫产指征不再存在,上次切口在子宫下段,产后无感染,产妇及其家属要求阴道分娩者,应向家属说明试产中可能出现的并发症,尤其是子宫破裂,如家属同意可在严密观察下进行阴道试产,切勿使用催产素。一旦出现子宫先兆破裂,需立即剖宫产结束分娩。经阴道分娩产后需常规检查宫腔,注意子宫原切口有无破裂及有无其他部位破裂。

第二节　剖宫产瘢痕部位妊娠

剖宫产瘢痕部位妊娠(cesarean scars pregnancy,CSP)是指既往行子宫下段剖宫产术的女性再次妊娠后,胚胎着床于既往剖宫产切口瘢痕上。CSP是剖宫产术后远期潜在的严重并发症,在异位妊娠中较为少见,曾有学者称之为剖宫产切口瘢痕妊娠、子宫瘢痕妊娠等,目前大部分学者称之为剖宫产瘢痕部位妊娠。

【类型】

临床可见以下两种类型。

1.胚囊向内发展　向子宫颈、子宫峡部或子宫腔内生长。

2.胚囊向外发展　深深植入瘢痕缺陷处向膀胱及腹腔内生长,此类型亦称为凶险型。

北京协和医院根据CSP胚囊距离子宫前壁肌层厚度给予分型。Ⅰ型:距离前壁肌层厚度≥3 mm。Ⅱ型:距离前壁肌层厚度≤3 mm。Ⅲ型:距离前壁肌层厚度≤3 mm,并突向膀胱及腹腔内。

【临床表现】

(1)停经。

(2)早孕反应。

(3)常见停经短期即有阴道流血。

(4)当阴道出血量多时可出现失血性休克。

【诊断】

早期诊断依据如下。

(1)有剖宫产史。

(2)停经后有或无阴道不规则出血。

(3)妇科检查:宫颈形态及长度正常,子宫峡部膨大。

(4)尿HCG阳性或血β-HCG升高。

(5)超声提示:子宫增大,子宫腔上 1/2 空虚,宫颈管内无妊娠胚囊,于子宫峡部前壁原手术瘢痕处可见胚囊附着并向浆膜面隆起,局部血流丰富。少数患者胚囊种植于瘢痕组织内,胚囊与膀胱间子宫肌层极菲薄。

【鉴别诊断】

需与宫颈妊娠、自然流产鉴别。宫颈妊娠时病变局限于宫颈,宫颈明显增大如球状,宫体及峡部不大,与宫体相连呈葫芦状;B 超检查宫颈管内可见孕囊或不均匀光团胎物不超过宫内口,内口关闭。自然流产时妇科检查子宫增大,外形及宫颈形态无异常,主要依靠仔细的 B 超检查,可能鉴别。

【治疗】

1. 药物治疗　甲氨蝶呤(MTX)治疗较为有效。MTX 治疗可分全身治疗与局部治疗。

(1)全身治疗:MTX 单次肌内注射,剂量为 50 mg/m^2,若效果不明显,可于 1 周后再一次给药;MTX 与四氢叶酸交替使用,MTX 1 mg/kg 于第 1、3、5、7 天各肌内注射 1 次,四氢叶酸 0.1 mg/kg 于 2、4、6、8 d 各肌内注射 1 次。

(2)局部注射:在 B 超引导下可以局部孕囊注入 MTX 20～50 mg/次。

(3)联合方法:全身与局部注射联合应用。治疗时以 HCG 测定来进行监测。

2. 子宫动脉栓塞　用于 CSP 发生大出血时,止血效果好。在 CSP 治疗上目前除用于止血外,对 CSP 治疗也有很重要的作用。子宫动脉栓塞联合 MTX 药物治疗是目前认为有效的方法。

3. 刮宫术　试图用刮宫术刮除孕囊的方法会导致子宫穿孔及大出血。因此,当确认 CSP 后切不可盲目行刮宫术。当 CSP 被误诊为早孕或流产不全进行人工流产或清宫,发生大出血时,应立即终止刮宫,用缩宫药物,仍出血不止可用纱条填塞,同时给予 MTX。如有条件可行子宫动脉栓塞,并同时用 MTX 等处理。

4. 宫腔镜下孕囊去除术　适用于孕囊向宫腔方面生长者,宫腔镜下去除孕囊后,可直视下电凝植入部位的出血点,防止去除孕囊后出血。

5. 腹腔镜手术　适用于孕囊向膀胱和腹腔方向生长者,腹腔镜下可切开 CSP 包块,取出孕囊组织,或局部切除,电凝止血并行缝合。

6. 经腹行瘢痕部位妊娠物切除或子宫切除术(包括次全切或全切)　中期或晚期 CSP 破裂,可根据具体情况行瘢痕切除术或情况紧急时行子宫切除术。

【预后与预防】

1. 预后　CSP 保守治疗后,尚可再次妊娠。保守治疗后再次妊娠并得活婴者已有报道。值得注意的是,处理上应在妊娠 36 周左右行选择性剖宫产,以防子宫下段过分伸展而导致子宫破裂,除子宫破裂外,尚应注意的是胎盘粘连与植入。

2. 预防　首先要降低剖宫产率及人工流产率,其次是要重视剖宫产手术的技术,特别是切口缝合技术。

(梁　磊　翟亚勃)

第十四章 产后并发症的诊治

第一节 产褥感染

产褥感染是指分娩和产褥期生殖道受病原体侵袭而引起局部或全身的感染。产褥病率是指分娩 24 h 以后的 10 d 内,每日用口表测 4 次体温,每次间隔 4 h,其中有 2 次体温达到或超过 38 ℃。产褥病率多由产褥感染所引起,亦可由泌尿系统感染、呼吸系统感染及乳腺炎等引起。产褥感染是常见的产褥期并发症,其发病率为 6% 左右。至今产褥感染对产妇仍构成严重威胁,目前产褥感染、产后出血、妊娠合并心脏病、重度妊娠高血压综合征仍是导致孕产妇死亡的四大原因。1997 年 Koonin 等根据国立孕妇死亡监护系统的数据进行分析,发现 1990—1997 年美国 1 500 例孕产妇死亡中产褥感染占 13%,占死亡原因的第四位。随着抗生素预防性的应用,产褥感染的发生率正在有所下降。

【病因】

女性生殖道对细菌的侵入有一定的防御功能,其对入侵病原体的反应与病原体的种类、数量、毒力及机体的免疫力有关。妇女阴道有自净作用,羊水中含有抗菌物质,妊娠和正常分娩通常不会给产妇增加感染机会。只有在机体免疫力、细菌毒力和细菌数量三者之间的平衡失调,才会增加产褥感染的机会,导致感染发生。其发病可能和孕期卫生不良、胎膜早破、严重贫血、产科手术操作、产后出血等因素有关。

【临床表现】

产褥感染的三大主要症状是发热、疼痛、异常恶露。由于感染部位、程度、扩散范围不同,产褥感染的临床表现也不同。根据感染部位分为会阴、阴道、宫颈、腹部伤口、子宫切口局部感染,急性子宫内膜炎、急性盆腔结缔组织炎、腹膜炎、血栓静脉炎、脓毒血症及败血症等。

1. 急性外阴、阴道、宫颈炎　分娩时会阴损伤或手术导致感染,以葡萄球菌和大肠埃希菌感染为主。会阴裂伤或会阴后-侧切开伤口感染,表现为会阴部疼痛,坐位困难。局部伤口红肿、发硬、伤口裂开,有脓性分泌物流出、压痛明显,较重时可伴有低热。阴道裂伤及挫伤感染表现为阴道黏膜充血、水肿、溃疡,脓性分泌物增多。感染部位较深时,可以引起阴道旁结缔组织炎。宫颈裂伤向深部蔓延达宫旁组织,引起盆腔结缔组织炎。

2. 子宫感染　包括急性子宫内膜炎、子宫肌炎。病原体经胎盘剥离面侵入,扩散至子宫蜕膜层称子宫内膜炎,侵入子宫肌层称子宫肌炎,两者常伴发。子宫内膜炎表现为子宫内膜充血、坏死，阴道内有大量脓性分泌物，而且有臭味。子宫肌炎表现为腹痛，恶露量多，呈脓性，子宫压痛明显，子宫复旧不良，可以伴有高热、寒战、头痛、心率增快、白细胞增多等全身感染的症状。

3. 急性盆腔结缔组织炎、急性输卵管炎　病原体沿宫旁淋巴和血行达宫旁组织引起盆腔结缔组织炎，形成炎性包块，同时累及输卵管时可引起输卵管炎。表现为下腹痛伴肛门坠胀，伴有持续高热、寒战、脉速、头痛等全身症状。体征有下腹明显压痛、反跳痛、肌紧张，子宫复旧差，宫旁一侧或两侧结缔组织增厚、触及炎性包块，严重者累及整个盆腔形成“冰冻骨盆”。

4. 急性盆腔腹膜炎及弥漫性腹膜炎　炎症进一步扩散至子宫浆膜层形成盆腔腹膜炎；继而发展成弥散性腹膜炎。全身中毒症状明显，如高热、恶心、呕吐、腹胀等，检查腹部压痛、反跳痛、肌紧张。腹膜面分泌大量渗出液，纤维蛋白覆盖引起肠粘连，可以在直肠子宫陷凹形成局限性脓肿，若脓肿波及肠管及膀胱，可有腹泻、里急后重和排尿困难。

5. 血栓性静脉炎　来自胎盘剥离处的感染性栓子，经血行播散可引起盆腔血栓性静脉炎，可以累及子宫静脉、卵巢静脉、髂内静脉、髂总静脉及阴道静脉。病变单侧居多，产后 1 ~ 2 周多见。表现为寒战、高热，症状可持续数周或反复发作。临床表现随静脉血栓形成的部位不同而有所不同。病变多在股静脉、腘静脉及大隐静脉处，当髂总静脉或股静脉栓塞时影响下肢静脉回流，出现下肢水肿、皮肤发白和疼痛（称股白肿）。小腿深静脉栓塞时可出现腓肠肌及足底部疼痛和压痛。

6. 脓毒血症及败血症　当感染血栓脱落进入血液循环可引起脓毒血症，出现肺、脑、肾脓肿或肺栓塞。当侵入血液循环的细菌大量繁殖引起败血症时，可出现严重全身症状及感染性休克症状，如寒战、高热、脉细数、血压下降、呼吸急促、尿量减少等，可危及生命。

【诊断】

1. 病史　详细询问病史及分娩经过，对产后发热者，应首先考虑为产褥感染。

2. 全身及局部检查　仔细检查腹部、盆腔及会阴伤口，可基本确定感染部位及严重程度。辅助检查如 B 超声、CT、磁共振成像等检测手段，能够了解由感染形成的炎性包块、脓肿的位置及性状。

3. 实验室检查　宫腔分泌物、脓肿穿刺物、后穹窿穿刺物做细菌培养和药敏试验，确定病原体。必要时，需做血培养和厌氧菌培养。

【鉴别诊断】

主要应与上呼吸道感染、急性乳腺炎、泌尿系统感染相鉴别。

【治疗】

1. 一般治疗　加强营养，给予足够的维生素，若有贫血或患者虚弱可输血或人血白蛋白，以增加抵抗力。产妇宜取半卧位，有利于恶露引流和使炎症局限于盆腔内。

2. 抗生素治疗　轻度的感染者可以口服给药，中、重度感染的患者应静脉用药。开始必须根据临床表现及临床经验选用广谱抗生素，有待细菌培养和药敏试验结果再做调整。抗生素使用原则:应选用广谱抗生素,同时能作用革兰氏阳性菌和阴性菌、需氧菌和厌氧菌的抗生素或联合应用作用于需氧菌和厌氧菌的抗生素;给药时间和途径要恰当;给药剂量充足,要保持血药有效浓度。对于中毒症状严重的患者,可以短期给予肾上腺皮质激素,以提高机体应激能力。

3. 引流通畅　会阴部感染应及时拆除伤口缝线,有利引流。每日至少坐浴2次。若经抗生素治疗48~72 h,体温仍持续不退,腹部症状、体征无改善,应考虑感染扩散或脓肿形成。如疑盆腔脓肿,可经腹或后穹窿切开引流。若会阴伤口或腹部切口感染,则行切开引流术。

4. 血栓静脉炎的治疗

(1)肝素1 mg/(kg·d)加入5%葡萄糖注射液500 mL,静脉滴注,每6 h 1次,连用4~7 d。

(2)尿激酶40万U加入0.9%氯化钠液或5%葡萄糖液500 mL中,静脉滴注10 d,用药期间监测凝血功能。同时还可口服双香豆素、阿司匹林或双嘧达莫等。

【预防】

加强妊娠期卫生宣传,临产前2个月避免性生活及盆浴,加强营养,增强体质。保持外阴清洁。及时治疗外阴阴道炎及宫颈炎症。避免胎膜早破、滞产、产道损伤与产后出血。接产严格无菌操作,正确掌握手术指征。消毒产妇用物。必要时给予广谱抗生素预防感染。

第二节　泌尿系统感染

产后有2%~4%的产妇发生泌尿系统感染,出现尿频、尿急、尿痛等症状。引起感染的病原体绝大部分为革兰氏阴性杆菌,以大肠杆菌多见,其他有变形杆菌、产气杆菌和葡萄球菌等。感染途径主要为上行感染,即细菌从尿道外口侵入,首先感染膀胱,然后再沿输尿管上行感染肾盂、肾盏。

【病因】

(1)女性尿道短且直,尿道口与肛门靠近,产后机体抵抗力低,容易造成上行感染引起膀胱炎、肾盂肾炎。

(2)分娩过程中膀胱受压引起局部黏膜充血、水肿、挫伤,容易发生膀胱炎。

(3)分娩时膀胱受压导致膀胱肌收缩力减弱,不能将膀胱内的尿液完全排出,出现尿潴留而引起膀胱炎。

(4)分娩过程中安插尿管或过多的阴道检查,可引起细菌侵入造成感染。

(5)产后因会阴部伤口疼痛使产妇不敢排尿,造成排尿困难、尿潴留而引起细菌感染。

【临床表现】

1. 膀胱炎　症状多在产后2~3 d出现,患者有尿频、尿急、尿痛,排尿时烧灼感或排尿困难的表现；也可表现为尿潴留或膀胱部位压痛或下腹部胀痛不适；或伴有低热，但通常没有全身症状。

2. 肾盂肾炎　多由下泌尿道上行感染所致，多发生在右侧，也可两侧均受累。患者症状常发生在产后第2、第3日，也可发生在产后3周。除有膀胱炎表现外，还有高热、寒战、恶心、呕吐周身酸痛、单侧或双侧腰部疼痛等全身症状。

【诊断】

（1）了解健康史、孕产史，评估孕前是否有泌尿系统感染，分娩前后有无泌尿系统感染的诱发因素。

（2）患者出现尿频、尿急、尿痛、排尿形态的改变，伴随全身不适感和体温升高。

（3）实验室检查：①血常规检查示血常规增高。②尿液的常规检查示白细胞、红细胞、脓细胞。③做尿液的细菌培养，如果1 mL尿液中细菌量达到了10万个细菌数，表示有感染。

【治疗】

（1）广谱抗生素治疗，当细菌敏感试验出来后，采用适当的抗生素治疗，需持续14 d至症状消失为止。

（2）鼓励多喝水，每日3 000～4 000 mL，以便冲洗膀胱，必要时可静脉补液。

（3）肾盂肾炎除治疗外，需卧床休息，多采用无刺激性食物。

（4）治疗期须复查尿液的培养。

第三节　产后心理障碍

产后心理障碍是指产妇产后发生的产后沮丧及产后抑郁。由于产期妇女处于特殊的生理时期，其精神疾病的发病率明显高于妇女的其他时期，尤其以产期抑郁症较常见。西方流行病学研究证明，分娩后12个月内是妇女一生中发生精神疾患的高危时期。主要表现为易激惹、恐怖、焦虑、沮丧和对自身及婴儿健康过度担忧，常失去生活自理及照顾婴儿的能力，有时会陷入错乱或嗜睡状态。因此，应从生理治疗及护理。

【病因】

1. 生理因素　分娩过程中，机体内分泌变化很大（尤其是产后24 h）。妊娠期间，雌激素、孕激素水平逐渐增高到峰值，分娩后3～5 d逐渐降至基础水平。研究显示，孕激素下降幅度越大，产后抑郁症发生的可能性越大。产时、产后并发症及难产、滞产、手术产是产后抑郁症的常见诱因。分娩疼痛与不适使肾上腺皮质激素、皮质醇、儿茶酚胺等释放过多，导致产妇躯体和心理的应激增强，产妇疾病（尤其是感染、发热）或残疾亦可促发产后抑郁。有经前期综合征者较正常人群发病率高。

2. 心理因素　好强、固执、敏感等性格或分娩前后心理准备不足，可造成产妇心理紧张焦虑，从而延长产程导致胎盘娩出时出血量过多。部分产妇受传统育儿观的影响，一且出现心理预期失落，情绪大多转为抑郁消沉；对角色转换的心理准备不足，心理上有失落感；部分个体有幼稚化现象；产后育儿知识及经验不足，产生较重的挫败感。

3. 社会因素　社会支持系统（主要包括丈夫的关心程度、家人对婴儿及产妇的满意度、产后家庭和睦程度、经济负担能力、婆媳关系的和谐程度、产妇自己的工作取向和孩子照看情况等）的缺陷是促发产后抑郁症的危险因素。产妇住院期间医务人员对其关心、指导、治疗、随访等也是社会支持系统的组成部分。产后抑郁症的诱发因素还包括不良的分娩结局（如死胎、死产、畸形儿等）、家庭成员（尤其是公婆）对婴儿性别的歧视、夫妻两地分离、低龄产妇、单亲家庭、多子女家庭、新移民家庭（即外来务工人员家庭）等。产后抑郁症还与产妇的年龄、民族、职业、孕产期保健服务的质量、产后的母乳喂养、产妇成长过程中所经历的不幸事件等因素有关。

4. 个性因素　产后抑郁症多见于以自我为中心、成熟度不够、敏感（神经质）、情绪不稳定、好强求全、固执、认真、保守、严守纪律、社交能力不良、与人相处不融洽和内倾性格等个性特点的人群。忧虑性、应付性、不稳定性、强迫性和敏感性与产后抑郁症有显著相关性。

【临床表现】

1. 产后沮丧　也就是短暂的抑郁，其发生率为50%～70%。产妇主要表现为情绪的改变，如情绪不稳定、易哭、情绪低落、感觉孤独、焦虑、休息不好、疲劳、易忘、失眠等。这种状态可持续数小时、数天至2～3周，可发生在产后任何时间，但通常在产后第3～4日出现，高峰期为产后第5～14日。

2. 产后抑郁　是指在产褥期内产妇出现抑郁症状，表现为易激惹、恐惧、焦虑、沮丧，对自身和婴儿健康过度担忧，常失去生活自理及照料婴儿的能力，严重者可陷入精神错乱或嗜睡状态。产后抑郁发生率为7%～15%，但是由于人们认为精神病是一种耻辱而没有去报告，因此发生率可能更高。一般发生在分娩后2周，其症状比产后沮丧持续时间长，可持续数周至1年，少数患者可持续1年以上。前驱表现如伤感、多疑等异常情绪反应常于产后出现，若情绪得不到缓解，通常于产后2周内出现抑郁症状。

产后抑郁的主要危险因素是孕前或妊娠期有抑郁病史或精神病史。妊娠期间焦虑、少女妊娠、多次妊娠、缺少社会支持、生活压力状态，妊娠期间与配偶的冲突或其他重大的冲突也是重要的危险因素。产妇的社会经济状况和产科并发症是次要的危险因素，在临床工作中，对高危孕妇应提高警惕，及时疏导。

【诊断】

目前尚无统一的诊断标准。美国精神病学会（1994）关于产期抑郁症的诊断标准如下。

1. 在产后2周内出现下列5条或以上症状必备①、②条：①情绪抑郁；②对全部或多数活动明显缺乏兴趣；③体重显著下降或增加；④失眠或睡眠过度；⑤精神运动性兴奋或阻滞；⑥疲劳或乏力；⑦遇事皆感毫无意义或自罪感；⑧思维力减退或注意力溃散；⑨反复出现死亡想法。

2. 在产后 4 周内发病。

【治疗】

处理原则为评估病情，识别诱因，缓解压力，对症处理。具体治疗措施包括心理治疗和药物治疗。

1. 心理治疗　对产妇关爱和照顾，舒缓产妇的异常情绪反应或进行心理咨询。

2. 药物治疗　应用抗抑郁药物，主要包括选择性 5-羟色胺摄取抑制剂、三环类抗抑郁药。可选择药物还包括舍曲林 50 ~ 200 mg/d；阿米替林 50 ~ 150 mg/d。

（梁　磊　唐昕燃　张　霞　韩云丽）

第十五章 不孕症的诊治与计划生育

第一节 不孕症与辅助生殖技术

一、不孕症

凡婚后有正常性生活未避孕，同居2年而未受孕者，称为不孕症。婚后未避孕而从未妊娠者称原发不孕；婚后曾有过妊娠，但以后未避孕连续1年不孕者，称为继发不孕。夫妇一方有先天或后天解剖生理方面的缺陷，无法纠正而不能妊娠者称绝对不孕；夫妇一方因某种因素阻碍受孕，导致暂时不孕，一旦得到纠正仍能受孕者称相对不孕。

不孕症是临床上常见疾病，其发病率为7%～10%，其中男性因素占30%，女性因素占40%，男女双方因素占10%。由于不孕症本身不是一种独立的疾病，而是许多妇科乃至全身性疾病所呈现的一种临床症状，病因纷繁复杂，因而在诊断和治疗方面给临床医师尤其是初学者造成一定的困难，多数不孕夫妇反复、辗转求医，但大多得不到正规、系统而全面的检查和治疗，不仅在经济上造成了一定的损失，对患者的身心健康也造成了一定的伤害，同时也给家庭和社会都带来了较大的影响，因此有关不孕症的诊断和治疗历来是我国计划生育和优生优育工作中的难点和重点课题。

【病因】

阻碍受孕的因素包括女方、男方、男女双方和不明原因。据多项流行病学调查，不孕属女性因素占40%～55%，属男性因素占25%～40%，属男女双方共同因素占20%～30%，不明原因的约占10%。

1. 女性不孕因素　受孕是一个复杂的生理过程，必须具备下列条件。卵巢排出正常的卵子；精液正常并含有正常的精子；卵子和精子能够在输卵管内相遇并结合成为受精卵，受精卵顺利地被输送进子宫腔；子宫内膜已充分准备适合于受精卵着床。这些环节中有任何一个不正常便能阻碍受孕。所以，导致女性不孕的因素包括输卵管因素、卵巢因素、子宫因素、宫颈因素和阴道因素。

(1)输卵管因素：是不孕症最常见的因素。输卵管具有运送精子、摄取卵子和把受精卵送进宫腔的作用，任何影响输卵管功能的病变都可导致不孕，如输卵管粘连、堵塞（如衣原体、淋菌、结核菌等引起的感染，阑尾炎或产后、术后所引起的继发感染）、子宫内膜异位症（异位内膜种植于输卵管）、先天性发育不良（如输卵管肌层菲薄、纤细）、纤毛运动及管壁蠕动功能丧失等。

(2)卵巢因素:包括排卵因素和内分泌因素。对月经周期紊乱、年龄≥35岁、卵巢窦状卵泡计数持续减少、长期不明原因不孕的夫妇,首先要考虑排卵障碍的病因。无排卵是最严重的一种导致不孕的原因。引起卵巢功能紊乱导致持续不排卵的因素如下。①卵巢病变:如先天性卵巢发育不全、多囊卵巢综合征、卵巢功能早衰、功能性卵巢肿瘤、卵巢子宫内膜异位囊肿等。②下丘脑-垂体-卵巢轴功能紊乱:包括下丘脑性无排卵、垂体功能障碍、希恩综合征引起无排卵。③全身性因素:如营养不良、压力、肥胖、甲状腺功能亢进、背上腺功能异常、药物不良反应等影响卵巢功能导致不排卵。有些排卵障碍的病因是持久存在的,有的则是动态变化的,不能作为唯一的、绝对的和持久的病因进行界定。

(3)子宫因素:子宫具有储存和输送精子、孕卵着床及孕育胎儿的功能。子宫先天性畸形及子宫黏膜下肌瘤可造成不孕或孕后流产;子宫内膜分泌反应不良(病因可能在卵巢)、子宫内膜炎等影响精子通过,也可造成不孕;子宫内膜异位症的典型症状为盆腔痛和不孕,与不孕的确切关系和机制目前尚不完全清楚。

(4)宫颈因素:宫颈管是精子上行的通道,其解剖结构和宫颈黏液的分泌性状与生育存在着密切关系,直接影响精子上游进入宫腔。宫颈狭窄或先天性宫颈发育异常可以影响精子进入宫腔。宫颈感染可以改变宫颈黏液量和性状,影响精子活力和进入宫腔的数量。慢性宫颈炎时宫颈黏液变稠,含有大量白细胞,不利于精子的活动和穿透,可影响受孕。

(5)外阴和阴道因素:处女膜发育异常、阴道部分或者完全闭锁、阴道受机械性损伤后发生的瘢痕狭窄等均可影响正常性生活,阻碍精子进入宫颈口。严重阴道炎时,阴道pH值发生改变,引起大量微生物和白细胞增生,降低精子的活力,缩短其存活时间甚至吞噬精子而影响受孕。

2. 男性不育因素　导致男性不育的因素主要有生精障碍和输精障碍。

(1)精子生成障碍:精索静脉曲张、睾丸炎症、严重的生殖道感染均可破坏正常的生精过程;隐睾、睾丸发育不良、下丘脑-垂体-睾丸轴的功能紊乱或者身体其体内分泌系统如甲状腺疾病、肾上腺疾病或者糖尿病等亦可以影响精子发育过程;理化因素如致癌、致突变物质、放化疗、慢性酒精中毒等也可以造成精子减少甚至无精子。

(2)精子运送障碍:精子运送通道异常包括先天性双侧输精管缺如、精囊缺如等,男性生殖系统外伤和手术损伤也可引起精子运送障碍;功能性病变如阳痿、逆行射精、不射精等性功能异常引起的精子排出障碍也是男性不育的常见因素。

(3)精子异常:精子本身不具备受精能力,如精子顶体蛋白酶缺乏等不能穿破卵子放射冠和透明带,不能引起卵子受精。

3. 男女双方因素

(1)缺乏性生活的基本知识:男女双方都缺乏性生活的基本知识,夫妇双方因为不了解生殖系统的解剖和生理结构而导致不正确的性生活。

(2)精神因素:夫妇双方过分盼望妊娠,性生活紧张而出现心理压力。此外,工作压力、经济负担、家人患病、抑郁、疲乏等都可以导致不孕。

(3)免疫因素:精子、精浆、透明带和卵巢这些生殖系统抗原均可产生自身免疫或同种免疫,产生相应的抗体,阻碍精子和卵子的结合导致不孕。以下3种免疫情况影响受孕。

1)精子免疫:精子有大量特异性表达的精子抗原,可以引起男性的自身免疫反应,也可以引起女性的同种免疫反应。包括以下几点。①自身免疫:由于睾丸局部血睾屏障的存在,睾丸是人体的免疫豁免器官之一。因此任何原因的血睾屏障的破坏如输精管损伤、睾丸附睾炎症等都将导致精子的特异性抗原接触循环系统的免疫细胞产生抗精子抗体,结合于精子膜表面的抗精子抗体可引起精子的凝集现象,并影响精子的运动和受精功能。②同种免疫:宫颈上皮细胞能产生分泌型IgA、IgG和极少量的IgM,当女性生殖道黏膜炎症破损或精浆中的免疫抑制物受到破坏时,精子和精浆中的抗原物质会引起女方的同种免疫反应,宫颈上皮细胞产生致敏的分泌型IgA、IgG与精子结合后被覆在精子表面,使精子制动,难以进入宫腔;而IgG可起补体固定作用,发挥直接细胞毒作用,使精子发生凝集。

2)女性体液免疫异常:女性体内可产生抗透明带抗体,改变透明带的性状或阻止受精乃至植入过程,从而导致不孕。抗心磷脂抗体可引起种植部位小血管内血栓形成,导致胚胎种植失败。

3)子宫内膜局部细胞免疫异常:子宫内膜局部存在大量的免疫细胞,它们在胚胎种植中发挥帮助绒毛实现免疫逃逸和线毛周围组织的溶细胞作用,有利于胚胎种植。因此,子宫内膜局部的免疫细胞如NK细胞、T细胞和B细胞的功能异常都可能导致种植失败和不孕。

4.不明原因不孕　指经过不孕症的详细检查,依靠现今检查方法尚未发现明确病因的不孕症,约占总不孕人群的10%。

【诊断】

对符合不孕(育)症定义、有影响生育的疾病史或临床表现,建议男女双方同时就诊明确病因。

1.男方检查

(1)病史采集:包括不育年限、有无性交或射精障碍、不育相关检查和治疗经过;既往疾病和治疗史,如腮腺炎、糖尿病;手术史,如输精管结扎术;个人史,如高温环境暴露、吸烟、酗酒和吸毒;家族史。

(2)体格检查:包括全身检查和生殖系统检查。

(3)精液分析:是不孕症夫妇首选的检查项目。根据《世界卫生组织人类精液检查与处理实验室手册》(第5版)进行,需行2~3次精液检查,以明确精液质量。

(4)其他辅助检查:包括激素检测、生殖系统超声和遗传筛查等。

2.女方检查

(1)病史采集:需详细询问不孕相关的病史。①现病史:包括不孕年限、性生活频率、有无避孕及方式、既往妊娠情况、有无盆腹腔疼痛、白带异常、盆腔包块、既往盆腔炎或附件炎史、盆/腹腔手术史等,有无情绪、环境和进食变化、过度运动和体重显著变化、泌乳伴或不伴头痛和视野改变,有无多毛、痤疮和体重改变等。详细了解相关辅助检查及治疗经过。②月经史:初潮年龄、周期规律性和频率、经期长短、经量变化和有无痛经,若有痛经,需进一步询问发生的时间、严重程度以及有无伴随症状。③婚育史:婚姻状况、孕产史及有无孕产期并发症。④既往史:有无结核病和性传播疾病史以及治疗情况、盆、腹腔手术史、自身免疫性疾病史、外伤史以及幼时的特殊患病史,有无慢性疾病服药史和药物过敏史。⑤其他病史信息:个人史,包括吸烟、酗酒、成瘾性药物、吸毒、职业以及特殊环境和毒物接触史,以及家族史,特别是家族中有无不孕不育和出生缺陷史。

(2)体格检查:全身检查需评估体格发育及营养状况,包括身高、体重和体脂分布特征,乳房发育及甲状腺情况,注意有无皮肤改变,如多毛、痤疮和黑棘皮征等;妇科检查应依次检查外阴发育、阴毛分布、阴蒂大小、阴道和宫颈,注意有无异常排液和分泌物,子宫位置、大小、质地和活动度,附件有无增厚、包块和压痛,直肠子宫陷凹有无触痛结节,下腹有无压痛、反跳痛和异常包块。

(3)不孕相关辅助检查:①超声检查。推荐使用经阴道超声,明确子宫和卵巢大小、位置、形态、有无异常结节或囊、实性包块回声,评估卵巢储备。还可监测优势卵泡发育情况及同期子宫内膜厚度和形态分型。②激素测定。排卵障碍和年龄≥35 岁女性均应行基础内分泌测定,于月经周期第 2 ~4 日测定 FSH、LH、E2、T、PRL 基础水平。排卵期 LH 测定有助于预测排卵时间,黄体期 P 测定有助于提示有无排卵、评估黄体功能。③输卵管通畅检查。子宫输卵管造影是评价输卵管通畅度的首选方法。应在月经干净后 3 ~7 d 无任何禁忌证时进行。既可评估宫腔病变,又可了解输卵管通畅度。

(4)其他检查:①基础体温测定。双相型体温变化提示排卵可能,但不能作为独立的诊断依据。②宫腔镜、腹腔镜检查。适用于体格检查、超声检查和(或)输卵管通畅检查提示存在宫腔或盆腔异常的患者,可明确病变位置和程度,并进行相应的治疗。

【治疗】

(1)指导性生活:掌握性知识,学会预测排卵(白带清亮、量多、拉丝度长达 7 ~10 cm、滑腻提示即将排卵,尿 LH 试纸测定阳性提示 12 ~24 h 排卵),选择适当日期(排卵前 1 ~2 d 和排卵后 24 h 内)性交,性交次数不要过频或过稀。

(2)一般治疗:心理疏导,消除因盼子心切引起的思想紧张。增强体质,纠正营养不良,积极治疗内科疾病,戒烟,不酗酒。

(3)输卵管疏通治疗

1)宫腔用药:方法同输卵管通液术,使用药物有抗生素(灭滴灵、庆大霉素),地塞米松 5 mg,糜蛋白酶 4 000 U。月经干净开始,连续 6 d 或隔日 1 次直到排卵前。共 2 ~3 个周期。

2)X 射线介导下铂金丝疏通输卵管。

3)口服微量活血化瘀中药,同时局部中药外敷或理疗、针灸。

4)排除结核,可酌情行输卵管成形术。

(4)促排卵治疗

1)氯米芬(克罗米芬):适于体内有一定雌激素水平者。用期第5日起,每日口服50 mg,连用5 d。如果无效,可于下周期每日递增50 mg(最大剂量150 mg/d)。卵泡达1.8~2.0 cm直径时或周期第12~14日注射HCG 5 000 U,30~36 h后性交。

2)绝经期促性腺激素(HMG):含FSH和LH各75 U,月经第5日开始每日肌内注射1支,至卵泡直径达到1.8 cm,注射HCG 5 000 U,30 h后性交。

3)卵泡刺激素(FSH):适用于低促性腺水平、氯米芬无效者。周期第5日开始每日75 mIU(1支),至卵泡直径达8 cm,注射HCG 5 000 U。

4)黄体生成素释放激素:适用于下丘脑性无排卵者。最好采用微泵脉冲式静脉注射1~5 mg/脉冲,连用17~20 d。

5)溴隐亭:适用于高催乳素血症。开始每日1.25 mg,若无不良反应,3 d后改为2.5 mg,渐加量至无泌乳,BBT(基础体温)双相型,PRL正常。剂量合适排卵率75%~80%,妊娠率60%。

6)三苯氧胺:适用于子宫内膜异位症,肝功正常者,月经第5日开始,每日2次,每次10 mg,共用10 d。

(5)卵巢巧克力囊肿抽吸术:卵巢有巧克力囊肿时影响卵泡发育,可在B超介导下或腹腔镜下吸出巧克力液。

(6)人工授精:分为丈夫精液人工授精(AIH)和供精者精液人工授精(AID)。前者适用于丈夫性功能障碍、女方颈管异常、子宫过度后倾后屈、免疫因素、不明原因不孕;后者适用于丈夫无精症,有遗传病,女方Rh阴性、男方Rh阳性致新生儿溶血病死亡。方法有将精液注入阴道和少部分注入宫颈管内,精子优选后注入宫腔内两种。

(7)体外受精和胚胎移植(IVF-ET):即试管婴儿,主要适用于双侧输卵管阻塞、男方少精症和弱精症、子宫内膜异位症、免疫性不孕、不明原因不孕其他方法治疗无效者。主要步骤如下。①超促排卵和监测卵泡发育;②B超介导下取卵;③体外受精:卵母细胞在培养液中培养成熟后加入经处理的精子,15 h后观察,如有两个原核表明卵子已受精;④胚胎移植:将胚胎(4~16细胞阶段)经移植管移入子宫底部;⑤移植后处理:卧床24 h,取卵当日,第4日、第7日肌内注射HCG 2 000 U,或肌内注射黄体酮40 mg/d,共10 d。妊娠成功者,按高危妊娠监护。

(8)配子输卵管内移植:适用于输卵管正常、多年不孕治疗无效者。

(9)中医中药治疗。

二、辅助生殖技术

辅助生殖技术(assisted reproductive techniques,ART)指在体外对配子和胚胎采用显微操作等技术,帮助不孕夫妇受孕的一组方法,包括人工授精、体外受精-胚胎移植及其衍生技术等。

(一)宫腔内人工授精

自1962年第一篇文献报道宫腔内人工授精(intrauterine insemination,IM)作为不孕症的治疗手段之一后，IM 技术在不孕症治疗中得到了广泛的应用，根据 2016 年欧洲 ART 监测报告所示，2011 年 24 个国家共进行夫精人工授精 174 390 个治疗周期，供精人工授精 41 151 个治疗周期。夫精人工授精和供精人工授精活产率分别为 8.3% 和 12.2%。夫精人工授精治疗中双胎率和三胎率分别为 9.7% 和 0.6%，供精人工授精双胎率和三胎率分别为 7.3% 和 0.3%。IM 是指临床通过排卵监测确定排卵前后，将洗涤处理后的精子送入女方子宫腔内的技术。人工授精按精子来源不同分为夫精人工授精（artificial insemination with husband's sperm，AIH）或供精人工授精（artificial insemination by donor，AID）。宫腔内人工授精必须在腹腔镜或子宫输卵管造影证实至少一侧输卵管通畅的情况下使用。

1. 适应证与禁忌证

（1）夫精人工授精的适应证：①男性因少精、弱精、液化异常、性功能障碍、生殖器畸形等不育；②宫颈因素不育；③生殖道畸形及心理因素导致性交不能等不育；④不明原因或免疫性不孕症。

（2）供精人工授精的适应证：①不可逆的无精子症、严重的少精症、弱精症和畸精症；②输精管复通失败；③射精障碍；④适应证①、②、③中，除不可逆的无精子症外，其他需行供精人工授精技术的患者，医务人员必须向其交代清楚：通过卵胞浆内单精子显微注射技术也可能使其有自己血亲关系的后代，如果患者本人仍坚持放弃通过卵胞浆内单精子显微注射技术助孕的权益，则必须与其签署知情同意书后，方可采用供精人工授精技术助孕；⑤男方和（或）家族有不宜生育的严重遗传性疾病；⑥母儿血型不合不能得到存活新生儿。

供精人工授精必须严格控制供精的来源，重视供精者的遗传筛查并排除性传播疾病和其他传染性疾病，禁止用新鲜精液进行 AID，必须采用由国家批准的规范的精子库提供的精子。

（3）宫腔内人工授精的禁忌证：①女方因输卵管因素造成的精子和卵子结合障碍；②男女一方患有生殖泌尿系统急性感染性或性传播疾病；③一方患有严重的遗传、躯体疾病或精神心理疾患；④一方接触致畸量的射线、毒物、药品并处于作用期；⑤一方有吸毒等严重不良嗜好。

2. 宫腔内人工授精的方法

（1）控制性卵巢刺激（controlled ovarian stimulation，COS）：人工授精可以在自然周期或药物促排卵周期时进行，药物促排卵联合 IUI 可以提高妊娠率。超促排卵方案有很多种，如氯米芬（clomiphene citrate，CC）、来曲唑（Letrozole，LE）、CC+HMG、LE+HMG、HMG 等方案，当卵泡平均直径达 18 mm 时，给予 HCG 5 000～10 000 U。对不明原因不孕患者 COS 联合 IUI 的活产率高于自然周期 IUI。COS 联合 IM 虽然可以提高 IUI 的妊娠率，但费用较自然周期高，而且有发生 OHSS 和多胎的风险。

（2）卵泡及子宫内膜检测：在月经第 2 日或第 3 日需进行血基础内分泌检查，同时进行阴道超声检查以排除卵巢囊肿和内膜病变（如息肉等），促排卵治疗 7～8 d，需通过 B 超和有关激素水平等联合监测卵泡的生长发育，雌激素水平可以提示卵泡发育成熟的状况，孕激素水平可以发现卵泡提早黄素化，LH 水平可以检测提前出现的 LH 峰。

(3)人工授精的时机：应选择在排卵前后进行，监测基础体温无法准确预测排卵时间，目前多采用超声联合血或尿 LH 值和宫颈黏液指标能够较准确预测排卵时间。在超促排卵治疗中，当卵泡平均直径≥18 mm 且宫颈黏液≥8 分时，给予 HCG。如果成熟卵泡超过 4 个或直径 12 mm 的卵泡超过 8 个，应停止给予 HCG，放弃本周期治疗。有些中心在给予 HCG 后 24 h 和 48 h 给予患者 2 次人工授精治疗，目前没有证据证明 2 次人工授精治疗比 1 次治疗效果好。

(4)精子的处理：用于宫腔内人工授精的精子必须经过洗涤分离处理，以去除精液中的精浆成分、白细胞和细菌。目前，精液处理的方法多采用上游法和梯度离心法。虽然目前还没有一个明确的数值说明精子密度低于多少就无法妊娠，但通常认为授精的活动精子密度需要达到 1×10^5/mL，精子的活率和正常形态率对于妊娠的预后至关重要。2001 年卫生部人类辅助生殖技术规范要求处理后其前向运动精子总数不得低于 10×10^6。用于供精人工授精的冷冻精液，复苏后前向运动的精子不低于 40%。

(5)宫腔内人工授精操作：用窥阴器暴露宫颈，用 1 mL 注射针筒抽取经洗涤后的精液(0.5～1 mL)，将注射器连接到人工授精导管，然后将导管缓慢插入宫腔并注入精液。人工授精后，嘱患者适当抬高臀部，平卧 20～30 min 即可起床离开。

(6)IUI 后的黄体支持：IUI 后是否需要黄体支持目前尚无定论，一些临床研究发现 COS/IUI 后阴道黄体酮支持组的活产率高于无黄体酮支持组，但获益仅限于促性腺激素刺激周期，对氯米芬刺激周期无效。对于有不明原因反复流产史或黄体期短于 10 d 的患者，建议在黄体期给予黄体酮支持。

(二)体外受精-胚胎移植技术

体外受精-胚胎移植(in vitro fertilization and embryo transfer，IVF-ET)技术指从女性卵巢内取出卵子，在体外与精子发生受精并培养 3～5 d，再将发育到卵裂球期或囊胚期阶段的胚胎移植到宫腔内，使其着床发育成胎儿的全过程，俗称为"试管婴儿"。1978 年英国学者 Steptoe 和 Edwards 采用该技术诞生世界第一例"试管婴儿"。Edwards 因此贡献在 2010 年获诺贝尔生理学或医学奖。1988 年，我国大陆第一例"试管婴儿"诞生。

1. 适应证　临床上对输卵管性不孕症、原因不明的不孕症、子宫内膜异位症、男性因素不育症、排卵异常及宫颈因素等不孕症患者，在通过其他常规治疗无法妊娠，均为 IVF-ET 的适应证。

2. IVF-ET 的主要步骤　药物刺激卵巢、监测卵泡至发育成熟，经阴道超声介导下取卵，将卵母细胞和精子在模拟输卵管环境的培养液中受精，受精卵在体外培养 3～5 d，形成卵裂球期或囊胚期胚胎，再移植入子宫腔内，同时进行黄体支持。胚胎移植 2 周后测血或尿 HCG 水平确定妊娠，移植 4～5 周后超声检查确定是否宫内临床妊娠。

3. 控制性超促排卵　控制性超促排卵(controlled ovarian hyperstimulation，COH)是指用药物在可控制的范围内诱发多卵泡同时发育和成熟，以获得更多高质量卵子，从而获得更多可供移植胚胎，提高妊娠率。

由于治疗目的、反应和使用的药物等各种因素的不同，在超促排卵方案的选择上存在很大差异。因此，应综合考虑以下问题，强调治疗个体化：①年龄；②治疗目的；③各种药物的差异；④病因及其他病理情况；⑤既往用药史；⑥卵巢储备功能等。

4. 并发症

（1）卵巢过度刺激综合征（ovarian hyperstimulation syndrome，OHSS）：指诱导排卵药物刺激卵巢后，导致多个卵泡发育、雌激素水平过高及颗粒细胞黄素化，引起全身血管通透性增加、血液中水分进入体腔和血液成分浓缩等血流动力学病理改变，HCG升高会加重病理进程。轻度仅表现为轻度腹胀、卵巢增大；重度表现为腹胀，大量腹腔积液、胸腔积液，导致血液浓缩、重要脏器血栓形成和功能损害及电解质紊乱等严重并发症，严重者可引起死亡。在接受促排卵药物的患者中，约20%发生不同程度卵巢过度刺激综合征，重症者1%～4%。治疗原则以增加胶体渗透压扩容为主，防止血栓形成，辅以改善症状和支持治疗。

（2）多胎妊娠：多个胚胎移植会导致体外助孕后多胎妊娠发生率增加。多胎妊娠可增加母婴并发症、流产和早产的发生率、围产儿患病率和死亡率。目前我国《人类辅助生殖技术规范》限制移植的胚胎数目在2～3个，有些国家已经采用了单胚胎移植的概念和技术，以减少双胎妊娠、杜绝三胎及以上多胎妊娠。对于多胎妊娠（三胎以上的妊娠）者，可在孕早期或孕中期施行选择性胚胎减灭术。

根据不同不孕（育）症病因的治疗需要，IVF-ET相继衍生一系列相关的辅助生殖技术，包括配子和胚胎冷冻、囊胚培养、卵胞浆内单精子注射（intracytoplasmic sperm injection，ICSI）、胚胎植入前遗传学诊断/筛查（preimplantation genetic diagnosis/screenine，PGD/PGS）及卵母细胞体外成熟（in intro maturation，IVM）等。

（三）配子输卵管内移植

配子输卵管内移植（gamete intrafallopian transfer，GIFT）是直接将卵母细胞和洗涤后的精子移植到输卵管壶腹部的一种助孕技术，是继IVF-ET之后发展起来的比较成熟的助孕技术之一。1984年，首先由美国的Asch等报告成功。

1. 适应证

（1）原因不明不孕症：曾经是GIFT的主要适应证。不孕原因可能是精子的运输、授精能力异常、输卵管伞的拾卵功能障碍或卵泡未破裂黄素化综合征等。

（2）男性不育：大多数为少精或弱精症。

（3）免疫不孕：免疫球蛋白中的G抗体可抑制受精，精子数量越多，抗原越多，越能激发免疫反应。

（4）子宫内膜异位症：药物或手术失败后均可用GIFT或IVF治疗，轻、中度子宫内膜异位症较合适，而重度子宫内膜异位症成功率低。

（5）其他因素的不孕症：如宫腔的异常、宫颈不孕和不排卵等也可用GIFT治疗。

2. 配子输卵管内移植的步骤

（1）诱发超排卵：方案与IVF相同，应根据妇女的年龄、病因和以往治疗的反应决定治疗方案和人类绝经期促性腺激素（human menopausal gonadotropin，HMG）的用量。

（2）监测卵泡：目的是观察卵巢对促性腺激素治疗的反应，以决定HMG的用量、注射时间等。

(3)处理精子:采卵前 2 h 取精液。

(4)采卵:时间一般在注射 HMG 后 34 ~36 h。

(5)移植配子:移植的卵细胞数与妊娠率有关。

3. 配子输卵管内移植的优点　GIFT 的优点是省去了体外胚胎培养阶段,实验方法简便。

4. 配子输卵管内移植的缺点　只适用于至少有一条正常输卵管的妇女,以及对失败病例无法确定失败原因是否归因于受精失败。此外,GIFT 有卵子受精和胚胎发育情况不明及移植配子时需全身麻醉或用腹腔镜等缺点,对受术者损伤大。同时,由于难以了解受精过程和胚胎发育情况,成功率为 20% ~30%,而且费用也比 IVF-ET 要昂贵。目前已很少应用。

5. IVF 和 GIFT 的选择　对于有一条正常输卵管的妇女可以行 IVF,也可以行 GIFT。目前认为,IVF 是主要和初步的选择,可以首先证实卵子和精子的受精能力。如果 IVF 已经证实受精成功但仍未受孕,可用 GIFT。

(四)卵胞浆内单精子注射

1992 年 Palermo 等将精子直接注射到卵细胞质内,获得正常卵子受精和卵裂过程,诞生人类首例单精子卵胞浆内注射技术受孕的婴儿。

1. 适应证　主要用于严重少、弱、畸精子症、不可逆的梗阻性无精子症、体外受精失败、精子顶体异常以及需行植入前胚胎遗传学诊断/筛查的患者夫妇。

2. 主要步骤　刺激排卵和卵泡监测同 IVF 过程,后行经阴道超声介导下取卵,去除卵丘颗粒细胞,在高倍倒置显微镜下行卵母细胞质内单精子显微注射授精,胚胎体外培养、胚胎移植及黄体支持以及并发症同 IVF 技术。

(五)胚胎植入前遗传学诊断/筛查

1990 年,该技术首先应用于 X 连锁疾病的胚胎性别选择。技术步骤是从体外受精第 3 日的胚胎或第 5 日的囊胚取 1 ~2 个卵裂球或部分滋养细胞,进行细胞和分子遗传学检测,检出带致病基因和异常核型的胚胎,将正常基因和核型的胚胎移植,得到健康后代。主要用于单基因相关遗传病、染色体病、性连锁遗传病及可能生育异常患儿的高风险人群等。可以使得产前诊断提早到胚胎期,避免了常规中孕期产前诊断可能导致引产对母亲的伤害。随着细胞和分子生物学技术发展,微阵列高通量的芯片检测技术、新一代测序技术应用于临床,目前已经有数百种单基因疾病和染色体核型异常均能在胚胎期得到诊断。

第二节　避孕方法及女性绝育方法

一、避孕方法

避孕是通过采用药物、器具以及利用妇女的生殖生理自然规律,使妇女暂时不受孕。常用的避孕方法有工具避孕和药物避孕。

(一)宫内节育器

宫内节育器(IUD)是一种安全、有效、简便、经济、可逆、广大妇女易于接受的节育器具,我国占世界使用IUD避孕总人数的80%,是世界上使用IUD最多的国家。

1.种类　宫内节育器大致分为两大类。

(1)惰性IUD(第一代IUD):由金属、硅胶、塑料或尼龙等惰性材料制成。由于金属单环带器妊娠和脱落率较高,已于1993年停止生产使用。

(2)活性IUD(第二代IUD):内含活性物质,如铜离子、激素、药物或磁性物质等,可以提高避孕效果,减少不良反应。

2.避孕原理　至今尚未完全阐明。IUD抗生育作用主要是局部组织对异物的组织反应,IUD不同材料引发的组织反应也不尽相同。目前常用的IUD是由惰性支架(金属或聚乙烯)和活性材料(铜、孕激素)两种材料组成。

(1)毒胚杀精:IUD引起的局部炎症反应,主要是机械性压迫、子宫收缩时摩擦和放置IUD时损伤子宫内膜。宫内炎症细胞增多,IUD压迫局部宫内膜使炎症转为慢性无菌性,巨噬细胞、淋巴细胞和浆细胞分泌物、中性粒细胞溶解产物和损伤内膜细胞溶解释放物,使宫腔液有细胞毒作用。宫腔液逆流至输卵管,影响输卵管内的精子活动度、胚泡运送速度并毒杀胚泡。含铜IUD释放铜离子有杀精子作用。

(2)干扰受精卵着床:IUD使宫内膜细胞质雌激素受体停留在胞浆内,导致宫内膜生物学变化,干扰受精卵着床。IUD机械性压迫使宫内膜缺血、间质萎缩、腺上皮变性和坏死。含铜IUD释放铜离子进入细胞核和线粒体,干扰细胞正常代谢。含孕激素的IUD抑制宫内膜增生,使内膜超前转化,干扰受精卵着床。

3.宫内节育器放置术

(1)适应证:凡生育期妇女无禁忌证、要求放置宫内节育器者。

(2)禁忌证:①妊娠或妊娠可疑;②生殖道急性炎症;③人工流产出血多,怀疑有妊娠组织物残留或感染可能,中期妊娠引产、分娩或剖宫产胎盘娩出后,子宫收缩不良有出血或潜在感染可能;④生殖器肿瘤;⑤生殖器畸形如纵隔子宫、双子宫等;⑥宫颈内口过松、重度陈旧性宫颈裂伤或子宫脱垂;⑦严重的全身性疾病;⑧宫腔<5.5 cm或>9.0 cm(除外足月分娩后、大月份引产后或放置含铜无支架宫内节育器);⑨近3个月内有月经失调、阴道不规则流血;⑩有铜过敏史。

(3)放置时间:①月经干净3~7 d无性交;②人工流产后立即放置;③产后42 d恶露已净,会阴伤口愈合,子宫恢复正常;④含孕激素宫内节育器在月经第4~7日放置;⑤自然流产于转经后放置,药物流产2次正常月经后放置;⑥哺乳期放置应先排除早孕;⑦性交后5 d内放置为紧急避孕方法之一。

(4)放置方法:双合诊检查子宫大小、位置及附件情况。外阴阴道部常规消毒铺巾,阴道窥器暴露宫颈后消毒宫颈与宫颈管,以宫颈钳夹持宫颈前唇,用子宫探针顺子宫位置探测宫腔深度。用放置器将节育器推送入宫腔,宫内节育器上缘必须抵达宫底部,带有尾丝的宫内节育器在距宫口2 cm处剪断尾丝。观察无出血即可取出宫颈钳和阴道窥器。

(5)术后注意事项及随访:①术后休息3 d,1周内忌重体力劳动,2周内忌性交及盆浴,保持外阴清洁。②术后第1年1、3、6、12个月进行随访,以后每年随访1次直至停用,特殊情况随时就诊;随访宫内节育器在宫腔内情况,发现问题,及时处理,以保证宫内节育器避孕的有效性。

4. 宫内节育器取出术

(1)适应证:①计划再生育者或已无性生活不再需避孕者;②放置期限已满需更换者;③拟改用其他避孕措施或绝育者;④因不良反应治疗无效或出现并发症者;⑤绝经过渡期停经半年后或月经紊乱者;⑥带器妊娠者。

(2)禁忌证:患生殖器官急性、亚急性炎症或严重全身性疾病,应待病情好转后再取出。

(3)物品准备:基本同IUD放置术,将放环器换为取环钩,外加血管钳1把。

(4)操作方法:取器前应通过查看尾丝、B超、X射线检查,确定宫腔内有无IUD及其类型。常规外阴、阴道及宫颈消毒,有尾丝者,用血管钳夹住后轻轻牵引取出;无尾丝者,先用子宫探针探查清楚IUD位置,再用取环钩或长钳牵引取出。若遇取器困难,可在B超、X射线监视下或借助宫腔镜取器。

(5)护理要点:取器时间以月经干净3~7 d为宜,出血多者随时可取。带器早期宫内妊娠于人工流产同时取器。带器异位妊娠于术前诊断性刮宫时或术中、术后取器。术后休息1 d,术后2周内禁止性生活和盆浴,并保持外阴清洁。

5. 宫内节育器的不良反应及其护理

(1)阴道流血:常发生于放置IUD后6个月左右,特别是最初3个月内。主要表现为经量过多、经期延长和月经周期中期点滴出血。药物治疗可按医嘱给予前列腺素合成酶抑制剂吲哚美辛25 mg,每日3次口服,或抗纤溶酶原蛋白制剂氨基已酸2 g,每日3次口服。出血时间长者,应补充铁剂,硫酸亚铁0.3 g,每日3次口服。并给予抗生素。经上述处理无效,应考虑取出,改用其他避孕方法。

(2)腰腹酸胀感:IUD与宫腔大小形态不符时,可引起子宫频繁收缩出现腰腹酸胀感。轻者无须处理,重者应考虑更换合适的节育器。

6. 宫内节育器的并发症及其护理

(1)感染:放置IUD时无菌操作不严、节育器尾丝过长及生殖道本身存在感染灶,均可导致上行感染，引起宫腔炎症。有明确宫腔感染者，应在选用广谱抗生素治疗的同时取出 IUD。

（2）节育器嵌顿或断裂：较常见的原因有放置 IUD 时损伤子宫壁、放置时间过长及绝经后取 IUD 过晚。一经确诊，需尽早取出。钩取时 IUD 大部分松动并将其拉至宫颈口外，将环丝拉直并将其剪断后缓慢抽出。若取出困难时，应在 X 射线或 B 超监视下或借助宫腔镜取出。完全嵌入肌层者，需经腹手术取出。为防止节育器嵌顿或断裂，放置术前应注意选择合适类型、大小和优质的 IUD；放置时操作应轻柔；绝经后应及时取环。

（3）节育器异位：多由手术前没有查清子宫位置和大小、术中操作不当引起子宫穿孔，将 IUD 放于子宫外。哺乳期子宫壁薄且软，极易发生子宫穿孔，术者应慎重。当发生 IUD 异位时，应经腹（包括腹腔镜）或经阴道将 IUD 取出。

（4）节育器脱落：主要原因如下。①IUD 与宫腔大小、形态不符；②放置时操作不规范，未将节育器放至宫底部；③宫颈内口松弛或经量过多等原因。IUD 脱落容易发生在放置 IUD 后第 1 年，尤其是最初 3 个月。常发生在月经期，与经血一起排出，不易被察觉。

（5）带器妊娠：多见于 IUD 嵌顿或异位；IUD 小于宫腔，子宫收缩使其下移至宫腔下段，使避孕失败；双子宫仅一侧宫腔放置 IUD，致使另一侧妊娠。带器妊娠容易发生流产，但也有妊娠至足月分娩者。一旦发生带器妊娠，可行人工流产术终止妊娠。

为减少并发症的发生，应定期随访。发生 IUD、并发症，护理人员应该在征得医生同意下，向患者及其家属解释病情，告知正确处理方法，取得配合；严格按医嘱用药，做好手术前准备工作。

（二）药物避孕

药物避孕也称为激素避孕，是指应用甾体激素达到避孕效果。目前国内常用的几乎都是女用避孕药，主要为人工合成的甾体激素避孕药，由雌激素和孕激素配伍组成。

1. 甾体激素避孕原理

（1）抑制排卵：避孕药中雌、孕激素负反馈抑制下丘脑释放 GnRH，从而抑制垂体分泌 FSH 和 LH，同时直接影响垂体对 GnRH 的反应，不出现排卵前 LH 峰，排卵受到抑制。

（2）改变宫颈黏液性状：孕激素使宫颈黏液量减少，黏稠度增加，拉丝度降低，不利于精子穿透。单孕激素制剂改变宫颈黏液作用可能为主要的避孕机制。

（3）改变子宫内膜形态与功能：子宫内膜的正常生理变化，为胚胎着床创造必要条件，避孕药抑制子宫内膜增殖变化，使子宫内膜与胚胎发育不同步，不适于受精卵着床。

（4）改变输卵管的功能：在雌、孕激素作用下，输卵管上皮纤毛功能、肌肉节段运动和输卵管液体分泌均受到影响，改变受精卵在输卵管内正常运动，干扰受精卵着床。

2. 适应证与禁忌证

（1）适应证：健康育龄妇女均可服用甾体激素避孕药。

（2）禁忌证：①严重心血管疾病不宜使用。避孕药中孕激素影响血脂蛋白代谢，加速冠状动脉硬化；雌激素使凝血功能亢进，冠状动脉硬化者易并发心肌梗死。雌激素还通过增加血浆肾素活性而升高血压，增加高血压患者脑出血的发病率。②急、慢性肝炎或肾炎、肝肾功能损伤等。③血液病或血栓性疾病。④内分泌疾病如需用胰岛素控制者、甲状腺功能亢进者。⑤恶性肿瘤、癌前病变、子宫或乳房肿块者。⑥哺乳期，雌激素可抑制乳汁分泌，影响乳汁质量。⑦月经稀少或年龄>45 岁者。⑧精神病生活不能自理者。⑨年龄>35 岁的吸烟妇女，不宜长期服用避孕药，以免引起卵巢功能早衰。

3. 甾体激素避孕药的不良反应及处理

(1)类早孕反应：服药初期约10%妇女出现食欲缺乏、恶心、呕吐、乏力、头晕等类似妊娠早期的反应，一般无须特殊处理，坚持服药数个周期后不良反应自然消失。症状严重需考虑更换制剂或停药改用其他措施。

(2)不规则阴道流血：服药期间阴道流血又称突破性出血。多数发生在漏服避孕药后，少数未漏服避孕药也会发生。轻者点滴出血，不用处理，随着服药时间延长而逐渐减少直至停止。流血偏多者，每晚在服用避孕药同时加服雌激素直至停药。流血似月经量或流血时间已近月经期，则停止服药，作为一次月经来潮。于下一周期再开始服用药物或更换避孕药。

(3)闭经：1% ~2%妇女发生闭经，常发生于月经不规则妇女。对原有月经不规则妇女，使用避孕药应谨慎。停药后月经不来潮，需除外妊娠，停药 7 d 后可继续服药，若连续停经 3 个月，需停药观察。

(4)体重及皮肤变化：早期研制的避孕药中其雄激素活性强，个别妇女服药后食欲亢进，体内合成代谢增加，体重增加；极少数妇女面部出现淡褐色色素沉着。近年来随着口服避孕药不断发展，雄激素活性降低，孕激素活性增强，用药量小，不良反应也明显降低，而且能改善皮肤痤疮等。新一代口服避孕药屈螺酮炔雌醇片有抗盐皮质激素的作用，可减少雌激素引起的水钠潴留。

(5)其他：个别妇女服药后出现头痛、复视、乳房胀痛等，可对症处理，必要时停药做进一步检查。

4. 甾体激素避孕药种类　甾体激素避孕药包括短效及长效口服避孕药、长效避孕针、缓释避孕药和避孕贴剂。

(1)短效口服避孕药(OC)：以孕激素为主，辅以雌激素构成的复方避孕药。在我国，根据在整个周期中雌、孕激素的剂量和比例变化有单相片和三相片 2 种。整个周期中雌、孕激素的剂量固定为单相片；三相片中的第一相(第 1 ~6 片)共 6 片，含低剂量雌激素与孕激素，第二相(第 7 ~ 11 片)共 5 片，雌激素及孕激素剂量均增加，第三相(第 12 ~21 片)共 10 片，孕激素剂量再增加，雌激素减至第一相水平。与单相片相比较，三相片配方合理，炔雌醇剂量与单相片基本相同，但左炔诺孕酮剂量减少 30% ~40%，突破性出血和闭经发生率显著低于单相片，出现恶心、呕吐等不良反应也少。选用三相片者逐年增多。

(2)长效口服避孕药：主要由长效雌激素和人工合成的孕激素配伍制成。胃肠道吸收长效的炔雌醚后，储存在脂肪组织内缓慢释放起长效避孕作用，因不良反应较多，已较少应用，将被淘汰。

(3)长效避孕针：目前有单纯孕激素类和雌、孕激素复合制剂 2 种。单纯孕激素类长效避孕针容易并发月经紊乱，因不含雌激素，适用于哺乳期妇女避孕。雌孕激素复合制剂发生月经紊乱较少。

（4）速效避孕药（探亲避孕药）：有非孕激素制剂、孕激素制剂和雌孕激素复合制剂。常用的探亲避孕药除C53号抗孕药（含双炔失碳酯）外，均为后两种制剂。探亲避孕药不受月经周期时间的限制，在任何一天开始服用均能发挥避孕作用，避孕有效率达98%以上。主要是改变子宫内膜形态和功能，并能够使宫颈黏液变黏稠，不利于精子穿透和受精卵着床。

（5）缓释避孕药：缓释系统是指控制药物释放制剂。避孕药缓释系统是将避孕药（主要是孕激素）与具备缓释性能的高分子化合物制成多种剂型，使避孕药缓慢释放，以维持恒定的血药浓度，达到长效避孕效果。

（6）避孕贴剂：是一种外用的缓释避孕药。贴剂中含有人工合成的雌激素及孕激素储药区，粘贴于皮肤后，可按一定的药物浓度和比例释放，通过皮肤吸收，发挥避孕作用，效果同口服避孕药。

（三）其他避孕方法

1．紧急避孕　又称房事后避孕，是指在无保护性生活或避孕失败后的几小时或几日内，妇女为防止非意愿妊娠而采取的避孕方法，包括放置宫内节育器和口服紧急避孕药。其避孕机制是阻止或延迟排卵、干扰受精或阻止受精卵着床。紧急避孕虽可减少不必要的人工流产率，但该方法只能一次性起保护作用，一个月经周期也只能用1次，不能代替常规避孕而作为常用避孕方法。护士应加强对育龄期妇女有关紧急避孕知识的宣传和指导工作。

（1）适应证：①避孕失败者（如阴茎套破裂或滑脱、未能做到体外排精、错误计算安全期、IUD脱落或移位、漏服避孕药等）；②性生活未采取任何避孕措施者；③遭到性强暴者。

（2）禁忌证：已确定为妊娠的妇女。

（3）方法：①宫内节育器，采用含铜IUD，在无保护性生活后5 d（120 h）内放置，避孕有效率达99%以上。适合希望长期避孕且无放置IUD禁忌证的妇女。②紧急避孕药，主要有激素类，如左炔诺孕酮片，在无保护性性交后3 d（72 h）内首剂1片，12 h后再服1片；非激素类，如米非司酮，在无保护性生活后120 h内服用，单次口服25 mg。

2．自然避孕法　又称安全期避孕法，是指不用任何药物、工具或手术方法，顺应自然的生理规律，利用妇女月经周期中生理上产生的不同自然信号来识别其处于月经周期的“易受孕期”或“不易受孕期”，选择性交日期，以达到避孕的目的。

日历表法、哺乳期闭经避孕法、基础体温测量法、宫颈黏液观察法均属自然避孕法。排卵后卵子可存活1～2 d，而受精的最佳时间是排卵后24 h内；精子进入女性生殖道可存活3～5 d。因此，排卵前后4～5 d为易孕期，其余时间不易受孕视为安全期。选择安全期进行性生活而达到避孕目的。

使用安全期避孕需事先确定排卵日期。多数妇女月经周期为28～30 d，预期在下次月经前14 d排卵，排卵日及其前后5 d以外时间即为安全期。由于妇女排卵过程可受生活、情绪、性活动、健康状况和外界环境等因素影响而推迟或提前，还可能发生额外排卵。因此，安全期避孕法并不十分可靠，失败率达 20%。

3. 外用避孕药具　常用的有阴茎套、女用避孕套及阴道杀精剂。

(1)阴茎套：也称男用避孕套，是由乳胶或其他材料制成的袋状男用避孕工具。性生活前套在阴茎上，射精时让精液排在前端的小囊内，阻断精液进入阴道，起物理性屏障作用，达到避孕目的。这是世界上最常用、最无害的男用避孕法。不但可以避孕，而且可预防性传播疾病(sexually transmitted diseases, STD)。

每次性交时均应更换新的阴茎套，选择合适的型号，排去小囊内空气后方可使用。射精后阴茎尚未软缩时，即捏住套口和阴茎一起取出。事后检查避孕套有无破损，如有破损，应采取紧急避孕措施。如能正确使用，避孕成功率可达 95% 以上。

(2)女用避孕套：简称阴道套，是一种由聚氨酯或乳胶制成的柔软、宽松袋状物，长 15 ~ 17 cm。开口处连一直径为 7 cm 的柔韧"外环"，套内有一直径为 6.5 cm 的游离"内环"。女用避孕套既能避孕，又能预防 STD 和艾滋病(acquiredimmune deficiency syndrome, AIDS)。除阴道过紧、生殖道畸形、子宫Ⅱ度脱垂、生殖道急性炎症及对女用避孕套过敏外，均可使用。

(3)阴道杀精剂：是性交前置入女性阴道，具有抑制精子活性作用的一类化学避孕制剂。目前常用的有避孕栓、胶冻、片剂(泡腾片)和避孕药膜。均以壬苯醇醚为主药，和惰性基质制成。壬苯醇醚具有快速高效的杀精能力，最快 5 s 内使精细胞膜产生不可逆改变；一般含主药 50 mg，但其 1/30 剂量即足以杀灭一次射精中的全部精子。性交前 5 ~ 10 min 将载有药物的不同剂型(栓、片或膜)置入阴道深处，待其溶解后即可性交。正确使用的避孕效果达 95% 以上。一般对局部黏膜无刺激或损害，少数妇女有阴道灼热感。

4. 免疫避孕法　抗生育疫苗是筛选生殖系统或生殖过程的抗原成分制成疫苗，通过介导机体细胞或体液免疫反应，攻击相应的生殖靶抗原，以阻断正常生殖生理过程中的某一环节，起到避孕作用。

导向药物避孕也是近年研究的一种免疫避孕方法，利用单克隆抗体将抗生育药物导向受精卵透明带或滋养层细胞，引起抗原抗体反应，干扰受精卵着床和抑制受精卵发育，达到避孕目的。

5. 黄体生成激素释放激素类似物(LHRHa)避孕　LHRH 的作用具有双相性，在生理情况下，下丘脑释放 GnRH 能促进 FSH、LH 合成和分泌，从而促进卵泡发育和排卵，并释放性激素。当外源性非脉冲式给予大剂量 LHRHa 时，其作用相反，可能是其持续作用使垂体 LHRH 受体失去敏感性，不再对 LHRHa 产生反应，从而抑制卵泡发育和排卵。

二、女性绝育方法

绝育是指通过手术或药物，达到永久不生育的目的。女性绝育方法主要有经腹输卵管结扎术、经腹腔镜输卵管绝育术和经阴道穹窿输卵管绝育术。经阴道穹窿绝育术极少开展。

（一）经腹输卵管结扎术

经腹输卵管绝育术通过切断、结扎、电凝、钳夹、环套输卵管或用药黏堵、栓堵输卵管管腔，以阻止精子和卵子相遇而达到绝育目的。

1. 适应证

（1）夫妇双方不愿再生育、自愿接受女性绝育手术且无禁忌证者。

（2）患有严重心脏病、肝脏病等全身性疾病不宜生育者。

（3）患遗传性疾病不宜生育者。

2. 禁忌证

（1）各种疾病急性期，腹部皮肤有感染灶或急、慢性盆腔感染。

（2）24 h 内两次测量体温≥37.5 ℃。

（3）全身状况不良不能胜任手术者，如产后失血性休克、心力衰竭、肝肾功能不全等。

（4）严重的神经官能症。

3. 术前准备

（1）手术时间选择：非孕妇女在月经干净后 3～4 d。人工流产或分娩后宜在 48 h 内施术。哺乳期或闭经妇女应排除早孕后再行绝育术。

（2）解除受术者思想顾虑，做好解释和咨询。

（3）详细询问病史，并做全身检查与妇科检查，实验室检测阴道分泌物常规、血尿常规、凝血功能、肝功能等检查。

（4）按妇科腹部手术前常规准备。

4. 麻醉　采用局部浸润麻醉或硬膜外麻醉。

5. 手术步骤

（1）排空膀胱，取仰卧位，留置导尿管。

（2）手术野按常规消毒。

（3）手术经过：①取下腹正中耻骨联合上两横指（3～4 cm）做 2 cm 长纵切口，产后在宫底下 2～3 cm 做纵切口。②寻找提取输卵管是手术的主要环节。根据不同的子宫位置可采用卵圆钳取管法、指板取管法或吊钩取管法。提取输卵管后找到输卵管伞端才证实为输卵管，术中须同时检查卵巢有无异常。③结扎输卵管方法有抽心包埋法、输卵管银夹法和输卵管折叠结扎切除法。抽心包埋法具有血管损伤少、并发症少、成功率高等优点，目前广泛应用。确认输卵管后用两把鼠齿钳夹持输卵管，于输卵管峡部浆膜下注入利多卡因使浆膜膨胀，切开膨胀的浆膜层，用弯蚊钳游离输卵管，剪除输卵管约 1 cm 长，结扎输卵管两侧断端，然后缝合浆膜层，将近端包埋于输卵管系膜内，远端留于系膜外。同法处理对侧输卵管。

6. 术后并发症及防治措施　经腹输卵管结扎术一般不易发生术后并发症。

（1）出血或血肿：多因手术时动作粗暴，过度牵拉、钳夹而损伤输卵管或其系膜，也可因创面血管结扎不紧或漏扎而引起。因此手术时操作忌粗暴，注意避免损伤血管，关闭腹腔前仔细检查有无出血。一旦发生出血或血肿，要根据具体情况采取相应措施。

(2)感染:包括腹壁切口、盆腔与腹腔感染,甚至全身感染。可由体内原有感染灶未很好控制,致术后发生内源性感染;也可由术时操作无菌观念不强、手术器械及敷料消毒不严,致术后发生外源性感染。因此,术前要严格掌握手术适应证和禁忌证,术中严格执行无菌操作规程。

(3)脏器损伤:见于膀胱及肠管损伤。多因操作不熟练、粗暴或解剖关系辨认不清所致。一旦发生脏器损伤,应立即修补,并注意术后观察。

(4)绝育失败:绝育术后再孕的情况偶有发生。主要是由于绝育方法本身缺陷、手术操作技术的误差引起。多发生宫内妊娠,也应警惕输卵管妊娠的可能。

(二)经腹腔镜输卵管绝育手术

1. 禁忌证　主要为腹腔粘连、心肺功能不全、膈疝等,余同经腹输卵管结扎术。

2. 术前准备　同经腹输卵管结扎术,受术者应取头低臀高仰卧位。

3. 手术步骤　局部麻醉、硬膜外麻醉或全身麻醉。脐孔下缘做 1 cm 小切口,先用气腹针插入腹腔,充 CO_2 2 ~3 L,然后插入套管针放置腹腔镜。在腹腔镜直视下将弹簧夹或硅胶环置于输卵管峡部,以阻断输卵管通道。也可采用双极电凝法烧灼输卵管峡部 1 ~2 cm。经统计各法绝育术的失败率,以电凝术再通率最低 1.9‰,硅胶环 3.3‰,弹簧夹高达 27.1‰。机械性绝育术与电凝术相比,毁损组织少,可能为以后输卵管复通提供更高成功率。

4. 术后处理　①静卧 4 ~6 h 可下床活动;②观察生命体征有无改变。

经腹腔镜输卵管绝育术优点多,手术时间短,恢复快,但需要设备,费用较高。

第三节　避孕失败补救措施

人工流产指因意外妊娠、疾病等原因而采用人工方法终止妊娠,是避孕失败的补救方法。人工流产对妇女的生殖健康有一定的影响,做好避孕工作,避免或减少意外妊娠是计划生育工作的真正目的。终止早期妊娠的人工流产方法包括手术流产和药物流产。

一、手术流产

手术流产是采用手术方法终止妊娠,包括负压吸引术和钳刮术。

负压吸引术是利用负压吸引原理,将妊娠物从宫腔内吸出。

(1)适应证:妊娠 10 周内要求终止妊娠而无禁忌证,患有某种严重疾病不宜继续妊娠。

(2)禁忌证:生殖系统炎症;各种疾病的急性期;全身情况不良,不能耐受手术;术前两次体温≥37.5 ℃。

(3)术前准备:①详细询问病史,进行全身检查及妇科检查;②血或尿 HCG 测定,超声检查确诊;③实验室检查:包括阴道分泌物常规、血常规及凝血方面检测;④术前测量体温、脉搏、血压;⑤解除患者思想顾虑;⑥排空膀胱。

(4)手术步骤:受术者取膀胱截石位。常规消毒外阴和阴道,铺无菌巾。做双合诊复查子宫位置、大小及附件等情况。阴道窥器扩张阴道,消毒阴道及宫颈管,用宫颈钳夹持宫颈前唇。顺子宫位置的方向,用探针探测宫腔方向及深度,根据宫腔大小选择吸管。宫颈扩张器扩张宫颈管,由小号到大号,循序渐进。扩张到比选用吸头大半号或 1 号。将吸管连接到负压吸引器上,缓慢送入宫底部,遇到阻力略向后退。按孕周及宫腔大小给予负压,一般控制在 400 ~ 500 mmHg,按顺时针方向吸宫腔 1 ~ 2 圈。感到宫壁粗糙,提示组织吸净,此时将橡皮管折叠,取出吸管。用小号刮匙轻轻搔刮宫底及两侧宫角,检查宫腔是否吸净。必要时重新放入吸管,再次用低负压吸宫腔 1 圈。取下宫颈钳,用棉球拭净宫颈及阴道血迹,术毕。将吸出物过滤,测量血液及组织容量,检查有无绒毛。未见绒毛需送病理检查。

(5)注意事项:①正确判别子宫大小及方向,动作轻柔,减少损伤。②扩宫颈管时用力均匀,以防宫颈内口撕裂。③严格遵守无菌操作常规。④目前静脉麻醉应用广泛,应由麻醉医师实施和监护,以防麻醉意外。⑤妊娠≥10 周的早期妊娠应采用钳刮术;该手术应先通过机械或药物方法使宫颈松软,然后用卵圆钳钳夹胎儿及胎盘。由于此时胎儿较大、骨骼形成,容易造成出血多、宫颈裂伤、子宫穿孔等并发症。⑥流产后做好避孕宣教,告知流产的利害关系,立即落实避孕措施,避免再次意外妊娠。

二、药物流产

药物流产是用药物而非手术终止早孕的一种避孕失败的补救措施。目前临床应用的药物为米非司酮和米索前列醇,米非司酮是一种类固醇类的抗孕激素制剂,具有抗孕激素及抗糖皮质激素作用。米索前列醇是前列腺素类似物,具有子宫兴奋和宫颈软化作用。两者配伍应用终止早孕完全流产率达 90% 以上。

1. 适应证　①早期妊娠≤49 d 可门诊行药物流产;>49 d 应酌情考虑,必要时住院流产。②本人自愿,血或尿 HCG 阳性,超声确诊为宫内妊娠。③人工流产术高危因素者,如瘢痕子宫、哺乳期、宫颈发育不良或严重骨盆畸形。④多次人工流产术史,对手术流产有恐惧和顾虑心理者。

2. 禁忌证　①有使用米非司酮禁忌证,如肾上腺及其他内分泌疾病、妊娠期皮肤瘙痒史、血液病、血管栓塞等病史。②有使用前列腺素药物禁忌证,如心血管疾病、青光眼、哮喘、癫痫、结肠炎等。③带器妊娠、异位妊娠。④其他:过敏体质、妊娠剧吐、长期服用抗结核、抗癫痫、抗抑郁、抗前列腺素药等。

3. 用药方法　米非司酮分顿服法和分服法。顿服法为 1 次口服 200 mg。分服法为总量 150 mg 米非司酮分两日服用,第 1 日晨服 50 mg,8 ~ 12 h 再服 25 mg;用药第 2 日早晚各服米非司酮 25 mg;第 3 日上午 7 时再服 25 mg。每次服药前后至少空腹 1 h。两种方法均于服药的第 3 日早上口服米索前列醇 0.6 mg,前后空腹 1 h。服药后可出现恶心、呕吐、腹痛、腹泻等胃肠道症状。

4. 注意事项　①药物流产必须在有正规抢救条件的医疗机构进行。②必须在医护人员监护下使用，严密观察出血及不良反应的发生情况。③注意鉴别异位妊娠、葡萄胎等疾病，防止漏诊或误诊。④出血时间长、出血多是药物流产的主要不良反应。极少数人可大量出血而需急诊刮宫终止妊娠。⑤药流后需落实避孕措施，可立即服用复方短效口服避孕药。

（梁　磊）

第十六章　中医妇科诊治

第一节　闭　经

原发性闭经是指女性年逾16岁，虽有第二性征发育但无月经来潮，或年逾14岁，尚无第二性征发育及月经。继发性闭经是指月经来潮后停止3个周期或6个月以上。闭经古称“经闭”“不月”“月事不来”“经水不通”等。

本病首见于《黄帝内经》。《素问·阴阳别论》曰：“二阳之病发心脾，有不得隐曲，女子不月。”《素问·评热病论》曰：“月事不来者，胞脉闭也，胞脉者，属心而络于胞中，今气上迫肺，心气不得下通，故月事不来也。”《素问·腹中论》载有治疗血枯经闭第一首方剂“四乌鲗骨一芦茹丸”。历代医家对本病的病因病机和证治多有论述。

本病以持续性月经停闭为特征，临床常见，属于疑难性月经病，病程较长，病机复杂，治愈难度较大。妊娠、哺乳和围绝经期，或月经初潮后1年内发生月经停闭，不伴有其他不适症状者，不作闭经论。因先天性生殖器官发育异常或后天器质性损伤而闭经者，药物治疗很难奏效，不属本节讨论范围。

西医学病理性闭经，可参照本病辨证治疗。

【病因病机】

主要病机是冲任气血失调。有虚实两方面。虚者多因精亏血少，无血可下；实者多因邪气阻隔，血不得下。虚证中继发性闭经多由月经后期（指月经周期延后7 d以上，甚至3~5个月一行，连续出现2个周期以上）、月经过少（指月经量明显减少，或行经时间不足2 d，甚至点滴即净）发展而来。常见肾气亏损证、肝肾阴虚证、气血虚弱证、阴虚血燥证、气滞血瘀证、痰湿阻滞证、寒凝血瘀证。

1. 肾气亏损　素禀肾虚，或早婚多产，或房事不节，耗伤肾气，以致肾精亏损，冲任不足，血海不能按时满溢，遂至经闭。

2. 肝肾阴虚　素禀不足，肝肾亏损，肾精未充，肝血虚少，冲任失于充养，无以化为经血，而致经闭。或因多产、堕胎、房劳，或久病及肾，以致肾精亏损，肝血耗伤，冲任不足，血海空虚，胞宫无血可下而致。

3. 气血虚弱　脾胃素虚，或饮食劳倦、忧思过度，或大病、久病，或吐血、下血、堕胎、小产等数脱于血，或哺乳过长过久，或患虫疾耗血，以致血虚气弱，冲任血海空乏，胞宫无血可下而致闭经。

4. 阴虚血燥　素体阴虚，或失血伤阴、久病耗血，或过食辛辣香燥，灼伤营阴，致血海于涸，无血可下，故成闭经。若日久病深，精亏阴竭，血海干涸，可发展为虚劳闭经。

5. 气滞血瘀　素性抑郁，或郁怒伤肝，或突受刺激，致肝气郁结，气滞血瘀，瘀阻冲任，胞脉不通，经血不得下行，可发为闭经。

6. 痰湿阻滞　素多痰湿，或嗜食肥甘厚味，酿生痰湿，或肥胖之人，多痰多湿，或脾虚失运，痰湿内盛，痰湿下注，冲任壅塞，胞脉闭塞可引起闭经。

7. 寒凝血瘀　经期、产后血室正开，寒邪客于胞宫，或临经涉水，寒邪外袭，或过用寒凉之品，或久病伤阳，寒从内生，血为寒凝，冲任瘀滞，胞脉阻隔，经水不得下行，可成闭经。

【临床表现】

1. 症状　无月经或月经停闭，可伴有与病因相关的症状。如垂体肿瘤可见溢乳；希恩综合征可见毛发脱落、倦怠嗜睡、畏寒肢冷、饮食较差；多囊卵巢综合征可见痤疮、多毛；卵巢功能早衰可见烘热汗出、失眠多梦、烦躁易怒等。

2. 体征　形体瘦弱或肥胖，第二性征发育不良，可见多毛、胡须、溢乳、皮肤干燥、毛发脱落等。

【诊断】

闭经诊断时要了解详细病史及进行体格检查，除外妊娠、哺乳、避孕药及器质性疾病所致的闭经。

1. 病史　应询问的现病史包括有无月经初潮延迟及月经后期病史；既往史包括反复刮宫史、产后出血史、结核病史；或过度紧张劳累、过度精神刺激史；或有不当节食减肥史；或有环境改变、疾病影响、使用药物（避孕药、镇静药、抗抑郁药、激素类）、放化疗及妇科手术史等。原发性闭经应询问第二性征发育情况，了解生长发育史，有无先天性缺陷或其他疾病及家族史。

2. 临床表现　同前述。

3. 检查

(1) 全身检查：检查全身发育情况，有无畸形。测量体重、身高、四肢与躯干比例、五官生长特征，注意营养健康及精神状态等。注意观察患者体质和精神状态、形态特征和营养状况、全身毛发分布和身高体重、女性第二性征发育情况等。

(2) 妇科检查：了解内外生殖器官发育情况，有无缺失、畸形、肿块或萎缩。先天发育不良、原发性闭经者，尤需注意外阴发育情况，常可出现子宫体小、畸形等；子宫体过早萎缩，多见于下丘脑、垂体病变或卵巢功能早衰；同时应注意有无处女膜闭锁及阴道、卵巢等病变。

(3) 辅助检查：已婚妇女必须首先排除妊娠，通过询问病史及体格检查对闭经的病因及病变部位有初步了解，在此基础上再通过有选择的辅助检查明确诊断。

1) 血清激素测定：建议患者停用雌孕激素药物至少两周后进行促性腺激素（FSH、LH）、泌乳素（PRL）、促甲状腺激素（TSH）等激素测定，以协助诊断。

2) 基础体温（BBT）测定：宫颈黏液出现羊齿植物叶状结晶表示排卵。

3）影像学检查：盆腔超声检查可了解子宫卵巢大小、卵泡发育情况、卵泡数目、形态及内膜厚薄等情况；子宫输卵管碘油造影可间接了解内生殖器情况及其病变；必要时可行 CT、MRI 检查。

4）诊断性刮宫手术：可协助判断闭经的原因。

5）宫、腹腔镜检查：宫腔镜能够精确诊断宫腔粘连；腹腔镜下能直视观察卵巢形态、子宫大小，对诊断多囊卵巢综合征有意义。

【鉴别诊断】

1. 生理性闭经　妊娠期、哺乳期月经停闭多属于生理性闭经。年龄在 12～16 岁的女性，月经初潮 1 年内发生月经停闭，或 44～54 岁的妇女出现月经停闭，无其他不适症状，可不作闭经论。

2. 闭经的鉴别诊断　闭经涵盖了许多西医妇科疾病，如多囊卵巢综合征、卵巢功能早衰、闭经泌乳综合征、希恩综合征等，临床治疗前需根据病史、症状体征和辅助检查加以鉴别，明确诊断（表 16-1）。

表 16-1　闭经的鉴别诊断

疾病	症状	检查
多囊卵巢综合征	闭经，痤疮多毛，带下量多，脘腹胀满，大便不爽，舌肥嫩暗苔白腻	基础体温单相；血清睾酮异常升高；B 超检查一侧或双侧卵巢内小卵泡≥12 个
卵巢功能早衰	闭经，伴烘热汗出，烦躁抑郁，失眠多梦，阴道干涩，脉沉细或细弦	基础体温单相；卵泡刺激素异常升高；B 超见卵巢无窦卵泡或减少；生殖器萎缩
闭经泌乳综合征	闭经，或溢乳，头痛，复视，脉弦	基础体温单相；催乳素异常升高；检查头颅 CT 或 MRI，除外垂体腺瘤等病变
希恩综合征	产后大出血史，闭经，毛发脱落，畏寒肢冷，性欲淡漠，舌淡，脉沉	基础体温单相；促性腺激素（FSH、LH）水平降低；B 超检查可见生殖器萎缩

【治疗】

1. 辨证论治　根据虚实的不同，虚证采用“补而通之”的原则，以滋养肝肾、补气养血为主；实证采用“泻而通之”的原则，以行气活血、温通经脉、祛痰除湿为主。虚实夹杂者，要补中有通、攻中有养，灵活化裁。因他病而致经闭者，当先治他病或治病调经并用。

（1）肾气亏损证

证候：年逾 15 岁尚未行经，或初潮较迟，时有月经停闭，或月经周期建立后，出现周期延后渐至停闭；伴发育欠佳，第二性征发育不良，腰腿酸软，头晕耳鸣，倦怠乏力，夜尿频多，性欲淡漠，面色晦暗，眼眶暗黑。舌淡嫩苔薄白，脉沉弱。

治法：补肾益气，养血调经。

方药：加减苁蓉菟丝子丸（《中医妇科治疗学》）加淫羊藿、紫河车。

若闭经日久，畏寒肢冷，酌加肉桂、仙茅、鸡血藤以温肾助阳调冲；夜尿频数加金樱子、芡实、桑螵蛸以温肾缩尿。

(2)肝肾阴虚证

证候:年满15周岁尚未行经,或初潮较晚,月经量少色鲜红,周期延后渐致经闭,头晕耳鸣,腰腿酸软,两目干涩,面色少华。舌质暗淡苔薄白或薄黄,脉弦细数或沉细弱。

治法:滋补肝肾,养血调经。

方药:育阴汤(《百灵妇科》)去海螵蛸、牡蛎,加当归、菟丝子。

若见潮热、五心烦热,甚至盗汗、骨蒸劳热等症状,为肝肾阴虚生热所致,加知母、黄柏、地骨皮、青蒿以清虚热;喜叹息、纳谷不馨者,加制香附、党参以调肝健脾,以益精血化生。

(3)气血虚弱证

证候:月经周期延后,量少、色淡、质稀,渐致闭经,神疲肢倦,头晕眼花,心悸气短,面色萎黄,唇色淡红。苔少或薄白,脉沉缓或细弱。

治法:益气健脾,养血调经。

方药:人参养营汤(《太平惠民和剂局方》)。

若因产后大出血所致的闭经(即希恩综合征)除见上述症状外,尚有神情淡漠、阴道干涩、毛发脱落、性欲减退、生殖器官萎缩,此乃精血亏败,肾气虚惫,酌加仙茅、淫羊藿、鹿角霜、紫河车以温补肾阳、填精补血。

(4)阴虚血燥证

证候:月经由后期、量少渐至闭经,两颧潮红,五心烦热,盗汗,甚或骨蒸劳热,或干咳、咯血,口干咽燥。舌红苔少,脉细数。

治法:养阴清热,养血调经。

方药:加减一阴煎(《景岳全书》)加丹参、女贞子、香附。

若虚烦潮热甚者,加青蒿、鳖甲以清虚热;咳嗽咯血者,加五味子、百合、川贝母、阿胶以养阴润肺;虚烦少寐、心悸者,加柏子仁、夜交藤宁心安神;如有结核病,应同时行抗结核治疗。

(5)气滞血瘀证

证候:月经停闭,胸胁,乳房胀痛,少腹胀痛拒按,精神抑郁,烦躁易怒,嗳气叹息。舌紫暗或有瘀点,脉沉弦或沉涩。

治法:行气活血,祛瘀通经。

方药:血府逐瘀汤(《医林改错》)。

若胸胁乳房胀痛者,加青皮、炮山甲、路路通行气散结;肝郁化火,烦躁易怒、口苦咽干者,加黄芩、栀子以清肝泻火;肝郁脾虚,纳少便溏者,去桃仁、生地黄,加白术、茯苓健脾化湿;偏于气滞,胸胁及少腹胀甚者,加莪术、青皮、木香理气行滞;偏于血瘀,少腹疼痛拒按者,加姜黄、三棱、莪术活血通经。

(6)痰湿阻滞证

证候:月经周期延后、量少、色淡、质黏稠,渐至停闭,形体肥胖,胸闷呕恶,倦怠嗜睡,带下量多,色白质稠。舌苔白腻,脉沉缓或滑。

治法：燥湿化痰，活血通经。

方药：丹溪治湿痰方（《丹溪心法》）。

若呕恶胸胁满闷，加厚朴、竹茹、瓜蒌以理气祛痰；痰湿化热，苔黄腻者，加黄连、黄芩清热燥湿；肢体浮肿者，加泽泻、益母草、泽兰利湿祛瘀。

（7）寒凝血瘀证

证候：月经停闭，小腹冷痛拒按，得热痛减，形寒肢冷，面色青白。舌紫暗苔白，脉沉紧。

治法：温经散寒，活血通经。

方药：温经汤（《妇人大全良方》）。

若小腹冷痛明显者，加艾叶、吴茱萸、小茴香以暖宫散寒止痛，或改用少腹逐瘀汤加减；四肢不温者，加附子、细辛以温阳散寒；若因肾阳不足引起闭经，或四肢不温、白带清冷、腰膝酸软者，用右归丸（《景岳全书》）治疗。

2. 中成药

（1）人参养荣丸：口服，适用于气血虚弱证。

（2）血府逐瘀胶囊：口服，适用于气滞血瘀证。

（3）少腹逐瘀颗粒：口服，适用于寒凝血瘀证。

3. 针灸疗法　可以直接作用于病变局部，对患病局部的组织神经给予刺激，经神经反射使肌肉收缩，预防肌肉萎缩，使神经功能得到恢复。其通过提高下丘脑神经递质水平，调整血清激素的含量，调节卵巢功能，从而达到治疗闭经的目的。针灸疗法多以局部取穴为主，选用毫针、电针、艾灸、耳穴压豆等方法，辅以治疗。

（1）毫针：针刺治疗闭经选取经脉主要集中在足太阳经、任脉、足太阴脾经、足厥阴经、足少阴经、足阳明经、督脉。治疗闭经应当通畅任、冲二脉，取穴以任脉穴位为主，取合谷、三阴交调补气血，并结合月经周期规律，月经期加肝经穴位以疏泄，月经结束后阴血亏虚，加太溪。针刺治疗在主穴中极和子宫外，根据中医辨证不同而选择不同的配穴，以益肾固本、调补冲任为治则，气血虚弱型配足三里、三阴交、阴陵泉和太溪。肾气亏虚型取关元等，针刺用补法。血寒凝滞型取关元、命门等以温补肾阳。气血瘀滞者取行间等肝经穴位，针用泻法。治疗血瘀气滞型闭经，取任脉、肝经穴位和子宫局部穴位，疏通任冲脉，调补周身气血以通经。也可以采用针灸人工周期疗法治疗精神应激性闭经，顺应月经藏泻有时的规律，用针灸按其藏泻的特点进行治疗，取行间、三阴交、太冲。

（2）温针灸：具有阵痛、双向调节神经的作用，还可同时改善组织和器官的血运，以及机体组织营养供应，促进机体自我恢复以及自我康复能力，而且对神经内分泌以及生殖系统的调节也有影响。针刺结合温和灸的治疗手段，是将针刺的穴位效应、经络效应以及艾灸的温热效应、药物作用等共同发挥，达到治愈疾病的目的。

运用温针灸治疗人工流产后的继发性闭经，主穴为归来、关元、三阴交、血海，并根据中医辨证选取相应配穴。针刺关元，一方面可以疏通任、冲二脉，引心火心血下行，促进心气下降，温暖下焦；另一方面可以促进子宫收缩，调节卵巢功能。肾气亏虚型加太溪；气滞血瘀型加太冲、气海；气血亏虚型加足三里；寒凝血瘀型重用艾灸。主穴的选择考虑到妇女特殊的生理特点，女子以血为本，与肝、脾、肾及任冲二脉关系最为密切，由此则固本培元，和血益气，则冲任调畅，具体辨证加以疏肝、补肾、健脾之穴使血海充盈而经血自通。

(3)耳针治疗：耳穴是机体各脏腑器官的反射点，而继发性闭经这一疾患，为慢性疑难性疾病，通过耳穴压豆的长久刺激，可以时刻对机体进行调节，有利于机体健康的恢复。故有医家采用内分泌、内生殖器、肝、肾、皮质下、神门治疗闭经。毫针用中等刺激或用针埋藏或用王不留行籽贴压。

(4)皮肤针法：本病可选取腰骶部相应背俞穴及夹脊穴，下腹部沿任脉、肾经、胃经、脾经、带脉等走行。用皮肤针从上而下，用轻刺激或中等刺激，循经每隔 1 cm，叩打一处，反复叩刺 3 遍，隔日 1 次。

(5)耳穴压迫法：月经不调甚或闭经时，刺激耳穴，可调和气血。王不留行籽性味苦平，入肝、胃经，有行气通经、下乳消肿之力，专走血分。故采用王不留行籽贴耳穴，主穴取子宫、卵巢、内分泌、垂体前叶、下丘脑，配肾、肝、皮质下、交感，每个穴位按压 30 s，每日按压 3 次，共治疗 90 d。

(6)推拿按摩疗法：取关元、气海、血海、三阴交、足三里、膈俞、肝俞、肾俞、内关、中脘等，采用揉法、按法、点压法，以达到行气活血、化瘀消滞、健脾益肾、疏肝养血、通调冲任的目的。

(7)拔罐法：本病取大椎、肝俞、脾俞、身柱、肾俞、命门、关元，可用刺络留罐法。

(8)穴位注射：本病选肾俞、肝俞、脾俞、气海、石门、关元、归来、足三里、三阴交，每次选 2～3 穴，用黄芪、当归、红花等注射液，或用维生素 B_{12} 注射液或注射复方丹参注射液等，每穴每次注入药液 1～2 mL，隔日 1 次。

(9)穴位贴敷法：能达到经络效应与药物刺激的双重治疗效果，具有操作简单、治疗无痛苦、作用持久等优点。将鹿茸、紫河车、黄芪、山楂、巴戟天、熟地黄、当归、鸡内金、肉苁蓉、益母草、人参研磨成细末后，用酒调成糊状后，置于肚脐中，每 3 d 换药 1 次，21 d 为 1 个疗程。

第二节　痛　经

痛经是指妇女正值经期或经行前后，出现周期性小腹疼痛或伴腰骶酸痛，甚至剧痛晕厥，影响正常工作及生活的疾病。痛经是临床常见病，亦称“经行腹痛”。

有关痛经的记载，最早见于《金匮要略・妇人杂病脉证并治》：“带下，经水不利，少腹满痛，经一月再见者，土瓜根散主之。”指出瘀血内阻而致经行不畅，少腹胀痛，1 个月后周期性再出现的痛经特点，并用活血化瘀的土瓜根散治疗。《诸病源候论・妇人杂病诸候》首立“月水来腹痛候”，认为“妇人月水来腹痛者，由劳伤气血，以致体虚，受风冷之气，客于胞络，损冲任之脉……其经血虚，受风冷，故月水将来之际，血气动于风冷，风冷与血气相击，故令痛也”，为研究本病的病因病机奠定了理论基础。《妇人大全良方》认为痛经有因于寒者，有气郁者，有血结者，病因不同，治法各异，所创良方温经汤治疗实寒有瘀之痛经至今常用。《景岳全书·妇人规》有云："经行腹痛，证有虚实。实者或因寒滞，或因血滞，或因气滞，或因热滞；虚者有因血虚，有因气虚。然实痛者，多痛于未行之前，经通而痛自减；虚痛者，于既行之后，血去而痛未止，或血去而痛益甚。大都可按可揉者为虚，拒按拒揉者为实。"详细归纳了本病的常见病因，且提出了根据疼痛时间、性质、程度辨虚实的见解，对后世临证颇有启迪。其后《傅青主女科》《医宗金鉴·妇科心法要诀》进一步补充了肝郁化火、寒湿、肝肾亏损为患的病因病机，以及宣郁通经汤、温脐化湿汤、调肝汤、当归建中汤等治疗方药。

本病的临床特征是伴随月经周期而发作，表现为小腹疼痛，或伴腰骶酸痛。故本节所述痛经应具备此特征。至于异位妊娠破裂、先兆流产，或卵巢囊肿蒂扭转等病证导致的下腹痛，均不属于本病范畴，在诊断痛经时应进行鉴别。

西医学原发性痛经、子宫内膜异位症、子宫腺肌病、盆腔炎性疾病或宫颈狭窄等引起的继发性痛经可参照本病辨证治疗。

【病因病机】

痛经的发生与冲任胞宫的周期性气血变化密切相关。主要病机在于邪气内伏或精血素虚，更值经行前后冲任气血变化急骤，导致其运行不畅，胞宫经血运行受阻，以致"不通则痛"；或冲任胞宫失于濡养，"不荣则痛"，从而引起痛经。

1. 气滞血瘀　素性抑郁，或忿怒伤肝，肝郁气滞，血行瘀阻，冲任胞脉受阻，血行不畅。经前及经期气血下注冲任，胞脉气血更加壅滞，"不通则痛"。

2. 寒凝血瘀　经期冒雨涉水，或感寒饮冷，寒客冲任胞宫，血为寒凝，经前及经期气血下注冲任，胞脉气血更加瘀滞，"不通则痛"。

3. 湿热瘀阻　素有湿热内蕴，或经期产后摄生不慎，感受湿热之邪，与血搏结，稽留冲任，蕴结胞中，气血不畅，经前及经期气血下注冲任，胞脉壅滞更甚，"不通则痛"。

4. 气血虚弱　素体气血不足，或脾虚气血化源不足，或大病久病耗伤气血，经后冲任气血更虚，胞脉失养，"不荣则痛"。

5. 肝肾亏损　素禀肾虚，或房劳多产伤肾，或久病耗伤精血，导致肝肾不足，精血亏少，经后精血更亏，胞脉失于濡养，"不荣则痛"。

【临床表现】

1. 症状　经期或行经前后下腹疼痛，为阵发性疼痛、痉挛性疼痛或胀痛，多伴下坠感，可放射至腰骶部及大腿内侧，痛甚可伴面色苍白、出冷汗、手足凉、恶心、呕吐、昏厥等。

2. 体征　妇科检查无异常发现。

【诊断】

根据月经期或行经前后下腹坠痛，妇科检查无阳性体征，临床即可诊断。诊断时需与子宫内膜异位症，子宫腺肌病，盆腔炎性疾病引起继发性痛经相鉴别。继发性痛经常在初潮后数年方出现症状，多有在妇科检查时可见妇科器质性疾病史或宫内节育器放置史，必要时可行腹腔镜检查加以鉴别。

1. 病史　有经行或经行前后腹痛史，痛经家族史，或有精神过度紧张，经期、产后冒雨涉水、过食寒凉，或有不洁房事史。或有盆腔炎性疾病病史及妇科手术史。

2. 症状　每遇经期或经行前后小腹疼痛，随月经周期性发作，疼痛为阵发性、痉挛性或胀痛，可伴下坠感。甚者疼痛难忍，甚或伴有恶心、呕吐、汗出、面青肢冷，以至于晕厥者。小腹疼痛有时可连及腰骶，放射至肛门或两侧股部。

3. 检查

(1) 妇科检查：原发性痛经者，妇科检查多无明显病变。部分患者可有子宫体极度屈曲，宫颈口狭窄。继发性痛经者，如内异症者多有痛性结节，子宫粘连，活动受限，或伴有卵巢囊肿；子宫腺肌病者子宫多呈均匀性增大，呈球形，检查时子宫压痛明显；盆腔炎性疾病可有子宫或附件压痛等征象；有妇科手术史者，多有子宫粘连、活动受限等。

(2) 其他检查：盆腔 B 超检查对于诊断内异症、子宫腺肌病、盆腔炎性疾病、子宫发育不良和卵巢囊肿等有帮助；另外，腹腔镜、宫腔镜等检查有助于痛经诊断。

【鉴别诊断】

1. 异位妊娠　多有停经史和早孕反应，妊娠试验阳性；妇科检查时，宫颈有抬举痛，腹腔内出血较多时，子宫有漂浮感；盆腔 B 超检查常可见子宫腔以外有孕囊或包块存在；后穹窿穿刺或腹腔穿刺阳性；内出血严重时，患者有休克、血红蛋白下降。痛经虽可出现剧烈的小腹痛，但无上述妊娠征象。

2. 胎动不安　也有停经史和早孕反应，妊娠试验阳性；在少量阴道流血和轻微小腹疼痛的同时，可伴有腰酸和小腹下坠感；妇科检查时，子宫体增大如停经月份，变软，盆腔 B 超检查可见宫腔内有孕囊和胚芽，或见胎心搏动。痛经无停经史和妊娠反应，妇科检查及盆腔 B 超检查也无妊娠征象。

3. 盆腔炎性疾病　不仅有下腹疼痛，还伴阴道分泌物增多，宫颈举痛，子宫压痛，附件增厚、压痛，或触及痛性包块。

【治疗】

1. 辨证论治　痛经的治疗以调理冲任气血为原则。经期重在理血止痛以治标，于痛前 3 ~5 d 开始服药，用至痛止；平时应辨证求因以治本，需连续治疗 3 个月经周期以上。

(1) 气滞血瘀证

证候：经前或经期小腹胀痛，拒按，经血量少，经行不畅，色紫暗有块，块下痛减，经前胸胁、乳房胀满或胀痛。舌紫暗或边有瘀点，脉弦或弦滑。

治法：理气活血，逐瘀止痛。

方药：膈下逐瘀汤（《医林改错》）加蒲黄。

若夹有血块，加莪术、山楂、血竭、益母草活血祛瘀；恶心、呕吐者，为冲脉之气夹肝气上逆犯胃，加黄连、吴茱萸、生姜平冲降逆。

(2) 寒凝血瘀证

证候：经前或经期小腹冷痛，拒按，得热痛减，经量少，色暗有块，畏寒肢冷，恶心、呕吐。舌暗苔白腻，脉沉紧。

治法：温经散寒，化瘀止痛。

方药：少腹逐瘀汤（《医林改错》）加苍术、茯苓、乌药。

若痛甚、面色苍白，手足厥冷、冷汗淋漓为寒凝子宫，阳气不达，宜加附子、细辛、巴戟天以回阳散寒、温阳暖宫。

（3）湿热瘀阻证

证候：经前或经期小腹疼痛或胀痛，灼热感，或痛连腰骶，或平时小腹疼痛，经前加剧；经血量多或经期延长，色暗红，质稠或夹较多黏液；带下量多，色黄质黏有臭味，或低热起伏，小便黄赤。舌红苔黄腻，脉滑数。

治法：清热除湿，化瘀止痛。

方药：清热调血汤（《古今医鉴》）加蒲公英、薏苡仁。

若痛甚连及腰骶部，加续断、狗脊、秦艽以清热除湿止痛；经血量多或经期延长者，酌加地榆、马齿苋、黄芩凉血止血；带下异常者，加黄柏、土茯苓、椿根皮除湿止带。

（4）气血虚弱证

证候：经期或经后小腹隐痛，喜揉喜按，月经量少，色淡，质稀，神疲乏力，面色无华。舌淡苔薄，脉细弱。

治法：补气养血，调经止痛。

方药：黄芪建中汤（《金匮要略》）加党参、当归。

（5）肝肾亏损证

证候：经期或经后小腹绵绵作痛，经色淡，量少，腰膝酸软，头晕耳鸣。舌质淡，脉沉细弱。

治法：滋肾养肝，调经止痛。

方药：调肝汤（《傅青主女科》）加桑寄生、肉苁蓉。

若腰骶痛甚者，加杜仲、续断补肾强腰；少腹痛兼胸胁胀痛者，加川楝子、延胡索行气止痛；夜尿频数者，加益智仁益肾缩尿。

2.中成药

（1）八珍益母丸：口服，适用于气血虚弱证。

（2）元胡止痛片：口服，适用于气滞血瘀证。

（3）少腹逐瘀颗粒：口服，适用于寒凝血瘀证。

3.针灸疗法　中医外治法治疗痛经疗效显著，对胃肠刺激小，得到患者的认可和接受。目前针灸疗法治疗青年女性痛经病已被广大患者所接受，针刺穴位通过调节性激素及前列腺素，抑制子宫平滑肌的收缩，不仅能解除经期的疼痛，还能给予患者以精神安慰，同时也能减轻经期带来的各种痛苦，并对身体无毒副反应，实为一种行之有效的绿色疗法。

原发性痛经的针灸治疗以分期治疗为主，总原则为急则治其标、缓则治其本。痛经发作期针灸有即时止痛作用，发作间期针灸可以起到预防作用，在一定程度上改善患者的生活质量。在痛经发作期，《循证针灸临床实践指南：原发性痛经》推荐方案中有单穴及多穴，选用十七椎、地机、三阴交、次髎，可单独使用，也可配合使用。其中十七椎和次髎属于近部选穴，体现“腧穴所在，主治所及”的治疗规律；地机和三阴交属于远部选穴，两穴均为足太阴脾经之穴，足太阴脾经“入腹”，与胞宫密切联系，体现“经脉所过，主治所及”的治疗规律。针刺三阴交还可以平衡与痛经有关的中枢网络，调节神经内分泌而缓解痛经。

在痛经发作间期，针刺治疗应重视整体调节及气血调理，选穴常以任脉、足太阴脾经腧穴为主，并结合虚实辨证进行配穴。主穴选用关元、三阴交、足三里、子宫，实证配太冲、地机，虚证配血海、膈俞，体现了针灸处方中的辨证取穴原则。

灸法具有温补阳气、散寒止痛、化瘀散结、强壮肌体的作用，所以治疗因内生寒邪，或外寒由表入里，或气滞血瘀等因素引起的症状有较为明显的疗效。艾叶在中药中有温中止痛、散寒调经的作用，艾灸是利用其温热性刺激，针对穴位来促进多种局部效应的诱发，从而在后续过程中，引起特定组织器官乃至全身系统的良性反应，起到治疗的作用。艾灸法是将艾叶制成艾绒、艾炷、艾条，在不同的穴位上，用各种方法燃烧，将艾叶的温热作用通过经络的传导来治疗疾病。艾灸可以温通经络、活血化瘀。艾灸所产生的近红外辐射具有较强的穿透力，不仅影响皮肤及腧穴表层，对组织内部的脏腑、经络乃至全身也有一定的影响，对治疗起到良性作用，发挥对肌体的整体调节作用。一般穴位选择关元、神阙治疗原发性痛经。《素问·举痛论》曰：“冲脉起于关元。”冲脉为血海，又为十二经之海，与人体生殖密切相关。《景岳全书》曰：“妇人带下瘕聚，或血冷，月经断绝，积冷虚乏皆宜灸。”《针灸大成》述：“积冷虚乏，脐下绞痛，冷气结块，寒入腹痛，月经不通，灸关元。”灸关元，能够对胞宫起到温经散寒，活血止痛的作用。关元为冲脉的起始，胞宫与冲脉关系密切，对关元进行艾灸能够使冲任得到温养，同时起到调补三阴的作用。神阙又被称为“脐中”，脐为先天之结蒂，后天之气舍，位于人体的正中，属于肾间动气之所在。脐部是一个天然的热敏点，能够起到透热和传热的作用。

艾灸神阙，能够将热力向体内渗透，起到温养胞宫的作用，同时通过经络传导，起到温经散寒、化瘀通络的作用。

4. 穴位贴敷　主要是将药物制成特定的剂型，贴敷于穴位上，发挥药物疗效和穴位刺激的双重作用，达到治疗疾病的目的。穴位贴敷能够调节原发性痛经患者前列腺素的合成。

5. 耳穴贴压　耳朵与脏腑经络关系密切，可以刺激与痛经有关的耳穴疏通经络、调和气血来缓解痛经。耳穴贴压疗法可以持续地镇痛，缓解盆腔炎症反应，通过降低血管及子宫平滑肌的收缩频率而缓解痛经。利用耳穴贴压神门、内分泌、肝、内生殖器等穴位治疗原发性痛经效果良好。

6. 中药足浴　是将中药熬成汤剂泡脚治疗疾病的一种方法。足与脏腑密切相关，三阴经起于足部，通过经络的作用使药物热量到达子宫，温暖胞宫，缓解痛经。可用桂枝、益母草、柴胡、当归、甘草、白芍等药物治疗，于行经前3～5 d，每日泡脚30～40 min，治疗3个月经周期。

7. 中药灌肠　是将中药煎剂或掺入散剂从肛门灌入，在直肠中保留一段时间，通过肠黏膜吸收缓解痛经的一种方法。中药灌肠一方面使药物直接经过肠黏膜吸收进入循环系统,另一方面通过药物的作用扩张盆腔周围的血管,促进盆腔周围血液的循环,使药物到达需要治疗的部位,缓解痛经。方药桃红四物汤合失笑散治疗痛经,在经前3~5 d至经净使用,效果良好。

8. 穴位注射　是将针刺与药物结合的一种方法,根据中医辨证将一定剂量的中药或西药注射到特定穴位来治疗疾病。穴位注射可以刺激穴位,疏通经络,从而达到治疗痛经的目的。

9. 推拿按摩手法　是用一定的手法刺激人体的体表或者穴位来治疗疾病。推拿按摩手法通过手法直接作用于盆腔、腹腔,使盆腔气血运行速度加快,缓解痛经。

10. 穴位埋线　是在穴位上植入羊肠线或者可以吸收性外科缝线,并通过羊肠线对穴位的持续刺激作用,达到治疗疾病的一种方法。

第三节　崩　漏

崩漏属月经周期、经期、经量严重失常的一种月经病,是指经血非时暴下如崩或淋漓不断如漏前者称崩中或经崩,后者称漏下或经漏。崩与漏虽有不同,但两者常相转化,故概称为崩漏。

如因器质性病变或胎、产、杂病引起的似崩似漏的阴道下血症,不属本节范畴。

有关崩的记载,最早见于《素问·阴阳别论》"阴虚阳搏谓之崩",此说为后世医家研究崩漏奠定了理论基础。漏,始见于《金匮要略》,并提出了不同病证的鉴别。《诸病源候论》首列"漏下候""崩中候",指出崩中、漏下属非时之经血,明确了崩漏的概念,并观察到"崩中"与"漏下"可以并见,概括其病机为伤损冲任。《景岳全书·妇人规》明确将崩漏归属于月经病范围,指出崩漏为"经病""血病""经乱之甚者也"。方约之在《丹溪心法附余》中归纳总结出"塞流、澄源、复旧"的治崩大法,至今仍为临床医家所推崇。唐容川《血证论》云:"崩漏者,非经期而下血之谓也。少者名日漏下,多则名为血崩……古名崩中,谓血乃中州脾土所统摄,脾不摄血,是以崩溃,故日崩中。示人治崩必治中州也。"提出了崩漏论治当需重脾的见解,可资临证参考。

西医学的功能失调性子宫出血病(简称功血)中无排卵型功血的临床表现与崩漏症状相同,可归属本病范畴论治。

【病因病机】

崩漏的病因较为复杂,但可概括可为热、虚、瘀3个方面。其主要发病机理是劳伤血气,脏腑损伤,血海蓄溢失常,冲任二脉不能约制经血,以致经血非时而下。

1. 血热　素体阳盛,肝火易动;或素性抑郁,郁久化火;或感受热邪,或过服辛温香燥助阳之品,热伏冲任,扰动血海,迫血妄行而成崩漏。素体阴虚,或久病失血伤阴,阴虚内热,虚火内炽,扰动血海,加之阴虚失守,冲任失约,故经血非时妄行;血崩失血则阴愈亏,冲任更伤,以致崩漏反复难愈。《傅青主女科·血崩》云:"冲脉太热而血即沸,血崩之为病，正冲脉之太热也。”

2. 肾虚　禀赋不足，天癸初至，肾气稚弱，冲任未盛；育龄期因房劳多产伤肾，损伤冲任胞脉；绝经期天癸渐竭，肾气渐虚，封藏失司，冲任不固，不能调摄和制约经血，因而发生崩漏。若肾阴亏损，则阴虚失守，虚火内生，扰动冲脉血海，迫血妄行而成崩漏。《兰室秘藏·妇人门》云：“妇人血崩，是肾水阴虚不能镇守胞络相火，故血走而崩也。”

3. 脾虚　忧思过度，或饮食劳倦损伤脾气，脾气亏虚，统摄无权，冲任失固，不能制约经血而成崩漏。《妇科玉尺·崩漏》云：“思虑伤脾，不能摄血，致令妄行。”

4. 血瘀　情志所伤，肝气郁结，气滞血瘀；或经期、产后余血未尽，又感受寒、热邪气，寒凝血脉，或热灼津血而致血瘀，瘀阻冲任，旧血不去，新血难安，发为崩漏。也有因元气虚弱，无力行血，血运迟缓，因虚而瘀或久漏成瘀者。

崩漏为经乱之甚，其发病常非单一原因所致。如肝郁化火之实热，既有火热扰血，迫经妄行的病机，又有肝失疏泄，血海蓄溢失常的病机，如肝气乘脾，或肝肾亏虚，可有脾失统摄、肾失封藏而致冲任不固的病机夹杂其中。又如阴虚阳搏，病起于肾，而肾阴亏虚不能济心涵木，以致心火亢盛，肝肾之相火夹心火之势亦从而相扇，而成为心、脾、肝、肾同病的崩漏证。

【临床表现】

主证是阴道出血，其特点是月经不按周期妄行，出血时间长短不一，血量时多时少，流血时断时续，或骤然大量出血继以淋漓不断，或淋漓连月不止，也有停经数周或数月又暴下或淋漓的。

【诊断】

由于阴道出血常是多种疾病的共有症状，故必须详询病史和全身体检（包括妇科检查）及辅助检查，排除器质性病变和其他病症所致的阴道下血证，才能确立崩漏的诊断。

1. 病史　应了解患者的年龄、月经史、胎次、产次、分娩史、一般健康状况，有无慢性病史如肝病、血液病、高血压、代谢性疾病等，有无精神紧张、情绪冲动、恐惧忧伤等影响正常月经的因素。

对流血情况更需详细询问，如发病时间、流血量、持续时间、出血性质、流血前有无停经、流血等病史。

2. 症状　月经来潮无周期规律而妄行，出血量多如山崩之状，或量少淋漓不止。出血情况可有多种表现形式，如停经数月而后骤然暴下，继而淋漓不断；或淋漓量少累月不止，突然又暴下量多如注；或出血时断时续，血量时多时少。常常继发贫血，甚至发生失血性休克。

3. 检查

(1)包括全身检查、妇科检查及血液化验等，以排除全身性疾病和生殖器官器质病变。如属功血表现如崩漏症状者，可借助功血有关检查、诊断的方法协助本病的诊断，以利判断疗效。

(2)辅助检查：①诊断性刮宫。诊刮时须注意宫腔的大小和形态、宫壁是否平滑、刮出物的性质和量。诊刮取组织活检以明确诊断,同时刮净宫内膜可达到正血的目的。②基础体温测定。基础体温呈单相型提示无排卵;如显示双相,但升高时期短(9 ~ 11 d),多为黄体功能不全;虽呈双相,但经期下降缓慢,多为子宫内膜剥落不全。③宫颈黏液结晶检查。已临经期仍出现羊齿状结晶,提示无排卵。④阴道脱落细胞涂片检查。反映雌激素或孕激素影响程度。无排卵可有雌激素作用,黄体功能不全时则孕激素作用不足,缺乏典型的细胞堆集和皱褶。激素测定:根据了解目的选择测定项目,如了解卵巢功能失调可测雌激素、孕二醇、17-羟孕酮、HCG 等水平。

以上辅助检查证实属卵巢功能失调而又具崩漏的临床表现者,可诊断为崩漏。

【鉴别诊断】

崩漏应与月经不调、胎漏、异位妊娠、产后出血、赤带、症瘕、外伤、全身出血性疾病等鉴别(表 16-2)。

表 16-2　崩漏的鉴别诊断

疾病	流血腹痛病史	检查
崩漏	阴道流血多如山崩,月经不调,无腹痛;或量少淋漓不净,多见于青春期、更年期妇女,崩和漏交替	生殖器官无器质性病变
月经不调	月经提前,无或伴有轻微疼痛,或月经先后无定期,或月经过多,或经期延长,或经间期出血	生殖器官无器质性病变
胎漏	阴道流血量少,伴轻微腹痛,多有停经史或早孕反应	子宫增大符合妊娠月份,妊娠试验阳性
异位妊娠	阴道流血量少,有停经史或急腹痛史。呈点滴性出血,血色暗褐,或有蜕膜管型排出	少腹一侧可触及包块,子宫无明显增大,或宫颈举痛,妊娠试验弱阳性
赤带	带下呈血性,或有小腹压痛,多在月经净后出现	有宫颈糜烂或息肉
产后出血	阴道流血,小腹压痛;或产后血晕	发生于分娩后至产褥期的子宫复旧不良,或有胎盘、胎膜残留
症瘕出血	阴道流血,或有小腹压痛	子宫增大质硬,外形不规则

全身性疾病及其他疾病,如血液病,其他内分泌腺疾病,营养不良,心力衰竭,严重肝、肾功能障碍,生殖器官炎症,药物影响等也可诱发崩漏发生,通过血常规、肝肾功能、凝血功能、心电图等辅助检查往往能发现基础疾病。

崩漏与妇科血证的鉴别有时较为困难,在详细询问病史的基础上,常需借助妇科检查和临床辅助检查,并行全面分析才能最终明确诊断。

【治疗】

1. 出血期治疗(塞流为主,结合澄源) 崩漏属于急症,崩漏发作之时,出血量多势急,急当"塞流"止崩,以防厥脱,视病情和患者体质选择下列方法急止其血。常用止血方法有以下几种。

(1)补气摄血,固摄冲任以止崩。前人有"留得一分血,便是留得一分气"之言,补气摄血止崩之法常用西洋参 10 g 或独参汤水煎服。

(2)温阳止崩:崩证发作,暴下如注,血压下降,胸闷泛恶,四肢湿冷,脉芤或脉微欲绝,病情危象,需急行中西医结合抢救。

(3)滋阴固气止崩:急用生脉注射液或参麦注射液 20 mL 加入 5% 葡萄糖液 250 mL 中静脉滴注。

(4)祛瘀止崩:使瘀祛血止,用于下血如注,夹有瘀血者。

(5)针灸止血:艾灸百会、大敦、隐白、断红针刺治疗。

(6)西药或手术止血:主要是输液、输血补充血容量以抗休克或激素止血。对于反复发生崩漏者,务必行诊断性刮宫术并送病理检查,及早排除子宫内膜腺癌可能,以免贻误病情。

2. 辨证要点 崩漏辨证首先要根据出血的量、色、质辨明血证的属性,分清寒、热、虚、实。一般经血非时崩下,量多势急,继而淋漓不止,色淡,质稀多属虚;经血非时暴下,血色鲜红或深红,质地稠黏多属实热;淋漓漏下,血色紫红,质稠多属虚热;经来无期,时来时止,时多时少,或久漏不止,色暗夹血块,多属瘀滞。出血急骤多属气虚或血热,淋漓不断多属虚热或血瘀。一般而言,崩漏虚证多而实证少,热证多而寒证少。即便是热亦是虚热为多,但发病初期可为实热,失血伤阴即转为虚热。

3. 治疗原则 崩漏的治疗原则应根据其病情缓急和出血时间长短的不同,本着"急则治其标,缓则治其本"的原则,灵活掌握塞流、澄源、复旧三法。

(1)塞流:即是止血。暴崩之际,急当止血防脱,首选补气摄血法。如用生脉散(《内外伤辨惑论》:人参、麦冬、五味子),以人参大补元气、摄血固脱,麦冬养阴清心,五味子益气生津、补肾养心、收敛固涩。若见四肢厥逆,脉微欲绝等阳微欲脱之证,则于生脉散中加附子去麦冬,或用参附汤(《校注妇人良方》:人参、附子)加炮姜炭以回阳救逆,固脱止血。同时针刺人中、合谷、断红,艾灸百会、神阙、隐白。血势不减者,宜输血救急。血势渐缓应按不同证型塞流与澄源并进,采用健脾益气止血,或养阴清热止血,或养血化瘀止血治之。出血暂停或已止,则谨守病机,行澄源结合复旧之法。

(2)澄源:即辨证求因以治本,为治疗崩漏的重要阶段,血止或病缓时应针对病因施治,使崩漏得到根本上的治疗。"塞流""澄源"两法常同步进行。

(3)复旧:即调理善后,是巩固期崩漏治疗的重要阶段。临床多采用补肾、扶脾或疏肝之法。"复旧"更需兼顾"澄源",并根据月经周期冲任、胞宫、阴阳、气血的变化调整月经周期。治崩三法既有区别,又有内在联系,临床应用不能截然分开,需结合具体病情灵活运用。"塞流"需"澄源",而"澄源"当固本,"复旧"要求因。

4. 分型论治 本节分型论治着重在于崩漏出血阶段的中医药治疗,即塞流结合澄源的治法和方药，复旧固本、善后调理的方药应与月经不调类病、闭经等病证的辨证论治相互参照学习。

(1)血热证

1)实热证

主要证候：经血非时暴下，或淋漓不净又时而增多，血色深红或鲜红，质稠，或有血块；唇红目赤，烦热口渴，或大便干结，小便黄；舌红苔黄，脉滑数。

证候分析：阳盛血热，实热内蕴，热扰冲任，血海不宁，迫血妄行，故血崩暴下或淋漓不净；血热则色鲜红或深红，热灼阴津则质稠或有块。舌脉均为实热之象。

治法：清热凉血，止血调经。

代表方：清热固经汤(《简明中医妇科学》)。

常用药：黄芩、栀子、生地黄、地骨皮、地榆炭、阿胶、生藕节、棕榈炭、龟甲、牡蛎粉、生甘草。

原方主治虚热证兼肾阴虚，崩漏量多，色殷红。方中以龟甲、阿胶为君药，滋阴潜阳、补肾养血；生地黄、黄芩、栀子清热凉血，合地骨皮以增养阴、清热、凉血之力；生藕节、地榆炭、棕榈炭功专清热凉血、收涩化瘀，牡蛎粉兼可育阴潜阳；生甘草清热解毒，调和诸药。诸药配伍，共奏清热凉血、止血调经之功。

2)虚热证

主要证候：经血非时而下，量少淋漓，血色鲜红而质稠；心烦潮热，小便黄少，或大便干燥；舌质红，苔薄黄，脉细数。

证候分析：阴虚失守，冲任不固，故经血非时而下；阴虚生热，虚热扰血，热迫血行，阴虚血少则量少淋漓，质地黏稠；心烦潮热，尿黄便结，舌红苔黄，脉细数，均为虚热之象。

治法：养阴清热，止血调经。

代表方：上下相资汤(《石室秘录》)。

常用药：人参、沙参、玄参、麦冬、玉竹、五味子、熟地黄、山茱萸、车前子、怀牛膝。

原方主治血崩之后，口舌燥裂，不能饮食。方中熟地黄、山茱萸滋阴补肾为君药，车前子强阴益精，怀牛膝补益肝肾，增益补肾之力；人参、玄参、麦冬、玉竹益气、滋肺、降火，金水相资；佐以五味子，仿生脉散之意，益气养阴、清心安神。诸药配伍，共奏养阴清热、止血调经之功。

(2)肾虚证

1)肾阴虚证

主要证候：月经紊乱无期，出血淋漓不净或量多，色鲜红，质稠；头晕耳鸣，腰膝酸软，或心烦；舌质偏红，苔少，脉细数。

证候分析：肾阴亏虚，阴虚失守，封藏失司，冲任不固，故月经紊乱，经量多或淋漓不尽；阴虚生内热，热灼阴血，则血色鲜红、质稠；阴血不足，不能上荣于脑，故头晕耳鸣；阴精亏虚，外府不荣，作强无力，则腰腿酸软；水不济火，故心烦；舌红，苔少，脉细数亦为肾阴亏虚之象。

治法：滋肾益阴，止血调经。

代表方:左归丸(《景岳全书》)加川牛膝。

常用药:熟地黄、山药、枸杞子、山茱萸、川牛膝、菟丝子、鹿角胶、龟甲胶。

左归丸原方主治真阴肾水不足证。二至丸原方主治肝肾阴虚,眩晕耳鸣,咽干鼻燥,腰膝酸痛。方中重用熟地黄滋肾填精,大补真阴,为君药;山药补脾益阴,滋肾固精;枸杞子补肾益精,养肝明目;山茱萸养肝滋肾,涩精敛汗;龟、鹿二胶,为血肉有情之品,峻补精髓,龟甲胶偏于补阴,鹿角胶偏于补阳,在补阴之中配伍补阳药,取"阳中求阴"之义;菟丝子、川牛膝益肝肾、强腰膝、健筋骨,俱为佐药。两方合而用之,共奏滋肾益阴、止血调经之功。

2)肾阳虚证

主要证候:月经紊乱无期,出血量多或淋漓不尽,色淡质清;畏寒肢冷,面色晦暗,腰腿酸软,小便清长;舌质淡,苔薄白,脉沉细。

证候分析:肾阳虚弱,肾气不足,封藏失司,冲任不固,故月经紊乱、量多或淋漓;阳虚火衰,胞宫失煦,故经血色淡质清。余证均为阳虚失煦之象。

治法:温肾固冲,止血调经。

代表方:右归丸(《景岳全书》)去肉桂,加补骨脂、淫羊藿。

常用药:制附子、肉桂、熟地黄、山药、山茱萸、枸杞子、菟丝子、鹿角胶、当归、杜仲。

右归丸原方主治肾阳不足,命门火衰证。方中以制附子、淫羊藿、鹿角胶为君药,温补肾阳,填精补髓;臣以熟地黄、枸杞子、山茱萸、山药、补骨脂滋阴益肾,养肝补脾;佐以菟丝子补阳益阴,固精缩尿;杜仲补益肝肾,强筋壮骨;当归养血和血,助鹿角胶以补养精血。诸药配合,共奏温补肾阳,填精止遗之功。

(3)脾虚证

主要证候:经血非时而至,崩中暴下继而淋漓,血色淡而质薄;气短神疲,面色㿠白,或面浮肢肿,四肢不温;舌质淡,苔薄白,脉弱或沉细。

证候分析:脾虚气陷,统摄无权,故忽然暴下,或日久不止而成漏下;气虚火不足,故经血色淡而质薄;中气不足,清阳不升,故气短神疲;脾阳不振,则四肢不温、面色㿠白;脾虚水湿不运,泛溢肌肤,则面浮肢肿;舌淡,脉弱均为脾虚阳气不足之象。

治法:补气升阳,止血调经。

代表方:举元煎(《景岳全书》)合安冲汤(《医学衷中参西录》)加炮姜炭。

常用药:举元煎,人参、黄芪、白术、炙甘草、升麻。

安冲汤:黄芪、白术、生地黄、白芍、续断、海螵蛸、茜草、龙骨、牡蛎。

举元煎原方主治气虚下陷,血崩血脱,亡阳垂危等。安冲汤原方主治妇女经水行时多而且久,过期不止,或不时漏下。方中人参、黄芪、白术、炙甘草补中益气、健脾固摄以治其本;白芍、生地黄、续断补肾固冲、敛阴止血以治其标;佐以升麻升阳举陷,海螵蛸、茜草、龙骨、牡蛎、炮姜炭收涩止血。两方合用共奏补气升阳、止血调经之效。

(4)血瘀证

主要证候:经血非时而下,时下时止,或淋漓不净,色紫黑有块;或有小腹不适;舌质紫暗,苔薄白,脉涩或细弦。

证候分析：胞脉瘀滞，旧血不去，新血难安，故月经紊乱，离经之血时停时流，故经血时来时止；冲任瘀阻，新血不生，旧血蓄极而满，故经血非时暴下；瘀阻则气血不畅，故小腹不适；血色紫黑有块，舌紫暗，脉涩均为有瘀之征。

治法：活血化瘀，止血调经。

代表方：四草汤（《实用中医妇科方剂》）加三七、蒲黄。

常用药：鹿衔草、马鞭草、茜草炭、益母草。

四草汤原方主治血热夹瘀崩漏。方中鹿衔草、马鞭草清热利湿，化瘀止血，为君药；益母草活血调经、祛瘀生新，合三七、蒲黄、茜草炭则活血化瘀、固冲止血之力增。诸药配伍，共奏活血化瘀、止血调经之功。

5. 血止后治疗（复旧为主，结合澄源）

（1）辨证求因、循因论治。在崩漏发病过程中常因病机转化而气血同病，多脏受累，甚而反为因果，故在治疗过程中除要辨证求因、审因论治外，更要抓住本病肾虚为主的基本病机，始终不忘补肾治本调经。一般来说，可在血止后根据患者不同的年龄阶段应用调整月经周期疗法。如青春期因其肾气初盛，天癸刚至，冲任未实，胞宫发育尚欠，多以调补肝肾佐以理气和血之法，方用大补元煎合二至丸等方加减治疗；如周期测量基础体温，未见双相体温时，酌加巴戟天、肉苁蓉、补骨脂等温补肾阳，或者用加减苁蓉菟丝子丸（《中医妇科治疗学》）化裁。育龄期则常见肝肾不足、心脾两虚、脾肾虚弱、心肾不交等证，治疗宜对应各种证候施行。若绝经前后期患者，则多肾衰，阴阳俱虚，兼夹阴虚火旺，阴虚阳亢，阴虚风动，以及夹瘀血、痰湿等，治疗则根据其具体辨证施治。

（2）调整月经周期疗法：采用中医药调整月经周期疗法简称“调周法”，该法根据月经周期中脏腑阴阳气血的生理性变化，按照月经周期不同时段采用相应的治法，因势而治，以达到调整月经周期节律和恢复排卵的目的。调周法各阶段用药的原则为：行经期着重活血调经，有利经血排出；经后期着重补益肝肾，固护阴血，促进卵泡发育成熟和子宫内膜修复；经间期着重重阴转阳，促进排卵；经前期着重补肾助阳，维持黄体功能。一般连续治疗3～6个周期，可逐渐建立规律的月经周期，恢复排卵功能。临床运用调周法时，应根据患者的证候与体质特点，辨病与辨证结合，因人、因证、因时制宜，以补肾、养肝、扶脾和宁心安神为治疗大法，调周以治本。

（3）确定复旧的目标：治疗崩漏还应结合患者的年龄与生育情况来确定治疗所要达到的最终目标。如治疗青春期崩漏的目标是使肾气充盛，冲任气血充沛，逐渐建立规律的月经周期；治疗育龄期崩漏的目标是使肾气平均，肝肾精血旺盛，阴阳平衡，恢复卵巢排卵功能与月经的周期，保持生殖功能正常；治疗围绝经期崩漏的目标则是重在控制出血，补益脾气固摄经血，以后天养先天，促使肝肾、脾肾、心肾功能协调，恢复阴阳平衡，延缓衰老进程。

第四节　经前期综合征

经前期综合征是指月经前周期性发生的影响妇女日常生活和工作，涉及躯体、精神及行为的一组症候群,月经来潮后可自行消失。多见于25~45岁妇女。主要表现为周期性出现的易怒、抑郁和疲劳,或四肢水肿、乳房触痛等。中医根据不同的主证,分别称之为“经行乳房胀痛”“经行头痛”“经行泄泻”“经行发热”“经行吐衄”等。常将以上症状统称为“月经前后诸症”。

【病因病机】

中医学认为月经以血为本,肝藏血,肾藏精,脾统血,主运化,是气血生化之源,因此月经的产生与肾、肝、脾的关系密切。妇女月经前或经期诸证的发生是由于阴血由冲任二脉下注胞宫,血海充盈,而全身阴血不足,使某些脏腑功能或气血失调所致。临床表现多种多样,可从脏腑、气血、阴阳等多方面进行辨证,以脏腑辨证为主,兼及其他。脏腑辨证与心、肝、脾、肾四脏有关,以肝为主。肝为藏血之脏,又有“肝司血海”之说,肝之经脉绕阴器过少腹,布胸胁,上行乳头,与冲脉息息相关,与冲任二脉共同调节维持着女性特有的生理功能,而肝血充沛,肝气条达是妇女月经正常,胎孕安适,乳汁畅盛的必要条件。青壮年妇女正是经、孕、产、乳的旺盛时期,也是耗伤津血时期,加之工作,家务的繁忙易使情绪不稳定,内耗阴血,而出现肝血不足,肝阳偏亢或肝失调达的征象,常累及肾、脾、心,相兼为病,从而产生一系列的脏腑功能失调的证候。

1. 肝郁气滞　素禀抑郁,情志不疏,或恚怒伤肝,肝失条达,经期之际阴血下注血海,肝阴不足,失于濡养,肝气不疏,气机壅阻,故出现胁肋、乳房胀痛,肝郁日久化火上扰清窍,可致经行头痛,烦躁失眠;肝木乘脾土,脾失健运则经行腹泻。

2. 肝肾阴虚　素体阴虚,临行经之前,阴血更虚,阴虚水不涵木,木火上炎,则经行头痛头晕,烦躁失眠,经行发热,或口糜;热灼阴络,则经行吐衄、便血等。

3. 脾肾阳虚　素体阳虚,脾失温煦,运化不健,则水湿停聚,泛于肌肤则为水肿,水湿下注则为经行泄泻;清阳不升则清窍失养,以致经行头晕头痛,疲劳嗜睡。

4. 气血虚弱　素体亏虚,经期阴血下注,气血虚弱,经期失养,经血运行不畅,故经行一身疼痛,或酸楚麻木;血虚生风,可致经行风疹块等。

5. 瘀血阻滞经行产后遇寒饮冷,血为寒凝,或跌仆外伤,瘀血阻滞脉中,经行不畅,故经行之际身痛,小腹疼痛;足厥阴肝经络胞而过,上循巅脑,经脉不通,则巅脑失养,因而头痛头昏。

【临床表现】

1. 症状　①躯体症状:头痛,背痛,乳房胀痛,腹胀,全身痛,肢体浮肿,体重增加,潮热,汗出,心慌,运动协调功能减退等。②精神症状:易怒,焦虑,紧张,抑郁,情绪不稳定,急躁,疲乏,以及饮食、睡眠、性欲改变等。③行为症状:注意力不集中,工作效率低,记忆力减退,神经质,易激动,健忘等。

2. 体征　伴随月经周期出现部分体征。有浮肿者,可见颜面及下肢水肿;乳房胀痛明显者,检查时或可发现乳房触痛性结节;经前有黏膜变化者,可有口腔溃疡,皮肤可见荨麻疹或痤疮。程度轻重不一,或可多症并存,月经干净后诸症消失。

【诊断】

1. 病史　本病既往无精神疾病相关病史,无肝病、血液病、甲状腺、脑瘤等病史。需要在随后连续2个月经周期中均符合症状要求。

2. 症状　经行前2周发生头痛、发热、吐衄、口糜、浮肿、咳喘、情志异常等表现。包括胃脘胀痛、体重增加、乳房胀痛、肢体浮肿、头身疼痛、思想不集中、失眠、食欲改变等。符合上述症状在黄体期出现至少一项，经后消失即可诊断。

3. 检查

(1)妇科检查：无异常。

(2)实验室检查：多无明显异常改变，但对口糜较重者，应查血常规，必要时行病变局部渗出物培养及皮肤过敏实验等以除外其他疾病。浮肿者血清 E2、PRL 水平可见增高，或 E2 与 P 比值失调，或行肝功能、肾功能和甲状腺功能检查以排除其他疾病。

(3)其他检查：头痛者可行 CT 检查排除颅脑占位性病变。

【鉴别诊断】

1. 狐惑病　与西医学的贝赫切特综合征(又称白塞病)相似，白塞病以虹膜睫状体炎、滤泡性口腔溃疡、急性女阴溃疡为主要特征，非特异性皮肤过敏反应阳性有助诊断。本病口咽糜烂与阴部蚀烂并见，且不具备随月经周期呈规律性发作的特点。

2. 脏躁　妇人无故自悲伤，不能控制，甚或哭笑无常，呵欠频作者，但与月经周期无关，称为脏躁。虽与经行情志异常都有情志改变，但脏躁无月经周期性发作，而经行情志异常则伴随月经周期而发作。

3. 乳癖　可出现经前乳房胀痛，检查多见乳房有包块。经行乳房胀痛每随月经周期而发，经后消失，检查多无器质性改变。乳房 B 超或红外线扫描有助于鉴别诊断。

【治疗】

治疗时间因虚实而异，虚证从经净后开始治疗，以补为主，于经前 1 ~ 2 周再在补虚基础上佐以通利之品；实证从经前 1 ~ 2 周开始，以通为主，直至经至。

1. 辨证论治

(1)肝郁气滞证

证候：经前乳房、乳头胀痛，胸胁、小腹胀满，烦躁易怒，或精神抑郁，善叹息，或头晕失眠，或头痛剧烈，月经周期先后无定或延后，经行不畅，经色暗红。舌苔薄白或薄黄，脉弦。

治法：疏肝解郁，养血调经。

方药：柴胡疏肝散(《景岳全书》)。

若乳房内有结块，可加橘核、莪术、穿山甲以散结通络；少腹胀痛者，加延胡索、乌药以理气止痛；若以经前或经期发热为主者，伴有口干口苦、头晕心烦、舌边尖红苔黄者，则为肝郁化热，方选丹栀逍遥散(《内科摘要》)以疏肝清热。

(2)肝肾阴虚证

证候：经行或经后乳房胀痛，按之柔软无块，月经量少，五心烦热，两目干涩，头晕目眩，腰膝酸软，或口舌糜烂，或潮热，盗汗。舌质红少苔，脉细。

治法：滋肾养肝，育阴调经。

方药：一贯煎(《柳州医话》)。

若头晕甚者,加钩藤、夏枯草以清肝息风;月经量少者,加白芍、当归养血活血;潮热汗出者,加龟甲以育阴潜阳、滋阴降火。

(3)脾肾阳虚证

证候:经前或经期面浮肢肿,脘腹胀满,腰酸腿软,纳少便溏,或经前泄泻,或经行前后头晕沉重,体倦嗜睡,胸闷泛恶,月经量多,色淡质稀。舌质淡苔白滑,脉沉缓。

治法:温肾健脾,化湿调经。

方药:右归丸(《景岳全书》)合苓桂术甘汤(《金匮要略》)。

若经行肿甚,加桂枝、防已以利水消肿;腹痛即泻、泻后痛止者,方选痛泻要方(《丹溪心法》)以扶脾抑肝。

(4)心肝火旺证

证候:经前或经期狂躁易怒,头痛头晕,口苦咽干,面红目赤,口舌生疮,溲黄便干,经行吐衄。舌质红苔薄黄,脉弦滑数。

治法:疏肝解郁,清热调经。

方药:丹栀逍遥散(《内科摘要》)加黄芩。

肝火旺、头痛剧烈者,加石决明、蔓荆子以清泻肝火。

(5)气滞血瘀证

证候:经前或经期头痛剧烈,或经行发热,腹痛拒按,肢体肿胀不适;月经量少,或经行不畅,经色紫暗有块。舌紫暗边尖或有瘀点,脉弦涩。

治法:理气活血,化瘀调经。

方药:血府逐瘀汤(《医林改错》)。

头痛如锥刺者,加地龙、全蝎通经活络;若以周身疼痛、腰膝关节酸痛为主,方选趁痛散(《妇人大全良方》)。

(6)痰火上扰证

证候:经行烦躁,情绪不宁,甚或狂躁不安,胸闷泛恶,痰多不寐,面红目赤,大便干结;月经量多,色深红,质黏稠,平时带下量多,色黄质稠。舌红苔黄厚或腻,脉弦滑而数。

治法:清热化痰,宁心安神。

方药:生铁落饮(《医学心悟》)加郁金、黄连。

若带下量多,加薏苡仁、车前子以利湿止带;胸闷气短、肢体困倦者,加瓜蒌、石菖蒲,宽胸利气以化痰湿。

2.中成药

(1)逍遥丸:口服,适用于肝郁血虚,脾失健运证。

(2)加味逍遥丸:口服,适用于肝郁化热,心肝火旺证。

(3)杞菊地黄丸:口服,适用于肝肾阴虚证。

(4)健脾丸合桂附地黄丸:口服,适用于脾肾阳虚证。

(5)血府逐瘀片(胶囊):口服,适用于气滞血瘀证。

(6)牛黄清心丸:口服,适用于痰热上扰,气血不足证。

(7)四物合剂(胶囊):口服,适用于经行头痛的血虚证。

3. 针灸疗法

（1）毫针：针刺主要是通过疏通经络，扶正祛邪以及平衡阴阳，并根据不同经络位置进行针刺以调整相应的脏腑以及机体的内在功能，达到治病的目的。采用针灸的方式治疗经前期综合征，穴位常规消毒，选用 28～30 号 1.5～2 寸毫针刺入穴位，得气后留针 30 min，其间每 5 min 行针 5 次，肝气郁结型用泻法，主穴：太冲、太溪、气海、肝俞、膻中、三阴交；随症配穴：发热加大椎、曲池，头痛加太阳、百会，失眠重者加神门、内关，乳房胀痛加乳根、期门。脾肾阳虚型施补法，主穴：足三里、脾俞、肾俞、太溪、三阴交、关元（灸）；随症配穴：泄泻加中脘、天枢，浮肿加水分、气海（灸）。每日治疗 1 次，10 次为 1 个疗程，月经来潮前 10 d 开始治疗。

采用安神调肝针刺法，选穴神庭、四关（双侧）、三阴交（双侧）。用华佗牌 32 号 1.5 寸毫针。神庭平刺，四关、三阴交直刺。月经前 14～16 d 开始治疗，每日 1 次，每次留针 30 min，每 10 min 行 1 次针，平补平泻，至月经来潮，停止治疗，此为 1 个疗程；待下次月经前 14～16 d，开始第 2 个疗程治疗。如此治疗 3 个疗程。同时研究表明针灸疗法能有效地改善经前期综合征的精神和躯体症状，是值得推广的中医临床治疗手段之一。

（2）耳穴贴压：体针与耳穴贴压并用治疗经行头痛的临床疗效，采用经前调理和头痛发作时的分步治疗。选取耳穴卵巢、内分泌、肾、肝、脾、神口、皮质下进行贴压，直至头痛发作前；头痛发作时治疗选取百会、太阳、颔厌、悬颅、三阴交等进行针刺，此治疗方法，可以缓解经行头痛。耳穴可有效治疗妇科疾病如经前综合征、经前紧张综合征、经行头痛等，运用方便简易，无不良反应。每次在经前感觉乳房胀痛时开始治疗，到经来后乳胀消失为 1 个疗程，连续治疗 3 个疗程。

耳穴贴压疗法治疗经行乳房胀痛可通过局部耳穴贴压刺激耳上的经络又可刺激耳部的穴位。通常连续治疗 3 个阶段疗效会更佳。

（3）穴位埋线：心俞为心气输注之处，心主藏神，故取心俞可益心安神，宽胸利隔。肝俞为肝气输注之处，疏肝解郁，与肾俞合用可补养肝肾，调理冲任。脾俞、胃俞为脾气、胃气输注之处，两穴合用健脾补胃以调气血生化之源，与肾俞相配温补脾肾。诸穴合用益其源、调其流，使气血充盈，脏腑功能恢复，阴阳得以平衡。穴位埋线法可以调节内分泌紊乱，从而对经前期综合征的雌激素相对过高引起的症状体征起到良好的治疗作用，具有升高黄体期孕酮水平、改善黄体功能的作用。

（4）放血疗法：经前头痛选用点刺头维放血疗法，采用“实则泻之”和“宛陈则除之”的治疗原则。点刺放血治疗经前头痛，医生用拇指和示指在患者头维穴周围向针刺处推按，常规消毒后，右手拇指和示指持三棱针针柄，中指指腹紧靠针身下端，对准头维，与皮肤呈 30°角向后斜刺入 3～5 mm，挤压针孔周围，使其出血，至血色变浅为止。头维为足阳明胃经的最高点，标穴所在；经前头痛主因在血不在气。

（5）穴位注射：取三阴交、足三里注射黄芪注射针剂，选用一次性 5 号针头并 5 mL 注射器，局部穴位常规消毒，进针后，以捻转手法得气并注射药物 1 mL；快速出针后于穴区稍加按压。配合体针针刺气海、关元、太冲、太阳、风池、合谷，于经前 10 d 起，每隔 2 d 施治 1 次，经期停止。

第五节　多囊卵巢综合征

多囊卵巢综合征(polycystic ovary syndrome,PCOS)是青春期及育龄期女性最常见的妇科内分泌疾病之一,以持续无排卵、雄激素过多和胰岛素抵抗为主要特征,并伴有生殖功能障碍及糖脂代谢异常。临床表现有月经紊乱、肥胖、多毛、痤疮、黑棘皮、不孕及孕后流产等。中医学无此病名,根据其临床特征及表现,归属于"不孕""月经过少""月经后期""闭经""症瘕"等范畴。

【病因病机】

1.肾虚　先天禀赋不足,肾气未盛,天癸亏乏不能应时泌至;冲任失养,精血无从而生,血海难以充盈,可导致闭经、月经稀少等。

2.痰湿阻滞　素体肥胖或过食膏粱厚味,或饮食失节,损伤脾胃,运化失职,痰湿内生;冲任气血受阻,痰湿、脂膜壅塞,血海不得满盈,故月经闭止或失调、体胖、多毛、卵巢增大等。

3.肝经湿热　素性抑郁,或郁怒伤肝,肝气郁结,疏泄失常,郁久化火;或肝气犯脾,脾虚生湿,湿热蕴结冲任胞脉,冲任失调,气血不和,致月经停闭或失调、不孕等。

4.气滞血瘀　七情内伤,气机阻滞,血行不畅,瘀血阻滞胞宫、胞脉,导致闭经、不孕、癥瘕等。

【临床表现】

1.症状

(1)月经失调:多为月经稀发、经量过少、闭经,也可表现为异常子宫出血等。

(2)不孕:由于排卵障碍,生育期女性可致不孕。

(3)肥胖:40%~60%的多囊卵巢综合征患者出现肥胖,且多为中心型肥胖(腰围/臀围≥0.8),体重指数≥25。

2.体征

(1)体格检查:①多毛、痤疮。毛发呈现男性型倾向,如唇周、胸、下腹正中等;油脂性皮肤及痤疮常见。②黑棘皮病。在阴唇、颈背部、乳房下、腋下和腹股沟等处的皮肤出现灰褐色色素沉着,呈对称性分布,皮肤增厚,质地柔软。③其他男性化体征。少数患者出现秃发、肌肉发达、皮肤结节等。

(2)妇科检查:阴毛粗浓黑呈男性型分布,可扪及增大的卵巢。

【诊断】

1.病史　多起病于青春期,初潮后渐现月经稀发或稀少,甚则闭经,或月经频发、淋漓不尽等,渐可转为继发性闭经、不孕、肥胖、多毛等症状。

2.临床表现　见前述。

3.辅助检查　根据病史及临床表现疑似PCOS者,可行下列检查。

(1)基础体温(BBT):不排卵患者表现为单相型。

(2)B 超检查:见双侧卵巢均匀性增大,包膜回声增强,轮廓较光滑,间质内部回声增强。一侧或双侧卵巢各可见 12 个以上直径为 2 ~9 mm 无回声区围绕卵巢边缘,呈车轮状排列,称为“项链征”。连续监测未见优势卵泡发育和排卵迹象。

(3)内分泌测定:①血清雄激素。睾酮水平通常不超过正常范围上限 2 倍(如果 T 水平高于正常范围上限 2 倍,要排除卵巢和肾上腺肿瘤的可能)。雄烯二酮浓度升高,脱氢表雄酮(DHEA)、硫酸脱氢表雄酮(DHEAS)浓度正常或者轻度升高。性激素结合球蛋白(SHBG)低于正常值提示患者血清中睾酮水平增加。②血清 FSH、LH。卵泡早期血清 FSH 值偏低或者正常而 LH 值升高,LH/FSH>2。③血清雌激素。雌酮(E1)升高,雌二醇(E2)正常或者轻度升高,恒定于早卵泡期水平,无周期性变化,E1/E2>1,高于正常周期。④血清催乳素(PRL)。部分患者可出现血清 PRL 水平轻度增高。⑤尿 17-酮类固醇。正常或者轻度升高。正常时提示雄激素来源于卵巢,升高时提示肾上腺功能亢进。⑥葡萄糖耐量试验(OGTT)。测定空腹胰岛素水平及葡萄糖负荷后血清胰岛素最高浓度。注意结合糖尿病家族史。⑦促甲状腺素水平。排除甲状腺功能异常引起的高雄激素血症。

(4)诊断性刮宫:月经前或者月经来潮 6 h 内行诊断性刮宫,子宫内膜呈增生期或增生过长,无分泌期变化。对 B 超提示子宫内膜增厚的患者或者年龄>35 岁的患者应进行诊断性刮宫,以除外子宫内膜不典型增生或子宫内膜癌。

(5)腹腔镜检查:镜下可见卵巢增大,包膜增厚,表明光滑,呈灰白色,有新生血管,包膜下显露多个卵泡,但无排卵征象(排卵孔、血体或黄体)。腹腔镜下取卵巢组织送病理检查,诊断即可确定。在诊断的同时可进行腹腔镜治疗。

【鉴别诊断】

1. 卵泡膜细胞增殖症　其病理变化为卵巢皮质有一群卵泡膜细胞增生。临床和内分泌征象与 PCOS 相仿但更严重,本病患者比 PCOS 更肥胖,男性化更明显,睾酮水平也高于 PCOS,可高达 5.2 ~6.9 nmol/L,而硫酸脱氢表雄酮正常。

2. 卵巢男性化肿瘤　如睾丸母细胞瘤、门细胞瘤、肾上腺残迹肿瘤都可产生大量雄激素,但当血清睾酮值>6.9 nmol/L 时即应排除此种类型肿瘤。男性化肿瘤多为单侧性、实性肿瘤,进行性增大明显,可做 B 超、CT 或 MRI 定位。

3. 肾上腺皮质增生或肿瘤　肾上腺分泌大量皮质醇和雄激素,有肥胖、多毛、月经紊乱等表现,超声检查见卵巢呈多囊性变化,同时有肾上腺皮质功能紊乱的临床表现,肾上腺皮质增生者尿 17-酮皮质类固醇、17-羟皮质类固醇明显增高,对 ACTH 兴奋试验反应亢进,地塞米松抑制试验抑制率≤0.70,肾上腺皮质肿瘤患者则对这两项试验反应都不明显。

【治疗】

1. 治疗原则　应根据患者临床表现及虚实不同确定治疗原则。月经不调者,重在调经,以恢复月经周期;闭经者采用“虚则补而通之”“实则泻而通之”的治疗原则;有生育要求者重在调经种子。

2. 辨证论治

(1)肾虚证

1)肾阴虚证

证候:月经迟至,后期,量少,渐至停闭;或月经周期紊乱,经血淋漓不净,婚后日久不孕,形体瘦小,头晕耳鸣,腰膝酸软,手足心热,便秘溲黄。舌红少苔或无苔,脉细数。

治法:滋阴补肾,调补冲任。

方药:左归丸(《景岳全书》)。

2)肾阳虚证

证候:月经后期,量少,色淡,质稀,渐至经闭;或月经周期紊乱,经量多或淋漓不净,婚久不孕,头晕耳鸣,腰膝酸软,形寒肢冷,小便清长,大便不实,性欲淡漠,形体肥胖,多毛。舌淡苔白,脉沉无力。

治法:温肾助阳,调补冲任。

方药:右归丸(《景岳全书》)。

若月经量多者,去附子、肉桂、当归,酌加党参、黄芪、炮姜炭、艾叶以补益温阳止血。

(2)痰湿阻滞证

证候:月经量少,经行延后,甚至停闭,婚久不孕,带下量多,头晕头重,胸闷泛恶,四肢倦怠,形体肥胖,多毛。舌体胖大、色淡,苔白腻,脉滑。

治法:燥湿除痰,活血调经。

方药:苍附导痰丸(《叶天士女科诊治秘方》)合佛手散(《普济本事方》)。

若痰多湿盛、形体肥胖、多毛明显者,酌加山慈菇、穿山甲、皂角刺、石菖蒲以化痰通络;卵巢增大明显者,加昆布、海藻、夏枯草软坚散结。

(3)肝经湿热证

证候:月经紊乱,量多或淋漓不断;或月经延后,量少,婚久不孕,带下色黄、量多,毛发浓密,面部痤疮,经前胸胁乳房胀痛,或有溢乳,大便秘结。苔黄腻,脉弦数。

治法:清肝解郁,除湿调经。

方药:龙胆泻肝汤(《医宗金鉴》)。

若大便秘结明显者,加生大黄以通腑泄热;溢乳者,酌加牛膝、炒麦芽以引血归原;胸胁乳房胀甚者,加郁金、王不留行、路路通以理气通络。

(4)气滞血瘀证

证候:月经延后,量少不畅,经行腹痛拒按,甚或经闭,婚后不孕,精神抑郁,胸胁胀满,面额出现痤疮,或颈项、腋下、腹股沟等处色素沉着。舌紫暗,或边尖有瘀点,脉沉弦或沉涩。

治法:行气活血,祛瘀通经。

方药:膈下逐瘀汤(《医林改错》)。

心烦易怒者,酌加青皮、木香、柴胡疏肝解郁;腹内有结块者,加三棱、莪术活血消癥。

3. 针灸疗法　本病可单独使用针刺或者联合中药、西药,通过调气活血等方式治疗,一方面可以调节患者下丘脑-垂体-卵巢轴功能,改善人体内分泌激素异常分泌的状态，修复卵巢局部微环境，调节人体性激素分泌，促进卵泡正常发育；另一方面还可以调节人体子宫局部受孕环境，对人体脏腑与经络的整体功能进行调节，促进人体的康复，减弱胃肠吸收功能，加快能量代谢过程，更好地减轻 PCOS 患者的体重，从而提高排卵率和妊娠率等。

（1）针刺：主要选择任脉、足太阴脾经、足阳明胃经和足太阳膀胱经穴位，如取关元、中极、子宫、三阴交等穴。关元处于丹田部，可使气血和调，固本补肾，壮全身之阳气；中极为任脉经穴，善于通调冲任脉气；子宫位于前腹部胞宫及卵巢附近，为经外奇穴，可温补下元真气；三阴交是肝肾脾三阴经的交会穴，可调理肝脾肾三脏，补肾调经，健脾疏肝，理气活血，濡养胞宫。

（2）艾灸：有活血温阳散寒、补中益气的作用。艾灸可以促进局部血液循环，提高血液供给，温通经脉，有助于子宫血液流通和卵泡排出。并且艾灸的温煦作用可以有效地补肾健脾，调节脏腑功能。隔物灸有效地将腧穴、中药、艾灸结合起来，具有活血化瘀、通络止痛的作用。取关元、子宫、三阴交、足三里、脾俞、丰隆等穴。神阙、关元为任脉上重要穴位，冲为血海，任主胞胎，冲任督带与生殖及妇人的经、带、胎、产息息相关，故通过药物灸神阙、关元可调理冲任、养气和血、固精安胎。

临床上很少单独使用艾灸治疗 PCOS，一般是联合针刺法温针治疗或者联合汤药等方法来治疗。

（3）耳针：通过刺激耳部相应脏腑穴位可有效调节脏腑失衡。取肾、肾上腺、内分泌、卵巢、神门等穴，可以调节脏腑功能失衡、活血化瘀，以达到改善 PCOS 症状的作用。有研究表明刺激内分泌、三焦、胃、脾等可以调动肝脾肾的代谢功能，增强内分泌、脾胃代谢，可达到减轻体重的目的。同艾灸一样，耳针很少单独使用，大多数与中药和针灸配合使用。

（4）穴位埋线：能减少针刺次数，因此近年来越来越受到欢迎，既往研究表明其在肥胖型 PCOS 患者的治疗中取得了较好的临床疗效，能很好地改善血脂代谢异常。穴位埋线通过持久刺激穴位，纠正内分泌紊乱，促进脂肪分解，有效减轻体重。同时改善子宫和卵巢周围微循环，利于卵胞发育、排出及孕卵着床。针刺配合穴位埋线能更有效治疗 PCOS。

穴位埋线取穴：足三里、三阴交、子宫、关元、中脘、丰隆、脾俞、天枢等穴。足三里为胃腑下合穴；三阴交为足三阴经的交会穴，针之可疏通肝脾肾三经；子宫为经外奇穴，擅长调理妇科经带疾病；关元为足三阴经与任脉的交会穴，针之可以温通冲任，补益肾元；中脘为胃腑的腹募穴；丰隆为胃经的络穴；脾俞为脾脏的背俞穴；天枢是大肠募穴，针之可调理脾胃，调和气血，健运中焦，祛湿化痰；配合肾脏背俞穴肾俞又可补肾健脾，先天后天同调。诸穴配合，具有健脾补肾化痰之功效。因此，穴位埋线结合中药可全面、整体、多途径调理该病。

第六节 带下病

带下病是妇科常见病多发病,属经、带、胎、产四大疾病之一。隋代《诸病源候论》首次提出带下病之名,列有“带五色俱下候”,分别论述了青、黄、赤、白、黑五色带下。

带下量明显增多或减少,或色、质、味异常,伴全身或局部症候者,称带下病。带下有广义和狭义之分,广义带下是泛指一切妇科病,包括经、带、胎、产、杂病。因为这些病都发生在束带以下,有所谓带脉所过疾病所生。如《史记·扁鹊仓公列传》记载“扁鹊名闻天下,过邯郸,闻贵妇人,即为带下医”,带下医即指妇科医生。狭义带下是指妇女阴中流出的黏液或浊液,如唾如递,绵绵不断。取名带下,一说取名于病理,因由带脉失约所致,傅青主云:“而以带名者,因带脉不能约束而有此病。故以名之。”一说取名于症状,因其所下绵绵不断有如带状,《邯郸遗稿》云:“带如下带,不断者是也。”狭义带下又有生理性带下和病理性带下的区别,生理性带下是女子自青春期开始肾气充盛,脾气健运,任脉通调,带脉健固,而产生的一种润泽于阴道的无色、透明、质黏、无臭的阴液。正如王孟英所云:“带下,女子生而即有,津津常润,本非病也。”生理性带下通常在月经前后、妊娠期间略多。而病理性带下是指带下病,包括带下过多或带下过少,是本章讨论的内容。

一、带下过多

带下量过多,色、质、气味异常,或伴全身、局部症状者,称为“带下过多”,又称“下白物”“流秽物”等。

本病始见于《素问·骨空论》:“任脉为病……女子带下瘕聚。”《诸病源候论》明确提出了“带下病”之名,并分“带五色俱下候”。《傅青主女科》认为“带下俱是湿证”,并,以五色带下论述其病机及治法。

西医妇科疾病如阴道炎、宫颈炎、盆腔炎性疾病等引起的阴道分泌物异常与带下过多临床表现类似者,可参照本病辨证治疗。

【病因病机】

带下过多系湿邪为患,而脾肾功能失常是发生的内在条件,感受湿热、湿毒之邪是重要的外在病因。任脉不固,带脉失约是带下过多的核心病机。

1. 脾虚　饮食不节,劳倦过度,或忧思气结,损伤脾气,脾阳不振,运化失职,湿浊停聚,流注下焦,伤及任带,任脉不固,带脉失约,而致带下过多。

2. 肾阳虚　素禀肾虚,或房劳多产,或年老体虚,久病伤肾,肾阳虚损,气化失常,水湿下注,任带失约;或肾气不固,封藏失职,阴液滑脱,而致带下过多。

3. 阴虚夹湿热　素禀阴虚,或年老久病,真阴渐亏,或房事不节,阴虚失守,下焦复感湿热之邪,伤及任带而致带下过多。

4. 湿热下注　素体脾虚,湿浊内生,郁久化热;或情志不畅,肝气犯脾,脾虚湿盛,湿郁化热,或感受湿热之邪,以致湿热流注或侵及下焦,损及任带,而致带下过多。

5. 湿毒蕴结 经期产后,胞脉空虚,或摄生不慎,或房事不禁,或手术损伤,感染湿毒之邪,湿毒蕴结,损伤任带,而致带下过多。

【临床表现】

1. 症状 带下增多,伴有带下的色、质、气味异常,或伴有外阴瘙痒、灼热、疼痛,或兼有尿频尿痛等症状。

2. 体征 各类阴道炎、宫颈炎、盆腔炎性疾病的体征。

【诊断】

1. 病史 素体脾肾虚弱或湿热较盛,或有不洁接触史,或久居湿地病史。

2. 临床表现 带下量明显增多,超过正常的生理排出量;或伴色、质、气味的异常,如清稀如水,黄绿如浓,或灰白如豆渣,或褐赤如败酱,或赤白相兼,或五色混杂;或臭秽,或腥臭;或伴外阴、阴道瘙痒,灼热疼痛;或有发热、腹痛、腰痛等全身症状。

3. 检查 阴道分泌物涂片检查如发现阴道毛滴虫、念珠菌、线索细胞等,有助确诊滴虫阴道炎、外阴阴道念珠菌病和细菌性阴道病;宫颈分泌物培养有助诊断支原体、衣原体感染。宫颈细胞检查有助于排除宫颈上皮内瘤变、宫颈癌;宫腔镜或诊断性刮宫有助于排除子宫内膜的恶性病变;妇科检查可诊断宫颈炎、盆腔炎等。

【鉴别诊断】

1. 白浊 是由尿道流出的米泔样的液体,多随小便时排出。在发病初期有轻微小便淋漓涩痛,尿液混浊,但无臭味。

2. 白淫 欲念过度时,骤然从阴道流出的白液,与男子遗精相似。

3. 漏下经血 非时而下,淋漓不断,属于子宫出血,无特殊臭味。赤带为非经期从宫颈或阴道流出的血性黏浊之液,似血非血,可有臭味。

【治疗】

1. 辨证论治

(1)辨证要点:带下过多辨证要点主要根据带下的量、色、质、气味的异常及伴随症状、舌脉辨其寒热、虚实。临证时尚需结合全身症状及病史等进行全面综合分析,方能做出正确的诊断。同时需进行必要的妇科检查及防癌排查,以免贻误病情。

(2)治疗原则:带下俱是湿证,故治疗以祛湿止带为基本原则。临证治法有清热解毒或清热利湿止带;健脾除湿止带;温肾固涩止带;滋肾益阴,除湿止带。因此,必须在辨证论治的基础上灵活应用。另外,还需配合中成药口服、中药制剂外洗、栓剂阴道纳药、中医特色疗法等,同时还可选用食疗进行预防调护,以增强疗效,预防复发。

(3)分型论治

1)脾虚证

主要证候:带下量多,色白,质地稀薄,如涕如唾,无臭味;伴面色萎黄或㿠白,神疲乏力,少气懒言,倦怠嗜睡,纳少便溏;舌体胖质淡,边有齿痕,苔薄白或白腻,脉细缓。

证候分析:脾气虚弱,运化失司,湿邪下注,损伤任带,使任脉不固,带脉失约,而为带下量多；脾虚中阳不振，则面色萎黄或㿠白，神疲乏力，少气懒言，倦怠嗜睡；脾虚失运，则纳少便溏。舌淡胖，苔白或白腻，脉细缓，均为脾虚湿阻之征。

治法：健脾益气，升阳除湿。

方药：完带汤（《傅青主女科》）。

完带汤：人参、白术、白芍、山药、苍术、陈皮、柴胡、荆芥穗、车前子、甘草。

完带汤主治终年累月下流白物，如涕如唾，不能禁止，甚则臭秽者，所谓白带也。方中人参、白术、山药、甘草益气健脾；苍术、陈皮燥湿健脾，行气和胃；白芍柔肝，柴胡、荆芥穗疏肝解郁，祛风胜湿；车前子利水渗湿。全方脾胃肝经同治，共奏健脾益气，升阳除湿止带之效。

若脾虚及肾，兼腰痛者，酌加续断、杜仲、菟丝子温补肾阳，固任止带；若寒湿凝滞腹痛者，酌加香附、艾叶温经理气止痛；若带下日久，滑脱不止者，酌加芡实、龙骨、牡蛎、乌贼骨、金樱子等固涩止带；若脾虚湿蕴化热，带下色黄黏稠，有臭味者，宜健脾除湿，清热止带，方选易黄汤（《傅青主女科》）。

2）肾阳虚证

主要证候：带下量多，色淡，质清稀如水，绵绵不断；面色晦暗，畏寒肢冷，腰背冷痛，小腹冷感，夜尿频，小便清长，大便溏薄；舌质淡，苔白润，脉沉迟。

证候分析：肾阳不足，命门火衰，封藏失职，阴液滑脱而下，故带下量多，色淡质清，绵绵不断；阳气不能外达，故畏寒肢冷；肾阳虚外府失荣，故腰背冷痛；肾阳虚胞富失于温煦，故小腹冷感；肾阳虚上不温脾阳，下不暖膀胱，故大便溏薄，小便清长。舌淡，苔白润，脉沉迟，为肾阳虚之征。

治法：温肾助阳，涩精止带。

方药：内补丸（《女科切要》）。

内补丸：鹿茸、肉苁蓉、菟丝子、潼蒺藜、肉桂、制附子、黄芪、桑螵蛸、白蒺藜、紫菀茸。

原方主治命门火衰，肾气虚弱，失于温煦，不能封藏，任带失调，精液滑脱之重证。方中鹿茸、肉苁蓉补肾阳，益精血；菟丝子补肝肾，固冲任；潼蒺藜温肾止腰痛；肉桂、制附子补火助阳，温养命门；黄芪补气助阳；桑螵蛸收涩固精；白蒺藜祛风胜湿；紫菀茸温肺益肾。全方共奏温肾培元，固涩止带之功。

若腹泻便溏者，去肉苁蓉，酌加补骨脂、肉豆蔻；若精关不固，精液下滑，带下如崩，谓之“白崩”，治宜补脾肾，周奇经，佐以涩精止带之品，方选固精丸（《仁斋直指方》）。

3）阴虚夹湿热证

主要证候：带下量较多，质稍稠，色黄或赤白相兼，有臭味，阴部灼热或瘙痒；伴五心烦热，失眠多梦，咽干口燥，头晕耳鸣，腰酸腿软；舌质红，苔薄黄或黄腻，脉细数。

证候分析：肾阴不足，相火偏旺，损伤血络，复感湿热之邪，伤及任带二脉，故带下量多，色黄或赤白相兼，质稠，有臭气，阴部灼热感；阴虚内热，热扰心神，则五心烦热，失眠多梦；腰为肾之府，肾阴虚则腰酸腿软。舌红，苔薄黄或黄腻，脉细数，均为阴虚夹湿热之征。

治法：滋阴益肾，清热祛湿。

方药:知柏地黄丸(方见经间期出血)加芡实、金樱子。

若失眠多梦明显者,加柏子仁、酸枣仁以养心安神;咽干口燥甚者,加沙参、麦冬养阴生津;五心烦热甚者,加地骨皮、银柴胡以清热除烦。

4)湿热下注证

主要证候:带下量多,色黄或呈脓性,气味臭秽,外阴瘙痒或阴中灼热;伴全身困重乏力,胸闷纳呆,小腹作痛,口苦口腻;小便黄少,大便黏滞难解;舌质红,舌苔黄腻,脉滑数。

证候分析:湿热蕴结于下,损伤任带二脉,故带下量多,色黄或呈脓性,气味臭秽;湿热熏蒸,则胸闷,口苦口腻;湿热内阻中焦,脾失运化,清阳不升,则纳呆,身体困重乏力;湿热蕴结,瘀阻胞脉,则小腹作痛;湿热下注膀胱,可见小便黄少;湿邪黏滞,阻滞肠腑,可见大便黏滞难解。舌红,苔黄腻,脉滑数,为湿热之征。

治法:清热利湿止带。

方药:止带方(《世补斋医书》)。

止带方:猪苓、茯苓、车前子、泽泻、茵陈、赤芍、牡丹皮、黄柏、栀子、川牛膝。

止带方专用于止带。方中猪苓、茯苓、车前子、泽泻利水渗湿止带;赤芍、牡丹皮清热,凉血活血;黄柏、栀子、茵陈泻火解毒,燥湿止带;川牛膝利水通淋,引诸药下行,使热清湿除带自止。

若湿浊偏甚者,症见带下量多,色白,如豆渣状或凝乳状,阴部瘙痒,脘闷纳差,舌红,苔黄腻,脉滑数,治宜清热利湿,化浊止带,方用萆薢渗湿汤(《疡科心得集》)酌加苍术、藿香。

5)湿毒蕴结证

主要证候:带下量多,色黄绿如脓,或五色杂下,质黏稠,臭秽难闻;伴小腹或腰骶胀痛,烦热头昏,口苦咽干,小便短赤或色黄,大便干结;舌质红,苔黄腻,脉滑数。

证候分析:湿毒内侵,损伤任带二脉,故带下量多,色黄绿如脓,甚或五色杂下,秽臭难闻;湿毒蕴结,瘀阻胞脉,故小腹或腰骶胀痛;湿浊热毒上蒸,故口苦咽干;湿热伤津,则小便短赤,大便干结。舌红,苔黄腻,脉滑数,为湿毒蕴结之征。

治法:清热解毒,利湿止带。

方药:五味消毒饮(《医宗金鉴》)加土茯苓、薏苡仁、黄柏、茵陈。

五味消毒饮:蒲公英、金银花、野菊花、紫花地丁、天葵子。

五味消毒饮主治诸疔。方中蒲公英、金银花、野菊花、紫花地丁、天葵子清热解毒;加土茯苓、薏苡仁、黄柏、茵陈清热利湿止带。全方合用,共奏清热解毒,除湿止带之功。

若腰骶酸痛,带下臭秽难闻者,酌加贯众、马齿苋、鱼腥草等清热解毒除秽;若小便淋痛,兼有白浊者,酌加萆薢、萹蓄、虎杖、甘草梢以清热解毒,除湿通淋。

2.其他疗法

(1)中成药治疗:①定坤丹,每次3.5~7 g,每日2次,口服。适用于气血两虚证;②康妇炎胶囊,每次3粒,每日2次,口服。适用于湿热下注证、湿毒蕴结证。③参苓白术散,每次6~9 g,每日2~3次,口服。适用于脾虚证。④知柏地黄丸,每次8丸,每日3次,口服。适用于阴虚夹湿热证。⑤金匮肾气丸,水蜜丸每次4~5 g(20~25粒),大蜜丸每次1丸,每日2次,口服。适用于肾阳虚证。

(2)艾灸治疗:主穴选阴陵泉、丰隆、带脉等。湿热下注证加行间、丘墟;肾阳虚证加肾俞、关元、命门、太溪;脾虚证加脾俞、足三里、隐白、太白。

二、带下过少

带下量明显减少,甚或全无,以致阴中干涩痒痛,甚至阴部萎缩者,称为"带下过少"。

带下过少在古代文献没有专论,可散见于绝经前后诸证、闭经、不孕、阴痒、阴痛等病证中。西医学的严重卵巢炎、希恩综合征、卵巢功能早衰、手术切除双侧卵巢、盆腔放射治疗、肿瘤化疗及其他药物性损伤等导致雌激素水平低落,可参照本病治疗。

【病因病机】

主要病机是任带失养。肝肾亏损、血枯瘀阻是导致带下过少的主要原因。

1.肝肾亏损　禀赋不足,肝肾阴虚,精血不足;或房劳多产,大病久病,以致精血匮乏;或年老体弱,肾精亏损;或七情内伤,肝阴暗耗。肝肾亏损,精亏血少,阴液不充,任带失养,不能滋润阴窍,发为带下过少。

2.血枯瘀阻　素体脾胃虚弱,化源不足;或大病久病,或产后血晕,阴血耗损;或经产感寒,余血内留,新血不生,均可致精亏血枯,瘀血内停,阻滞血脉,阴津不得敷布、滋润阴窍,发为带下过少。

【临床表现】

1.症状　带下过少,甚至全无,阴道干涩、痒痛,甚至阴道萎缩,或伴有头昏腰酸,胸闷心烦,性功能减退,月经后期、量少等。

2.体征　妇科检查可见阴道黏膜皱褶明显减少或消失,或阴道壁黏膜菲薄充血,分泌物极少,宫颈、宫体或有萎缩。

【诊断】

本病患者多有卵巢功能早衰、手术切除卵巢、盆腔放疗、盆腔炎症、反复流产、产后大出血或长期服用某些药物抑制卵巢功能等病史,应结合临床表现、实验室检查及其他检查进行诊断与鉴别诊断。

1.生殖内分泌激素测定　本病患者可见FSH、LH增高,雌激素水平低下。

2.盆腔超声检查　有助于观察子宫及卵巢情况。

3.CT或磁共振显像(MRI)　可用于盆腔及头部蝶鞍区的检查,以了解盆腔及中枢系统病变。

【鉴别诊断】

育龄期女性带下过少,往往是卵巢功能低下的征兆,常见于卵巢功能早衰、绝经后、手术切除卵巢或盆腔放疗后、希恩综合征等,应进一步完善相关检查以明确诊断,并进行疾病和病因的鉴别。

1.卵巢功能早衰　是指妇女在40岁前绝经,常伴有绝经期症状,E2下降,FSH、LH升高。

2. 绝经后　正常妇女一般在45~54岁绝经。妇女自然绝经后,因卵巢功能下降而出现带下过少,少数可出现阴道干涩不适等症状。

3. 希恩综合征　是由于产后大出血、休克造成垂体前叶急性坏死,丧失正常分泌功能而致。临床表现为产后体质虚弱,面色苍白,无乳汁分泌,闭经,阴部萎缩,性欲减退,并有畏寒、头昏、贫血、毛发脱落等症状。FSH、LH明显降低,甲状腺功能(TSH、T_3、T_4)降低,尿17-羟皮质类固醇、尿17-酮皮质类固醇低于正常。

【治疗】

带下过少者,虽有肝肾亏损、血枯瘀阻二证之分,但其根本原因是阴血不足,治疗应重在滋补肝肾之阴精,佐以养血化瘀等。治疗本病不可肆意攻伐、过用辛燥苦寒之品,以免耗津伤阴,犯虚虚之戒。

1. 肝肾亏损证

证候:带下过少,甚至全无,阴部干涩灼痛,或伴阴痒,阴部萎缩,性交疼痛;头晕耳鸣,腰膝酸软,烘热汗出,烦热胸闷,夜寐不安,小便黄,大便干结。舌红少苔,脉细数或沉弦细。

治法:滋补肝肾,养精益血。

方药:左归丸(《景岳全书》)加知母、肉苁蓉、紫河车、麦冬。

若为阴虚阳亢而见头痛甚者,加天麻、钩藤、石决明滋阴潜阳;心火偏盛者,加黄连、炒酸枣仁、青龙齿清心降火;皮肤瘙痒者,加蝉蜕、防风、白蒺藜;大便干结者,加生地黄、玄参、何首乌。

2. 血枯瘀阻证

证候:带下过少,甚至全无,阴中干涩,阴痒,面色无华,头晕眼花,心悸失眠,神疲乏力,或经行腹痛,经色紫暗,有血块,肌肤甲错,或下腹有包块。舌质暗、边有瘀点瘀斑,脉细涩。

治法:补血益精,活血化瘀。

方药:小营煎(《景岳全书·新方八阵》)加丹参、桃仁、牛膝。

小腹疼痛明显者,加五灵脂、延胡索化瘀止痛;下腹有包块者,加鸡血藤、三棱、莪术活血消癥;大便干结者,加胡麻仁、何首乌润燥通便。

(唐昕燃)

第二篇　护理篇

第十七章　妇产科常用护理技术

第一节　会阴擦洗/冲洗

会阴擦洗/冲洗是利用消毒液对会阴部进行擦洗/冲洗的技术。女性尿道、阴道及肛门彼此相距很近且会阴部温暖、潮湿，病菌容易滋生，因此会阴部位容易感染。会阴擦洗/冲洗常用于局部清洁，是妇产科临床护理工作中最常用的护理技术。

【目的】

保持患者会阴及肛门部清洁，促进患者的舒适和会阴伤口的愈合；防止生殖系统、泌尿系统的逆行感染。

【适应证】

(1)妇科或产科手术后，留置导尿管者。

(2)会阴部手术术后患者。

(3)产后会阴有伤口者。

(4)长期卧床，生活不能自理的患者。

(5)急性外阴炎患者。

【禁忌证】

(1)对碘、高锰酸钾或苯扎溴铵过敏者。

(2)外阴皮肤病患者。

(3)可疑或确诊外阴癌患者。

(4)婴幼儿皮肤稚嫩，不宜进行外阴擦洗。

【用物准备】

无菌弯盘2只，无菌镊子1把，无菌卵圆钳1把，擦洗液(0.1%苯扎溴铵溶液、0.02%碘伏溶液、1∶5 000高锰酸钾溶液等)，擦洗液浸泡的棉球4～5个，无菌干棉球2～3个，无菌干纱布2块，冲洗壶1个，卧式便盆1个，橡胶单或一次性会阴垫1块，治疗巾1块。

【护理操作】

(1)携带用物到患者床旁,核对患者床号、姓名,向患者解释操作过程及注意事项,以取得患者的配合。

(2)擦洗前请房内多余人员暂时回避,用屏风遮挡患者。

(3)嘱患者先排尿,脱去左侧裤腿,协助患者屈膝仰卧,双腿略外展,暴露外阴,臀下垫橡胶单或一次性会阴垫。

(4)先用无菌卵圆钳或无菌镊子夹取浸有擦洗液的棉球,再用另一把无菌卵圆钳或无菌镊子夹持棉球进行擦洗,一般擦洗 3 遍。第 1 遍顺序为自上而下,由外向内,初步擦净会阴部的污垢、血迹和分泌物。第 2 遍顺序为由内向外,或以伤口为中心向外擦洗,每擦洗一个部位更换一个棉球,以避免伤口、阴道口、尿道口被污染。最后擦洗肛门,并将棉球丢弃。第 3 遍顺序同第 2 遍,也可根据患者情况增加擦洗次数,直至擦净,最后用无菌干纱布擦干。

(5)若行会阴冲洗,先将卧式便盆放于橡胶单上或一次性会阴垫上,护士一手持装有药液的冲洗壶,另一手持长镊或血管钳夹住棉球,按照擦洗顺序,用药液冲刷并配合棉球擦洗相应部位。冲洗结束后,撤掉卧式便盆,更换干净的橡胶单。会阴伤口处理同会阴擦洗。

(6)一般会阴擦洗/冲洗 2 ~3 遍,也可根据患者情况适当增加擦洗或冲洗次数,擦洗或冲洗后,用干纱布擦干会阴部,撤去便器及会阴垫,协助患者穿好内裤,整理所用物品及床铺。

【护理要点】

(1)擦洗或冲洗时,应注意观察会阴部及会阴伤口周围组织有无红肿、分泌物及其性质和伤口愈合情况,发现异常及时记录并向医师汇报。

(2)产后及会阴部手术的患者,每次排便后均应擦洗会阴,预防感染。

(3)对有留置导尿管者,应注意导尿管是否通畅,避免脱落或打结。

(4)注意无菌操作,最后擦洗有伤口感染的患者,以避免交叉感染。每次擦洗/冲洗前后,护士均需洗净双手。

第二节 阴道灌洗/冲洗

阴道灌洗/冲洗是用消毒液对阴道进行清洗的技术。通过阴道灌洗可使宫颈和阴道保持清洁,避免当子宫切除过程中阴道与盆腔相通时,细菌或病原体进入盆腔引起感染,减少术后阴道残端炎症等并发症。该操作技巧要求较高,需要患者的良好配合。

【目的】

促进阴道血液循环,减少阴道分泌物,缓解局部充血,达到控制和治疗炎症的目的;使宫颈和阴道保持清洁。

【适应证】

(1)各种阴道炎、宫颈炎。

(2)子宫切除术前或阴道手术前的常规阴道准备。

【用物准备】

(1)橡胶单1块,治疗巾1块,阴道窥器1个,长镊子1把,无菌冲洗桶1个,带调节器的橡皮管1根,阴道冲洗头1个,弯盘1只,便盆1个,无菌干棉球1~2个,一次性手套1副。

(2)常用冲洗液 1∶5 000高锰酸钾溶液,生理盐水,1%乳酸溶液,0.5%醋酸溶液,2%~4%碳酸氢钠溶液等。

【护理操作】

(1)向患者解释操作的目的、方法及可能的感受,以取得患者配合。

(2)嘱患者排空膀胱,取膀胱截石位,臀下垫橡胶单,放好便盆。

(3)将无菌冲洗桶挂在高于检查床60~70 cm处,冲洗液500~1 000 mL,水温为41~43 ℃,排出冲洗管内空气,试水温后备用。

(4)操作者右手持冲洗头,先冲洗外阴部,然后用左手分开小阴唇,将冲洗头沿阴道侧壁缓慢插入阴道至阴道后穹窿部,冲洗时将冲洗头围绕子宫颈轻轻地上、下、左、右移动,或用阴道窥器暴露宫颈后再冲洗。

(5)冲洗液剩下约100 mL时,关闭开关,将冲洗头向下压,使阴道内液体流出,抽出冲洗头,再次冲洗外阴部。

(6)撤去便盆,用无菌干棉球擦干外阴部并整理好床铺。

【护理要点】

(1)冲洗器灌洗筒距床沿的距离不应超过70 cm,以免压力过大,水流过速,使灌洗液或污物进入子宫腔或灌洗液与局部作用的时间不足。

(2)灌洗液温度以41~43 ℃为宜,温度不能过高或过低。温度过低,患者不舒适,温度过高则可能烫伤患者的阴道黏膜。

(3)灌洗溶液应根据不同的灌洗目的选择。滴虫阴道炎的患者,应用酸性溶液灌洗;外阴阴道假丝酵母菌病患者,则用碱性溶液灌洗;非特异性阴道炎者,用一般消毒液或生理盐水灌洗;术前患者可选用聚维酮碘(碘伏)溶液、高锰酸钾溶液或苯扎溴铵溶液进行灌洗。

(4)灌洗头插入不宜过深,其弯头应向上,灌洗过程中动作要轻柔,避免刺激后穹窿引起不适,或损伤局部组织引起出血。用阴道窥器灌洗时,应轻轻旋转阴道窥器,使灌洗液能达到阴道各部。

(5)产后10 d或妇产科手术2周后的患者,若合并阴道分泌物混浊、有臭味、阴道伤口愈合不良、黏膜感染坏死等,可行低位阴道灌洗,冲洗器灌洗筒的高度一般不超过床沿30 cm,以避免污物进入宫腔或损伤阴道残端伤口。

(6)未婚妇女可用导尿管进行阴道灌洗,不能使用阴道窥器;月经期、产后或人工流产术后子宫颈口未闭或有阴道出血的患者,不宜行阴道灌洗,以防引起上行感染;宫颈癌患者有活动性出血者,为防止大出血禁止灌洗,可行外阴擦洗。

第三节　会阴湿热敷

【目的】

目的是促进会阴局部血液循环,有利于炎症局限、水肿消退、血肿吸收及组织修复,达到增进舒适、缓解疼痛和减轻感染。

【适应证】

(1)会阴水肿或会阴血肿吸收期患者。

(2)会阴伤口硬结或会阴早期感染者。

【禁忌证】

(1)有会阴擦洗禁忌证者。

(2)外阴血肿发生 12 h 内或外阴局部有活动性出血者。

(3)意识不清、感觉丧失或迟钝者应慎用,以免发生烫伤。

【用物准备】

(1)橡胶单、中单各 1 块或一次性垫巾 1 块,棉垫 1 块,一次性手套 1 副。

(2)会阴擦洗盘 1 个,无菌纱布数块,医用凡士林,棉签若干,热源袋如热水袋、电热宝等,红外线灯。

(3)热敷溶液:沸水、煮沸的 50% 硫酸镁、95% 乙醇。

【护理操作】

(1)告知患者操作的目的、方法,以取得配合。关闭门窗,调节室温,屏风遮挡,保护患者隐私。嘱患者排空膀胱后,取膀胱截石位,暴露外阴,臀下垫橡胶单、中单或一次性垫巾。

(2)擦洗会阴,清洁局部。在热敷部位用棉签涂一薄层医用凡士林,盖上无菌干纱布,再将 50% 硫酸镁热纱布敷上,盖上棉垫保温。每 3 ~ 5 min 更换热纱布 1 次,也可将热水袋放在棉垫外,以延长更换敷料时间。每次热敷 15 ~ 30 min,每日 2 ~ 3 次。

(3)热敷完毕,观察热敷部位皮肤,用纱布拭净皮肤上的凡士林,更换清洁会阴垫,撤去臀下垫单,整理用物。

【护理要点】

(1)会阴湿热敷应该在行会阴擦洗、外阴局部伤口的污垢清洁后进行。

(2)湿热敷的温度一般为 41 ~ 46 ℃。

(3)湿热敷的面积应是病损范围的 2 倍。

(4)定期检查热源袋的完好性,防止烫伤,对休克、虚脱、昏迷及术后感觉不灵敏的患者应尤为注意。

(5)热敷的过程中,护士应随时评价效果,并为患者提供一切生活护理。

第四节　阴道或宫颈上药

阴道或宫颈上药是将治疗性药物涂抹到阴道壁或宫颈黏膜上,达到局部治疗作用的一项操作,在妇产科护理中应用十分广泛。阴道和宫颈上药操作简单,既可以在医院门诊由护士操作,也可教会患者自己在家上药。

【目的】

治疗各种阴道炎和子宫颈炎。

【适应证】

各种阴道炎、子宫颈炎或术后阴道残端炎。

【禁忌证】

(1)女性在月经期、妊娠期及产后 14 d 内。

(2)阴道不规则流血患者处于流血期。

(3)未婚或无性生活史者不宜进行阴道或宫颈上药。

【用物准备】

窥阴器 1 个,长镊子 1 把,一次性手套 1 副,无菌干棉球若干,消毒长棉棒 1 支,带尾线的大棉球 1 只,一次性会阴垫 1 块,各种治疗用的药液、药粉及药片,软垫 1 块。

【护理操作】

(1)向患者解释操作目的及注意事项,以取得患者的配合。

(2)嘱患者排空膀胱,躺于妇科检查床上,取膀胱截石位,臀下垫软垫。

(3)上药前应先做阴道冲洗或擦洗,用阴道窥器暴露宫颈,拭去宫颈黏液或阴道分泌物,使药物直接接触炎性组织以提高疗效。

(4)根据药物剂型的不同,应选择以下介绍的一种方法上药。

1)涂擦法:用消毒长棉棒蘸取药液,均匀涂擦在宫颈或阴道病变处。

2)喷撒法:药粉可用喷撒器喷撒,或将药粉喷撒于带尾线的大棉球上,再用棉球塞于子宫颈部,然后退出阴道窥器。大棉球的尾线末端留在阴道口外,并嘱患者 12 h 后自己将棉球牵出。

3)置入法:可将药片、药丸、栓剂直接放入阴道后穹窿。用带尾线的大棉球紧塞于宫颈口部,棉球的尾线末端留在阴道口外,12～24 h 取出棉球,教会患者自己放入。上药前洗净双手,清洗外阴,用一手分开阴唇,另一手示指将药片沿阴道后壁向内后推至深处,以保证药物在局部发挥治疗作用,一般在临睡前放药较好。

(5)脱下手套,整理用物,嘱患者仰卧 15 min,以确保药物吸收。

【护理要点】

(1)为提高疗效,嘱患者阴道上药应晚上进行。

(2)涂擦腐蚀性药物时,用消毒纱布保护好正常组织,只涂病灶局部。若非腐蚀性药物,应转动阴道窥器,确保阴道四壁均能涂上药物。

(3)上药后禁止性生活。

(4)经期或阴道出血时暂不从阴道给药。

(5)未婚妇女不能用阴道窥器上药。可用长棉签涂抹,棉签上的棉花必须捻紧,沿同一方向转动涂药,以防棉花落入阴道难以取出。

第五节　坐　浴

坐浴可借助水温与药液的作用,促进局部组织的血液循环,增强抵抗力,减轻外阴局部的炎症及疼痛,使创面清洁,利于组织的恢复。

【目的】

清洁外阴,改善局部血液循环,消除炎症,利于组织修复。

【适应证】

(1)外阴、阴道手术或经阴道行子宫切除术术前准备。

(2)外阴炎、阴道非特异性炎症或特异性炎症、子宫脱垂者。

(3)会阴伤口愈合但局部有硬结者。

(4)膀胱阴道松弛者。

【禁忌证】

(1)女性在月经期、妊娠期及产后 14 d 内。

(2)阴道不规则流血患者处于流血期。

(3)外阴或臀部手术非感染性伤口未愈合者。

【用物准备】

(1)坐浴盆 1 个,41 ~43 ℃的温热溶液 2 000 mL,30 cm 高的坐浴架 1 个,无菌纱布 1 块。

(2)溶液的配制

1)滴虫阴道炎:0.5% 醋酸溶液、1% 乳酸溶液或 1 ∶ 5 000 高锰酸钾溶液。

2)外阴阴道假丝酵母菌病:2% ~4% 碳酸氢钠溶液。

3)萎缩性阴道炎:0.5% ~1% 乳酸溶液。

4)外阴炎及其他非特异性阴道炎、外阴阴道手术前准备:1 ∶ 5 000 高锰酸钾溶液,1 ∶ 2 000苯扎溴铵溶液(新洁尔灭溶液),0.025% 碘伏溶液,中成药液(如洁尔阴、妇炎洁等)。

【护理操作】

按比例配制好上述溶液 2 000 mL，水温为 41～43 ℃，将坐浴盆置于坐浴架上，嘱患者排空膀胱后将全臀和外阴浸泡于溶液中，持续 20 min 左右，坐浴结束后用无菌纱布擦干外阴部。

【护理要点】

(1)月经期、妊娠期、产后 7 d 内、阴道流血时禁止坐浴，以免感染。

(2)坐浴液需严格按比例配制，浓度太低达不到治疗效果，浓度太高容易烧伤黏膜。

(3)坐浴盆应消毒或外罩一次性盆套。

（王秀花　鲍宏梅）

第十八章　妇科手术患者的护理

妇科手术根据手术部位可分为腹部手术和外阴、阴道手术。常见的妇科腹部手术有全子宫切除术或次全子宫切除术、附件切除术、剖腹探查术等。外阴、阴道手术常见的有外阴癌切除术、宫颈息肉摘除术、宫颈切除术、经阴道全子宫切除术等。

第一节　妇科腹部手术患者的护理

一、手术前护理

【护理评估】

1. 健康史　采集个人的家族史、月经史、生育史、手术史、既往内科病史、药物史、药物过敏史。了解所患疾病的临床表现，现存问题。

2. 辅助检查　包括以下几种。

(1)妇科检查：阴道检查、肛查。

(2)常规检查：监测体温、脉搏、呼吸、血压、胸片、B 超(肝、胆、胰、脾、盆腔)、心电图、血型、Rh 因子、肝肾功能、凝血功能、血尿常规、输血 9 项等。

【主要护理诊断/问题】

1. 焦虑　与害怕丧失器官、手术后疼痛及对未来的茫然有关。

2. 知识缺乏　缺乏自身疾病和手术相关的知识。

3. 体液不足　与术前和手术当日饮食控制有关。

4. 睡眠形态紊乱　与环境改变及担心手术有关。

【护理措施】

(1)心理护理：责任医生决定患者手术日期及手术方式后，护士应深入了解患者的病情及心理状况，进行有针对性的术前宣教。护士需要应用医学知识耐心解答患者的提问，使患者相信在医院现有条件下，她将得到最好的治疗和照顾、能顺利度过手术全过程。医护人员注意为患者提供发问的机会，还可以安排与接受同样手术而且完全康复的病友交谈，消除患者的顾虑、恐惧及不安的想法。

(2)认真阅读病历，检查患者术前各项化验是否完善、正常，发现问题及时通知医师。

(3)术前 1 d 为手术患者监测 3 次体温，并观察患者有无异常情况，如发热(体温 37.5 ℃)、上呼吸道感染、月经来潮等，应及时通知医生，及早采取相应措施。

(4)术前 1 d 遵医嘱配血,配血 1 600 mL 以上需抽 2 管血标本。

(5)皮肤准备:术前 1 d 备皮,上至剑突下,下至大腿内侧上 1/3,两侧达腋中线,清洁脐部。

(6)肠道准备:根据病情需要遵医嘱在术前 1 d 及术前 3 d 进行肠道准备。妊娠期、急诊手术者不必做肠道准备。

1)一般子宫切除或肌瘤剔除术前 1 d 肠道准备口服 50% 硫酸镁 40 mL。及时了解患者排便情况,嘱其术前 1 d 晚 10 时禁食,12 时禁水。

2)卵巢肿瘤细胞减灭术术前 3 d 开始肠道准备,术前 3 d 进半流食,术前 2 d 进流食,术前 1 d 禁食,行清洁灌肠,并予以静脉补液。按医嘱给肠道抑菌药。

(7)阴道准备:术前 1 d 用 1∶40 的络合碘溶液冲洗阴道,早晚各 1 次,行开腹子宫切除及肿瘤细胞减灭术者于第 2 次冲洗阴道后在子宫颈及穹窿处涂甲紫做手术标记。合并妊娠、有阴道出血者及未婚者不做阴道冲洗。卵巢囊肿剔除术及子宫肌瘤剔除术者不需涂甲紫。

(8)药品准备:遵医嘱术前 1 d 准备抗生素及止血药,青霉素类应做好皮试。

(9)术前嘱患者沐浴、剪指甲,并准备好术后所需物品,如卫生巾等。

(10)为提高对手术的耐受力,消除紧张情绪,手术前晚遵医嘱给予镇静剂,如地西泮 5 mg 口服,以保证患者充分的休息与睡眠。

(11)膀胱准备:术前留置导尿管。

(12)手术当日的准备:患者应取下义齿、发卡、手表、钱及贵重物品,交给家属妥善保管。术前半小时遵医嘱给予术前用药,即基础麻醉药物如阿托品、苯巴比妥等,使患者得到充分镇静,减少紧张情绪,防止支气管痉挛等麻醉引起的副交感神经过度兴奋。

(13)手术室接患者时,应与接诊人员核对姓名、手术名称、手术带药,无误后接走患者。

二、术后护理

【护理评估】

1. 健康史　值班护士向手术室护士及麻醉师详尽了解麻醉的方式、术中经过及出血情况,是否输血,术中出入量及用药,目前补液情况及所用药物的名称、剂量等。

2. 身心状况

(1)症状:①评估患者术后疼痛的部位、性质、程度,有无使用镇痛泵及效果。②注意观察有无恶心、呕吐及呕吐物的量、颜色、性状。

(2)体征:①监测体温、血压、脉搏及呼吸,观察患者的呼吸频率与深度,注意脉搏是否有力,节律是否整齐,了解体温是否有变化。②观察神志以了解患者的麻醉恢复情况。注意观察切口敷料是否干燥、有无渗血;麻醉针孔处有无渗血,术中受压部位皮肤、骨突处皮肤有无压红及下肢感觉是否已恢复等。③注意观察导尿管、引流管是否通畅,尿液及引流液的量、性状、颜色,并做好记录,便于动态观察。

(3)并发症:①腹胀。多因术后肠蠕动减弱所致。②泌尿系统感染。尿潴留是发生泌尿系统感染的常见原因。③切口异常。切口出血多或切口压痛明显、肿胀,检查有波动感,应考虑为切口血肿。

(4)心理-社会状况:术后患者往往担心手术是否成功而出现精神紧张或焦虑。应通过与患者的交流,了解患者的心理反应。

【主要护理诊断/问题】

(1)疼痛:与手术创伤有关。

(2)自理能力缺陷:与麻醉、手术、术后输液有关。

(3)有感染的危险:与手术、机体抵抗力降低有关。

(4)潜在并发症:出血、下肢静脉血栓。

【护理措施】

1. 一般护理

(1)为患者提供安静舒适、空气新鲜的休养环境,备好术后用物及抢救物品。

(2)术后每 15 ~30 min 监测 1 次血压、脉搏和呼吸,直至平稳后改为每 4 h 1 次,24 h 后病情稳定者可改为每日测 4 次,直至正常后 3 d。

(3)腹部手术当日禁食,术后 1 ~2 d 进流质饮食,后改为半流质饮食。

(4)遵医嘱术后 24 h 内应用哌替啶等止痛剂或镇痛泵。

(5)观察何时排气、有无腹胀。鼓励患者早下床活动,预防或减轻腹胀。

2. 安置体位

(1)术毕将患者送回病室,平稳搬移至病床,固定引流管、输液管,避免牵拉脱落。

(2)全身麻醉患者清醒前专人守护,去枕平卧,头偏向一侧,保持呼吸道通畅,防止呕吐物、分泌物呛入气管。硬膜外麻醉患者术后去枕平卧 6 ~8 h,生命体征平稳后可取半卧位。

3. 切口护理　术后观察切口有无渗血、渗液或敷料脱落,及时更换敷料;协助医生无菌换药,预防切口感染,遵医嘱应用抗生素。用腹带包扎腹部,必要时用 1 ~2 kg 沙袋压迫腹部伤口 6 ~8 h。全子宫切除术后观察阴道出血及分泌物的量、颜色、性状,判断阴道切口愈合情况。

4. 留置导尿管的护理　保持导尿管通畅,注意观察尿液的量、颜色。导尿管一般于术后 24 ~48 h 拔除,广泛性子宫切除术+盆腔淋巴结清除术留置导尿管 10 ~14 d,拔出导尿管前夹管并定时开放,训练膀胱功能。导尿管拔除后督促患者 1 ~2 h 排尿 1 次。会阴护理每日 2 次,鼓励多饮水,预防泌尿系统感染。

【健康教育】

(1)指导患者制订计划,包括出院后的休息、活动、用药、饮食、性生活、门诊复查时间、可能出现的异常症状及应对等,提升患者自我照顾能力。

(2)加强营养,注意卫生和休息;术后 2 个月内避免提举重物,防止腹部肌肉用力;适当做腹部肌肉增强运动。

第二节　外阴、阴道手术患者的护理

外阴手术是指女性外生殖器部位的手术，在妇科应用比较广泛。主要包括外阴癌根治切除术、前庭大腺切除术、处女膜切开术、阴式子宫切除术、阴道成形术、阴道前后壁修补术和尿瘘修补术等。

外阴、阴道手术与腹部手术不同之处在于：手术区域血管神经丰富、组织松软，前方有尿道，后面近肛门的组织学及解剖学特点，导致患者易出现疼痛、出血、感染等相关的护理问题；由于手术暴露部位涉及身体特别隐私处，在心理上患者常具有身体意向紊乱、自尊低下等护理问题。

一、术前护理

【护理评估】

1. 健康史　了解患者的年龄、婚育等一般情况。了解患者的身体状况、疾病的轻重、缓急，确定患者是否需要急诊手术、手术方式及范围。

2. 身体状况　术前应评估患者的全身情况及局部情况，其内容和方法同腹部手术。

3. 心理-社会评估　外阴、阴道手术需暴露隐私部位，患者常表现出羞怯、焦虑心理，年轻患者因担心术后影响性生活，往往不愿谈及疾病，或担心夫妻生活受影响而感到悲观、自尊紊乱等，甚至有的患者因术后不能生育而感到绝望，给家庭带来巨大压力。

【主要护理诊断/问题】

1. 知识缺乏　缺乏疾病及手术的相关知识。

2. 自尊紊乱　与手术暴露或术后外阴、阴道的形态及功能改变有关。

3. 焦虑　与担心疾病预后有关。

【护理措施】

1. 心理准备　在了解妇科腹部手术患者的心理特点的基础上，理解外阴、阴道手术患者的心理特点，同妇科腹部手术患者的心理特点相比较，外阴、阴道手术的患者常担心手术会损伤其身体的完整性、手术的切口瘢痕可能导致将来性生活的不协调以及由于隐私部位的裸露所致的羞怯等，如外阴切除手术患者。护士应理解患者，以亲切和蔼的语言耐心解答患者的疑问，在取得患者信任的基础上，让患者表达自己的感受，针对其具体情况给予指导；帮助患者选择积极的应对措施，消除患者的紧张情绪，使其能够主动配合手术；进行术前准备、检查、手术时注意使用屏风遮挡患者，尽量减少暴露部位，避免多余人员旁观，减轻患者的羞怯感。同时，应做好家属的工作，特别是患者的丈夫，让其理解患者，配合治疗及护理过程。

2. 全身情况准备　详细了解全身重要脏器的功能，正确评估患者对手术的耐受力。如有贫血、高血压、心脏病、糖尿病等内科合并症应给予纠正。观察患者的生命体征，注意有无月经来潮，如有异常及时通知医生。指导训练患者正确的咳痰方法，术前做药物过敏试验、配血备用等。

3. 提供相关信息，做好健康教育

(1)根据患者的具体情况，向其介绍相关手术的名称及过程，解释术前准备的内容、目的、方法及主动配合的技巧等；讲解疾病的相关知识、术后保持外阴阴道清洁的重要性、方法及拆线时间等。

(2)告诉患者外阴、阴道手术后卧床时间较长，床上使用便器的机会多。为此，应让患者术前进行练习，习惯于床上使用便器。

(3)向患者讲解外阴、阴道手术过程常用的体位及术后维持相应体位的重要性，以便患者在护理人员指导下保持必要的体位，促进伤口的愈合。同时，教会患者床上肢体锻炼的方法，以预防术后并发症。

4. 皮肤准备　外阴、阴道手术患者术前要特别注意个人卫生，每日清洗外阴。如外阴皮肤有炎症、溃疡，需治愈后手术。术前 1 d 行皮肤准备，备皮范围上至耻骨联合上 10 cm，下至会阴部、肛门周围、腹股沟及大腿内侧上 1/3。备皮后洗净皮肤。

5. 肠道准备　由于解剖位置关系，阴道与肛门很近，术后排便易污染手术视野，因此外阴、阴道手术前应做好肠道准备。肠道准备从术前 3 d 开始，术前 3 d 进无渣半流饮食，并按医嘱给肠道抗生素，常用新霉素 1 g 每日 4 次或庆大霉素口服，每日 3 次，每次 8 万 U。术前 1 d 进流质饮食，并行清洁灌肠，直至排出的灌肠液中无大便残渣为止。常以口服番泻叶水或蓖麻油、甘露醇等替代多次灌肠。大型手术，需于术前 1 d 禁食，给予静脉补液。术前日晚及术晨行清洁灌肠。

6. 阴道准备　正常人阴道不是无菌环境，为防止术后感染，术前 5 d 用 1 : 5 000 的高锰酸钾溶液坐浴，术前 3 d 开始进行阴道准备，一般行阴道冲洗或坐浴，每日 2 次，常用 1 : 5 000 的高锰酸钾、0.2‰的碘伏或 1 : 1 000 苯扎溴铵(新洁尔灭)溶液等。术晨用消毒液行阴道消毒，消毒时应特别注意擦净小阴唇之间的黏膜皱襞和阴道前、后、侧穹窿，消毒后用大棉签蘸干，必要时涂美蓝以做手术标记。消毒后用大棉签蘸干。

7. 膀胱准备　患者去手术室前不置尿管，嘱患者排空膀胱，将无菌导尿管带入手术室，备手术结束后使用。

8. 特殊用物准备　根据不同的手术做好各种用物的准备，外阴、阴道手术多采取膀胱截石位，为避免腘窝处的血管、神经受压导致的血液循环障碍，手术室应准备软垫；有的手术需采取膝胸卧位，应为患者准备支托等；根据手术需要准备阴道模型、丁字带、绷带等。其他术前准备同妇科腹部手术前准备。

二、术后护理

【护理评估】

外阴、阴道手术患者的术后护理评估同腹部手术患者。因手术部位接近尿道口、阴道口及肛门，应注意观察局部切口早期感染的征象。

【主要护理诊断/问题】

1. 疼痛　与外阴、阴道疾病和手术创伤有关。

2. 有感染的危险　与疾病的部位有关。

3. 焦虑　与术后生活状态可能受影响有关。

【护理措施】

1. 选择适当体位　膀胱阴道瘘术后取健侧卧位；子宫脱垂阴式子宫切除术术后早期避免半卧位；处女膜闭锁及先天性无阴道术后取半卧位；外阴癌及外阴根治术术后取平卧双腿外展屈膝位；阴道后壁修补或盆底修补术取平卧位，禁止半卧位。

2. 术后一般护理

(1)保持外阴清洁干燥，勤换会阴垫、内裤及床垫，每日会阴护理 2 次，排便后清洁外阴。

(2)遵医嘱应用止痛剂或镇痛泵。

(3)根据手术范围和病情留置导尿管 2 ~ 10 d，一般为 5 ~ 7 d；生殖器官瘘手术后保留导尿管 7 ~ 14 d；保持导尿管通畅，及时倒尿，更换尿袋。

(4)会阴Ⅲ度裂伤修补术患者，术后 3 d 进无渣流质或半流质饮食，术后 5 d 进少渣饮食；遵医嘱给抗生素；术后第 3 日始口服缓泻剂，常用液体石蜡 30 mL，每晚 1 次，避免排便困难。

(5)避免增加腹压的动作，如用力大便、咳嗽等。

3. 切口护理　观察切口有无红、肿、热、痛、渗出等感染征象。外阴加压包扎或阴道内留置纱条一般在术后 12 ~ 24 h 取出，取出时注意核对纱条数目，观察阴道分泌物的量、颜色、性状、有无异味。

【健康教育】

告知患者术后 3 个月内避免重体力劳动，避免增加腹压的动作。定期随访，检查确定伤口完全愈合后方可恢复性生活。

（王秀花　鲍宏梅）

第十九章　妇科常见疾病的护理

第一节　女性生殖系统炎症的护理

一、外阴炎及前庭大腺炎

【护理评估】

1. 健康史　主要了解有无糖尿病、尿瘘、粪瘘等原发病，受到经血、阴道分泌物、尿液（糖尿病患者的含糖尿液）、粪便的刺激，可以引起外阴炎；有无穿着紧身化纤衣裤导致局部潮湿等因素存在。

2. 身心状况

（1）症状：外阴炎，外阴皮肤瘙痒、肿痛、灼热感。前庭大腺炎多发生于一侧，初期局部红肿、发热、疼痛明显，脓肿形成时疼痛加剧。慢性前庭大腺囊肿，患者多无自觉症状，若囊肿较大时，外阴有坠胀感，妨碍正常活动。

（2）体征：外阴炎检查时可见局部有充血、水肿、糜烂、溃疡、湿疹、皲裂等。前庭大腺炎初期局部皮肤红肿、压痛明显，脓肿形成时可触及波动感。

（3）心理-社会状况：患者因外阴局部不适影响工作、睡眠和性生活而焦虑不安、情绪低落，因炎症迁延不愈担心被人歧视。未婚患者可能羞于就医而使炎症加重或转为慢性。

3. 辅助检查　可取分泌物检查了解有无病原体感染，必要时做血、尿检查判断感染程度及来源。

【主要护理诊断/问题】

1. 组织完整性受损　与炎症刺激、搔抓或用药不当有关。

2. 焦虑　与疾病影响正常生活及治疗效果不佳有关。

【护理措施】

1. 一般护理　加强营养，保持外阴清洁干燥。急性期卧床休息，减少摩擦。

2. 治疗护理　1∶5 000的高锰酸钾溶液坐浴，月经期、阴道流血禁止坐浴。清热、解毒的中药局部热敷，遵医嘱局部用抗生素软膏。配合医生行脓肿切开引流术或囊肿造口术，引流条每日更换。

3. 心理护理　向患者及家属解释炎症发生的原因、诱因及防护措施，消除患者的焦虑情绪，取得患者及家属的配合。

【健康教育】

(1)加强卫生知识宣教,指导患者保持会阴部清洁、干燥,穿纯棉内裤,月经期及时更换会阴垫。嘱患者避免会阴部搔抓,勿用刺激性药物或肥皂清洗外阴。

(2)指导患者纠正不良生活习惯,不饮酒,少食辛辣刺激性食物等。

(3)指导糖尿病、尿瘘、粪瘘患者便后及时清洗会阴,更换内裤。

二、阴道炎症

(一)滴虫阴道炎

【护理评估】

1. 健康史　了解患者既往史,个人卫生习惯,发病与月经周期是否有关,出现分泌物增多的时间,既往检查、治疗及效果。

2. 身体状况　①症状:主要症状为阴道分泌物增多和外阴瘙痒,25% ~50%的患者感染初期无症状,部分会有灼热、疼痛、性交痛等;瘙痒部位主要为阴道口及外阴;阴道分泌物呈泡沫状灰黄色、黄白色稀薄液体或黄绿色脓性分泌物,有臭味;若感染尿道口,可有尿频、尿痛,有时可见血尿。②体征:妇科检查可见阴道黏膜充血,严重者有散在出血斑点,甚至宫颈有出血点,形成"草莓样"宫颈,阴道后穹窿有多量分泌物。

3. 心理-社会支持状况　患者常因症状不明显或害羞延误就医,担心疾病会传染给家人或不能彻底治愈,性伴侣是否会配合治疗。又因容易反复发作,担心治疗疗效影响生活和工作。

4. 辅助检查　①生理盐水悬滴法:阴道分泌物显微镜下查找滴虫可确诊,敏感性为60% ~70%。②培养法:适于症状典型而悬滴法未见滴虫者,准确性达98%左右。

【主要护理诊断/问题】

1. 舒适度减弱　与外阴瘙痒、灼痛和白带增多有关。

2. 焦虑　与疾病影响工作生活及疗效不佳有关。

【护理措施】

1. 一般护理　保持外阴清洁、干燥,避免搔抓外阴部皮肤,密切接触的内裤及毛巾应煮沸5 ~10 min以消灭病原体。阴道分泌物检查前24 ~48 h禁止性生活、阴道灌洗或局部用药。治疗期间避免无保护性生活。

2. 治疗护理　①药物不良反应护理:口服甲硝唑后常见的不良反应有恶心、呕吐、食欲减退等胃肠道反应,应饭后服用。偶见头痛、白细胞减少、皮疹等,一旦发现应报告医生并停药。在甲硝唑用药期间及停药48 h内(替硝唑72 h内)禁止饮酒。②妊娠期、哺乳期用药:甲硝唑可通过胎盘,对胎儿有致畸作用,妊娠期应用硝基咪唑类药物需权衡利弊,知情选择,尽量避免在妊娠早期应用。妊娠中晚期应用甲硝唑通常是安全的。哺乳期患者选择甲硝唑2 g单次口服者,服药后12 ~24 h避免哺乳;替硝唑2 g单次口服者,服药后3 d内避免哺乳,以减少对婴儿的影响。

3. 心理护理　与患者和家属沟通，取得患者和家属的配合。向患者和家属解释炎症发生的原因、诱因，介绍防护知识，减轻患者的焦虑情绪。

【健康教育】

①加强卫生知识宣教，指导患者养成良好卫生习惯，保持会阴清洁干燥。②告知定期随访。

（二）外阴阴道假丝酵母菌病

【护理评估】

1. 健康史　了解疾病既往史、月经史、婚育史、糖尿病史，有无接受雌激素、免疫抑制药或长期使用抗生素治疗史等。了解个人卫生习惯及既往就诊史。

2. 身体状况　①症状：主要为外阴瘙痒、灼痛、性交痛，部分患者阴道分泌物增多，外阴瘙痒程度为各种阴道炎症之首，严重时坐卧不安；还可伴有尿痛、尿频，尿痛的特点是排尿时尿液刺激水肿的外阴及前庭导致的疼痛。分泌物由脱落上皮细胞和菌丝体、酵母菌和假菌丝组成，其特征为白色稠厚呈凝乳状白带，或为干酪样白带或豆渣样白带。②体征：外阴红斑，水肿，有抓痕，小阴唇内侧、阴道黏膜红肿并附着白色块状物，擦除后露出红肿、糜烂或溃疡的黏膜。急性期可见糜烂及浅表溃疡。

3. 心理-社会支持状况　患者常因外阴严重瘙痒、坐卧不安，影响工作生活而烦躁、焦躁；又因该病容易复发而对治疗没有信心。

4. 辅助检查　①10% KOH 湿片法或革兰氏染色图片法：在阴道分泌物中找到假丝酵母菌的芽孢或菌丝即可确诊。②培养法：适于多次湿片法检查为阴性或为顽固病例，需确诊是否为非白假丝酵母菌感染者。③pH 值测定：若 pH 值<4.5 可能为单纯假丝酵母菌感染；若 pH 值>4.5 可能存在混合感染，尤其是合并细菌性阴道病的混合感染。

【主要护理诊断/问题】

1. 舒适度减弱　与外阴瘙痒和白带增多有关。

2. 焦虑　与疾病影响生活、工作及疗效不佳有关。

【护理措施】

1. 一般护理　注意个人卫生，保持外阴部清洁、干燥，避免搔抓外阴以免皮肤破损。

2. 治疗护理　一般不口服用药，以局部治疗护理为主。每晚用 2% ~4% 碳酸氢钠溶液坐浴或阴道灌洗后，用咪康唑栓剂、克霉唑栓剂或制霉菌素栓剂阴道给药，7 d 为 1 个疗程。用戴指套的示指将药物置于阴道深处，最好在晚上睡前放置。

3. 心理护理　耐心解释疾病的诱因，告知患者坚持正确治疗即可治愈，消除其焦虑、紧张情绪。

【健康教育】

培养良好卫生习惯，保持外阴清洁。勤换内衣裤，内裤、毛巾等煮沸消毒。与患者共同寻找发病因素，使患者充分认识疾病的诱因，共同制订防治措施，遵医嘱完成正规疗程。

（三）细菌性阴道病

【护理评估】

1. 健康史　了解既往史、婚育史、糖尿病史，有无接受雌激素或长期使用抗生素治疗史等，发病与月经周期的关系。了解个人卫生习惯及既往就诊史。

2. 身体状况　①症状：10%～40%无临床症状，有症状者主要表现为阴道分泌物增多，可伴有轻度外阴烧灼感或瘙痒。分泌物呈灰白色，均匀一致，稀薄，有鱼腥臭味。鱼腥臭味是由于在厌氧菌繁殖的同时产生胺类物质所致。②体征：检查见阴道黏膜无充血的炎症表现，分泌物常黏附于阴道壁，但黏度很低，容易将分泌物从阴道壁拭去。

3. 心理-社会支持状况　患者常因症状不明显或害羞延误就医，也可因为患者依从性不高未按医嘱用药或个人卫生习惯未改善而导致疾病反复发作引起焦虑。

4. 辅助检查　①pH 值测定：阴道分泌物 pH 值>4. 5。②胺臭味试验：阳性。③线索细胞：阳性。

【主要护理诊断/问题】

1. 舒适度减弱　与分泌物增多、外阴瘙痒有关。

2. 焦虑　与分泌物有鱼腥臭味有关。

【护理措施】

1. 一般护理　指导患者注意个人卫生，合理膳食，增强身体免疫力。

2. 治疗护理　向患者及其家属讲解用药的目的、方法和注意事项，使患者积极配合治疗。

3. 心理护理　耐心解释疾病的原因，使患者消除焦虑心理；并嘱家属多给予关爱，帮助患者树立治疗的信心。

4. 健康教育　指导患者按医嘱完成治疗。避免过度冲洗阴道，维持阴道的酸性环境。注意性生活卫生，固定性伴侣。治疗后无症状者不需常规随访，对症状持续或症状重复出现者应及时复诊和接受治疗。

（四）萎缩性阴道炎

【护理评估】

1. 健康史　了解患者年龄、月经史、既往史、就诊治疗情况。

2. 身体状况　①症状：以外阴瘙痒、阴道分泌物增多及灼热不适为主要症状。阴道分泌物呈淡黄色、稀薄样，感染严重者呈血样脓性白带。②体征：妇科检查阴道呈萎缩性改变，上皮皱褶消失，变平，萎缩，菲薄；阴道黏膜充血，伴有散在小出血点或点状出血斑，有时可见阴道黏膜浅表溃疡，溃疡面可造成阴道黏膜粘连，严重时造成阴道狭窄甚至闭锁，炎症分泌物无法流出形成阴道积脓或宫腔积脓。

3. 心理-社会支持状况　患者生理不适引发烦躁、情绪低下，怀疑癌症而产生恐慌。

4. 辅助检查　①阴道分泌物检查：显微镜下见大量基底层细胞及白细胞而无滴虫及假丝酵母菌。②宫颈刮片：与子宫恶性肿瘤鉴别，必要时行分段诊刮术。③局部活组织检查：对阴道肉芽组织及溃疡与阴道癌相鉴别。

【主要护理诊断/问题】

1. 舒适度减弱　与外阴瘙痒、灼痛有关。

2. 焦虑　与担心发生生殖系统恶性肿瘤有关。

【护理措施】

1. 一般护理　同滴虫阴道炎。

2. 局部护理　向患者及其家属讲解用药的目的、方法和注意事项。小剂量局部应用雌激素，症状好转后要及时停药。局部应用甲硝唑泡腾片 200 mg 或诺氟沙星片 100 mg 塞入阴道后穹窿，7 d 为 1 个疗程。

3. 心理护理　耐心解释炎症的原因，使患者消除焦虑、恐惧心理。

【健康教育】

加强卫生知识宣教，指导患者保持会阴清洁。出现症状应及时就医。

三、宫颈炎症

【护理评估】

1. 健康史　主要询问婚育史，了解有无流产、阴道分娩、妇科手术等造成的子宫颈损伤；了解有无白带增多，了解性伴侣有无性传播疾病史，有无不良卫生习惯等诱因存在。

2. 身心状况

(1)症状：①急性宫颈炎。阴道分泌物增多为主要症状，白带呈黏液脓性；阴道分泌物刺激可引起外阴瘙痒；可有性交痛、下腹坠痛等症状。合并尿路感染者，可出现尿频、尿急、尿痛。②慢性宫颈炎。可无症状，少数患者可有阴道分泌物增多，呈淡黄色或脓性，可出现性交后出血、经间期出血等症状。

(2)体征：①急性宫颈炎。妇科检查可见子宫颈充血、水肿、黏膜外翻，有黏液脓性分泌物附着在子宫颈口或从子宫颈口流出，子宫颈管黏膜质脆，易诱发出血。②慢性宫颈炎。妇科检查可见子宫颈阴道部呈细颗粒状的红色区，称为子宫颈糜烂样改变，或有淡黄色分泌物覆盖子宫颈外口，可有接触性出血；也可表现为宫颈息肉、宫颈肥大或子宫颈腺囊肿。

(3)心理-社会状况：性交出血使患者产生害怕心理，拒绝性生活，担心恶变而焦虑恐惧。

3. 辅助检查　子宫颈糜烂样改变者需进行子宫颈细胞学检查和(或)HPV 检测，必要时行阴道镜及子宫颈活体组织检查以排除子宫颈鳞状上皮内瘤变和宫颈癌。急性宫颈炎和慢性子宫颈管黏膜炎可做病原体检测。

【主要护理诊断/问题】

1. 舒适度减弱　与分泌物增多、外阴瘙痒有关。

2. 焦虑　与病程长或担心恶变有关。

【护理措施】

1. 一般护理　指导患者注意个人卫生，保持外阴清洁干燥。给予高热量、高蛋白、高维生素饮食，适当休息。

2. 治疗护理

(1)讲解各项辅助检查的注意事项，遵医嘱规范使用抗生素，注意观察药物效果和不良反应。

(2)向患者说明物理治疗的注意事项：①急性生殖系统炎症者禁做。②治疗前需常规筛查排除子宫颈癌。③治疗时间在月经干净后3～7 d。④术后阴道分泌物较多呈黄水样，注意保持外阴清洁，观察颜色、气味变化，若发现有异常出血或感染，立即报告医生处理。⑤术后1～2周脱痂期可有少量出血，避免剧烈运动，如出血较多应及时就诊。⑥在创面未完全愈合期间(4～8周)禁止盆浴、阴道冲洗和性生活。⑦治疗后于月经干净后3～7 d复查。

3. 心理护理　耐心向患者讲解宫颈炎的发病原因、治疗方法，解除患者的思想顾虑。关心患者，耐心听取患者的心理感受，缓解患者的焦虑情绪。

【健康教育】

指导育龄妇女定期做妇科检查，发现炎症积极治疗，直至痊愈；注意性生活卫生，保持良好的个人卫生习惯；采取有效的避孕措施，减少人工流产对子宫颈的损伤。

四、盆腔炎性疾病

【护理评估】

1. 健康史　了解患者性生活史、孕产史、宫内手术史，有无经期不良卫生习惯，不洁性生活，阴道炎或宫颈炎病史；询问有无发病相关高危因素，既往有无类似病史及治疗过程、效果。

2. 身体状况

(1)症状：轻者无症状或症状轻微。常见为下腹痛、阴道分泌物增多或异常阴道出血。部分患者有发热、高热、头痛。月经期发病可出现月经量增多、经期延长。腹痛为持续性，活动或性生活后加重。累及泌尿系统可有尿频、尿急、尿痛症状；累及腹膜炎可出现恶心、呕吐等消化系统症状；若形成包块或脓肿压迫局部，可根据压迫具体部位出现局部刺激症状，如膀胱刺激征、腹泻、便秘等。严重病例可出现急性面容、体温升高、心率加快及下腹压痛、反跳痛等，甚至有部分患者出现休克症状。

(2)体征：患者体征差异较大，轻者无明显异常，部分患者是在常规妇科检查中发现宫颈举痛、宫体压痛或附件区压痛，宫体活动受限，阴道可见脓性臭味分泌物；子宫两侧压痛明显，有时能触及包块。三合诊能协助进一步明确盆腔情况。

3. 心理-社会支持状况　患者会因疼痛影响日常生活和工作而烦躁不安，担心治疗效果不好、病程长、反复发作而产生焦虑。

4. 辅助检查

(1)血常规检查:血C反应蛋白升高,红细胞沉降率升高。

(2)宫颈或阴道分泌物检查:相关病原体检测,查找病因。

(3)阴道穹后部穿刺:怀疑盆腔积液、脓肿时做此项检查。

(4)超声检查、腹腔镜可帮助明确诊断。

【主要护理诊断/问题】

1. 舒适度的改变 与腹痛、发热有关。

2. 焦虑 与担心影响受孕有关。

3. 知识缺乏 与缺乏预防盆腔炎性疾病相关知识有关。

【护理措施】

1. 症状护理 嘱患者卧床休息,取半卧位,有利于炎症局限。高热时采用物理降温,给予高热量、高蛋白、高维生素饮食。若病情危重,需立即行手术治疗的患者应禁食;减少不必要的盆腔检查以避免炎症扩散。

2. 随访观察的护理 加强巡视,观察患者腹痛有无减轻,发热患者体温是否恢复正常,生命体征是否平稳,发现感染性休克征象及时报告并协助抢救,注意观察腹痛及阴道分泌物情况。

3. 手术治疗的护理 按腹部及阴道手术患者常规护理。

4. 心理护理 耐心倾听患者倾诉,及时解答患者提问,及时汇报病情,解释病情的病因,以缓解不良情绪,增强患者治疗信心。

【健康教育】

1. 用药指导 根据病原体选择抗生素,讲明药物名称、用药目的、剂量、方法及不良反应,服药过程中不能擅自停药或改变剂量。根据病情也可选择中药治疗,多采用中药清热利湿、活血化瘀治疗。

2. 出院指导 做好经期、妊娠期、产褥期、人流术后的卫生宣教;指导性生活卫生,经期禁止性生活。

3. 个人卫生指导 注意月经期及性卫生,节制性生活,若有下生殖道感染,应接受及时、正规治疗。

4. 其他 宣传定期进行妇科检查的意义,做到早期发现炎症、及时治疗。

五、淋病

【护理评估】

1. 健康史 了解患者年龄、婚育史、性生活史、个人卫生习惯等。

2. 身体状况

(1)症状:在感染淋病后1~14 d出现外阴瘙痒,阴道内轻微疼痛和烧灼感,急性尿道炎症状如尿频、尿急、尿痛等。患者可表现为发热、寒战、恶心、呕吐、下腹两侧疼痛。

(2)体征:妇科检查可见阴道口充血、水肿,有黏液脓性分泌物排出;子宫颈口充血、糜烂,白带增多;尿道口充血发红,有脓性分泌物。

3.心理-社会支持状况　患者自感羞愧,害怕被别人知道,若为孕妇害怕传染给胎儿,出现恐惧与担忧。

4.辅助检查

(1)分泌物涂片检查:急性期可见中性粒细胞内有革兰氏阴性双球菌,可做初步诊断。

(2)核酸扩增实验(NAAT):敏感性及特异性高,对无症状或有症状妇女均可检验。

(3)淋病奈瑟球菌培养:建议对治疗失败患者和对目前治疗方案行耐药性监测时采用。

【主要护理诊断/问题】

①感染。②缺乏淋病防治的相关知识。

【护理措施】

主要是感染护理:①患病期间避免性行为,夫妻同治。②其他护理措施同皮肤性病患者护理。

【健康教育】

①向患者介绍淋病相关知识,指导患者正确认识疾病,发病后到正规医院治疗,早发现、早诊断、早治疗,防止并发症和后遗症,性伴侣同治。②多饮水,以尿液冲洗尿道口,减少局部细菌数,不能因怕痛而憋尿。③患者注意与家人隔离,尤其是女性,不同床、同浴,治愈前避免性生活。④经常用肥皂洗手,接触患处后不要揉眼睛,内衣裤单独清洗、消毒。⑤患病期间不去公共浴池、泳池,不用坐便,提倡淋浴。⑥提倡安全性生活,使用安全套,降低淋球菌感染患病率。⑦新生儿遵医嘱给予预防性滴眼液。⑧坚持治疗,遵医嘱用药,定期复查。

六、梅毒

对梅毒患者皮损等现存及潜在健康问题的发现及处理,为其提供相应的生理、心理、社会的照顾。梅毒俗称杨梅疮。

【护理评估】

1.个人及家族史　职业、传染病病史、性接触史,是否出现过皮疹、生殖器硬下疳等现象;配偶或患者母亲有无相关病史。

2.现病史　皮损分布的部位、面积大小;有无水疱、脓疱等;有无破溃、糜烂,破溃处有无感染。

3.治疗经过　接受的检查及结果,如血常规、尿常规、血生化、细菌学、梅毒血清、脑脊液等检查;患者接受的治疗及疗效和不良反应。

【主要护理诊断/问题】

1.组织完整性受损　与全身皮肤黏膜损害有关。

2. 焦虑　与担心梅毒愈后、社会接纳度有关。

3. 知识缺乏　与缺乏梅毒防护措施及治疗相关知识有关。

【护理措施】

1. 随访观察的护理　梅毒经充分治疗后，应定期随访2～3年。梅毒患者第1年每3个月复查1次，以后每半年复查1次，随访内容包括临床和非密螺旋体抗原血清试验。梅毒治愈标准为临床治愈及血清学治愈。临床治愈为各种损害消退及症状消失。抗梅毒治疗2年内，梅毒血清学试验由阳性转为阴性，脑脊液检查阴性，为血清学治愈。

2. 心理护理　正确认识疾病，正视现实，积极治疗，让患者选择正规医院及早进行规范诊断和治疗。

【健康教育】

1. 用药指导　遵医嘱足量、按疗程用药。注意询问患者青霉素过敏史，青霉素过敏者，脱敏后青霉素治疗。

2. 孕妇指导　妊娠梅毒属高危妊娠，在24～26周超声检查时应注意胎儿有无先天性梅毒征象。妊娠期使用青霉素治疗前，应告知孕妇及家属使用青霉素治疗可能出现妊娠期"吉-海反应"，表现为发热、子宫收缩、胎动减少、胎心监护出现暂时性晚期胎心率减速等。妊娠梅毒治疗后，在分娩前应每个月做非螺旋体血清试验，效果不佳者应重复治疗。

3. 分娩期护理　血清学阳性孕妇所分娩的新生儿均应进行非梅毒螺旋体试验检测，确诊为先天梅毒的新生儿应给予及时、足量、规范治疗。

4. 个人卫生指导　做好隔离，对患者接触的生活用品做好消毒隔离，做好手卫生，防止交叉感染。保持外阴清洁卫生，治疗期间严禁性交。性伴侣应同时进行检查与治疗。

第二节　月经异常的护理

一、闭经

【护理评估】

1. 健康史　原发性闭经询问患者幼年生长发育状况、营养状况、患病情况、青春期第二性征发育状况，有无疾病相关家族史；继发性闭经询问患者月经及婚育史、服用药物史、手术史等可能的发病诱因。

2. 身心状况

(1)症状：年满16周岁，月经尚未来潮，以往曾建立正常月经周期，后因某些病理性原因，连续6个月以上无月经或按自身原来月经周期计算停止3个周期以上。

(2)体征：①全身检查。由体重下降引起的闭经患者伴消瘦、营养不良。②妇科检查。按闭经的原因可有子宫缺如、畸形；卵巢缺如，性腺、性器官及性特征发育不良；多毛肥胖;乳腺泌乳等。

(3)心理-社会状况:患者由于无月经或月经停止产生很大心理压力,易情绪低落、自卑,有生育要求的患者对能否完成生育的不确定性表现出忧虑、悲伤。

3.辅助检查　评估功能测验检查、激素测定、影像学检查、宫腔镜检查、腹腔镜检查、染色体检查、其他检查等检查结果。

【主要护理诊断/问题】

1.长期低自尊　与长期闭经、治疗效果不明显、月经不能正常来潮而出现自我否定等有关。

2.焦虑　与担心疾病对健康、性生活、生育的影响有关。

3.持续性悲伤　与担心丧失女性形象有关。

【护理措施】

1.减轻或消除诱发闭经的原因　应激或精神因素所致闭经,应进行耐心的心理治疗,消除精神紧张和焦虑。因体重下降引起闭经,应供给足够营养,保持标准体重。运动性闭经者应适当减少运动量。因肿瘤、多囊卵巢综合征等引起的闭经,应进行特异性治疗。

2.诊疗配合

(1)激素治疗

1)性激素补充治疗:可以维持女性心血管系统、骨骼及骨代谢、神经系统等的健康,也可以促进和维持第二性征和月经。主要治疗方法如下。①雌激素补充治疗:适用于无子宫者。②雌、孕激素人工周期疗法:适用于有子宫者。③孕激素疗法:适用于体内有一定内源性雌激素水平者。

2)促排卵:适用于有生育要求的患者。治疗方法包括:①对于FSH和PRL正常的闭经者,体内有一定内源性雌激素,可首选氯米芬作为促排卵药物。②对于低促性腺激素性闭经者及氯米芬促排卵失败者,在雌激素治疗促进生殖器发育,子宫内膜已获得对雌孕激素的反应后,可采用hMG-HCG疗法促进卵泡发育及诱发排卵。对于FSH升高的患者,由于其卵巢功能衰竭,不建议采用促排卵治疗。

(2)其他治疗:包括以下几种。①溴隐亭:为多巴胺受体激动剂。通过与垂体多巴胺受体结合,直接抑制垂体PRL分泌,恢复排卵。②肾上腺皮质激素:适用于先天性肾上腺皮质增生所致的闭经,一般用泼尼松或地塞米松。③甲状腺素:如甲状腺片,适用于甲状腺功能减退引起的闭经。④辅助生殖技术:适用于有生育要求,诱发排卵后未成功妊娠,合并输卵管问题的闭经者或男方因素不孕者。⑤手术治疗:适用于生殖器畸形、Asherman综合征、肿瘤等。

3.指导合理用药　说明性激素的作用、不良反应、剂量,具体用药方法、用药时间等。嘱患者严格遵医嘱用药,不得擅自停服、漏服、不随意更改药量,并监测用药效果。

4.加强心理护理　建立良好的护患关系,鼓励患者表达自己的感受,对治疗和预后等提出问题。向患者提供正确的诊疗信息,缓解患者的心理压力。鼓励患者与同伴、亲人交往,参与社会活动,减轻心理压力。

二、异常子宫出血

【护理评估】

1. 健康史　询问患者年龄、月经及婚育史、避孕方式、既往疾病史。了解患者有无精神过度紧张、焦虑、情绪波动、生活环境改变、过度劳累等诱因。询问患者阴道流血情况及诊疗经过。

2. 身心状况

(1)无排卵型异常子宫出血:常见症状为不规则子宫出血,如周期紊乱,经期长短不一,短者几日,长者数月,易误诊为闭经。经量多少不一,出血少者为点滴出血,多者大量出血,不能自止,时间长者可伴贫血或休克。

(2)有排卵型异常子宫出血:①黄体功能不足。表现为月经周期缩短,月经频发。有些患者月经周期虽然在正常范围内,但是卵泡期延长、黄体期缩短,由于黄体功能不足,不孕或早孕期流产发生率高。②子宫内膜不规则脱落。表现为月经周期正常,但是经期延长,长达 9 ~ 10 d,出血量多。

(3)心理-社会状况:由于出血时间长或者大量出血而产生焦虑、恐惧心理,影响身心健康。

3. 辅助检查　评估接受的检查及结果,如诊断性刮宫、超声检查、宫腔镜检查、基础体温测定(BBT)、激素测定、宫颈黏液结晶检查等。

【主要护理诊断/问题】

1. 有感染的危险　与阴道异常流血、贫血所致机体抵抗力下降有关。
2. 疲乏　与子宫异常出血导致的继发性贫血有关。
3. 焦虑　与出血不止,担心疾病性质及对身体远期影响有关。
4. 潜在并发症　贫血、休克。

【护理措施】

1. 一般护理　鼓励患者进食高蛋白、高维生素等营养丰富及含铁量高的食物,如猪肝、蛋黄、红枣、葡萄干、绿叶菜等。护士可根据患者的饮食习惯,协助制订饮食计划或食谱,使患者获得足够营养。注意休息,睡眠充足,防止体力消耗,减少出血量。

2. 预防感染　做好外阴清洁卫生,勤换洗会阴垫和内裤,便后用温水或 1∶5 000 高锰酸钾液由前向后清洗。严密观察与感染有关的征象如体温、脉搏、子宫体压痛、阴道分泌物异味等,遵医嘱监测血常规,发现异常立即通知医生。禁止盆浴,可淋浴或擦浴,告诫患者禁止性生活。

3. 维持正常血容量　记录患者生命体征和液体出入量,嘱患者保留出血期间会阴垫,以便护士正确估计出血量,出血严重者卧床休息,避免剧烈活动。遵医嘱做好配血、止血、输血准备,按治疗方案维持患者正常血容量。

4. 性激素应用护理

(1)按医嘱准确用药,不得随意停服和漏服。在治疗排卵型异常子宫出血时,应注意询问月经周期,了解黄体期长短,以便监测给药。

(2)用大剂量雌激素口服治疗时,部分患者可引起恶心、呕吐、头昏、乏力等不良反应,故宜在睡前服用,严重者同时加服维生素 B_6 或镇静剂。患者服药期间若出现阴道不规则流血,应及时就诊。长期用药者,需注意监测肝功能。

(3)药物减量必须在血止后才能开始,指导患者每 3 d 减量 1 次,每次减量不得超过原剂量的 1/3,直至维持量。

5. 心理护理　减轻患者不安心理,讲明病情,给予鼓励,使患者积极配合治疗。

【健康教育】

(1)嘱患者按规定正确服用性激素,如有阴道异常出血及时就诊。

(2)保持外阴清洁卫生,预防感染发生。

三、痛经

【护理评估】

1. 健康史　询问患者年龄、月经及婚育史、既往疼痛发生的诱因、时间、部位及程度,有无其他伴随症状,缓解疼痛的方法及诊疗经过。

2. 身心状况

(1)症状:下腹疼痛是最主要症状,疼痛多自月经来潮后开始,最早出现在经前 12 h,以行经第 1 日疼痛最剧烈,持续 2 ~ 3 d 缓解。疼痛常呈痉挛性。疼痛部位多在下腹部,重者可放射至腰骶部或股内前侧,疼痛剧烈时患者面色苍白、出冷汗、下腹发凉、恶心、呕吐,甚至晕厥。

(2)体征:妇科检查多无异常,个别女性子宫过度前倾、后倾后屈位、子宫颈管狭窄。

(3)心理-社会状况:反复发生的痛经使患者对月经来潮产生恐惧心理,出现烦躁、易怒、情绪不稳等症状。

3. 辅助检查　通过 B 超、腹腔镜、宫腔镜、子宫输卵管碘油造影等确定有无器质性病变。

【主要护理诊断/问题】

1. 急性疼痛　与月经期子宫收缩、子宫缺血缺氧有关。

2. 焦虑　与反复痛经造成的精神紧张有关。

【护理措施】

1. 加强保健　进行月经期保健的教育工作,注意经期清洁卫生,经期禁止性生活。足够的休息和睡眠、充分的营养摄入、规律而适度的锻炼、戒烟等均对缓解疼痛有一定的帮助。

2. 重视精神心理护理　讲解有关痛经的生理知识,阐明痛经是月经期常见的生理表现,关心并理解患者的不适和焦虑心理。

3. 缓解症状　腹部局部热敷和进食热的饮料如热汤或热茶,可缓解疼痛。增加患者的自我控制感,使身体放松,以解除痛经。疼痛不能忍受时可遵医嘱服药。若每一次经期习惯服用止痛剂，则应防止成瘾。

4. 诊疗配合　治疗痛经的药物包括以下 2 种。①口服避孕药：有避孕要求的痛经妇女可使用口服避孕药，通过抑制排卵，抑制子宫内膜生长，降低前列腺素和加压素水平，缓解疼痛。②前列腺素合成酶抑制剂：该类药物通过抑制前列腺素合成酶的活性，减少前列腺素产生，防止过强子宫收缩和痉挛，从而减轻或消除痛经。适用于不要求避孕或口服避孕药效果不佳的原发性痛经患者。常用药物有布洛芬、酮洛芬、甲氯芬那酸、双氯芬酸、甲芬那酸、萘普生等。

四、绝经综合征

【护理评估】

1. 健康史　询问患者年龄、月经及婚育史、既往相关病史（高血压、肝病及其他内分泌腺体疾病）。

2. 身心状况

（1）近期症状：有无月经紊乱、血管舒缩症状、自主神经失调症状、精神、神经症状等症状。

（2）远期症状：有无泌尿生殖道症状、骨质疏松、心血管症状等。

（3）心理－社会状况：由于身心变化和不适，患者易出现焦虑、烦躁、自信心下降、失落等不良情绪，影响身心健康。

3. 辅助检查　根据病情进行血常规、心电图、宫颈刮片、B 超、激素测定等检查。

【主要护理诊断/问题】

1. 焦虑　与绝经过渡期内分泌改变，或个性特点、精神因素等有关。

2. 知识缺乏　缺乏绝经期生理心理变化知识及应对技巧。

【护理措施】

1. 调整生活状态　帮助患者建立适应绝经过渡期生理、心理变化的新生活形态，使其安全渡过该阶段。帮助患者选择既有营养又符合饮食习惯的食物。多摄入奶制品，可补钙；多摄入豆制品，因为大豆中含有类雌激素物质。鼓励患者加强体育锻炼，保持一定运动量，如散步、打太极拳、骑自行车等，增强体质。鼓励患者增加社交和脑力活动，以促进正性心态。

2. 诊疗配合　激素补充治疗（HRT）是针对绝经相关健康问题而采取的一种医疗措施，可有效缓解绝经相关症状，并会对骨骼、心血管和神经系统产生长期的保护作用。HRT 应在有适应证、无禁忌证的前提下，在治疗的窗口期使用。

3. 心理护理　与患者建立相互信任的良好关系，认真倾听，让患者表达自己的困惑和忧虑，帮助患者及其家属了解绝经过渡期的生理和心理变化，以减轻患者焦虑和恐惧的心理，并争取家人的理解和配合，护患双方共同努力，缓解患者的症状。

【健康教育】

介绍绝经前后减轻症状的方法，以及预防绝经综合征的措施。如规律的运动可以促进血液循环，维持肌肉良好的张力，延缓老化的速度，还可以刺激骨细胞的活动，延缓骨质疏松症的发生；正确对待性生活等。设立“妇女围绝经期门诊”，提供系统的绝经过渡期咨询、指导和知识教育。

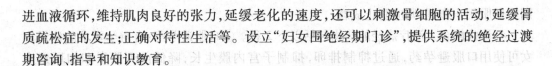

第三节　女性生殖系统肿瘤的护理

一、宫颈癌

【护理评估】

一般认为，子宫颈癌有较长癌前病变阶段，通常从 CIN 发展为浸润癌需要 10～15 年，子宫颈癌患者在发生浸润前几乎可以全部治愈。因此，在全面评估基础上，力争早期发现、早期诊断、早期治疗是提高患者 5 年存活率的关键。

1. 健康史　在询问病史中应注意患者的婚育史、性生活史以及与高危男子有性接触的病史。聆听有关主诉，如年轻患者可诉说月经期和经量异常；老年患者常主诉绝经后不规则阴道流血。注意识别与发病有关的高危因素及高危人群。详细记录既往妇科检查发现、子宫颈刮片细胞学检查结果及处理经过。

2. 身心状况　早期患者一般无自觉症状，多由普查中发现异常的子宫颈刮片报告。患者随病程进展出现典型的临床症状，表现为点滴样出血或因性交、阴道灌洗、妇科检查而引起接触性出血，出血量增多或出血时间延长可致贫血；恶臭的阴道排液使患者难以忍受；当恶性肿瘤穿透邻近器官壁时可形成瘘管；晚期患者则出现消瘦、贫血、发热等全身衰竭症状。

通过双合诊或三合诊进行盆腔检查可见不同临床分期患者的局部体征：宫颈上皮内瘤样病变、镜下早期浸润癌及极早期宫颈浸润癌患者局部无明显病灶，宫颈光滑或与慢性宫颈炎无明显区别。随着宫颈浸润癌的生长发展，根据其不同类型，宫颈局部表现不同。外生型癌可见宫颈表面有呈息肉状或乳头状突起的赘生物向外生长，继而向阴道突起形成菜花状赘生物；合并感染时表面有灰白色渗出物，触之易出血。内生型则表现为宫颈肥大、质硬、宫颈管膨大如桶状，宫颈表面光滑或有表浅溃疡。晚期患者因癌组织坏死脱落，宫颈表面形成凹陷性溃疡或被空洞替代，伴恶臭。癌灶浸润阴道壁时，局部见有赘生物；宫旁组织受侵犯时，妇科检查可扪及宫旁双侧增厚，结节状，质地与癌组织相似；浸润盆腔者形成冰冻骨盆。

早期宫颈癌患者在普查中发现报告异常时会感到震惊和疑惑，常激发进一步确诊的多次就医行为。确诊后患者会产生恐惧感，会害怕疼痛、被遗弃和死亡等。与其他恶性肿瘤患者一样会经历分别称之为否认、愤怒、妥协、忧郁、接受期等心理反应阶段。

3. 辅助检查　宫颈癌的诊断方法基本同宫颈上皮内瘤变，早期病例的诊断应采用子宫颈细胞学检查和(或)高危 HPV DNA 检测、阴道镜检查、子宫颈活组织检查的“三阶梯”诊断程序，组织学诊断为确诊依据。同时，根据患者具体情况进行胸部X射线摄片、静脉肾盂造影、膀胱镜及直肠镜检查、超声检查以及CT、MRI、PECT等影像学检查评估病情。

【主要护理诊断/问题】

1. 有感染的危险　与阴道出血、排液、手术切口及留置尿管有关。

2. 排尿异常　与肿瘤压迫尿道、肿瘤根治术影响膀胱正常张力有关。

3. 疼痛　与晚期病变浸润或广泛性子宫切除术后创伤有关。

4. 自我形象紊乱　与阴道流出恶臭液体及较长时间留置尿管有关。

5. 恐惧　与宫颈癌诊断有关。

6. 预感性悲哀　与子宫切除、丧失生育能力有关。

7. 知识缺乏　与缺乏疾病治疗相关知识相关。

【护理措施】

1. 心理护理　经常与患者沟通，通过交流了解不同患者所处不同时期的心理特点，与患者一起寻找引起不良心理反应的原因。告诉患者宫颈癌发生、发展的过程及预后，并强调早发现、早治疗的好处。对于已经确诊宫颈癌的患者，运用相关护理心理专业知识，和家属一起帮助患者顺利度过否认、愤怒、妥协、忧郁、接受的心理反应阶段。同时，教会患者缓解心理应激的措施，学会应用积极的应对方法，如向朋友、家属倾诉内心的感受，寻求别人的支持和帮助等。在住院治疗期间，注意保护患者的隐私，采用通俗易懂的语言耐心解答患者的疑问、纠正患者对子宫切除后的一些错误认识，为患者提供充分的信息支持，使患者相信在医院现有条件下，她将得到最好的治疗和照顾，能顺利度过手术过程。

2. 术前护理　一般术前护理内容与外科腹部手术、外阴手术相同，护士应遵医嘱做好患者的皮肤、肠道、配血准备等，特殊的专科术前护理内容如下。

(1)指导患者维持个人卫生：协助患者勤擦身、更衣，保持床单位清洁，注意室内空气流通，促进舒适。注意观察患者阴道流血和排液情况，对分泌物多或有脓性恶臭白带患者，指导患者保持外阴清洁，勤换会阴垫，会阴擦洗每日2次，便后及时清洗外阴并更换会阴垫。

(2)宫颈及阴道消毒：术前3 d用消毒剂或氯已定等消毒宫颈及阴道，菜花型癌患者有活动性出血可能，需用消毒纱条填塞止血，并认真交班、按医嘱及时取出或更换；拟行全子宫切除术者，手术日晨常规消毒后，分别用2.5%碘酒、75%乙醇消毒宫颈口，擦干后再用1%甲紫涂宫颈及阴道穹窿，并用大棉球拭干。

3. 术后护理　宫颈癌患者术后体位、饮食、伤口及止痛护理等内容与外科腹部术后患者一样，妇科专科护理包括以下几点。

(1)病情观察：宫颈癌根治术涉及范围广，患者术后反应也较一般腹部手术者大。因此，护士应每15～30 min观察并记录1次患者生命体征及出入量，平稳后改为4 h 1次。

(2)保持引流管通畅：注意保持腹腔、盆腔各种引流管及阴道引流通畅，同时认真观察记录引流液的量、色、质。通常按医嘱于术后48～72 h撤出引流管。

(3)指导患者膀胱功能恢复训练：由于术中可能损伤支配膀胱的神经组织，膀胱功能恢复较慢，所以一般留置尿管于术后7～14 d，甚至21 d。拔出尿管应进行促进膀胱功能恢复的相关训练。①盆底肌肉锻炼：在手术前，教会患者进行肛门、阴道肌肉的缩紧与舒张练习，术后2 d开始指导患者进行骨盆底肌肉群的缩紧与舒张训练，以强化膀胱外括约肌的张力。②膀胱肌肉锻炼：拔除尿管前3 d开始夹管，每2 h开放1次，定时间断放尿以训练膀胱功能，促使恢复正常排尿功能。患者于拔管后1～2 h排尿1次，如不能自解应及时处理，必要时重新留置尿管。拔管后4～6 h测残余尿量1次，如少于100 mL则应每日测1次，2～4次均在100 mL以内者，说明膀胱功能已恢复；如超过100 mL则需继续留置尿管3～5 d，再行拔管导残余量，直至残余尿量少于100 mL。

(4)活动指导：指导卧床患者进行床上肢体活动，如术后第4日鼓励患者开始腹部肌肉及下肢锻炼，以预防长期卧床导致并发症的发生。注意患者活动量的增加应循序渐进，包括参与生活自理。

(5)改善营养状态：针对肿瘤患者常有营养不良、体重减轻及恶病质状态，护士应与营养师一起评估患者目前的营养状况及摄入营养物的习惯等，为患者制订合理饮食计划，以多样化食谱满足患者需要，必要时可从静脉补充营养，提高机体抵抗力。

【健康教育】

(1)出院前，护士应与患者、家属一起制订出院康复计划，以保证出院计划的可行性。

(2)指导出院时保留尿管的少数患者的家庭护理尿管方法，如多饮水、清洁外阴，活动时勿将尿袋置于高于膀胱的位置，避免尿液倒流等。

(3)根据患者具体状况提供有关术后生活方式的指导，包括根据机体康复情况逐渐增加活动量和强度，适当参加社交活动或恢复日常工作。

(4)患者性生活的恢复需依据术后复查结果而定，护士应耐心听取患者对性问题和丧失子宫的看法和疑虑，提供定期随访和针对性帮助。

(5)对出院患者说明定期随访的重要性。一般认为，出院后第1年内，出院后1个月首次随访，以后每2～3个月复查1次；出院后第2年，每3～6个月复查1次；出院后第3～5年，每半年复查1次；第6年开始，每年复查1次。患者出现任何症状均应及时随诊。

二、子宫肌瘤

【护理评估】

1.个人史　月经史、婚育史，有无不孕史及流产史，有无长期使用雌激素等诱发因素。

2.现病史　有无月经增多、月经频率增加及月经期时间延长，或不规则阴道出血，是否伴贫血；有无下腹部包块及压迫症状，有无下腹部坠胀、腰背酸痛症状；白带是否改变；有无继发贫血情况，如全身乏力、面色苍白、气短、心悸等症状。

3. 治疗经过　接受的检查及结果，如B超、分段诊刮病理、血常规等检查；接受的治疗及疗效和不良反应。

【主要护理诊断/问题】

1. 知识缺乏　缺乏疾病有关知识和治疗方案选择的相关知识。

2. 焦虑　与担心肿瘤的性质或者恶变，害怕手术有关。

3. 潜在并发症　贫血、感染。

【护理措施】

1. 一般护理

(1)为患者提供舒适清洁的环境，保证充足的休息。

(2)补充高蛋白、高热量、高维生素、富含铁的饮食，禁止吃含有雌激素的药品和食品。

2. 病情观察　严密观察患者生命体征及阴道出血情况，准确评估出血量，观察患者腹痛情况，肌瘤较大者注意其大小便情况，黏膜下肌瘤患者注意阴道分泌物情况。

3. 治疗配合

(1)随访、药物治疗患者的护理：①随访时间为3～6个月1次，了解肌瘤生长速度和肌瘤的生长情况，讲解随访的重要性，让患者按时配合随访，若有病情变化，应及时到医院就诊。②药物治疗过程中观察症状缓解情况和药物有无不良反应的发生。

1)促性腺激素释放激素类似物：常用亮丙瑞林或戈舍瑞林，长期服用可引起围绝经期综合征、骨质疏松等不良反应，有导致老年痴呆症的高发危险。

2)米非司酮：常用于术前用药，长期应用可出现拮抗孕激素的不良反应而增加子宫内膜癌的风险。

3)近绝经期的女性可用抗雌激素制剂、雄激素或他莫昔芬(三苯氧胺)治疗。雄激素每月总量不能超过300 mg，以防女性患者男性化。他莫昔芬长期服用，可使子宫内膜增生过长，需定期检查随访。

(2)手术治疗的护理：手术方式的选择：肌瘤切除术适用于年轻、希望保留生育功能者，浆膜下或肌壁间肌瘤可经腹或腹腔镜切除肌瘤，黏膜下肌瘤可经阴道或宫腔镜切除。子宫切除术适用于肌瘤较大，不要求保留生育功能或已有恶变者。需手术治疗者，按腹部或阴道手术患者常规进行术前准备和术后护理。

(3)贫血、预防感染的护理：正确评估出血量，按医嘱给予止血药物，提醒注意休息，增加营养及含铁食物的补充，补充铁剂，必要时输血。保持外阴清洁，注意阴道分泌物情况，有异常臭味及时报告。

4. 心理护理　帮助患者正确认识疾病，告知患者子宫肌瘤为良性肿瘤，极少发生癌变，预后好。让患者了解随访、药物、手术治疗的方法，使患者解除思想顾虑，增强信心，积极配合治疗。

【健康教育】

(1)加强知识宣教，增强女性健康意识，定期体检，建立正确使用美容保健品的健康理念。

(2)指导正确使用药物,需随访者3~6个月随访1次,若肌瘤继续增大或出现明显症状应手术治疗。

(3)嘱手术的患者术后1个月复查,了解恢复情况,术后3个月内避免重体力劳动和性生活,肌瘤切除术后患者避孕2年以上才能考虑妊娠。

三、子宫内膜癌

对子宫内膜癌患者绝经后阴道出血、阴道排液、下腹部疼痛等现存及潜在健康问题的发现及处理,为其提供相应的生理、心理、社会的照顾。

【护理评估】

1. 个人及家族史　年龄、月经史、婚育史、家族史;有无高危因素,如肥胖、未孕、晚绝经、糖尿病、高血压及其他心血管疾病等。

2. 现病史　绝经后阴道出血发生的时间、频率、出血量,有无阴道排液及异常分泌物等。

3. 治疗经过　接受的检查及结果,如子宫内膜活检、超声、MRI、CT以及宫腔镜等检查;接受的治疗及疗效和不良反应。

【主要护理诊断/问题】

1. 焦虑　与子宫内膜癌诊断、担心手术危及生命及预后有关。

2. 营养失调:低于机体需要量　与肿瘤慢性消耗有关。

3. 睡眠形态紊乱　与环境变化(住院)有关。

4. 知识缺乏　与缺乏子宫内膜癌相关知识有关。

【护理措施】

1. 一般护理

(1)加强病情观察:注意观察阴道出血量,发生大出血时,协助医生进行纱布填塞止血。

(2)营养指导:内膜癌患者通常年龄较大、身体虚弱,多数存在贫血、糖尿病、高血压等,因此应鼓励患者进高蛋白、高维生素、足够矿物质、易消化饮食。饮食不足或全身营养状况极差者,应遵医嘱从静脉补充营养。

(3)舒适护理:阴道排液多时,嘱患者可取半卧位,指导其勤换会阴垫,每日会阴擦洗1~2次。

2. 手术治疗的护理

(1)严格按腹部及阴道手术护理进行术前、术后护理。

(2)患者术后6~7 d阴道残端羊肠线开始吸收或感染时容易出现残端出血,应严密观察和记录出血情况,此期间患者应减少活动。

3. 用药护理

(1)激素及其他药物治疗的护理:孕激素在治疗过程中以高效、大剂量和长期应用为宜,至少应用12周才能评定疗效,应鼓励患者具备配合治疗的耐心和信心,注意观察药物的不良反应，如水钠潴留、水肿、药物性肝炎等，此时应告诉患者不必紧张，停药后会逐渐好转；应用他莫昔芬这种抗雌激素类药物时，患者可能出现类似更年期综合征反应，如潮热、胃寒等，少数患者还可出现阴道流血、恶心、呕吐，如出现以上症状应及时就诊；晚期患者需化疗时，护理措施按照化疗患者护理内容开展。

(2)放疗的护理：患者除了按照放疗常规护理外，接受盆腔内放疗者，事先应灌肠并留置导尿管，以保持直肠、膀胱空虚状态，避免放射性损伤。腔内置入放射源期间，保证患者绝对卧床休息，但应进行床上肢体活动，以免出现因长期卧床而出现并发症。取出放射源后，鼓励患者渐进性下床活动并承担生活自理项目。

4. 心理护理　护士应善于理解患者，主动向患者讲解该病的相关知识，缓解焦虑评估患者对疾病及有关诊治过程的认知程度，鼓励患者及其家属讨论有关疾病及治疗的疑虑，耐心解答。针对个案需求及学习能力，采用有效形式向护理对象介绍住院环境、诊断性检查、治疗过程、可能出现的不适以求得主动配合。为患者提供安静、舒适的睡眠环境，减少夜间不必要的治疗程序。努力使患者确信子宫内膜癌的病程发展缓慢，是女性生殖器官恶性肿瘤中预后较好的一种，缓解其焦虑程度，增强治病信心。

【健康教育】

1. 指导出院后的康复　术后1个月后适当做家务，注意饮食，加强营养；保持会阴清洁，术后3个月禁止性生活及盆浴。

2. 定期随访　向患者明确随访时间及目的，一般术后2~3年内每3个月复查1次，3年后每6个月1次，5年后每年1次。随访内容应包括详细病史、盆腔检查、阴道细胞学检查、X射线胸片、血清CA12-5等。

3. 宣传和普及防癌知识　年龄40岁以上的妇女每年接受1次妇科检查，注意子宫内膜癌的高危因素，积极治疗高血压、糖尿病。绝经后出血是危险信号，一旦出现应立即就诊，及时治疗可获得满意效果。

四、卵巢肿瘤

【护理评估】

1. 健康史　早期患者多无特殊症状，通常于妇科普查中发现盆腔肿块而就医。注意收集与发病有关的高危因素，根据患者年龄、病程长短及局部体征初步判断是否为卵巢肿瘤、有无并发症，并对良恶性做出初步判断。

2. 身心状况　体积小的卵巢肿瘤不易早期诊断，尤其肥胖者或妇科检查时腹部不放松的患者很难发现。被确定为卵巢肿块者，在定期追踪检查过程中应重视肿块生长速度、质地、伴随出现的腹胀、膀胱直肠等压迫症状，以及营养消耗、食欲下降等恶性肿瘤的临床特征；当出现并发症时，患者将出现相应的临床症状和体征。

随着卵巢肿瘤增大，通过妇科双合诊/三合诊检查通常发现：阴道穹窿部饱满，可触及瘤体下极，子宫体位于肿瘤的侧方或前后方；子宫旁一侧或双侧扪及囊性或实性包块；表面光滑或高低不平；活动或固定不动。通过盆腔检查可以评估卵巢肿块的质地、大小、单侧或双侧、活动度、肿瘤与子宫及周围组织的关系，初步判断有无恶性可能。

患者及其家属在等待确定卵巢肿瘤性质期间，是一个艰难而又恐惧的时段，护理对象迫切需要相关信息支持，并渴望尽早得到确切的诊断结果。当患者得知自己患有可能致死的疾病、该病的治疗有可能改变自己的生育状态及既往生活方式时会产生极大压力，需要护士协助应对这些压力。

3. 辅助检查　诊断困难时通常需借助 B 超检查、腹腔镜检查、细胞学检查、细针穿刺活检、放射学诊断、肿瘤标志物等。

【主要护理诊断/问题】

1. 焦虑/恐惧　与担心病情、手术、预后有关。

2. 预感性悲哀　与切除子宫、卵巢担心生育能力及女性特征有关。

3. 营养失调：低于机体需要量　与癌症、化疗药物的治疗反应等有关。

4. 有感染的危险　与手术、化疗、机体抵抗力下降有关。

【护理措施】

1. 一般护理　为患者提供安静、舒适的环境；多巡视病房，耐心讲解病情，指导患者做好各项检查，合理补充营养，鼓励多进食高蛋白、富含维生素 A 的食物，避免高胆固醇饮食，不能进食者静脉补充营养。肿瘤过大或腹部过度膨隆不能平卧者，指导其半卧位。

2. 病情观察　注意观察生命体征的同时关注阴道流血情况，早期发现有无感染的征象，注意有无腹痛、腹胀等症状，及早发现并发症，及时报告医生。

3. 治疗配合　向患者及家属介绍相应检查、治疗方法和注意事项，协助医师完成各项诊断性检查，需做腹腔穿刺或腹腔化疗者应备好穿刺用物，协助医师操作，严密观察，一次放腹水不超过 3 000 mL，放腹水的速度宜缓慢，术后用腹带包扎腹部，对于手术治疗的患者，按照腹部手术护理常规做好术前准备和术后护理，对需化疗、放疗者提供相应的护理。

4. 心理护理　加强与患者的沟通，耐心讲解病情和手术治疗的必要性，使患者及家属能够积极配合医护检查及治疗，做好咨询服务和心理疏导，鼓励患者保持积极的心态接受病情，以积极的心态面对生活的挑战。

【健康教育】

1. 加强预防保健　认识卵巢癌的高危因素，提倡多摄入高蛋白、富含维生素 A 的食物，减少高胆固醇饮食；高危妇女口服避孕药有利于预防卵巢癌的发生。对患有其他癌症的，应定期随访检查，以减少转移性卵巢肿瘤的发生。

2. 开展普查普治　30 岁以上妇女，每年进行 1 次妇科检查；高危人群半年接受 1 次检查，以排除卵巢肿瘤。必要时行 B 超检查和测定血清 CA12-5、AFP、HCG 等肿瘤标志物。

3. 监测卵巢瘤样病变　怀疑卵巢瘤样病变者，囊肿直径<5 cm，3～6 个月复查 1 次，若复查后不能自行消失或反而增大应考虑为卵巢肿瘤，需及时处理。卵巢实性或囊实相间或直径>8 cm 的囊性肿块者，应尽早手术；盆腔肿块诊断不清，宜尽早行腹腔镜检查或剖腹探查。

4. 术后随访　与患者及家属说明定期随访的重要性。良性肿瘤患者，术后1个月行常规复查。恶性肿瘤患者术后第1～2年，每3个月复查1次；术后第3～5年，每3～6个月复查1次；术后5年后，每年复查1次。随访内容包括询问症状，进行体检，根据病情需要，可行B超、CT或MRI检查，测定血清CA12-5、AFP、HCG等肿瘤标志物。

第四节　妊娠滋养细胞疾病的护理

一、葡萄胎

【护理评估】

1. 个人及家族史　年龄、月经史及孕产史，询问患者及家族既往病史，包括滋养细胞疾病史。

2. 现病史　是否有停经后阴道不规则出血，并伴小葡萄状物质排出，如有出血应评估出血的量、性质、时间；此次妊娠有无剧吐反应和腹痛症状。

3. 治疗经过　接受的检查及结果，如肿瘤标志物检测和B超检查等；接受的治疗及疗效和不良反应。

【主要护理诊断/问题】

1. 有感染的危险　与阴道流血及化疗引起骨髓抑制、白细胞减少有关。

2. 自尊紊乱　与妊娠的结局得不到满足及担心将来的妊娠有关。

3. 睡眠形态紊乱　与担心治疗的效果及预后有关。

4. 知识缺乏　与缺乏葡萄胎及清宫手术的相关知识有关。

【护理措施】

1. 预防感染　使用消毒卫生垫，保持会阴清洁干燥。每日测体温，若体温超过37.5 ℃，应及时通知医生。指导患者注意劳逸结合，多喝水；尽量进食高蛋白、高铁、富含维生素的食物，如蛋类、肉类、牛奶、胡萝卜等，增强机体的抵抗力。

2. 严密观察病情　观察腹痛及阴道流血情况，如流血较多应注意观察血压、脉搏、呼吸等生命体征。及时评估出血量及流出物的性质，如阴道排出物内有无水疱状组织，一旦发现要及时送病理检查。

3. 心理护理　阴道流血较多时，患者可出现焦虑、恐惧心理，护理人员应该主动关心患者，给予同情与安慰。鼓励患者说出内心的感受，倾听患者的主诉，在建立良好的护患关系后，认真讲解葡萄胎相关知识及治疗措施，让患者以积极的心态面对疾病，接受葡萄胎及流产的结局。

4. 清宫手术前后的护理　患者因长期阴道流血，可出现贫血和感染的征象，术前应先纠正，必要时输血和使用抗生素；合并妊娠高血压者，也应先做好处理。术前常规血常规、肝肾功能等检查；因出血、穿孔和感染是其常见的并发症，术前要建立静脉通道，交叉配血，备好催产素和抢救用品。

手术中教患者学会做深呼吸等放松技巧，帮助其转移注意力，以减轻疼痛。选择宫颈扩张器从小号依次扩张至8号以上，吸宫时尽量选用大号吸管，防止组织堵塞；在宫口已扩大，开始吸宫后可遵医嘱静脉滴注缩宫素，防止宫缩时将水疱挤入血管造成肺栓塞；术中需仔细观察患者生命体征及面色的变化。

术后还需检查宫内清出物的数量、水疱的大小，做好记录。葡萄胎清宫不易1次吸刮干净，一般于1周后再次刮宫。选择靠近宫壁的葡萄状组织送病理检查。遵医嘱服用抗生素。

【健康教育】

1. 个人卫生　保持外阴清洁干燥，刮宫术后禁止性生活和盆浴1个月。

2. 生活指导　指导患者高蛋白、高维生素、易消化饮食。适当活动，保证睡眠充足，养成良好的生活习惯，提高机体抵抗力。

3. 随访指导　葡萄胎虽为良性，但其恶变率为10% ~25%，刮宫术后定期随访，可早期发现妊娠滋养细胞肿瘤并及时处理。随访内容：①HCG定量测定，第一次葡萄胎清宫术后每周1次，直至连续3次阴性，以后每个月1次共6个月，然后再每2个月1次共6个月，自第一次阴性后共计1年。②在随访血、尿HCG的同时应注意月经是否规则，有无咳嗽、咯血，有无异常阴道流血及其他转移灶症状，定期做妇科检查、B超及X射线胸片检查。③避孕指导：葡萄胎患者应严格避孕1年，推荐使用避孕套避孕法，不宜放置宫内节育器或口服避孕药。因宫内节育器可刺激子宫内膜，混淆子宫穿孔出血的原因，口服避孕药可延缓葡萄胎残余滋养细胞的退化，促进滋养细胞生长。

二、妊娠滋养细胞肿瘤

【护理评估】

1. 健康史　询问既往史，包括滋养细胞疾病史、用药史及药物过敏史。既往曾患葡萄胎者，应了解清宫术的时间、水泡大小及吸出组织的量，是否做过预防性化疗，治疗后阴道流血的量、时间和子宫复旧情况。收集血、尿HCG及X射线胸片检查结果等随访资料。

2. 身心状况

(1)原发灶表现：可出现阴道流血、子宫复旧不良或不均匀增大、卵巢黄素化囊肿持续存在、腹痛等症状。

(2)转移灶表现：主要经血行播散，最常见的转移部位是肺部，其次依次为阴道、盆腔、肝、脑等部位。局部出血是转移部位的共同症状。①肺转移：常见症状为咳嗽、血痰或反复咯血、胸痛及呼吸困难。常急性发作，少数情况下可出现肺动脉高压和急性肺衰竭。当转移灶较小时也可无任何症状。②阴道转移：转移灶常位于阴道前壁。局部呈现紫蓝色结节，破溃后可大出血。③肝转移：预后不良，表现为上腹部或肝区疼痛，若病灶穿破肝包膜可出现腹腔内出血。④脑转移:预后凶险,为主要死亡原因。

(3)心理-社会状况:由于不规则阴道流血和转移灶症状,患者身心不适,担心今后生育、化疗影响及生命安危,应评估患者及家属对疾病的认识程度、情绪反应及应对能力。患者和家属不能接受现实,会感到恐惧和悲哀,失去治疗信心。子宫切除者因丧失生育能力而绝望。

3. 辅助检查

(1)血、尿绒毛膜促性腺激素测定:葡萄胎清宫后 HCG 随访中,符合下列任何一项且排除妊娠即可诊断:①升高的血 HCG 水平呈平台(±10%)达 4 次(第 1、7、14、21 日),持续 3 周或更长;②血 HCG 水平连续上升(>10%)达 3 次(第 1、7、14 日),持续 2 周或更长;③血 HCG 水平持续异常达 6 个月或更长。

(2)B 超检查:子宫正常大或不均匀增大,肌层内可见高回声团,边界清楚,无包膜。

(3)胸部 X 射线摄片:如有肺转移可见棉球状或团块状阴影。

(4)CT 和磁共振检查:主要用于诊断脑转移。

(5)组织病理学检查:在子宫肌层或转移灶中见到绒毛结构为侵蚀性葡萄胎;见团、片状高度异型滋养细胞,而无绒毛结构者为绒毛膜癌。

【主要护理诊断/问题】

1. 潜在并发症　感染,与反复阴道流血、化疗导致机体抵抗力降低有关。

2. 活动无耐力　与腹痛、转移灶症状及化疗不良反应有关。

3. 营养失调:低于机体需要量　与化疗引起胃肠道不良反应有关。

4. 预感性悲哀　与担心本病的预后有关。

5. 恐惧　与担心化疗的效果及疾病的预后有关。

6. 自我形象紊乱　与化疗引起脱发有关。

【护理措施】

1. 心理护理　护士应该主动与患者沟通与交流,让其倾诉内心的恐惧等不良情绪。向患者介绍病友和医护人员,让患者尽快适应住院环境,以减轻陌生感;帮助患者尽可能利用社会支持系统,顺利度过悲哀期;让患者尽快适应患者的角色,积极配合治疗。讲解妊娠滋养细胞肿瘤化疗的新进展及预后,帮助患者树立信心,稳定情绪。

2. 观察病情　严密观察阴道流血及腹痛情况,腹痛加剧并伴有腹腔内出血者,及时做好手术准备;记录阴道出血的量和颜色,如出血多者需监测患者的血压、脉搏、呼吸;认真观察转移灶症状,发现异常,及时通知医生并配合处理。

3. 配合治疗的护理　积极应对化疗引起的恶心、呕吐、疼痛等各种不良反应。鼓励患者进食,增强机体抵抗能力。化疗后抽血监测 β-HCG 值,协助患者进行胸部 X 射线片等影像学检查,及时评价化疗的效果。如需手术者应遵医嘱,按照妇科腹部手术前后的常规护理,积极采取措施,满足患者的需求。

4. 转移灶患者的对症护理

(1)肺转移患者的护理:①卧床休息,吸氧;如呼吸困难时取半卧位,以减轻氧气的消耗。②大量咯血时应立即取头低侧卧位并轻叩其背部，帮助排出积血，保持呼吸道通畅，预防窒息。立即给患者吸氧，建立静脉通道；遵医嘱给予止血、抗休克的药物。严密观察生命体征，及时发现病情变化。③可给予镇静剂，减少患者烦躁不安，以保证患者良好的休息。④遵医嘱给予化疗药，如经肺部吸入化疗药可直接作用于肺部组织，增大局部药物浓度，效果较好。

(2)阴道转移患者的护理：①卧床休息，防止因腹压增加导致的破溃出血。严密观察阴道有无出血的征象。②严禁阴道冲洗，避免做不必要的阴道检查和阴道窥器检查。③做好急救准备，交叉配血备用，备好各种抢救用品和器械。④如发生破溃大出血时，应立即通知医生。配合医生用长纱条填塞阴道压迫止血，记录填入阴道纱条的数量及时间。纱条必须于24～48 h取出，防止感染，取出时必须做好输血、输液及抢救的准备工作，如出血未止可继续使用无菌纱条重新填塞。严密观察阴道出血情况及生命体征，及早发现感染征象，遵医嘱使用抗生素预防感染。

(3)脑转移患者的护理：①观察患者生命体征、神志变化和颅内压增高症状；记录24 h出入量，观察有无水、电解质紊乱的征象。②遵医嘱给予止血、吸氧、镇静等治疗，严格控制静脉补液量，避免补液过快而导致的颅内压升高。③让患者尽量卧床休息，起床时有专人陪伴，防止一过性症状造成的意外损伤。同时注意预防长期卧床导致的吸入性肺炎、角膜炎、压疮等并发症的发生。④配合医生做好血和尿HCG、腰穿、CT等项目的检查。⑤偏瘫、昏迷者按照相应的护理常规，预防并发症。

【健康教育】

1. 生活指导　指导患者进食高蛋白、高维生素、易消化的饮食，以增强机体抵抗力。有阴道转移者应卧床休息，避免破溃大出血。节制性生活，做好避孕指导。

2. 预防感染　保持外阴清洁干燥，注意劳逸结合，增强机体的抵抗力，防止感染。

3. 出院后严密随访　1年内随访同葡萄胎患者，1年后仍需每年1次，持续3～5年，随访内容同葡萄胎。随访期间需严格避孕，应于化疗停止12个月后方可妊娠。

（王秀花　鲍宏梅）

第二十章　产科常见疾病的护理

第一节　妊娠期并发症的护理

一、流产

【护理评估】

1. 个人史　停经史、早孕反应；既往病史，有无全身性疾病、内分泌紊乱、生殖系统疾病及有无接触有害物质等。

2. 现病史　有无阴道出血及腹痛，出血的时间、性质及出血量；有无发热、贫血、休克症状；妇科检查了解宫颈口是否扩张，有无妊娠物堵塞或羊膜囊膨出；子宫有无压痛，子宫大小是否与停经时间相符，双侧附件有无压痛、增厚或包块等。

3. 治疗经过　接受的检查及结果，如妇科检查、实验室检查及 B 超检查等；接受的治疗、疗效和不良反应。

【主要护理诊断/问题】

1. 有感染的危险　与阴道流血时间过长、宫腔内有残留组织等因素有关。

2. 焦虑　与担心胎儿健康等因素有关。

【护理措施】

对于不同类型的流产孕妇，处理原则不同，其护理措施亦有差异。护士在全面评估孕妇身心状况的基础上，综合病史及诊断检查，明确处理原则，认真执行医嘱，积极配合医师为流产孕妇进行诊治，并为之提供相应的护理措施。

1. 先兆流产孕妇的护理　先兆流产孕妇需卧床休息，禁止性生活、禁灌肠等，以减少各种刺激。护士除了为其提供生活护理外，通常遵医嘱给孕妇适量镇静剂、孕激素等。随时评估孕妇的病情变化，如是否腹痛加重、阴道流血量增多等。此外，由于孕妇的情绪状态也会影响其保胎效果，因此护士还应注意观察孕妇的情绪反应，加强心理护理，从而稳定孕妇情绪，增强保胎信心。护士需向孕妇及家属讲明以上保胎措施的必要性，以取得孕妇及家属的理解和配合。

2. 妊娠不能再继续者的护理　护士应积极采取措施，及时做好终止妊娠的准备，协助医师完成手术过程，使妊娠产物完全排出，同时开放静脉，做好输液、输血准备。并严密监测孕妇的体温、血压及脉搏，观察其面色、腹痛、阴道流血及与休克有关征象。有凝血功能障碍者应予以纠正，然后再行引产或手术。

3. 预防感染　护士应监测患者的体温、血象及阴道流血、分泌物的性质、颜色、气味等，并严格执行无菌操作规程，加强会阴部护理。指导孕妇使用消毒会阴垫，保持会阴部清洁，维持良好的卫生习惯。当护士发现感染征象后应及时报告医师，并按医嘱进行抗感染处理。此外，护士还应嘱患者流产后 1 个月返院复查，确定无禁忌证后，方可开始性生活。

【健康教育】

妇女由于失去胎儿，往往会出现伤心、悲哀等情绪反应。护士应给予同情和理解，帮助患者及家属接受现实，顺利度过悲伤期。此外，护士还应与孕妇及家属共同讨论此次流产的原因，并向他们讲解流产的相关知识，帮助他们为再次妊娠做好准备。有复发性流产史的孕妇在下一次妊娠确诊后应卧床休息，加强营养，禁止性生活，补充维生素 C、B 族维生素、维生素 E 等，治疗期必须超过以往发生流产的妊娠月份。病因明确者，应积极接受对因治疗。如黄体功能不足者，按医嘱正确使用黄体酮治疗以预防流产；子宫畸形者需在妊娠前先行矫治手术，例如宫颈内口松弛者应在未妊娠前做宫颈内口松弛修补术，如已妊娠，则可在妊娠 14 ~ 16 周时行子宫内口缝扎术。

二、异位妊娠

对异位妊娠患者停经、腹痛、阴道出血、晕厥、休克、腹部包块等现存及潜在健康问题的发现及处理，为其提供相应的生理、心理、社会的照顾。

【护理评估】

1. 个人史　月经史，有无妇科炎症，既往有无输卵管手术史、盆腔炎、异位妊娠、放置节育器等。

2. 现病史　末次月经时间、阴道出血时间、出血的性状及出血量；是否伴有腹痛，腹痛的部位、性质及持续时间，尤其是下腹部有无压痛、反跳痛，叩诊有无移动性浊音；盆腔检查是否出现宫颈抬举痛，子宫有无漂浮感；患者的生命体征、面色等；是否出现面色苍白、脉搏细速、血压下降等休克征象。

3. 治疗经过　接受的检查及结果，如血 β-人绒毛膜促性腺激素（β-HCG）检测、腹部检查、盆腔检查、阴道后穹窿穿刺及超声检查等；接受的治疗及疗效和不良反应。

【主要护理诊断/问题】

1. 疼痛：腹痛　与输卵管妊娠流产或破裂有关。

2. 组织灌注量不足　与腹腔内大出血有关。

3. 潜在并发症　出血性休克。

4. 焦虑/恐惧　与担心手术失败及因输卵管病变影响今后生育问题有关。

5. 有感染的危险　与内出血及手术治疗致身体抵抗力下降有关。

【护理措施】

1. 治疗配合

（1）手术治疗：积极做好术前准备，腹腔镜是近年治疗异位妊娠的主要方法，也可以行输卵管切除术。护士在严密监测患者生命体征的同时，配合医师积极纠正患者休克症状，做好术前准备。对于严重内出血并发现休克的患者，护士应立即开放静脉，交叉配血，做好输血输液的准备，以便配合医师积极纠正休克、补充血容量，并按急诊手术要求迅速做好术前准备。

（2）药物治疗：加强化学药物治疗的护理，化疗一般采用全身用药，也可采用局部用药。在用药期间，应用B超和β-HCG进行严密监护，并注意患者的病情变化及药物毒副反应。常用药物有甲氨蝶呤。不良反应较小，常表现为消化道反应，骨髓抑制以白细胞下降为主，有时可出现轻微肝功能异常，如药物性皮痒、脱发等，大部分反应是可逆的。临床上口服米非司酮治疗异位妊娠者，严格指导用药，给药前后2 h禁食，准时给药，温冷开水送服。

2. 严密观察病情　护士需密切观察患者的一般情况、生命体征，重视患者的主诉，尤其应注意阴道流血量与腹腔内出血量不呈比例，当阴道流血量不多时，不要误以为腹腔内出血量亦很少。护士应向患者及时介绍病情发展的指征，如出血增多、腹痛加剧、肛门坠胀感明显等，以便当患者病情发生变化时，医患双方均能及时发现，给予相应处理。

3. 一般护理　保持周围环境安静，指导患者休息与饮食。卧床休息可以避免腹部压力增大，而减少异位妊娠破裂的机会。

4. 心理护理　护士应以亲切的态度和切实的行动赢得患者及家属的信任，术前简洁明了地向患者及家属讲明手术的必要性，减少和消除患者的紧张、恐惧心理，协助患者接受手术治疗方案。术后护士应帮助患者以正常的心态接受此次妊娠失败的现实，向她们讲述异位妊娠的有关知识，一方面可以减少因害怕再次发生异位妊娠而抵触妊娠的不良情绪，另一方面，也可以增强和提高患者的自我保健意识。

【健康教育】

患者出院后注意休息，加强营养，保持外阴清洁，禁止性生活1个月。输卵管妊娠的预后在于防止输卵管的损伤和感染，因此，护士应指导妇女防止发生盆腔感染，发生盆腔炎后须立即彻底治疗，以免延误病情。另外，由于输卵管妊娠者中约有10%的再发生率和50%～60%的不孕率。因此，护士需告诫患者，下次妊娠时要及时就医，不宜轻易终止妊娠。护士还应指导患者摄取足够的营养物质，尤其是富含铁蛋白的食物，如动物肝脏、鱼肉、豆类、绿叶蔬菜及黑木耳等，以促进血红蛋白的增加，增强患者的抵抗力。

三、前置胎盘

对前置胎盘孕妇腹痛、阴道出血、贫血、晕厥等现存及潜在健康问题的发现及处理，为其提供相应的生理、心理、社会的照顾。

【护理评估】

1. 个人史　孕产史，既往有无子宫内膜炎症或子宫内膜损伤史，尤其注意识别有无剖宫产史、人工流产史及子宫内膜炎等前置胎盘的易发因素。

2. 现病史　阴道出血的时间、出血量，有无腹痛，有无明显诱因；是否出现贫血，是否出现面色苍白、脉搏细速、血压下降等休克征象；腹部检查是否提示子宫软，有无压痛，子宫大小是否与停经周数相符；孕妇胎位及胎先露。

3. 治疗经过　接受的检查及结果，如 B 超、血常规等检查；接受的治疗、疗效和不良反应。

【主要护理诊断/问题】

1. 有感染的危险　与失血导致产妇抵抗力下降，胎盘剥离面靠近子宫颈口，细菌易经阴道上行感染有关。

2. 有受伤的危险(胎儿)　与早产、阴道大量出血导致胎儿宫内窘迫相关。

3. 潜在并发症　失血性休克、产后出血、产褥感染。

【护理措施】

1. 期待疗法孕妇的护理

(1)一般护理：绝对卧床休息，避免刺激，慎做阴道检查，禁止肛门检查及灌肠。

(2)纠正贫血：口服硫酸亚铁，必要时输血；加强营养，多食高蛋白及含铁丰富的食物。

(3)监测病情变化：严密观察并记录孕妇生命体征，观察阴道流血的量；注意胎心变化，必要时进行胎儿电子监护，按医嘱及时完成各项实验室检测项目。

(4)吸氧：间断吸氧，每日 3 次，每次 30 min，以提高胎儿血氧供应。

(5)预防感染：做好会阴护理，及时更换会阴垫，保持会阴部清洁。

2. 终止妊娠孕妇的护理

(1)剖宫产术：是处理前置胎盘的主要手段。护士应开放静脉通道，交叉配血，做好输血、输液等术前准备。

(2)阴道分娩：适用于无症状、无头盆不称的低置胎盘、阴道流血不多，估计短时间内能结束分娩者。备足血源，严密监测下行阴道试产。

3. 提供心理支持　向孕妇讲述前置胎盘的有关知识，鼓励孕妇及家属说出内心的焦虑与恐惧的心理感受，耐心解答她们的提问，让其感到被关心和照顾，增加患者的信心和安全感，使其积极配合治疗和护理。

【健康教育】

(1)加强孕期健康管理与教育，定期产前检查，做到早期发现、正确处理。

(2)做好计划生育的宣教工作，避免因多产、多次刮宫、引产而导致子宫内膜的损伤或子宫内膜炎的发生。

(3)产褥期禁止盆浴、性生活，做好个人卫生，防止感染。

(4)做好计划生育指导工作，产后 42 d 来院复诊。

四、妊娠高血压综合征

对妊娠期高血压疾病患者高血压、水肿、蛋白尿、抽搐、昏迷等现存及潜在健康问题的发现及处理，为其提供相应的生理、心理、社会的照顾。

【护理评估】

1. 个人及家族史　既往有无原发性高血压、慢性肾炎及糖尿病等病史；有无高血压或妊娠期高血压疾病的家族史。

2. 现病史　此次妊娠周数、血压变化情况，有无体重增加、水肿、蛋白尿等症状，是否出现抽搐、昏迷等情况。水肿者，应评估水肿的部位及程度；蛋白尿者，应评估蛋白尿出现时间及尿蛋白量，有无头晕、视物模糊、胸闷、恶心、呕吐等自觉症状；抽搐与昏迷者，应评估发作状态、频率、持续时间、间隔时间、神志状况及有无唇、舌咬伤、摔伤甚至骨折、窒息或吸入性肺炎。

3. 治疗经过　接受的检查及结果，如血常规、尿常规、24 h 尿蛋白、眼底、B 超等检查；接受的治疗、疗效和不良反应。

【主要护理诊断/问题】

1. 体液过多　与下腔静脉受增大子宫压迫，使血液回流受阻或营养不良性低蛋白血症有关。

2. 有受伤的危险　与发生抽搐有关。

3. 潜在并发症　胎盘早期剥离。

【护理措施】

1. 妊娠期高血压疾病的预防指导

(1)加强孕期教育：护士应重视孕期健康教育工作，使孕妇及家属了解妊娠期高血压疾病的知识及其对母儿的危害，从而促使孕妇自觉于妊娠早期开始接受产前检查，并主动坚持定期检查，以便及时发现异常，及时得到治疗和指导。

(2)进行休息及饮食指导：孕妇应采取左侧卧位休息以增加胎盘绒毛血供，同时保持心情愉快也有助于妊娠期高血压疾病的预防。护士应指导孕妇合理饮食，减少过量脂肪和盐的摄入，增加蛋白质、维生素以及富含铁、钙、锌的食物，对预防妊娠期高血压疾病有一定作用。可从妊娠 20 周开始，每日补充钙剂 1 ~ 2 g，可降低妊娠期高血压疾病的发生。

2. 一般护理

(1)保证休息：轻度妊娠期高血压疾病孕妇可住院也可在家休息，但建议子痫前期患者住院治疗。保证充分的睡眠，每日休息不少于 10 h。在休息和睡眠时，以左侧卧位为宜，左侧卧位可减轻子宫对腹主动脉、下腔静脉的压迫，使回心血量增加，改善子宫胎盘的血供。左侧卧位 24 h 可使舒张压降低 10 mmHg。

(2)调整饮食：轻度妊娠期高血压孕妇需摄入足够的蛋白质(100 g/d 以上)、蔬菜，补充维生素、铁和钙剂。食盐不必严格限制，因为长期低盐饮食可引起低钠血症，易发生产后血液循环衰竭，而且低盐饮食也会影响食欲，减少蛋白质的摄入，对母儿均不利。但全身水肿的孕妇应限制食盐入量。

(3)密切监护母儿状态：护士应询问孕妇是否出现头痛、视力改变、上腹不适等症状。每日测体重及血压，每日或隔日复查尿蛋白。定期监测血压、胎儿发育状况和胎盘功能。

(4)间断吸氧：可增加血氧含量，改善全身主要脏器和胎盘的氧供。

3.用药护理　硫酸镁为目前治疗子痫前期和子痫的首选解痉药物，护士应明确硫酸镁的用药方法、毒性反应以及注意事项。

(1)用药方法：硫酸镁可采用肌内注射或静脉用药。①肌内注射：25%硫酸镁溶液20 mL(5 g)，臀部深部肌内注射，每日1～2次。通常于用药2 h后血药浓度达高峰，且体内浓度下降缓慢，作用时间长，但局部刺激性强，注射时应使用长针头行深部肌内注射，也可加利多卡因于硫酸镁溶液中，以缓解疼痛刺激，注射后用无菌棉球或创可贴覆盖针孔，防止注射部位感染，必要时可行局部按揉或热敷，促进肌肉组织对药物的吸收。②静脉给药：25%硫酸镁溶液20 mL+10%葡萄糖注射液20 mL，静脉注射，5～10 min内推注；或25%硫酸镁溶液20 mL+5%葡萄糖注射液200 mL，静脉注射(1～2 g/h)，每日4次。静脉用药后可使血中浓度迅速达到有效水平，用药后约1 h血药浓度可达高峰，停药后血浓度下降较快，但可避免肌内注射引起的不适。

基于不同用药途径的特点，临床多采用两种方式互补长短，以维持体内有效浓度。

(2)毒性反应：硫酸镁的治疗浓度和中毒浓度相近，因此在进行硫酸镁治疗时应严密观察其毒性作用，并认真控制硫酸镁的入量。通常主张硫酸镁的滴注速度以1 g/h为宜，不超过2 g/h。每日用量15～20 g。硫酸镁过量会使呼吸及心肌收缩功能受到抑制甚至危及生命。中毒现象首先表现为膝反射减弱或消失，随着血镁浓度的增加可出现全身肌张力减退及呼吸抑制，严重者心跳可突然停止。

(3)注意事项：护士在用药前及用药过程中均应监测孕妇血压，同时还应检测以下指标：①膝腱反射必须存在；②呼吸不少于16次/min；③尿量每24 h不少于600 mL，或每小时不少于25 mL。尿少提示排泄功能受抑制，镁离子易积蓄而发生中毒。由于钙离子可与镁离子争夺神经细胞上的同一受体，阻止镁离子的继续结合，因此应随时备好10%的葡萄糖酸钙注射液，以便出现毒性作用时及时予以解毒。10%的葡萄糖酸钙10 mL在静脉推注时宜在3 min以上推完，必要时可每小时重复1次，直至呼吸、排尿和神经抑制恢复正常，但24 h内不超过8次。

4.子痫患者的护理

(1)协助医生控制抽搐：患者一旦发生抽搐，应尽快控制。硫酸镁为首选药物，必要时可加用强有力的镇静药物。

(2)专人护理，防止受伤：子痫发生后，首先应保持呼吸道通畅，并立即给氧，用开口器或于上、下磨牙间放置一缠好纱布的压舌板，用舌钳固定舌以防咬伤唇舌或致舌后坠的发生。患者取头低侧卧位，以防黏液吸入呼吸道或舌头阻塞呼吸道，也可避免发生低血压综合征。必要时，用吸引器吸出喉部黏液或呕吐物，以免窒息。在患者昏迷或未完全清醒时，禁止给予饮食和口服药，以防误入呼吸道而致吸入性肺炎。

(3)减少刺激，以免诱发抽搐：患者应安置于单人暗室，保持绝对安静，以避免声、光刺激；一切治疗活动和护理操作尽量轻柔且相对集中，避免干扰患者。

(4)严密监护：密切注意血压、脉搏、呼吸、体温及尿量、记出入量。及时进行必要的血、尿化验和特殊检查，及早发现脑出血、肺水肿、急性肾衰竭等并发症。

(5)为终止妊娠做好准备：子痫发作后多自然临产，应严密观察及时发现产兆，并做好母子抢救准备。如经治疗病情得以控制仍未临产者，应在孕妇清醒后 24 ~ 48 h 引产，或子痫患者经药物控制后 6 ~ 12 h，考虑终止妊娠。护士应做好终止妊娠的准备。

5. 妊娠期高血压孕妇的产时及产后护理　妊娠期高血压孕妇的分娩方式应根据母儿的情形而定。

(1)若决定经阴道分娩，需加强各产程护理：在第一产程中，应密切监测患者的血压、脉搏、尿量、胎心及子宫收缩情况以及有无自觉症状；血压升高时应及时与医师联系。在第二产程中，应尽量缩短产程，避免产妇用力，初产妇可行会阴侧切并用产钳或胎吸助产。在第三产程中，必须预防产后出血，在胎儿娩出前肩后立即静推缩宫素，禁用麦角新碱，及时娩出胎盘并按摩宫底，观察血压变化，重视患者的主诉。

(2)开放静脉，测量血压：病情较重者于分娩开始即开放静脉。胎儿娩出后测血压，病情稳定后方可送回病房。在产褥期仍需继续监测血压，产后 48 h 内应至少每 4 h 观察 1 次血压。

(3)继续硫酸镁治疗，加强用药护理：重症患者产后应继续硫酸镁治疗 1 ~ 2 d，产后 24 h 至 5 d 仍有发生子痫的可能，故不可放松治疗及护理措施。此外，产前未发生抽搐的患者产后 48 h 亦有发生的可能，故产后 48 h 内仍应继续硫酸镁的治疗和护理。使用大量硫酸镁的孕妇，产后易发生子宫收缩乏力，恶露较常人多，因此应严密观察子宫复旧情况，严防产后出血。

【健康教育】

对轻度妊娠期高血压疾病患者，应进行饮食指导并注意休息，以左侧卧位为主，加强胎儿监护，自数胎动，掌握自觉症状，加强产前检查，定期接受产前保护措施；对重度妊娠期高血压疾病患者，应使患者掌握识别不适症状及用药后的不适反应。还应掌握产后的自我护理方法，加强母乳喂养的指导。同时，注意家属的健康教育，使孕妇得到心理和生理的支持。

第二节　分娩期并发症的护理

一、胎膜早破

对胎膜早破孕妇阴道流液、感染等现存及潜在健康问题的发现及处理，为其提供相应的生理、心理、社会的照顾。

【护理评估】

1. 个人史　有无创伤史、妊娠后期性交史和妊娠羊水过多病史。

2. 现病史　有无阴道流液及诱因，阴道流液的时间、颜色及量；阴道检查能否触及前羊膜囊，上推胎儿先露部有无液体从阴道流出；注意阴道分泌物有无异味。

3. 治疗经过　评估孕妇接受的检查及结果，如 B 超等检查；接受的治疗、疗效和不良反应。

【主要护理诊断/问题】

1. 有感染的危险　与胎膜破裂后，病原体上行感染有关。

2. 有胎儿受伤的危险　与脐带脱垂和早产儿肺部不成熟有关。

3. 潜在并发症　宫内感染、早产、脐带脱垂、胎儿窘迫等。

4. 舒适的改变　与胎膜破裂后卧床体位有关。

5. 焦虑　与担心母儿安全有关。

【护理措施】

1. 一般护理　胎膜早破、胎先露未衔接的住院待产妇应绝对卧床，采取左侧卧位，注意抬高臀部，调整体位应介于孕妇自感舒适又无出现阴道流水的位置，防止脐带脱垂造成胎儿缺氧或宫内窘迫。加强饮食指导，保持环境舒适整洁。

2. 严密观察胎儿情况　密切观察胎心率的变化，监测胎动及胎儿宫内安危。定时观察羊水性状、颜色、气味等。头先露者，如为混有胎粪的羊水流出，则是胎儿宫内缺氧的表现，应及时给予吸氧等处理。进行阴道检查确定脐带有无隐性脱垂，如有脐带先露或脐带脱垂，应在数分钟内结束分娩。

3. 期待保胎过程中的处理　对于少于妊娠 34 周无期待保胎治疗禁忌证者，均应遵医嘱给予糖皮质激素治疗。建议对妊娠 34 ~ 34 周的孕妇，依据其个体情况和当地的医疗水平来决定是否给予促胎儿肺成熟的处理，如果孕妇合并妊娠糖尿病，建议进行促胎儿肺成熟处理。

4. 积极预防感染

(1) 嘱孕妇保持外阴清洁，每日会阴护理 2 次。

(2) 放置吸水性好的消毒会阴垫于外阴，勤换会阴垫，保持清洁干燥，防止上行性感染。

(3) 严密观察产妇的生命体征，每日监测体温 4 次，定期进行白细胞计数监测，了解是否存在感染。

(4) 遵医嘱给予抗生素预防感染。

5. 心理护理　与患者及家属了解并解释发病原因，讲解应对方法，增强信心，改善焦虑状态，以积极态度配合治疗护理。

【健康教育】

(1) 为孕妇讲解胎膜早破的影响，使孕妇重视妊娠期卫生保健并积极参与产前保健指导活动。

(2) 嘱孕妇妊娠后期禁止性生活。

(3) 避免负重及腹部受碰撞。

(4) 宫颈内口松弛者，应卧床休息，并遵医嘱于妊娠 14 ~ 18 周行宫颈环扎术。

(5) 注意指导其营养。

二、产后出血

对产后出血患者阴道出血、失血性休克、弥散性血管内凝血等现存及潜在健康问题的发现及处理,为其提供相应的生理、心理、社会的照顾。

【护理评估】

1. 个人史　年龄、孕次、产次、胎儿大小,有无流产、早产、难产、死胎史;产妇凝血功能是否正常,妊娠前有无出血性疾病、妊娠期高血压疾病、胎盘早剥、多胎妊娠、羊水过多,有无多次流产史及产后出血史等;此次分娩经过,有无宫缩乏力、胎盘滞留、软产道裂伤、产程延长、难产及过量使用镇静药或助产操作不当等情况。

2. 现病史　阴道出血的时间、速度、出血量、颜色及子宫收缩的情况;阴道壁有无血肿及软产道裂伤;观察胎盘母体面有无缺损或胎膜有无缺损,边缘是否有断裂的血管;有无面色苍白、出冷汗、口渴、心悸、头晕、脉搏细弱及血压下降等失血性休克表现。

3. 治疗经过　接受的检查及结果,如血常规、出血时间、凝血时间、凝血酶原时间及纤维蛋白原等检查;接受的治疗、疗效和不良反应。

【主要护理诊断/问题】

1. 恐惧　与大量失血担心自身安危有关。

2. 潜在并发症　出血性休克。

3. 有感染的危险　与失血后抵抗力降低及手术操作有关。

【护理措施】

1. 积极预防产后出血

(1)妊娠期:①加强孕期保健,定期接受产前检查,及时治疗高危妊娠或必要时及早终止妊娠。②对具有产后出血高危因素的孕妇,如妊娠期高血压疾病、妊娠合并血液系统疾病及肝病、贫血、多胎妊娠、巨大胎儿、羊水过多、子宫手术史等的孕妇,要加强产前检查,建议孕妇提前入院。③提供积极的心理支持。精神因素是决定分娩的四大要素之一,为孕妇提供积极的心理和情感上的支持,让其了解分娩的相关知识,使孕妇感到舒适安全,树立分娩自信心。

(2)分娩期:严密观察及正确处理产程。①第一产程:密切观察产程进展;合理使用子宫收缩药物,防止产程延长;注意水和营养的补充,防止产妇疲劳;消除产妇紧张情绪,必要时给予镇静剂以保证良好的休息。②第二产程:对于有高危因素的产妇,应建立静脉通道;正确掌握会阴切开指征并熟练助产;指导产妇正确使用腹压,避免胎儿娩出过急过快;阴道检查及手术助产时动作轻柔、规范;严格执行无菌技术操作。③第三产程:胎肩娩出后立即肌内注射或静脉滴注缩宫素,以加强子宫收缩,减少出血;正确处理胎盘娩出,胎盘未剥离前,不可过早牵拉脐带或按摩、挤压子宫,见胎盘剥离征象后,及时协助胎盘娩出,并仔细检查胎盘、胎膜是否完整,检查软产道有无裂伤及血肿;准确收集和测量出血量。

(3)产褥期:①产后 2 h 是发生产后出血的高峰期,约 80% 的产后出血发生在这一时期。产妇应留在产房接受严密观察:注意观察产妇的子宫收缩、阴道出血及会阴伤口情况,定时测量生命体征,发现异常及时处理。②督促产妇及时排空膀胱,以免影响子宫收缩致产后出血。③若无特殊情况,应尽早实施母乳喂养,以刺激子宫收缩,减少阴道出血。④对可能发生大出血的高危产妇,注意保持静脉通道,充分做好输血和急救的准备,并为产妇做好保暖。

2. 针对原因迅速止血,纠正失血性休克,控制感染

(1)子宫收缩乏力所致出血:加强宫缩是最迅速、有效的止血方法。另外,还可通过宫腔内填塞纱布条或结扎血管等方法达到止血的目的。

1)按摩子宫:①腹壁单手按摩宫底:是最常用的方法。助产者一手置于产妇腹部(拇指在子宫前壁,其余4指在子宫后壁),触摸子宫底部,均匀而有节律地按摩子宫,促使子宫收缩。②腹壁双手按摩子宫:助产者一手在产妇耻骨联合上缘按压下腹中部,将子宫向上托起,另一手握住宫体,使其高出盆腔,在子宫底部有节律地按摩,同时间断用力挤压子宫,使积存在子宫腔内的血块及时排出。③腹壁-阴道双手按摩子宫:助产者一手戴无菌手套伸入阴道,握拳置于阴道前穹窿顶住子宫前壁,另一手在腹部按压子宫后壁使宫体前屈,两手相对紧压子宫,均匀有节律地进行按摩,此法不仅可刺激子宫收缩,还可压迫子宫内血窦,减少出血。

2)应用宫缩剂:根据产妇情况,可采用肌内注射、静脉滴注、舌下含服、阴道上药等方式给药,达到促进子宫收缩而止血的目的。①缩宫素:预防和治疗产后出血的一线药物。常用10 U加于0.9%生理盐水500 mL中静脉滴注,必要时根据医嘱给予缩宫素10 U直接宫体注射。②前列腺素类药物:米索前列醇200 μg舌下含化,或地诺前列酮0.5~1 mg经腹或直接宫体注射,注入子宫肌层。缩宫素无效时,应尽早使用前列腺素类药物。

3)宫腔纱条填塞:适用于子宫松弛无力,虽经按摩及宫缩剂等处理仍无效者。由助手在腹部固定子宫,术者用卵圆钳将无菌特制的长1.5~2 m,宽6~8 cm的4~6层无菌不脱脂棉纱布条送入宫腔,自宫底由内向外填紧,达到压迫止血的目的。若填塞不紧,留有空隙,可造成隐性出血。宫腔填塞纱布条后应密切观察生命体征及宫底高度和子宫大小,警惕因填塞不紧,宫腔内继续出血、积血而阴道不出血的止血假象。24 h后取出纱布条,取出前应先使用宫缩剂,并给予抗生素预防感染。由于宫腔内填塞纱布条可增加感染的机会,故只有在缺乏输血条件、病情危急时考虑使用。也可采用宫腔放置球囊的方法代替宫腔填塞止血。

4)结扎盆腔血管:经上述积极处理无效、仍出血不止时,为抢救产妇生命,可经阴道结扎子宫动脉上行支。若仍无效,则经腹结扎子宫动脉或髂内动脉。

5)髂内动脉或子宫动脉栓塞:适用于经保守治疗无效的难治性产后出血,需在产妇生命体征稳定时进行。行股动脉穿刺插入导管至髂内动脉或子宫动脉,注入吸收性明胶海绵颗粒栓塞动脉。通常栓塞剂可于2~3周吸收,血管复通。

6)切除子宫:经积极抢救无效、危及产妇生命时,需行子宫次全切除或子宫全切除术,按医嘱做好切除子宫的术前准备。

(2)胎盘因素所致出血:正确处理第三产程,胎盘剥离后及时将胎盘取出,并检查胎

盘、胎膜是否完整，必要时做好刮宫准备。胎盘已剥离尚未娩出者，可协助产妇排空膀胱，然后牵拉脐带，按压宫底协助胎盘娩出；胎盘粘连者，可行徒手剥离胎盘后协助娩出；胎盘、胎膜残留者，可行钳刮术或刮宫术；胎盘植入者，应及时做好子宫切除术的术前准备；若为子宫狭窄环所致胎盘嵌顿，应配合麻醉师使用麻醉剂，待环松解后徒手协助胎盘娩出。

(3)软产道损伤所致出血：按解剖层次逐层缝合，彻底止血。宫颈裂伤<1 cm且无活动性出血者，通常无须缝合；若裂伤>1 cm且有活动性出血，应立即予以缝合。缝合时第一针需超过裂口顶端0.5 cm，避免止血不彻底造成继续出血。缝合阴道及会阴裂伤时，对齐解剖层次，逐层缝合，第一针均需超过裂伤顶端，不留无效腔，同时注意避免缝线穿透直肠黏膜。软产道血肿应切开血肿、清除积血、彻底止血、缝合，必要时可放置橡皮引流条。

(4)凝血功能障碍所致出血：首先应排除子宫收缩乏力、胎盘因素、软产道损伤等原因所致的出血。尽快输新鲜全血，补充血小板、纤维蛋白原或凝血酶原复合物、凝血因子等。若并发DIC，则按DIC处理。

(5)失血性休克的护理：休克程度与出血量、出血速度及产妇自身状况有关。应严密观察并详细记录患者的意识状态、皮肤颜色、血压、脉搏、呼吸及尿量，发现早期休克；迅速建立静脉通道，纠正低血压；对失血过多尚未有休克征象者，应及早补充血容量；对失血多，甚至休克者应输血，以补充同等血量为原则；去枕平卧、吸氧、保暖；观察子宫收缩情况、有无压痛，恶露量、色、气味；观察会阴伤口情况并严格会阴护理；抢救过程中，注意无菌操作，按医嘱给予抗生素防治感染；注意为产妇提供安静的休养环境。

【健康教育】

(1)积极做好产妇及家属的安慰、解释工作，避免精神紧张。

(2)大量失血后，产妇抵抗力低下，体质虚弱，医护人员应更加主动关心并为其提供帮助，使其增加安全感。

(3)鼓励产妇进食营养丰富易消化饮食，多进食含铁、蛋白质、维生素的食物。

(4)出院时，告知继续观察子宫复旧及恶露的变化情况，发现异常，及时就诊。

(5)做好产褥期卫生指导及产后避孕指导，告知产妇产褥期禁止盆浴及性生活。

(6)做好产后复查指导，告知产后复查的时间、目的和意义，使产妇能按时接受检查。

部分产妇分娩24 h后，于产褥期内发生子宫大量出血，称为晚期产后出血，以产后1～2周发生最常见，也有迟至产后6周左右发病者，应予以高度警惕，以免导致严重后果。

三、子宫破裂

【护理评估】

1. 健康史　在收集一般健康史的同时，注意收集与子宫破裂相关的既往史与现病史，如是否有既往剖宫产史、子宫肌瘤剔除术史、子宫穿孔史；是否有骨盆狭窄、头盆不称、胎位异常；是否有子宫收缩药物使用不当或阴道助产手术操作史等。

2. 身心状况　主要评估产妇的临床表现及情绪变化。评估产妇宫缩强度、宫缩持续时间、间隔时间，腹部疼痛的部位、性质、程度；有无排尿困难、血尿；有无出现病理性缩复环；监测胎心、胎动情况，评估有无胎儿宫内窘迫表现；产妇有无烦躁不安、疼痛难忍、恐惧、焦虑等。腹部检查可发现子宫破裂不同阶段相应的临床症状和体征。

3. 辅助检查

(1)实验室检查：血常规检查可见血红蛋白值下降，白细胞计数增加。尿常规检查可见红细胞或肉眼血尿。

(2)其他：B超检查可协助确定子宫破裂的部位及胎儿与子宫的关系；腹腔穿刺可证实腹腔内出血。

【主要护理诊断/问题】

1. 疼痛　与强直性子宫收缩，子宫破裂后血液刺激腹膜有关。

2. 组织灌注量不足　与子宫破裂后大量出血有关。

3. 预感性悲哀　与子宫破裂后可能威胁产妇和胎儿生命安全有关。

【护理措施】

1. 预防子宫破裂　建立健全三级保健网，积极宣传孕妇保健知识，加强产前检查；对有子宫手术史、瘢痕子宫的高危因素者，应提前住院待产，根据指征及既往史决定分娩方式；分娩过程中，密切观察产程进展，及早发现先兆子宫破裂的征兆并及时报告，给予处理；严格掌握缩宫素、前列腺素等子宫收缩剂的使用指征及方法，避免滥用；严格掌握阴道助产及剖宫产手术指征，严格按操作规程执行。

2. 先兆子宫破裂的护理　密切观察产程进展，及时发现导致难产的诱因，注意胎心的变化；待产过程中如出现子宫收缩过强，下腹部压痛或腹部出现病理性缩复环，伴血尿等先兆子宫破裂征象时，应立即报告医生并停止缩宫素引产及一切操作，同时监测产妇生命体征；遵医嘱给予宫缩抑制剂、吸氧并做好剖宫产手术术前准备工作。

3. 子宫破裂的护理　尽快协助医生做好紧急处理。迅速建立静脉输液通道，补充液体，尽快输血，短时间内补足血容量，纠正酸中毒及电解质失衡；在积极抢救休克的同时迅速做好剖宫产或剖腹探查手术的术前准备工作，尽快实施手术；术中、术后遵医嘱大剂量应用抗生素预防感染；严密观察产妇意识状态、生命体征、出入量，并做好记录。

4. 心理护理　对产妇及其家属的心理反应和需求表示理解，提供疾病及治疗的相关信息，以稳定情绪，取得配合。如胎儿死亡，护士应提供机会让产妇表达她的感受，给予安慰，适当引导，鼓励其积极面对新生活。

【健康教育】

(1)通过健全三级保健网，向孕妇宣传妊娠期保健知识，指导育龄期妇女避孕、避免多次人工流产；加强产前检查，胎位不正者应尽早正确矫正；对存在子宫破裂高危因素者，提前住院待产；有子宫手术史者应根据不同手术方式在规定时间内避孕。

(2)术后的产妇，指导其注意休息，加强营养，纠正贫血，增强抵抗力；做好出院指导，告知术后复查的时间和意义；全子宫切除的患者术后应禁止性生活3个月。

第三节　妊娠合并症的护理

一、妊娠合并心脏病

对妊娠合并心脏病患者胸闷、心悸、呼吸困难、水肿等现存及潜在健康问题的发现及处理，为其提供相应的生理、心理、社会的照顾。

【护理评估】

1. 个人史　既往心脏病病史、风湿热病史；有无增加心脏负荷、诱发心力衰竭的潜在因素，如贫血、感染、便秘、过度焦虑等。

2. 现病史　妊娠周数，有无活动后胸闷、气急及心悸；有无呼吸困难、咳嗽、咳粉红色泡沫痰、心悸、头晕、疲倦等左心衰竭的症状；有无腹胀、食欲缺乏、恶心、呕吐、下肢水肿、颈静脉怒张等右心衰竭的症状。

3. 治疗经过　接受的检查及结果，如心电图等检查；接受的治疗、疗效和不良反应。

【主要护理诊断/问题】

1. 活动无耐力　与心功能不良有关。

2. 知识缺乏　缺乏有关妊娠合并心脏病的自我护理知识。

3. 焦虑　与担心胎儿和自身安全有关。

4. 潜在并发症　心力衰竭、感染、胎儿宫内窘迫、产后出血等。

【护理措施】

1. 妊娠期护理

(1)休息与活动：根据心功能状态选择合适的有氧活动，避免过度劳累。每日至少10 h 睡眠，午休 2 h。休息时左侧卧位，略抬高床头。

(2)饮食与营养：给予高蛋白、高维生素和含铁丰富的食物，少食多餐，不宜过饱，控制孕期体重增加不超过 12 kg。妊娠 16 周后适当限制钠盐摄入，每日量不超过 4 ~ 5 g。多食蔬菜、水果，预防便秘。

(3)消除心力衰竭诱因：注意保暖，预防呼吸道感染、贫血，避免过度劳累和情绪激动等。

(4)加强产前检查：妊娠 20 周前每 2 周 1 次，妊娠 20 周后每周 1 次，有心力衰竭征象者立即住院。指导胎动计数，左侧卧位休息，预防胎儿宫内窘迫。

2. 分娩期护理

(1)经阴道分娩者的护理

1)第一产程：①专人护理，心电监护，观察心率、呼吸、脉搏和血压。②安慰产妇，消除紧张。③左侧卧位，略抬高头部，高浓度面罩吸氧，分娩时取半卧位。④观察产程，监测胎心。

2)第二产程:指导产妇避免屏气用力,阴道助产缩短第二产程,严格无菌操作。做好新生儿窒息抢救准备。

3)第三产程:胎儿娩出后,腹部立即放置1~2 kg 的沙袋,持续24 h。应用缩宫素防治产后出血,禁用麦角新碱,避免静脉压升高诱发心力衰竭。

(2)剖宫产手术的护理:术前遵医嘱用药改善心脏功能,做好剖宫产手术准备与新生儿窒息的抢救准备。术中、术后严格控制输液量和速度,注意心脏功能的评估。

3. 产褥期护理

(1)预防心力衰竭:产后3 d 内卧床休息,严密观察。产后24 h 内需绝对卧床、必要时遵医嘱给予镇静剂。清淡饮食,多吃水果、蔬菜,防止便秘。

(2)预防感染:保持外阴清洁,观察体温、伤口、子宫复旧和恶露变化,评估乳房有无疼痛和硬块等,遵医嘱临产时应用抗生素直至产后1周。

(3)指导哺乳:心功能Ⅰ~Ⅱ级,可母乳喂养,避免劳累。心功能Ⅲ~Ⅳ级者不宜哺乳,应指导退乳及人工喂养的方法。

4. 急性心力衰竭紧急救护　帮助患者取双腿下垂坐位或半卧位,以减少回心血量。立即吸入高流量(6~8 L/min)氧气,加入20%~30%乙醇湿化,降低肺泡及气管内泡沫的表面张力,改善肺通气。遵医嘱及时用药纠正心力衰竭,严密监护患者及胎儿情况。

5. 心理护理　指导孕妇和家属了解妊娠合并心脏病的风险和注意事项,加强沟通,使其明确加强监护可降低风险,消除紧张和焦虑,主动配合治疗和护理。

【健康教育】

(1)对心脏病患者进行孕前相关知识指导,积极治疗心脏病。

(2)不宜妊娠者,嘱其严格避孕或采取绝育措施,并指导避孕方法;可妊娠者,告知加强产前检查的必要性及检查时间,教会孕妇自我监测方法,出现心力衰竭及时就诊。

(3)合理饮食及休息,避免便秘、劳累、情绪激动等。

(4)不宜妊娠者,剖宫产同时或正常分娩产后1周行输卵管结扎术,未做绝育术者应该严格避孕。

二、妊娠合并糖尿病

对妊娠糖尿病患者血糖水平增高、视物模糊、呼吸有烂苹果味、低血糖、感染等现存及潜在健康问题的发现及处理,为其提供相应的生理、心理、社会的照顾。

【护理评估】

1. 个人及家族史　有无不明原因的死产、死胎、巨大胎儿、畸形儿、新生儿死亡等分娩史;有无糖尿病家族史。

2. 现病史　妊娠期有无多饮、多食、多尿的症状及出现的时间;有无低血糖症状,如头晕、心悸、饥饿;有无恶心、呕吐、视物模糊、呼吸增快、呼吸有烂苹果味等。

3. 治疗经过　接受的检查及结果,如血糖测定、B 超检查等;接受的治疗及疗效和不良反应。

【主要护理诊断/问题】

1. 有感染的危险　与糖尿病孕妇血糖高、白细胞功能下降有关。

2. 知识缺乏　与缺乏糖尿病饮食控制相关知识有关。

【护理措施】

1. 妊娠期

(1)定期产前检查:妊娠前糖尿病孕妇需每周检查1次至第10周。妊娠中期每2周检查1次,32周以后每周检查1次。除了常规产前检查项目外,还会定期检查。①血糖:调整胰岛素用量的依据。②肾功能、糖化血红蛋白和眼底检查;尿糖、尿酮体和尿蛋白检查,协助了解糖尿病病情进展。③B超:筛查胎儿畸形,监测胎儿宫内发育状况。④无应激试验:妊娠32周开始,每周1次,36周后每周2次,了解胎儿宫内储备能力。⑤胎盘功能测定。

(2)饮食护理:饮食控制是糖尿病治疗的基础。多数GDM孕妇经合理饮食控制和适当运动治疗,即能将血糖控制在满意的范围。帮助孕妇制订合理的膳食计划,既要避免摄入过多,又不过分限制,以免导致胎儿生长受限和孕妇饥饿性酮症。妊娠早期摄入热量可与妊娠前相同。妊娠中期以后,每日增加热量840 kJ。热量供给构成糖类占50%～60%,蛋白质占20%～25%,脂肪占25%～30%。食物分配根据孕妇的生活习惯、血糖值和配合药物治疗合理安排,做到定时定量。主食多选择血糖指数低的粗粮,如玉米面、燕麦片、黑米、甘薯等,蛋白质摄入多选择鱼、肉、蛋、牛奶、豆制品等,食用含水分较多的茎叶类蔬菜瓜果,提倡低盐饮食。建议孕妇书写糖尿病日记,记录每日正餐和加餐的种类和量、血糖值、胰岛素使用的种类和时间、运动项目及时间等,以利更好调整饮食,控制血糖。每日补充钙剂1～1.2 g,叶酸5 mg,铁剂15 mg及维生素等。

(3)运动指导:适度运动可提高胰岛素的敏感性,改善血糖和脂代谢紊乱,利于糖尿病病情控制和正常分娩。运动时间选择在进餐30 min后进行,持续20～40 min,运动后休息30 min。运动方式可选择散步、上臂运动、妊娠期瑜伽等。运动场所选择场地安全、空气流通的地方,避免酷热或寒冷。运动前需行检查排除运动疗法禁忌证。运动期间出现腹痛、阴道流血或流水、头晕眼花、胸痛、肌无力等情况及时就医。

(4)用药护理:妊娠前糖尿病者在妊娠前即改为胰岛素治疗。GDM孕妇经饮食和运动疗法血糖控制不能达标的,用药首选胰岛素。选择上臂三角肌、臀大肌、腹部和大腿前侧等部位皮下注射胰岛素,并经常更换注射部位。

(5)自我病情观察:教会孕妇使用血糖仪自我监测血糖,评估进餐、生活事件(运动、用餐、情绪变化等)和降糖药对血糖的影响,利于医生和护士为其制订个体化生活方式和药物干预方案。教会孕妇识别低血糖的常见症状,如头晕、心慌、出汗、饥饿感、软弱无力等。一旦确定发生低血糖,尽快补充糖分,轻者可给予口服含糖饮料或饼干,重者应立即给予50%葡萄糖40～60 mL,或静脉滴注10%葡萄糖溶液。告知孕妇如果出现恶心、呕吐、视物模糊、呼吸烂苹果味等酮症酸中毒症状应立即就医。妊娠28周以后,教会孕妇和家属自数胎动的方法。发现12 h胎动计数小于10次或逐日下降大于50%而不能恢复时及时就诊。

(6)妊娠期血糖控制标准:孕妇无明显饥饿感,空腹血糖在3.3~5.3 mmol/L,餐前30 min为3.3~5.3 mmol/L,餐后2 h为4.4~6.7 mmol/L,夜间为4.4~6.7 mmol/L。

(7)心理护理:鼓励孕妇主动倾诉,了解其心理症结,及时告知孕妇和家属血糖控制和胎儿发育情况,指导孕妇配合治疗,教会其自我护理措施,协助家庭成员调整角色任务,提高家庭的支持能力,从而提高孕妇的自信心,利于其顺利度过妊娠期。

2.分娩期护理　密切监测产妇血糖、子宫收缩、胎心变化,避免产程过长。

3.产后护理　大部分GDM患者在分娩后不再需要使用胰岛素,仅少数患者仍需胰岛素治疗。胰岛素用量减至分娩前用量的1/3~1/2,并根据产后空腹血糖值调整用量。

4.新生儿护理　均按高危儿护理,防止新生儿低血糖,在开奶的同时,定期滴服葡萄糖液。

5.心理护理　指导孕妇和家属了解妊娠合并糖尿病的风险和注意事项,消除其紧张和焦虑,主动配合治疗和护理。

【健康教育】

(1)指导孕妇正确控制血糖,掌握注射胰岛素的正确方法,配合饮食、合适的运动和休息,并能自行进行血糖测试。

(2)讲解妊娠合并糖尿病的危害及预防感染的方法,鼓励母乳喂养,定期进行产科及内科复查。

三、妊娠合并病毒性肝炎

对妊娠合并急性病毒性肝炎患者肝功能受损、黄疸等现存及潜在健康问题的发现及处理,为其提供相应的生理、心理、社会的照顾。

【护理评估】

1.个人及家族史　有无病毒性肝炎患者密切接触史,或输血、注射血液制品史及当地病毒性肝炎流行史;家族中有无肝炎患者。

2.现病史　有无不明原因的恶心、呕吐、食欲缺乏、厌油腻、腹胀等消化道症状,有无皮肤及巩膜黄染的体征。

3.治疗经过　接受的检查及结果,如肝功能等检查;接受的治疗及疗效和不良反应。

【主要护理诊断/问题】

1.知识缺乏　缺乏有关病毒性肝炎感染途径、传播方式、母儿危害及预防保健知识。

2.潜在并发症　产后出血、肝性脑病等。

3.预感性悲哀　与肝炎病毒感染造成的母儿损害有关。

【护理措施】

1.妊娠期护理

(1)保证休息,加强营养:急性期应卧床休息,避免劳累。增加优质蛋白、高维生素、富含糖类、低脂肪食物的摄入,保持大便通畅。

(2)加强产前检查:积极治疗各种妊娠并发症,监测孕妇肝功能变化,防止病情加重。

(3)防止交叉感染:设置专门诊室,执行消毒隔离制度,向患者讲解消毒隔离的重要性,取得患者的理解与配合。

(4)阻断母婴传播:病情严重者妊娠晚期使用抗病毒药物预防母婴传播,减少围生期感染。

2. 分娩期护理

(1)密切观察产程进展,促进产妇身心舒适:为产妇及家人提供安全、温馨、舒适的待产分娩环境,注意语言保护,防止并发症的发生。

(2)正确处理产程,防止母婴传播:第二产程阴道助产以减少体力消耗,避免软产道损伤及新生儿产伤等引起的母婴传播。胎儿娩出后抽脐血做血清病原学检查及肝功能检查。胎肩娩出后即注射缩宫素,减少产后出血。

(3)严格遵守消毒隔离制度:凡病毒性肝炎产妇使用过的医疗用品均需用2 000 mg/L的含氯消毒液浸泡后按相关规定处理。

3. 产褥期护理

(1)预防产后出血:观察子宫收缩、阴道出血情况;遵医嘱给予对肝脏损害较小的广谱抗生素。

(2)新生儿免疫:对乙型肝炎表面抗原(HBsAg)阳性母亲的新生儿,在出生后12 h内尽早注射高效价乙肝免疫球蛋白100～200 U,同时在不同部位接种乙型肝炎疫苗,生后1个月、6个月再各注射第2针和第3针乙肝疫苗,可有效阻断母婴传播。

(3)母乳喂养指导:新生儿经主动、被动联合免疫后,可接受HBsAg阳性母亲的哺乳。

4. 心理护理　指导孕妇和家属了解妊娠合并病毒性肝炎的风险和注意事项,加强沟通,消除紧张和焦虑,积极配合治疗和护理。

【健康教育】

继续为产妇提供保肝治疗指导,加强休息和营养,指导避孕措施,促进产后恢复,必要时及时就诊。

第四节　产后并发症的护理

一、产褥感染

对产褥感染产妇发热、恶露异常、腹痛、感染性休克等现存及潜在健康问题的发现及处理,为其提供相应的生理、心理、社会的照顾。

【护理评估】

1. 个人史　孕产史,本次妊娠有无合并糖尿病、心脏病等,有无胎膜早破、产程延长、产道损伤、手术助产及宫腔内操作等，有无泌尿生殖系统感染史。

2. 现病史　体温、呼吸、脉搏、血压等生命体征情况；产后子宫复旧情况，有无产后出血、伤口不适等；本次妊娠有无合并糖尿病、心脏病等。

3. 治疗经过　接受的检查及结果，如血常规、红细胞沉降率、药物敏感性试验、B 超等检查；接受的治疗及疗效和不良反应。

【主要护理诊断/问题】

1. 体温过高　与病原体感染及产后机体抵抗力降低有关。

2. 急性疼痛　与产褥感染有关。

3. 营养失调：低于机体需要量　与发热消耗、摄入降低有关。

4. 焦虑　与担心疾病预后有关。

5. 知识缺乏　缺乏预防和治疗产褥感染的相关知识。

【护理措施】

1. 一般护理　保证产妇获得充足的休息和睡眠，病室内温湿度适宜、安静、整洁、空气新鲜，注意保暖。指导产妇取半卧位或抬高床头，以利恶露引流，炎症局限，防止感染扩散。会阴伤口感染者取健侧卧位，做好会阴护理，及时更换会阴垫，保持床单及衣物清洁。下肢血栓静脉炎者，抬高患肢，局部保暖、热敷，减轻肿胀。鼓励产妇多饮水，保证足够的液体摄入。加强营养，给予高蛋白、高热量、高维生素易消化饮食。

2. 心理护理　了解产妇及家属的心理状态，耐心解答产妇及家属的疑虑，并讲解疾病的相关知识，让其了解病情和治疗护理情况，增加治疗信心，缓解焦虑情绪。

3. 病情观察　密切观察产后生命体征的变化，尤其是体温，每 4 h 测 1 次。评估会阴、腹部伤口情况，观察并记录恶露的颜色、量、性状与气味，每日定时观察子宫复旧情况。若有异常及时报告医生并协助处理。

4. 治疗配合　遵医嘱进行支持治疗，增强抵抗力。遵医嘱正确使用抗生素及肝素。体温超过 39 ℃者给予物理降温，必要时静脉补液。做好脓肿切开引流术、后穹窿穿刺术、清宫术、子宫切除术的术前准备及护理。

二、产后心理障碍

对产后心理障碍产妇焦虑、恐惧、悲观、绝望等现存及潜在健康问题的发现及处理，为其提供相应的生理、心理、社会的照顾。

【护理评估】

1. 个人及家族史　年龄、职业、生育年龄、婚姻关系、社会支持系统等；有无吸烟、饮酒嗜好等；有无精神创伤史，有无高危妊娠、难产；婴儿健康状况是否良好，对婴儿的期望等；有无精神障碍、遗传病等家族史。

2. 现病史　目前的主要症状，症状出现的时间及严重程度；产妇生活自理、喂养婴儿能力；夫妻关系、家庭成员态度；倾听产妇对婴儿的评价、对分娩的感受，判断其心理状态。

3. 治疗经过　接受的检查及结果；接受的治疗及疗效和不良反应。

4. 心理-社会状况　有无焦虑、恐惧、悲观、绝望等心理症状，与家人、他人的关系是否融洽，社会支持系统是否完好。

【主要护理诊断/问题】

①个人应对无效；②父母不称职。

【护理措施】

①加强妊娠、分娩知识普及，减轻孕妇对妊娠、分娩的紧张、恐惧心理。②生产过程中多关心和爱护孕妇，缓解其恐惧情绪。③产后给予相应心理指导，减少或避免精神刺激，减轻生活中的应激。④指导产妇与婴儿交流、接触，为婴儿提供照顾，促进和帮助产妇适应母亲角色，培养产妇的自信心。⑤发挥社会支持系统作用，改善家庭关系、家庭生活环境。⑥重症产妇需要请心理医生或精神科医生给予治疗。

【健康教育】

①指导产妇合理安排休息、睡眠和补充能量。提供舒适、温暖休养环境。②指导产妇学习并掌握喂养、护理婴儿知识。③指导产妇合理膳食，加强锻炼，保持良好自身形象，树立自信心。④指导家属提高照顾产妇能力，关心产妇心理反应。

（王秀花　鲍宏梅　王碧玉）

第二十一章　妊娠期妇女及高危妊娠的护理

第一节　妊娠期管理

【护理评估】

孕期产前检查，是围生医学的重要内容之一，目的是早发现、防治妊娠期病理现象。产前检查时间以确诊早孕时开始。定期检查于妊娠 16～20 周开始，每 4 周检查 1 次，28 周以后每 2 周检查 1 次，36 周以后每周检查 1 次。孕期保健要求城市孕妇产检次数超过或达到 8 次，农村超过或达到 5 次，遇有异常，及时处理并酌情增加次数。

1. 病史

(1)健康史

1)个人资料：①年龄：年龄>35 岁、<18 岁都易发生难产，易出现妊娠期高血压疾病。②职业：妊娠早期接触射线可诱发基因突变，染色体异常引起流产、畸形。③受教育程度、宗教信仰、婚姻状况、经济状况及丈夫健康状况等。

2)过去史：重点了解有无高血压、心脏病、肝肾疾病、血液病、传染疾病，有无手术史。

3)月经史：有助于准确推算预产期。

4)家族史：了解家族中有无高血压、糖尿病、双胎、结核及遗传病史。

(2)孕产史：了解既往孕产史及本次妊娠经过。

(3)推算预产期：按末次月经的第 1 日算起，月份减 3 或加 9，日期加 7，若农历加 15。

2. 身体评估

(1)全身检查：观察发育、营养、精神状态、身高及步态，有无水肿。身材矮小者(140 cm以下)常伴有骨盆狭窄。检查心、肺有无异常，乳房发育情况，脊柱及下肢有无畸形。

测量血压和体重。正常孕妇不应超过 140/90 mmHg，或与基础血压相比，升高不超过 30/15 mmHg，超过者属病理状态。妊娠晚期体重每周增加不应超过 500 g，超过者应注意水肿或隐性水肿的发生。

(2)产科检查：包括腹部检查、骨盆测量、阴道检查、肛诊和绘制妊娠图。检查前先告知孕妇检查的目的、步骤，检查时动作尽可能轻柔，以取得合作。检查者如为男医生，则应有护士陪同，注意保护被检查者的隐私。

1)腹部检查：排尿后，孕妇仰卧于检查床上，头部稍抬高，露出腹部，双腿略屈曲分开，放松腹肌。检查者站在孕妇右侧。

A. 视诊：注意腹形及大小，腹部有无妊娠纹、手术瘢痕和水肿。对腹部过大者，应考虑双胎、羊水过多、巨大儿的可能；对腹部过小、子宫底过低者，应考虑胎儿生长受限、孕周推算错误等；如孕妇腹部向前突出（尖腹，多见于初产妇）或向下悬垂（悬垂腹，多见于经产妇）应考虑有骨盆狭窄的可能。

B. 触诊：注意腹壁肌肉的紧张度，有无腹直肌分离，注意羊水量的多少及子宫肌的敏感度。用手测宫底高度，用软尺测耻骨上方至子宫底的弧形长度及腹围值。用四步触诊法检查子宫大小、胎产式、胎先露、胎方位及先露是否衔接。在做前 3 步手法时，检查者面向孕妇，做第 4 步手法时，检查者应面向孕妇足端。

第 1 步手法：检查者双手置于子宫底部，了解子宫外形并摸清子宫底高度，估计胎儿大小与妊娠月份是否相符。然后以双手指腹相对轻推，判断子宫底部的胎儿部分，如为胎头，则硬而圆且有浮球感，如为胎臀，则软而宽且形状略不规则。

第 2 步手法：检查者两手分别置于腹部左右两侧，一手固定，另一手轻轻深按检查，两手交替，分辨胎背及胎儿四肢的位置。平坦饱满者为胎背，确定胎背是向前、侧方或向后；可变形的高低不平部分是胎儿的肢体，有时可以感觉到胎儿肢体活动。

第 3 步手法：检查者右手置于耻骨联合上方，拇指与其余 4 指分开，握住胎先露部，进一步查清是胎头或胎臀，并左右推动以确定是否衔接。如先露部仍高浮，表示尚未入盆；如已衔接，则胎先露部不能被推动。

第 4 步手法：检查者两手分别置于胎先露部的两侧，向骨盆入口方向往下深压，再次判断先露部的诊断是否正确，并确定先露部入盆的程度。当胎先露是胎头或胎臀难以确定时，可进行肛诊以协助判断。

C. 听诊：胎心音多从妊娠 18～20 周开始，在靠近胎背侧上方的孕妇腹壁上听得最清楚。枕先露时，胎心音在脐下方右或左侧；臀先露时，胎心音在脐上方右或左侧；肩先露时，胎心音在脐部下方听得最清楚。当腹壁紧、子宫较敏感、确定胎背方向有困难时，可借助胎心音及胎先露综合分析判断胎位。

2）骨盆测量：了解骨产道情况，以判断胎儿能否经阴道分娩。其大小和形态对分娩影响很大。分为骨盆外测量和骨盆内测量两种。

A. 骨盆外测量：初孕妇及有难产史的孕妇，在初次检查前，均常规做骨盆外测量。此法常测量下列径线。

髂棘间径（IS）：孕妇仰卧，两髂前上棘外缘间的距离正常值 23～26 cm。

髂嵴间径（IC）：孕妇仰卧，两髂嵴外缘间的最宽距离，正常值 25～28 cm。

骶耻外径（EC）：产妇左侧卧位，上腿伸直下腿弯曲，测量耻骨联合上缘中点到第五腰椎棘突下的距离，正常值 18～20 cm。

坐骨结节间径（TO）：也称出口横径。是外测量中最重要的经线。产妇仰卧，双腿弯曲，双手抱双膝，测量两坐骨结节内侧的距离，正常值 8.5～9.5 cm。

耻骨弓角度：其弯度和角度反映骨盆出口大小，正常值 90°。<80°不正常。

B. 骨盆内测量：适用于骨盆外测量有狭窄者。测量时，孕妇取膀胱截石位，外阴消毒,检查者须戴消毒手套并涂以润滑油。

对角径:耻骨联合下缘至骶岬上缘中点的距离,正常值12.5~13.0 cm,减去1.5~2.0 cm即为骨盆入口前后径长度。

坐骨棘间经:两坐骨棘间的距离,正常为10 cm。

C. 阴道检查:确诊早孕时即应行阴道检查如前述。妊娠最后1个月以及临产后,应避免不必要的检查。如确实需要,则需外阴消毒及戴消毒手套,以防感染。

D. 肛诊:可以了解胎先露部、骶骨前面弯曲度、坐骨棘及坐骨切迹宽度以及骶骨关节活动度。

E. 绘制妊娠图:将各项检查结果如血压、体重、宫高、腹围、胎位、胎心率等填于妊娠图中,绘成曲线图,观察动态变化,及早发现及处理孕妇或胎儿的异常情况。

3. 妊娠早期评估　孕妇对妊娠的态度是积极还是消极,以及影响因素。评估孕妇对妊娠的接受程度,包括孕妇遵循产前指导的能力,筑巢行为,能否主动地或在鼓励下谈论妊娠的不适、感受和困惑,妊娠过程中与家人和配偶的关系等。

4. 妊娠中、晚期　评估孕妇对妊娠有无不良的情绪反应,对即将为人母和分娩有无焦虑和恐惧心理。孕妇到妊娠中、晚期,强烈意识到将要有一个新生儿,同时,妊娠晚期子宫明显增大,给孕妇在体力上加重负担,行动不便,甚至出现了睡眠障碍、腰背痛等症状,日趋加重,使大多数孕妇都急切盼望分娩日期的到来。随着预产期的临近,孕妇常因新生儿将要出生而感到愉快,但又因对分娩将产生的痛苦而焦虑,担心能否顺利分娩、分娩过程中母儿安危、新生儿有无畸形,也有的孕妇担心新生儿的性别能否为家人接受等。

评估支持系统,尤其是配偶对此次妊娠的态度。对准父亲而言这是一项心理压力,会经历与准母亲同样的情感和冲突。他可能会为自己有生育能力而骄傲,也会为即将来临的责任和生活形态的改变而感到焦虑。他会为妻子在妊娠过程中的身心变化而感到惊讶与迷惑,更时常要适应妻子多变的情绪而不知所措。因此,评估准父亲的感受和态度,才能有针对性地协助他承担父亲角色,继而成为孕妇强有力的支持者。

评估孕妇的家庭经济情况、居住环境、宗教信仰以及孕妇在家庭中的角色等。

5. 高危因素评估　重点评估孕妇是否存在下列高危因素:年龄<18岁或≥35岁;残疾;遗传性疾病史;既往有无流产、异位妊娠、早产、死产、死胎、难产、畸胎史;有无妊娠合并症,如心脏病、肾病、肝病、高血压、糖尿病等;有无妊娠并发症,如妊娠期高血压疾病、前置胎盘、胎盘早剥、羊水异常、胎儿生长受限、过期妊娠、母儿血型不符等。

6. 辅助检查

(1)常规检查:血常规、尿常规、血型(ABO和Rh)、肝功能、肾功能、空腹血糖、HBsAg、梅毒螺旋体、HIV筛查等。

(2)超声检查:妊娠18~24周时进行胎儿系统超声检查,筛查胎儿有无严重畸形;超声检查可以观察胎儿生长发育情况、羊水量、胎位、胎盘位置、胎盘成熟度等。

(3)GDM筛查:先行50 g葡萄糖筛查(GCT),若7.2 mmol/L≤血糖≤11.1 mmol/L,则进行75 g OGTT;若≥11.1 mmol/L,则测定空腹血糖。国际最近推荐的方法是可不必先行50 g GCT,有条件者可直接行75 g OGTT,其正常上限为空腹血糖5.1 mmol/L,1 h血糖为 10.0 mmol/L,2 h 血糖为 8.5 mmol/L。或者通过检测空腹血糖作为筛查标准。

【主要护理诊断/问题】

1. 知识缺乏　缺乏妊娠期保健知识。

2. 便秘　与孕妇肠蠕动减弱有关。

3. 有胎儿受伤的危险　与孕期感染、胎盘功能异常有关。

【护理措施】

1. 一般护理　告知孕妇产前检查的意义和重要性,预约下次检查时间和产前检查内容。

2. 心理护理　了解孕妇的心理状态,鼓励孕妇说出内心的感觉和想法,做好孕期知识宣传教育,告知孕妇有关分娩知识,使孕妇树立信心,解除焦虑、紧张心理,轻松愉快度过妊娠期。

3. 症状护理

(1)恶心、呕吐:半数妇女妊娠 6 周左右出现早孕反应,12 周左右消失。应避免空腹、饮食清淡、少量多餐,给予精神鼓励和支持。妊娠剧吐者需住院治疗。

(2)尿频、尿急:常发生于妊娠初 3 个月和妊娠晚期。因妊娠子宫压迫导致,及时排空膀胱即可。

(3)白带增多:妊娠期正常生理现象,每日清洗外阴,保持外阴清洁。穿透气的棉质衣裤,勤更换。

(4)水肿:嘱孕妇休息时取左侧卧位,抬高下肢,避免长时间站立或久坐。水肿严重或休息后不消退者应及时就诊。

(5)下肢、外阴静脉曲张:避免长时间站立、行走,指导孕妇穿弹力裤或弹力袜,休息时取左侧卧位,抬高下肢和臀部,促进血液回流。

(6)下肢痉挛:增加钙和维生素 D 的摄入。注意保暖,避免疲劳。发作时嘱孕妇足背屈向肢体或局部热敷按摩。

(7)贫血:适当增加含铁丰富的食物;妊娠 4 个月开始补充铁剂,加服维生素 C,促进吸收。

(8)仰卧位低血压综合征:指导孕妇休息时取左侧卧位,避免长时间仰卧位。

(9)便秘:定时排便,清晨 1 杯温开水,多吃新鲜蔬菜、水果、粗纤维食物,每日适量运动。在医师指导下使用缓泻剂。

(10)腰背痛:穿平底鞋,睡硬板床,避免弯腰动作,休息时腰背部垫枕头缓解疼痛。严重时卧床休息,局部热敷。

【健康教育】

(1)避免毒物接触和病毒感染:经常开窗通风,不宜养宠物,防止弓形虫和病毒感染;妊娠早期避免 X 射线照射、甲醛等有害物质的接触,戒烟忌酒。

(2)卫生与衣着:每次进食后用软毛刷刷牙;勤洗澡,宜淋浴,水温适宜,时间短,不盆浴;衣着宽松舒适,厚薄适宜,内衣全棉。

(3)活动与休息:妊娠 28 周后减轻工作量,不上夜班,避免长时间站立或重体力劳动,坐时抬高下肢;活动适度,可散步、晒太阳,不剧烈运动。保证每日睡眠 8 ~9 h,午休 1 ~2 h。妊娠中、晚期睡觉取左侧卧位。

(4)合理膳食:孕妇应合理摄入蛋白质、脂肪、糖类、维生素及矿物质,膳食应由多样化食物组成,符合均衡、自然的原则,采用正确的烹饪方法,避免破坏营养素。

(5)孕期自我监护:妊娠 28 周开始指导孕妇自我监测胎动计数,<10 次/2 h 或减少 50% 提示胎儿缺氧可能,应及时就诊。有条件者教会家庭成员听胎心率并做好记录,若胎心率>160 次/min 或<110 次/min,应立即取左侧卧位并及时就诊。

(6)识别异常症状:孕妇出现阴道流血、腹痛、头晕、视物模糊、胎动减少等症状,须立即就诊。

(7)先兆临产和临产的判断:接近预产期出现不规律宫缩、阴道少量血性分泌物预示着即将临产。如果宫缩间歇 5 ~6 min,持续 30 s,提示临产,须尽快去医院就诊。阴道突然大量流液,考虑胎膜早破,嘱孕妇平卧,抬高臀部,避免脐带脱垂,立即入院。

(8)用药指导:大多数药物可通过胎盘作用于胎儿,直接或间接影响胎儿生长发育,尤其在妊娠最初 2 个月,用药必须慎重。

第二节　妊娠剧吐的护理

孕早期,少数孕妇早孕反应严重,呕吐频繁,不能进食,发生新陈代谢障碍,体液酸碱平衡失调等严重病情,甚至威胁孕妇生命,称为妊娠剧吐,或者指妊娠时的恶心、呕吐的时期延长,超过 12 周。发生率为 0.35% ~0.47%。

【护理评估】

1. 身体状况评估　评估恶心、呕吐的程度、次数及呕吐物的量、性质及其他特征;评估输出输入量;评估脱水症状和体征,胎心音和营养状况。

2. 心理状况评估　评估孕妇的心理状况、家庭成员的支持情况。

3. 辅助检查评估　监测血红蛋白、血糖、电解质、血尿素氮、肝功能、尿中是否出现酮体等。

【主要护理诊断/问题】

1. 营养状况改变　少于身体所需,与妊娠引起的呕吐及进食量减少有关。

2. 恶心、呕吐　与妊娠使血中绒毛膜促性腺激素水平显著升高有关。

3. 活动无耐力　与严重呕吐和长期入量不足有关。

4. 焦虑　与担心胎儿健康受影响有关。

5. 体液不足　与呕吐引起体液丢失过多及摄入量减少有关。

【护理措施】

1. 一般护理

(1)轻者可在门诊治疗,少量多餐,选择高热量、高维生素、易消化、患者喜爱的食物,按医嘱服药。

(2)重症者入院治疗,注意观察患者一般情况。

(3)保持环境清洁,呕吐后迅速清理床单位及环境,呕吐后给予口腔护理。

(4)指导孕妇少量多餐,并细嚼慢咽。限制用餐时的水分,避开各种食物的气味,进食后避免躺下。

(5)建议孕妇避免疲倦;就寝前及正餐采用高蛋白饮食;起床前吃些饼干可减轻症状。

2. 饮食指导　鼓励孕妇进食时少量多餐,进清淡、易消化饮食;进食含钾高的水果及相关饮料,鼓励家人带来患者喜爱的食物。遵医嘱用镇吐药。

3. 病情观察　严密观察皮肤弹性、肢体握力,注意有无脱水及电解质平衡紊乱的表现。观察并记录出入量,以确保其摄入足够的饮食。

4. 心理护理　鼓励孕妇表达对妊娠及对妊娠剧吐的感受。对精神不稳定的孕妇,解除思想顾虑。有些妇女有许多社会心理的因素,鼓励家属陪伴,以协助她们接受妊娠或决定终止妊娠。

5. 终止妊娠指征　①持续黄疸;②持续蛋白尿;③体温升高,持续 38 ℃以上;④心动过速≥120 次/min;⑤伴 Wernicke 综合征等,应考虑终止妊娠。

第三节　高危妊娠的护理

【护理评估】

1. 健康史　了解孕妇年龄、月经史、生育史、既往史、家族史等。妊娠期是否用过可能影响胎儿发育的药物、有无接受过放射线检查、是否有过病毒性感染等。

2. 身心状况

(1)全身体格检查:了解孕妇的身高、体重、血压、心脏功能、有无水肿等。

(2)产科检查:通过骨盆测量及腹部四步触诊了解胎儿大小、胎方位、胎先露等,评估胎儿发育情况,了解胎动情况,进行胎心听诊,绘制妊娠图等。

(3)妊娠合并症和并发症评估:结合病史并做相关检查。

(4)心理-社会状况:高危妊娠孕妇常担心自身和胎儿健康,常常存在焦虑、无助、失落等情绪。

3. 辅助检查　评估检查和结果。

【主要护理诊断/问题】

1. 焦虑　与担心自身及胎儿安危有关。

2. 知识缺乏　缺乏高危妊娠的预防、治疗及监护知识。

【护理措施】

1. 一般护理

(1)增加营养:给予高蛋白、高能量饮食,并补充足够的维生素和铁、钙、碘等。

(2)注意休息:左侧卧位,若孕妇有心脏病、阴道流血、早产、胎膜早破等,必要时绝对卧床。

2. 病情观察　加强产前检查,注意观察孕妇的血压、体重、心率,有无头晕、眼花、胸闷、心悸、阴道流血、水肿、腹痛等症状,监测胎儿生长发育是否正常、有无宫内缺氧,及时做好记录。

3. 检查及治疗配合　向孕妇做好解释,指导孕妇配合检查治疗。指导正确使用药物并注意观察药物不良反应及疗效。分娩期护理时做好新生儿窒息的抢救准备及配合。

4. 心理护理　引导孕妇积极应对健康相关问题,缓解其心理压力与焦虑、紧张的情绪。鼓励并指导孕妇家人参与围产保健,提供有利于孕妇倾诉的环境。

【健康教育】

指导孕妇定期参加孕妇学校学习,帮助孕妇加强自我监护,提高其自我监护的能力。教会孕妇自数胎动的方法,告之若出现胎动异常、阴道流血、阴道流液、头晕、心悸等症状时应及时就诊。

(王秀花　王庆琴　王碧玉)

第二十二章　分娩期妇女的护理

第一节　正常分娩妇女的护理

一、第一产程的护理

【护理评估】

1. 健康史　了解产妇的个人资料，包括姓名、年龄、职业、身高、体重、既往史、过敏史、月经史、手术史、家族史、生育史，服药、吸烟、饮酒习惯等。对既往有不良孕产史者应了解原因。阅读产前检查记录，了解产妇本次妊娠情况，包括末次月经、预产期、产前检查、实验室及特殊检查项目和结果。有无高危因素，有无妊娠并发症和合并症等。

2. 身体状况

(1)一般情况：测量产妇身高、体重及生命体征，血压应在宫缩间歇期测量。评估其乳房、腹部、生殖道、双下肢水肿情况等。

(2)评估胎儿宫内状况：询问胎动情况、胎心监护检查结果及既往 B 超检查结果等。

(3)产程进展情况：评估宫缩的强度、频率、宫口开大情况、胎先露下降程度、胎膜有无破裂，胎心的节律、频率与强弱及其与宫缩的关系。

3. 心理-社会支持状况　由于第一产程长，产妇尤其是初产妇对疼痛、分娩的紧张恐惧，容易导致焦虑和急躁情绪，不能很好地进食和休息，体力消耗大，对产程进展会造成影响。因此，需要评估产妇和家属对分娩的态度及信心，对正常分娩知识的了解程度。评估产妇精神心理状态、进食睡眠情况，有无口唇干裂、水电解质紊乱、寒战不适、尿潴留及肠胀气等；评估产妇对疼痛的耐受情况，观察产妇面部表情，了解目前疼痛的部位和程度。

4. 辅助检查

(1)血液检查：血常规、出凝血时间、肝功能、肾功能、传染病检查(乙型肝炎、梅毒、艾滋病)、血型(包括 Rh 血型)、葡萄糖耐量试验等检查结果。

(2)尿常规检查：有无尿糖、尿蛋白等。

(3)心电图检查：常规心电图检查。

(4)B 超检查：根据医嘱是否需要进行 B 超检查。可评估羊水量，超声多普勒检查胎盘供血情况，生物物理评分以评估胎儿宫内状况。

【主要护理诊断/问题】

1. 分娩疼痛　与规律子宫收缩和宫颈扩张引起腹部疼痛有关。

2. 焦虑　与产妇缺乏分娩知识、担心分娩能否顺利和胎儿健康状况有关。

3. 舒适度减弱　与子宫收缩、膀胱充盈、胎膜破裂、环境嘈杂有关。

4. 潜在并发症　产力异常、胎儿窘迫。

【护理措施】

1. 心理护理　提供温馨的住院分娩环境，有条件者可提供家庭化的分娩环境。给产妇以心理支持，加强与产妇的沟通，建立良好的护患关系，护理人员守在产妇身边，及时提供分娩过程中的信息，向产妇及其家属耐心讲解分娩的生理过程，教会产妇掌握分娩时必要的呼吸和躯体放松技术；分娩时允许配偶、父母或导乐陪伴分娩，帮助产妇树立自然分娩的信心，使产妇在分娩过程中密切配合，分娩得以顺利完成。

2. 减轻疼痛、促进舒适　保持待产室内舒适、安静、温暖，减少不良刺激。观察孕妇面部表情及其他应对行为。选用合适的测评工具，如数字评分法、文字描述评定法、面部表情疼痛评定法等判断疼痛程度。鼓励采用非药物镇痛方法减轻分娩疼痛。

3. 一般护理

(1)监测生命体征：每 4 h 监测 1 次。子宫收缩时血压上升 5～10 mmHg，间歇期恢复。发现血压升高应增加检查次数，并配合医生进行处理。

(2)清洁卫生：保持会阴部清洁，不需常规备皮。

(3)活动与休息：指导产妇休息时取左侧卧位，以改善胎盘血液循环，防止胎儿窘迫。临产后胎膜未破，宫缩不强者，可适当走动，以加速产程进展。

(4)饮食：鼓励产妇少量多餐进食高热量、易消化食物，及时补充水分，保证充沛的体力。

(5)排尿与排便：提醒产妇每 2 h 排尿 1 次，并及时排便，以避免膀胱和直肠充盈影响子宫收缩及胎头下降。不能自行排尿者，予导尿。

4. 观察产程进展　密切监护母儿安危，防治并发症，尽早发现异常，报告医生，及时处理。

(1)观察子宫收缩情况：产程中应密切观察并记录子宫收缩的频率、强度、持续时间、间歇时间及子宫放松情况。最简单也是最重要的方法是腹部触诊，将手掌放在产妇腹壁上，子宫收缩时宫体部隆起变硬，间歇期松弛变软，观察 3 次子宫收缩后记录。也可用胎儿电子监护仪监护子宫收缩的频率、强度。

(2)监测胎心率：方法有 2 种。①多普勒听诊胎心音：在宫缩间歇期听诊，潜伏期 60 min 听诊 1 次，活跃期 30 min 听诊 1 次。每次听诊 1 min。②胎儿电子监护仪监测胎心音：多用外监护描记胎心率曲线，观察胎心率变化及其与宫缩和胎动的关系。

(3)观察宫口扩张及胎头下降情况：经阴道检查了解宫口扩张及胎先露下降情况。了解宫颈管消退和宫口扩张情况、胎先露高低，确定胎方位、胎先露下方有无脐带、是否破膜，并进行 Bishop 宫颈成熟度评分。潜伏期 2～4 h 检查 1 次，活跃期 1～2 h 检查 1 次。

(4)胎膜破裂的护理:一旦胎膜破裂,应立即听胎心并记录破膜时间,观察羊水的颜色、性状、流出量及有无子宫收缩。若胎头未衔接,应指导产妇取臀高侧卧位休息,禁止下地活动,以防止脐带脱垂。若破膜超过 12 h 遵医嘱给予抗生素预防感染。

(5)其他:观察会阴膨隆、阴道血性分泌物或流血的量及性状。

【健康教育】

耐心讲解分娩相关知识,如分娩方式的指导、产程中如何配合、药物疗效及不良反应、镇痛方法的风险及效果等。指导产妇保持轻松愉快的心情,树立自然分娩的信心,积极配合医护人员的处理与护理,做好迎接新生命的准备。

二、第二产程的护理

【护理评估】

1. 健康史　阅读待产记录,了解产程进展及胎心是否正常,胎膜是否破裂,羊水的性状和颜色,注意第一产程的进展情况,有无特殊处理。

2. 身体状况　评估呼吸形态,有无过度呼气造成头晕、手脚麻木等感觉,血压在宫缩时会有轻度升高;评估有无尿潴留、肠胀气;评估产妇体位、体力能否维持,能否正确使用腹压,支持产妇保持自由体位分娩。注意产妇仪容形象、身体清洁情况,注意了解子宫收缩的持续时间、间歇时间、强度和胎心情况。询问产妇有无大便感,观察胎头拨露和着冠情况。评估会阴局部情况,结合胎儿预计大小,判断是否需要行会阴侧切术。

3. 心理-社会支持状况　产妇常因疼痛体力消耗过大,常感到恐惧和焦虑不安。也有产妇在接近宫口开全时体内儿茶酚胺分泌增加,常常会有精神亢奋表现,疼痛难忍,甚至有濒死感,称为胎儿娩出反射,是体内应激激素浓度突然上升所致。在第二产程,产妇的恐惧、急躁情绪比第一产程加剧,表现为烦躁不安、精疲力竭,胎儿娩出后先兴奋后安静。家属也常出现紧张不安的情绪。

4. 辅助检查　可用胎心监护监测胎心及基线变化、与宫缩的关系,发现异常并及时处理。

【主要护理诊断/问题】

1. 分娩疼痛　与子宫收缩和会阴伤口有关。

2. 焦虑　与担心分娩能否顺利和胎儿健康状况有关。

3. 知识缺乏　与产妇缺乏正常分娩知识和正确使用腹压的技巧有关。

4. 有受伤的危险　与可能造成的软产道裂伤、胎儿窘迫、新生儿窒息或产伤有关。

【护理措施】

1. 心理护理　进入第二产程,助产人员应陪伴在产妇身边,及时提供产程进展信息,给产妇以精神和心理支持,要有耐心、爱心,缓解其紧张和恐惧心理。

2. 指导产妇正确使用腹压　第二产程开始时即指导产妇正确使用腹压,以加速产程进展,缩短第二产程。助产人员应指导产妇两手紧握产床把手,双足蹬在产床上,子宫收缩时,深吸气后屏住,然后如排便样向下屏气用力增加腹压,子宫收缩间歇期,呼气并放松全身肌肉，安静休息。

3. 观察产程进展　第二产程子宫收缩强而频，应注意观察子宫收缩及胎先露下降情况；若胎膜尚未破裂，应于子宫收缩间歇期行人工破膜术；于每次子宫收缩过后或每5～10 min听胎心1次，有条件者用胎儿电子监护仪监测胎心音及子宫收缩情况。若发现第二产程延长、胎心率异常，应尽快采取措施结束分娩。

4. 做好接产准备　初产妇宫口开全、经产妇宫口扩张6 cm以上且子宫收缩规律有力时，将产妇送上分娩床，做好接产准备工作。提前打开新生儿辐射台预热，调节温度至32～34 ℃。

(1)环境准备：保持产房温度在25～28 ℃。

(2)用物准备：准备好产包、新生儿出生后用物、药品等接产所需物品与器械。

(3)产妇准备：鼓励产妇采用最舒适的姿势进行分娩，可热敷和按摩会阴，做好会阴冲洗、消毒工作。

(4)接产者准备：接产者按无菌操作要求常规洗手、穿手术衣、戴无菌手套，打开产包，铺好消毒巾，准备接产。

5. 接产

(1)评估会阴条件，必要时行会阴切开术：会阴切开指征有胎儿过大、会阴过紧或瘢痕，估计分娩时会阴撕裂不可避免或母儿有病理情况需尽快结束分娩者。

(2)接产步骤：接产者站在产妇右侧，当胎头拨露使阴唇后联合紧张时开始保护会阴。在胎头娩出时如发现脐带绕颈，先松解脐带后再协助胎儿娩出。胎儿娩出后立即将聚血器放置于产妇臀下收集阴道流血，记录胎儿娩出时间及出血量。

【健康教育】

要告知产妇积极与医护人员配合。第二产程的时长因人而异；医护人员会积极采取措施，尽可能避免会阴损伤；新生儿出生后即刻行母婴皮肤接触、早哺乳、早吸吮；分娩过程消耗大量体力，应及时补充营养和水分，防止体力衰竭及电解质紊乱，以维持良好产力，保证产程进展顺利。

三、第三产程的护理

【护理评估】

1. 健康史　了解第一、二产程的临床经过及护理。

2. 身心状况

(1)身体状况：①子宫收缩。胎儿娩出后，子宫底降至平脐，产妇感到轻松，子宫收缩暂时停止，几分钟后重新出现。②胎盘剥离与娩出。胎儿娩出后，宫腔容积突然明显缩小，胎盘不能相应缩小而与子宫壁发生错位剥离，剥离面出血形成胎盘后血肿，随血肿继续增大和子宫收缩，胎盘剥离面不断扩大，直至胎盘完全从子宫壁剥离而娩出。

胎盘剥离征象：①宫体变硬呈球形，因剥离的胎盘下降至子宫下段，使子宫下段扩张，宫体呈狭长形被推向上，子宫底升高达脐上。②阴道口外露的一段脐带自行下降延长。③阴道少量流血。④接产者用手掌尺侧缘在产妇耻骨联合上方轻压子宫下段时，宫体上升而外露的脐带不回缩。

胎盘剥离及娩出方式：①胎儿面先娩出。胎盘从中央开始剥离，再向周围剥离，胎盘的胎儿面先娩出，随后有少量阴道流血，临床多见。②母体面先娩出。胎盘从边缘开始剥离，血液沿胎盘剥离面流出，而后中心剥离，先有较多量阴道流血，后见胎盘母体面排出，临床少见。

(2)心理-社会状况：评估产妇对新生儿性别、健康、外貌等是否满意，是否进入母亲角色，家庭成员对分娩结果的反应。

3. 辅助检查　根据产妇及新生儿状况进行必要的检查。

【主要护理诊断/问题】

1. 有体液不足的危险　与未及时补充饮食有关。
2. 有产后出血危险　与宫缩乏力或胎盘因素或其他原因有关。
3. 有亲子依恋改变的危险　与产妇或家属不能接受新生儿有关。
4. 精神困扰　与担心新生儿生命危险有关。

【护理措施】

在本产程中的护理重点是正确处理娩出的新生儿，正确完整地娩出胎盘，检查胎盘胎膜是否完整，防止残留；常规按摩子宫，预防产后出血；检查软产道会阴裂伤情况，及时缝合解剖部位；尽早母婴皮肤直接接触，产后 1 h 内争取成功吸吮；注意产妇饮食营养补充，加强保暖；对有产后出血危险的产妇，或少量出血也可能发生危险的产妇，在第三产程可预防性使用催产素。

1. 观察胎盘自然剥离的征象，协助娩出胎盘，检查是否完整　胎儿娩出以后，宫底降至脐平，产妇感到轻松，宫缩暂停，数分钟后又出现。切忌在胎盘尚未完全剥离之前，用手按揉、下压宫底或牵拉脐带，以免引起胎盘部分剥离而出血或拉断脐带，甚至造成子宫内翻。可等待胎盘自然剥离后在宫缩时自然娩出。如果采用一手轻轻牵拉脐带娩出胎盘的方法，在牵拉的同时，必须另一手在腹部耻骨上按住宫体向上给予反向的对抗力。胎盘娩出至阴道口时，双手握住胎盘，向一侧慢慢旋转完整娩出胎膜，如胎膜有断裂可能，用止血钳夹住，慢慢小心娩出。将胎盘铺平，先用纱布将母体面的血块轻轻擦去，检查胎盘小叶有无缺损，然后将胎盘提起，检查胎膜是否完整，胎儿面边缘有无断裂血管，有异常及时报告医生。胎盘胎膜娩出后，按摩子宫促进收缩以减少出血，同时注意观察并测量出血量。对检查胎盘完整者，不要进行宫腔内探查或冲洗。

2. 检查软产道，评估产后出血量　胎盘娩出后，应仔细检查会阴、小阴唇内侧、尿道口周围、阴道及宫颈有无撕裂。如有撕裂应按解剖层次及时缝合。对于正常分娩，未行阴道助产、宫颈操作(如宫颈注射药物、扩张宫颈或转胎头)的产妇，不必按常规检查宫颈管。如有异常出血时再做评估。出血不多时不必按常规在阴道内填塞纱布，如需填塞均留尾纱，缝合后常规清点阴道内塞纱布块，常规肛诊，并记录在病历中。

正常分娩出血量常少于 300 mL，如有产后出血史、多胎妊娠、羊水过多、巨大儿、分娩次数≥5 次、滞产等产后出血高危因素者，可在胎儿前肩娩出时，给予缩宫素 10～20 U 肌内注射。也可在前肩娩出后立即肌内注射缩宫素 10 U 或缩宫素 10 U 加入 0.9% 氯化钠注射液 20 mL 静脉快速注入，均能快速促使胎盘剥离。如胎盘剥离不全而出血多时，应行徒手剥离胎盘术。如胎儿娩出 30 min，胎盘仍未娩出，出血不多时，应注意排空膀胱，再轻轻按压子宫底及静脉注射子宫收缩剂，仍不能使胎盘排出时，应行手取胎盘术。若胎盘娩出后出血较多，可经下腹部直接在宫体肌壁内或宫颈注射卡前列素氨丁三醇注射液 250 μg 促进子宫收缩。

3. 新生儿处理　胎儿娩出后，立即彻底擦干全身，若无窒息则放在母亲腹部，用预热温暖毛巾或其他物品保暖（覆盖毛巾和戴帽子），直到脐带搏动消失或胎盘娩出后断脐（晚断脐）。新生儿保持与母亲皮肤接触（skin to skin）90～120 min（早接触）。对新生儿的初步评估观察可在母亲身边完成。台下巡回护士记录新生儿娩出时间和做新生儿性别身份标识。在完成早吸吮后，进行称量体重和身体检查，按无菌原则断脐处理。新生儿出生后与母亲尽快进行皮肤接触可以保持新生儿体温、促进母乳喂养、促进新生儿与母亲的情感交流、促进激素分泌、促进宫缩和胎盘娩出、帮助新生儿建立免疫屏障。

4. 无菌技术断脐　操作者戴无菌手套，检查评估有无脐膨出脐疝存在。等待脐带搏动消失后（或胎盘娩出后），用 5% 聚维酮碘消毒液或 75% 乙醇溶液消毒新生儿脐带根部周围及脐带上 5 cm，在距新生儿腹部 3～4 cm 处结扎脐带（用气门芯等结扎），实行无菌断脐。不需在脐带断端上面涂任何药物，也不需要消毒残端和脐周。日后的护理中，每日清洁后擦干，保持局部干燥，不需消毒，不包裹脐部。要教会产妇及家属学会护理方法，特别是如何清洁擦干脐窝部。

5. 早接触、早吸吮　胎儿娩出后即可放置到母亲腹部，开始早接触（母亲与新生儿皮肤直接接触），鼓励新生儿早吸吮。在生后的 2 h 内，尤其是第 1 小时，多数新生儿能够成功开始吸吮（黄金 2 h）。无医学指征，不加水、奶和其他代乳品。争取第一个 24 h 内吸吮 8～10 次甚至更多，不管新生儿是否吸到母乳或乳量多少，吸吮动作本身会促进乳汁分泌，并促进新生儿排便，减轻新生儿黄疸。由接产助产士进行产后母乳喂养宣传，并协助第一次吸吮，评估产妇是否掌握哺乳方法，并与产后病房护士交接班。

6. 评估检查新生儿　在新生儿完成早吸吮后，初步查体，观察生命体征，四肢能否自由活动，有无明显畸形如六指、生殖器畸形，两侧睾丸是否下降、有无肛门闭锁等，称体重、测量头围与身长，并记录。打新生儿脚印与母亲手印于新生儿记录单。给予乙肝疫苗接种，若母亲患有乙型肝炎，对新生儿及时接种乙肝免疫球蛋白。

7. 产后观察护理　胎儿娩出 2 h 内，产妇最易发生产后出血，据临床估计约有 80% 的产后出血发生在产后 2 h 内，因此也称为"第四产程"。因此，产妇分娩后应在产房严密观察 2 h，主要观察生命体征、子宫收缩、宫底高度、膀胱充盈、阴道流血量、会阴和阴道有无血肿等。产后第一小时内 15 min 1 次，然后每 30 min 1 次。观察产妇生命体征的同时，要观察评估新生儿肤色、呼吸、心率、面色情况和有无脐带渗血，并记录。如阴道流血量不多，宫底上升、变软，提示宫缩乏力，应按摩宫底，排出宫腔积血，并给予子宫收缩剂。如产妇自觉有肛门坠胀感，多提示有阴道后壁血肿，应行肛查，确诊后给予及时处理。观察期间给予热饮料等以保持对能量和水、电解质供应。更换清洁衣物，用于净衣被保暖。灯光柔和。环境安静温暖。协助并帮助产妇完成第一次的哺乳。产后2 h后，无异常者转运到母婴同室病房。

8. 心理护理　胎儿娩出后，产妇感到轻松，心情比较平静。如新生儿有异常或性别不能如愿，则会产生烦躁、焦虑或憎恨的情绪。观察产妇对新生儿的第一反应，评估亲子关系，了解产妇对新生儿性别的反应，发现异常及时给予关心安慰，避免母婴安全受到损害。

9. 与病房交接　产房观察2 h后，转运产妇到母婴同室病房，与病房护士交接产妇与新生儿情况，评估产妇生命体征、宫缩情况，产后出血、会阴情况，每小时1次，2 h后如无异常发现，改为每4 h 1次；每次评估均应检查新生儿情况，并做好签名记录。鼓励进水饮食，注意产妇产后第一次排尿护理，在产后6 h内自行排尿，由护士观察并协助进行第一次排尿，注意评估产妇，先慢慢坐起，无头晕乏力再缓慢下床，或在床上应用便盆排尿，防止虚脱晕厥。记录产妇第一次排尿时间。

【健康教育】

分娩是从孕妇到母亲角色的重要转换过程，是一个正常的生理过程。母乳喂养也是母亲面临的一项重要任务。做好早吸吮，并保持母婴同室，按新生儿需要哺乳，有研究证明，24 h内吸吮次数达到10次甚至更多，母乳喂养的成功率明显提高，同时生理性乳胀期的胀痛程度也会降低。初乳的量能够满足新生儿的生理需要，并促进排便，减轻新生儿黄疸发生率。按照新生儿出生天数，每日递增大小便次数即表示母乳量充足；产妇产后应及时下床活动，感觉体力恢复后即可下床行走，有利于子宫恢复，预防产后出血及静脉血栓等疾病。与产妇良好沟通，及时发现产妇不良情绪，针对原因进行疏导和安慰，最大程度减轻产妇心理负担，保证产妇安全度过分娩期。

第二节　分娩期焦虑与疼痛妇女的护理

一、分娩期焦虑妇女的护理

焦虑是个人在对一个模糊的、非特异性威胁做出反应时所经受的不适感和忧虑感，是应激反应中最常出现的情绪反应。分娩对于产妇是一次强烈的生理心理应激过程。由于分娩过程中存在诸多不测和不适，很多产妇临产后情绪紧张，常常处于焦虑心理状态。而焦虑又可影响分娩进程，甚至导致子宫收缩乏力、产程延长及胎儿窘迫等。因此，减轻焦虑成为产科护理工作的重要环节。

【护理评估】

1. 健康史　评估孕产妇受教育情况、社会经济状况、婚姻、个性特征及家庭关系，孕产史、参与产前教育情况、对分娩相关知识的了解程度，日常生活如睡眠、衣着、饮食等,以往面临问题的态度及应对方式。

2. 身心状况　焦虑的孕产妇表现为坐立不安、对分娩缺乏信心,易于激动、哭泣、自卑或自责等。她们常常提出许多问题,如:我的孩子正常吗?我能顺产吗?分娩时间需多长?是否需要用药?我将要接受哪些检查和治疗等。焦虑的孕产妇甚至出现身体方面的症状和体征如心悸、血压升高、呼吸加快、出汗、声音变调或颤抖、尿频、恶心或呕吐、头痛、头晕失眠、面部潮红等。

【主要护理诊断/问题】

1. 焦虑　与对分娩过程和结果的未知有关。

2. 个人应对无效　与过度焦虑及未能运用有效应对措施有关。

3. 知识缺乏　与对分娩知识不了解有关。

【护理措施】

1. 提供良好的待产环境　产妇入院时医护人员主动向产妇及家属做自我介绍,然后介绍病房及产房环境,使其尽快熟悉和适应环境,消除陌生感及对未知的恐惧感。提供安静舒适、灯光暗淡、干扰少(模拟子宫环境)的待产分娩环境,以缓解产妇的焦虑情绪。允许家属或导乐陪伴,消除因熟人不在身边的恐惧感。

2. 做好讲解与宣教　产妇入院后针对其文化程度、心理特点、对分娩知识的掌握情况,提供个性化产前教育宣教。宣教内容包括自然分娩的好处和影响分娩的因素、分娩先兆、分娩过程中产妇的身心变化和如何应对的措施。在每次检查治疗前提前进行解释和沟通指导。对无手术指征仅因害怕分娩疼痛要求手术的孕妇,耐心做好沟通解释工作,增强其自然分娩的信心和勇气。

3. 建立良好的信任关系　加强与产妇沟通,鼓励并认真倾听产妇的述说与提问,了解她们所担心的问题及程度,并及时给予针对性的心理支持。用通俗易懂的语言,亲切和蔼,态度温柔,不断给予精神鼓励支持。发现进步及时表扬,提高分娩自信心。尊重产妇,满足其合理要求,不排斥、不强迫,用耐心、细心、安心的工作方式对待产妇,可以通过抚摸、按摩、交谈等措施转移产妇注意力。

4. 帮助产妇获得社会支持　产前及产时对家属进行分娩相关知识的讲解,以分娩相关知识、引起分娩焦虑的因素、伴随症状、家属在分娩过程中所起的作用、与医护人员配合等作为重点。医院应该允许家人或导乐进行分娩陪伴,在分娩过程中耐心听取产妇诉说,把理解、真诚和支持的情绪传递给产妇,提供强有力的心理支持。同时指导陪伴者采用一些方法来帮助产妇减轻分娩不适,如按摩腰骶部、冷热敷、温水浴、走路、听音乐等。有条件的医院可提供家庭化产房(LDR)。

二、分娩期疼痛妇女的护理

疼痛是个体在应对有害刺激过程中所经受的不舒适体验。分娩期疼痛是每一位产妇都要经历的最主要身体不适,大约50%的产妇认为是难以忍受的剧烈疼痛,35%的产妇认为是可以忍受的中等程度疼痛,15%的产妇认为是轻微的疼痛感觉。

【护理评估】

1. 健康史　通过产前检查记录了解相关信息如生育史、本次妊娠经过、有无妊娠合并症及并发症、孕期用药情况等;详细询问孕期接受健康教育情况,以往对疼痛的耐受性和应对方法;了解产妇及其家属对分娩和分娩镇痛的态度与需求。

2. 身心状况　通过观察、访谈、量表调查等可对疼痛程度做出评估。大多数产妇会感觉身不由己、失去控制、疲惫不堪,表现为呻吟、愁眉苦脸、咬牙、坐立不安等。一些产妇会浑身发抖、寒战样哆嗦、哭泣、呕吐等。疼痛还可以引起出汗、心率加快、血压升高、呼吸急促等生理反应,与应激生理反应类似。疼痛可影响产妇的情绪,产生烦躁、恐惧,甚至绝望感。

3. 辅助检查　通过实验室检查测定血、尿常规及出凝血时间等。

【主要护理诊断/问题】

1. 恐惧　与疼痛威胁感到不安有关。

2. 个人应对无效　与过度疼痛及未能运用有效应对技巧有关。

【护理措施】

1. 一般护理　营造安静舒适、无干扰、灯光暗淡的分娩环境;提供分娩球等设施协助搀扶采取舒适体位,定时督促排尿,及时补充热量和水分,减少不必要的检查。在检查前进行充分沟通和告知,避免粗暴简单,减轻产妇紧张不安情绪。

2. 非药物性分娩镇痛干预　世界卫生组织正常分娩指南中强调,非药物镇痛方法简单安全,无不良反应,正常分娩过程中,应首先考虑应用非药物的镇痛方法。应鼓励产妇采用各种非药物镇痛方法,并提供相应的场地、设备,协助产妇选择合适的方法减轻宫缩痛。

(1)产前教育:妊娠期的产前教育十分重要。通过学习,产妇了解分娩的过程、疼痛产生的原因,掌握有效的应对措施。

(2)导乐陪伴分娩:导乐(Doula)是希腊语的译音,是指由生育经验的妇女帮助另一位分娩的妇女。导乐陪伴分娩也称"精神助产法",是指一位经过训练且有生育经验的"导乐",在产前、产时、产后陪伴产妇,尤其是在分娩过程中给予孕产妇持续的生理、心理、感情的支持,帮助其顺利完成分娩。我国从 2000 年出现导乐陪伴分娩,到目前许多医院都已开展各种形式的陪伴分娩,归纳起来分为以下 3 种:①家属陪伴(丈夫陪伴);②专职陪伴,由受过培训的人员陪伴;③责任助产士陪伴。

(3)放松:提供音乐、娱乐设备,转移产妇注意力,忽视对宫缩疼痛的关注。一般可通过集中注意力和想象来实现放松。①当产妇宫缩时,注视图片或固定的物体来转移对疼痛的注意,缓解疼痛感应;②在分娩过程中鼓励产妇采用意念冥想,通过想象并结合音乐,让思维停留在愉快的情景中,充分地放松肌肉和身心。

(4)呼吸法:指导产妇在分娩过程中采取产前掌握的呼吸技术,达到转移注意力、放松肌肉、减少紧张焦虑的目的,提高产妇自控能力,以减轻分娩疼痛。目前最常用的呼吸方法就是 Lamaze 呼吸。伴随每次宫缩,进行深慢有节律的呼吸,鼻子吸气,嘴巴慢慢吐气。如果产妇不能很好地控制呼吸节律,应当鼓励她按自己的节律呼吸,打开声门的呻吟(而不是尖叫),类似美声发声法,缓解压力,并放松肌肉。在第一产程通过呼吸技术可以增强腹部肌肉,增加腹腔容量,减少子宫和腹壁的摩擦和不适感;在第二产程放松会阴肌肉让胎头缓慢娩出,减少对会阴的损伤。分娩过程中,医护人员应当结合宫缩频率、强度和持续时间,指导产妇主动调整呼吸的频率和节律。

(5)自由体位及应用:妊娠晚期激素的变化导致孕妇骨盆脊椎各韧带关节松弛,骶髂关节和耻骨弓活动度较妊娠前增加,产程中采取一些体位更利于分娩。同时宫缩痛会促使产妇更换自感舒适的体位,其选择的体位可能是利于胎儿下降娩出的体位。在分娩过程中产妇按照自己的意愿采取舒适的站立、坐、趴、蹲、跪等姿势,并保持活动,可促进宫口扩张、胎头下降,利于产程进展。这些方法即称为自由体位。需要注意的是在不同的产程阶段采用的体位有所不同。产程期间避免长时间平卧。常用的体位:①站立位;②前倾直立位;③跨骑坐位;④蹲坐位;⑤手膝卧位;⑥侧卧或侧俯卧位;⑦弓箭步位;⑧半坐位。产程中不是持续一个动作,需要不断地变换,每个动作保持 10 ~ 20 min 或者至少 3 次宫缩。

(6)生理物理疗法:利用按摩、冷热敷、穴位按压、骨盆挤压、温水浴等,增加舒适感,缓解不适。如果产妇要求,可以选用周围神经电刺激(transcutaneous electrical nerve stimulation,TENS)、针灸、芳香治疗、催眠治疗等镇痛方法。

3. 药物性分娩镇痛干预　非药物性镇痛方法不能有效缓解分娩疼痛时,可以采用药物性镇痛方法。药物镇痛是指应用药物消除或缓解分娩时产痛的措施。正常分娩中,应首先选择非药物的方法减轻产痛。大部分产妇能够很好地应对产痛,只有少部分人需要应用麻醉药物。

理想的药物镇痛标准:①对产妇及胎儿不良反应小;②药物起效快,作用可靠,便于用药;③避免运动阻滞,不影响宫缩及活动;④产妇清醒,能配合分娩过程;⑤能满足整个产程镇痛需要。

(1)分娩镇痛适应证:①产妇感到疼痛难忍受,非药物方法效果不佳,自愿要求分娩镇痛;②无剖宫产适应证;③无凝血功能异常、局部或全身感染、低血容量、营养不良及精神异常,无脊柱解剖异常;④在会阴缝合、人工剥离胎盘等操作时,要选择适当的麻醉方法减轻疼痛,如局部麻醉方法。

(2)分娩镇痛禁忌证:①产妇拒绝;②凝血功能障碍、接受抗凝治疗期间;③局部皮肤感染和全身感染未控制;④产妇难治性低血压及低血容量、显性或隐性大出血;⑤原发性或继发性宫缩乏力和产程进展缓慢;⑥对所使用的药物过敏;⑦已经过度镇静;⑧伴严重的基础疾病,包括神经系统严重病变引起的颅内压增高、严重主动脉瓣狭窄和肺动脉高压、上呼吸道水肿等;⑨胎儿情况不稳定;⑩缺乏必要的手术抢救条件和麻醉人力资源。

(3)分娩镇痛常用药物:①布比卡因;②罗哌卡因;③阿片类药物。

(4)分娩镇痛的方法:常用的方法如下。①硬膜外镇痛:硬膜外阻滞在分娩镇痛中应用最广,已成为分娩镇痛的金标准。②患者自控硬膜外镇痛(PCEA):PCEA 技术有效药物剂量降到最低。产妇可以自行控制给药的频率,减少了不良反应的发生。③蛛网膜下隙-硬膜外联合镇痛(CSEA):PCEA 和 CSEA 均可实现可行走的硬膜外镇痛。

(5)分娩麻醉镇痛的管理:麻醉镇痛应在有手术和监护条件的医院开展,保障母儿安全。应由麻醉医生和产科医生评估决定是否需要实施,征得产妇本人同意并签署知情同意书。由麻醉医生开麻醉医嘱,并进行严密监护管理。助产士协助观察产程和胎儿情况,不得单独管理麻醉镇痛的产妇。

(王秀花　王庆琴　刘　程)

第二十三章　产褥期母儿的护理

第一节　产褥期产妇的护理

【护理评估】

1. 健康史　包括对产妇妊娠前、妊娠过程和分娩过程的全面评估。评估妊娠前产妇的身体健康状况,有无慢性疾病及精神心理疾病;评估妊娠期有无妊娠期并发症、合并症病史;评估分娩过程是否顺利、产后出血量、会阴撕裂程度、新生儿出生后的 Apgar 评分等内容。

2. 身心状况

(1)一般情况:体温多在正常范围,产后 3 ~4 d 出现的发热可能与泌乳热有关,但需要排除其他原因尤其是感染引起的发热。脉搏每分钟 60 ~70 次,脉搏过快应考虑发热及产后出血引起休克的早期症状。呼吸每分钟 14 ~16 次。血压平稳,妊娠期高血压疾病产妇产后血压明显降低或恢复正常。产后出血总量一般不超过 300 mL。若阴道流血量多或血块>1 cm,最好用弯盆放于产妇臀下,以准确评估出血量,并查看子宫收缩情况;若阴道流血量不多,但子宫收缩不良、宫底上升者,提示宫腔内有积血;若产妇自觉肛门坠胀感,应注意是否有阴道后壁血肿;若子宫收缩好,但仍有阴道流血,色鲜红,应警惕软产道损伤。

(2)生殖系统

1)子宫:应每日在同一时间评估产妇的子宫底高度。评估前,嘱产妇排尿后平卧,双膝稍屈曲,腹部放松,剖宫产术后产妇应解开腹带,注意遮挡及保暖。先按摩子宫使其收缩后,再测耻骨联合上缘至子宫底的距离。正常子宫圆而硬,位于腹部中央。若子宫质地软,应考虑是否有产后宫缩乏力;子宫偏向一侧应考虑是否有膀胱充盈。子宫不能如期复原常提示异常。了解是否有宫缩痛及程度。

2)会阴及阴道:阴道分娩后出现的会阴水肿一般在产后 2 ~3 d 自行消退。观察会阴伤口愈合情况,若会阴部伤口疼痛加重,局部出现红肿、硬结及并有分泌物,应考虑会阴伤口感染。每日应观察恶露的量、颜色及气味。若子宫复旧不全、胎盘或胎膜残留或感染,可致恶露时间延长,并有臭味,提示有宫腔感染的可能。

(3)排泄

1)排尿:评估膀胱充盈程度,阴道分娩的产妇有尿意应随时排尿。若产后 4 h 未排尿或第 1 次排尿尿量少,应再次评估膀胱的充盈情况,防止尿潴留及影响子宫收缩引起子宫收缩乏力，导致产后出血。此外，观察剖宫产术后产妇尿管是否通畅，尿量及性状是否正常。

2）排便：产妇在产后 1～2 d 多不排大便，可能与产后卧床时间长，加之进食较少有关，但要注意产后便秘。

（4）乳房

1）乳头：评估有无乳头平坦、内陷及乳头皲裂。产妇在最初几日哺乳后容易出现乳头皲裂，表现为乳头红、裂开，有时有出血，哺乳时疼痛，可能原因是孕期乳房护理不良、哺乳方法不当、在乳头上使用肥皂及干燥剂等。

2）乳房胀痛：评估乳房胀痛的原因，若触摸乳房时有坚硬感，并有明显触痛，提示产后哺乳延迟或没有及时排空乳房。产后 1～3 d 若没有及时哺乳或排空乳房，产妇可有乳房胀痛。当产妇乳房出现局部红、肿、热、痛时，或有痛性结节，提示患有乳腺炎。

3）乳汁的质和量：初乳呈淡黄色，质稠，产后 3 d 每次哺乳可吸出初乳 2～20 mL。过渡乳和成熟乳呈白色。乳量是否充足主要评估两次喂奶之间婴儿是否满足、安静，婴儿尿布 24 h 湿 6 次以上，大便每日几次，体重增长理想等内容。

（5）心理状态：产妇在产后 2～3 d 发生轻度或中度的情绪反应称为产后压抑。产后压抑的发生可能与产妇体内的雌、孕激素水平的急剧下降、产后的心理压力及疲劳等因素有关。因此要注意评估产妇的心理状态，包括以下几种。①产妇对分娩经历的感受：产妇在分娩过程中的感受直接影响产后母亲角色的获得。②产妇的自我形象：产妇孕期不适、形体的恢复等均影响其对孩子的接纳。③母亲的行为：评估母亲的行为是否属于适应性行为。母亲能满足孩子的需要并表现出喜悦，积极有效地锻炼身体，学习护理孩子的知识和技能为适应性行为。相反，母亲不愿接触孩子，不亲自喂养孩子，不护理孩子，或表现出不悦、不愿交流、食欲差等为不适应性行为。④产妇对孩子行为的看法：评估母亲是否认为孩子吃得好、睡得好又少哭就是好孩子，因而自己是一个好母亲；而常啼哭、哺乳困难、常常需要换尿布的孩子是坏孩子，因而自己是一个坏母亲。母亲能正确理解孩子的行为将有利于建立良好的母子关系。⑤其他影响因素：研究表明，产妇的年龄、健康状况、社会支持系统、经济状况、性格特征、文化背景等因素影响产妇的产后心理状态。

（6）社会支持：良好的家庭氛围有助于家庭各成员角色的获得，也有助于建立多种亲情关系。

（7）影响母乳喂养因素的评估

1）生理因素：①患有严重的疾病；②会阴或腹部切口疼痛；③使用某些药物；④乳房胀痛、乳头皲裂、乳头内陷及乳腺炎。

2）心理因素：①异常的妊娠史；②不良的分娩体验；③分娩及产后的疲劳；④失眠或睡眠不佳；⑤自尊紊乱；⑥缺乏信心；⑦焦虑；⑧压抑。

3）社会因素：①缺乏医护人员或丈夫及家人的关心、帮助；②工作负担过重或离家工作；③婚姻问题；④青少年母亲或单身母亲；⑤母婴分离；⑥缺乏相关知识与技能。

3. 辅助检查　必要时进行血常规、尿常规等检查。

【主要护理诊断/问题】

1. 疼痛　与产后宫缩痛、会阴伤口等有关。

2. 知识缺乏　缺乏产后保健及新生儿护理相关知识。

3. 母乳喂养无效　与母乳供给不足或喂养技能不熟练有关。

4. 潜在并发症　产后出血、产褥感染、尿潴留等。

【护理措施】

1. 一般护理

(1)饮食:产后1 h鼓励产妇进流食或清淡半流食,之后逐渐过渡为普通饮食。饮食应均衡,哺乳期应多补充蛋白质、维生素、矿物质和微量元素,多进汤汁。

(2)排尿:鼓励产妇产后4 h内排尿,以免发生尿潴留。若排尿困难,应解除产妇疼痛顾虑,协助产妇采取蹲式、听流水声、热水熏洗外阴或用温开水冲洗尿道外口周围、热敷或按摩下腹部、针刺穴位、遵医嘱肌内注射甲硫酸新斯的明等方法促进排尿。无效者给予导尿并留置导尿管。

(3)排便:鼓励产妇尽早下床活动,多吃蔬菜和含纤维素食物,预防便秘。若发生便秘,遵医嘱口服缓泻剂。

(4)休息与活动:保证足够的休息和睡眠,会阴侧切者取健侧卧位。鼓励产妇尽早下床活动,经阴道自然分娩者,产后6~12 h可下床轻微活动,24 h后可在室内随意走动,并开始做产后保健操。会阴切开或剖宫产者,可适当延迟下床活动时间,鼓励产妇床上适当活动,预防下肢静脉血栓形成。由于产后盆底肌肉松弛,应避免过早负重或蹲位活动,以防子宫脱垂。

2. 子宫复旧与恶露护理　①子宫复旧的观察:每日在同一时间测量子宫底高度,密切观察产妇的子宫高度变化和阴道出血情况。如有异常及时汇报医师并进行相应处理。②恶露的观察:每日评估恶露的量、颜色、气味及有无残留的组织排出。阴道有组织物排出时,应保留送病理检查。

3. 会阴护理　①会阴擦洗:保持会阴清洁干燥,用0.05%聚维酮碘溶液擦洗会阴,每日2次,及时更换会阴垫,大便后清洗会阴。②会阴水肿:用50%硫酸镁湿热敷。③会阴红肿:用95%乙醇湿敷,产后24 h以后红外线照射,局部硬结用大黄、芒硝外敷。④会阴侧切:指导产妇取切口对侧卧位;产后3~5 d拆线,若伤口化脓感染,应提前拆线引流。

4. 乳房护理

(1)一般护理:保持乳房清洁、干燥,佩戴合适的乳罩支托乳房。乳头处有痂垢应先用油脂浸软后再用温水洗净,忌用肥皂或乙醇强行擦洗,以免引起局部皮肤干燥、皲裂。

(2)乳头平坦及凹陷的护理:哺乳时先吸吮平坦一侧,此时婴儿吸吮力强,容易吸住乳头和大部分乳晕;吸吮无效时可用吸奶器吸引。此外,可指导产妇进行以下练习。①乳头伸展练习:将两示指平行放在乳头两侧,向外侧方向拉开,通过牵拉乳晕皮肤及皮下组织,促使乳头向外突出。每日2次,每次10~15 min。②乳头牵拉练习:用一手托住乳房,另一手的拇指和中指、示指捏住乳头向外牵拉,每日2次,每次重复10~20次。

③佩戴乳头罩:从妊娠7个月开始佩戴乳头罩,对乳头周围组织起到稳定作用。柔和的压力可促进内陷的乳头外翻,乳头可保持持续突起。

(3)乳房胀痛的护理:①清淡饮食,尽早哺乳。哺乳时先吸吮胀痛严重的一侧,哺乳后将剩余乳汁吸出。②哺乳前热敷乳房3~5 min,两次哺乳间冷敷乳房以减少局部充血、肿胀。③哺乳前从乳房边缘向乳头方向按摩乳房,促进乳腺管畅通。④佩戴乳罩,扶托乳房,减少沉重感。

(4)乳腺炎的护理:①轻度乳腺炎时,哺乳前湿热敷乳房3~5 min,并按摩乳房,轻轻拍打和抖动乳房;哺乳时先喂患侧,有利于疏通乳腺管。每次哺乳至少20 min,应吸空乳汁,并增加哺乳次数。②若持续发热,应暂停哺乳,遵医嘱用抗生素,定时吸出乳汁并弃用,同时热敷乳房,促进炎症消散。

(5)乳头皲裂的护理:①轻者可继续哺乳,哺乳前湿热敷乳房3~5 min,挤出少许乳汁使乳晕变软,让乳头和大部分乳晕含在婴儿口中;哺乳时先吸吮损伤程度轻的一侧。②严重者暂停哺乳,皲裂处涂抗生素软膏,促进伤口愈合,其间可用吸奶器吸出乳汁喂养新生儿,吸出前应清洗乳房。

(6)乳汁不足:指导产妇尽早哺乳,按需哺乳。保持休养环境安静,促进产妇良好睡眠,多摄入营养丰富的食物,还可使用中药或针灸催乳。

(7)退乳:减少汤类食物摄入,停止吸吮和挤奶。常用退乳方法有以下几种。①生麦芽60~90 g水煎当茶饮,连用3~5 d。②芒硝250 g分装两个纱布袋内,外敷于乳房,湿硬时更换。③维生素B_6 200 mg,每日3次,共5~7 d。目前不推荐服用雌激素或溴隐亭退奶。

5. 母乳喂养指导

(1)母乳喂养原则:如下。①早开奶:新生儿出生后30 min内开始哺乳。早吸吮可刺激乳汁分泌,是母乳喂养成功的关键措施之一。②母婴同室,按需哺乳:母亲和婴儿最好24 h在一起,根据婴儿需要进行哺乳,每次哺乳时间为20~30 min。③提倡纯母乳喂养:除母乳外,不给新生儿添加包括水在内的其他任何食物或饮料。纯母乳喂养至少6个月,WHO建议添加辅食后继续母乳喂养至2岁或2岁以上。

(2)哺乳方法:①哺乳前准备:洗净双手及乳头、乳晕,按摩或用毛巾湿热敷乳房,促进乳腺管扩张,刺激排乳。②哺乳姿势:产后最初几天半卧位,之后以端坐位为宜。

哺乳姿势宜放松、舒适,婴儿身体尽量贴紧母亲身体,婴儿面部紧贴母亲乳房,刺激新生儿觅食反射,张口含住乳头及大部分乳晕;用一只手掌呈“C”形托住乳房,避免乳房堵住新生儿鼻孔。产妇身体不便或夜间哺乳时,也可采取侧卧位。哺乳结束时,用示指轻轻向下按压婴儿下颏,避免在口腔负压情况下拉出乳头而引起局部疼痛和皮肤损伤。

(3)注意事项:哺乳时先吸空一侧乳房,再吸另一侧。哺乳结束后,将婴儿竖着抱起,使其趴在母亲肩部,轻拍婴儿背部1~2 min,排出其胃内空气,以防溢乳。母亲的健康状况直接影响乳汁的质量,因此,母亲应保持膳食平衡,睡眠充足,心情愉快,生活规律,谨慎用药。

【健康教育】

1. 一般指导　居室清洁舒适，保持适宜温湿度。合理膳食，多食汤类，增加膳食纤维。注意休息，合理安排婴儿护理时间。注意个人卫生和会阴部清洁，保持良好的心情。产后 42 d 内应避免重体力劳动及长时间蹲位或站立。

2. 产后异常症状的识别　向产妇和家属讲解出现下列状况时要及时到医院就诊：发热；乳房红、肿、热、痛；持续的外阴疼痛；尿急、尿频、尿痛；恶露有臭味或血性恶露淋漓不尽；会阴或腹部伤口红肿、疼痛、有分泌物；下肢皮肤发白、肿胀和肌肉疼痛等。

3. 产后健身操　产后健身操：可促进腹壁、盆底肌肉张力的恢复，促进子宫复旧等。应根据产妇的情况，循序渐进地进行练习。一般在产后第 2 日开始，每 1 ~ 2 d 增加 1 节，坚持 2 ~ 3 个月。

4. 计划生育指导　产后 42 d 之内禁止性生活。性生活恢复时间根据产后检查情况而定，指导产妇避孕措施，哺乳者以工具避孕为宜，不哺乳者可选用药物避孕。

5. 产后检查　主要包括产后访视和产后健康检查两部分。

(1) 产后访视：由社区医疗保健人员在产妇出院后 3 d、产后 14 d、产后 28 d 入户进行，主要了解产妇及新生儿健康状况。产后访视内容包括：①产妇饮食、睡眠及心理状况；②子宫复旧及恶露情况；③检查乳房，指导母乳喂养；④观察会阴伤口或剖宫产腹部伤口情况，发现异常给予及时指导。

(2) 产后健康检查：告知产妇于产后 42 d 携婴儿回分娩医院门诊进行产后全面检查，以了解产妇各器官的恢复情况及新生儿生长发育情况。

6. 出院后喂养指导　评估产妇母乳喂养知识和技能，并给予指导，强调母乳喂养的重要性；指导产妇出院后保证充足的睡眠和休息；饮食营养均衡；保持心情愉快；注意乳房卫生，保持乳腺管通畅；上班的产妇可将乳汁挤出放冰箱保存，待婴儿需要时给予喂哺。告知产妇和家属母乳喂养可用支持资源，如医院母乳喂养热线电话、社区保健人员的联系方式等。

第二节　正常新生儿的护理

【护理评估】

1. 健康史　了解父母的健康情况及家族中特殊病史；母亲的既往孕产史及本次妊娠经过、分娩经过、产程中胎儿情况；新生儿出生体重、性别、出生后检查结果等。

2. 身体评估

(1) 身长、体重测量：新生儿身长为头顶最高点至足跟的距离，正常为 45 ~ 55 cm。体重一般在每日沐浴后测量裸体体重，新生儿平均体重为 2 500 ~ 4 000 g。新生儿由于摄入减少、排出水分较多，出生后 2 ~ 4 d 会出现生理性体重下降，下降幅度不超过 10%。4 d 后体重逐渐回升，7 ~ 10 d 恢复至出生时水平。若体重下降过快、回升过晚应寻找原因。

(2)头、面及颈部:足月新生儿的头颅较大,约占身体 1/4 长。评估时应观察新生儿头颅的大小及形状,有无产瘤、血肿,检查囟门的大小和紧张度,有无颅骨骨折和缺损。经阴道分娩的新生儿头颅因产道挤压,有轻微到中度的变形及产瘤,于出生后 12 h 逐渐消退。检查面部五官,评估巩膜有无黄疸或出血点、有无唇腭裂。观察颈部的对称性、活动性及肌张力是否正常。

(3)胸部:评估胸廓的形态、对称性,有无畸形;呼吸时是否有肋下缘和胸骨上下软组织下陷;听诊心率及节律,各听诊区有无杂音。判断呼吸音是否清晰、有无啰音。

(4)腹部:新生儿出生时腹形平软,之后肠管充满气体,腹略膨出。评估腹部外形有无异常、脐带残端有无出血或异常分泌物,触诊肝脾大小。脐带残端于出生后 24 h 开始变干燥、苍白,无出血,7 ~14 d 脱落,每日评估脐带残端是否干燥,有无红肿、出血;若脐部红肿或分泌物有臭味,提示脐部感染。

(5)脊柱和四肢:检查脊柱是否垂直、完整;评估四肢是否对称、外形、活动度及肌张力;判断有无骨折及关节脱位。

(6)肛门及外生殖器:检查肛门有无闭锁。男婴睾丸是否已降至阴囊,女婴大阴唇是否完全覆盖小阴唇。

(7)排泄:正常新生儿出生后不久排尿,出生后 10 ~24 h 排出呈墨绿色黏稠状的胎粪,内含肠黏膜上皮细胞、羊水、消化液、胎脂及毳毛等。如超过 24 h 尚无排便应检查是否存在消化系统发育异常。

(8)神经反射:评估各种反射是否存在、反射的强度及身体两侧反应的对称性,了解新生儿神经系统发育情况。觅食反射、吸吮反射、拥抱反射、握持反射在出生 3 ~4 个月逐渐减退。

(9)日常评估:评估新生儿的生命体征、精神状态、反应情况、进食情况、大小便等。

3. 心理-社会状况评估　评估父母对新生儿日常护理、育儿知识有无缺乏,观察母亲与孩子间沟通的频率、方式及效果,评估母亲是否存在拒绝喂养新生儿行为。

【主要护理诊断/问题】

1. 有窒息的危险　与呛奶、呕吐有关。

2. 有体温失调的危险　与体温调节系统不完善、缺乏体脂及环境温度低有关。

3. 有感染的危险　与新生儿免疫机制发育不完善和其特殊生理状况有关。

【护理措施】

1. 一般护理

(1)环境:新生儿居室的温度与湿度应随气候温度变化调节,房间宜向阳,光线充足、空气流通,室温保持在 24 ~26 ℃,相对湿度在 50% ~60% 为宜;一张母亲床加一张婴儿床所占面积不少于 6 m^2。

(2)生命体征:定时测新生儿体温,体温过低者加强保暖,过高者采取降温措施。观察呼吸道通畅情况,保持新生儿取侧卧体位,预防窒息。

(3)安全措施:新生儿出生后,将其右脚印及其母亲右拇指印印在病历上。新生儿手腕上系上写有母亲姓名、新生儿性别、住院号的手圈。新生儿床应配有床围，床上不放危险物品，如锐角玩具、过烫的热水袋等。

(4)预防感染：房间内应配有手消毒液，以备医护人员或探视者接触新生儿前消毒双手用。医护人员必须身体健康，定期体检。若患有呼吸道、皮肤黏膜、肠道传染性疾病，应暂调离新生儿室。新生儿患有脓疱疮、脐部感染等感染性疾病时，应采取相应的消毒隔离措施。

2. 喂养护理　新生儿喂养方法有母乳喂养、人工喂养和混合喂养。

(1)母乳喂养：措施包括以下几点。①早吸吮：正常分娩、母婴健康状况良好时，生后半小时即可哺乳。②母婴同室：让母亲与婴儿 24 h 在一起。③按需哺乳：哺乳的次数、间隔和持续时间由母子双方的需要决定，以婴儿吃饱为度。90% 以上健康婴儿生后 1 个月可建立自己的进食规律。一般开始时 1～2 h 哺乳 1 次，以后 2～3 h 喂 1 次，逐渐延长到 3～4 h 1 次。母乳喂养的优点如下。

对婴儿：①提供营养、促进发育：母乳中所含的各种营养物质最有利于婴儿的消化吸收，而且随着婴儿生长发育的需要，母乳的质和量发生相应的改变。②提高免疫力、预防疾病：母乳中含有多种免疫活性细胞和丰富的免疫球蛋白。免疫活性细胞有巨噬细胞、淋巴细胞等；免疫球蛋白包括分泌型免疫球蛋白、乳铁蛋白、溶菌酶、纤维结合蛋白、双歧因子等。通过母乳喂养可预防婴儿腹泻、呼吸道和皮肤感染。③保护牙齿：呼吸时肌肉运动可促进面部肌肉正常发育，预防奶瓶喂养引起的龋齿。④有利于心理健康：母乳喂养增加了婴儿与母亲皮肤接触的机会，有助于母婴间的情感联系，对婴儿建立健康的心理具有更重要的作用。

对母亲：①预防产后出血：吸吮刺激促使催乳素产生，同时促进缩宫素分泌，后者使子宫收缩，减少产后出血。②避孕：哺乳期推迟月经复潮及排卵，有利于计划生育。③降低女性患癌的危险性：母乳喂养还可能减少哺乳母亲患乳腺癌、卵巢肿瘤的可能性。

(2)人工喂养：由于各种原因不能进行母乳喂养，而选用配方奶或其他乳制品，如牛奶、羊奶和马奶等喂哺新生儿，称为人工喂养。一般人工喂养首选配方奶。配方奶是以牛奶为基础的改造奶制品，使营养素成分尽量“接近”人乳，更适合新生儿的消化能力和肾功能。无条件选用配方奶时可选择羊奶等喂养，但是必须经过加热、加糖、加水等改造后才可以喂养新生儿。新生儿人工喂养也要掌握正确的喂养技巧，如喂养姿势、新生儿的觉醒状态，选择适宜的奶瓶和奶嘴、奶液的温度、喂哺时奶瓶的位置等。

3. 日常护理

(1)沐浴：包括淋浴、盆浴，其目的是清洁皮肤、促进舒适。沐浴时室温控制在 26～28 ℃，水温控制在 38～42 ℃(用手腕测试较暖即可)为宜。沐浴前不要喂奶。新生儿体温未稳定者不宜沐浴。每个婴儿用一套沐浴用品，所有用物在婴儿沐浴后用消毒液浸泡消毒，以预防感染。护士的动作宜轻而敏捷，沐浴过程中手始终接触并保护婴儿。

(2)脐部护理：保持脐部清洁干燥。每次沐浴后用 75% 乙醇消毒脐带残端及脐轮周围，然后用无菌纱布覆盖包扎。脐带脱落处如有红色肉芽组织增生，轻者可用乙醇局部擦拭，重者可用硝酸银烧灼局部。如脐部有分泌物则用乙醇消毒后涂 2.5% 碘酊使其干燥。使用尿布时，注意勿超过脐部，以防尿粪污染脐部。

4. 免疫接种

(1)卡介苗：足月正常新生儿出生后12～24 h，难产或异常儿出生后3 d，无异常时可接种卡介苗。方法是将卡介苗0.1 mL注射于左臂三角肌下端偏外侧皮内。禁忌证：①体温高于37.5 ℃；②早产儿；③低体重儿；④产伤或其他疾病者。

(2)乙肝疫苗：正常新生儿出生后1 d、1个月、6个月各注射乙肝疫苗1次。

（王秀花　鲍宏梅　刘　程）

参考文献

[1]冯晓玲,陈秀慧.妇产科疾病诊疗与康复[M].北京:科学出版社,2022.

[2]周清,李俭.妇产科护理[M].4版.北京:科学出版社,2022.

[3]蒙莉萍,刘琼玲.妇产科护理学[M].北京:科学出版社,2020.

[4]张凤.临床妇产科诊疗学[M].昆明:云南科技出版社,2020.

[5]谢幸,孔北华,段涛.妇产科学[M].9版.北京:人民卫生出版社,2018.

[6]徐丛剑,华克勤.实用妇产科学[M].4版.北京:人民卫生出版社,2018.

[7]吴欣娟.中华医学百科全书:护理学(二)[M].北京:中国协和医科大学出版社,2016.

[8]谈勇.中医妇科学[M].4版.北京:中国中医药出版社,2016.

[9]郑凤凤.临床妇产科护理指南[M].长春:吉林科学技术出版社,2019.

[10]韩伟.妇产科急危重症诊疗[M].长春:吉林科学技术出版社,2019.

[11]张迎春,张花.中医脐疗及穴位敷贴疗法[M].武汉:湖北科学技术出版社,2020.

[12]李莉.妇科工作实践手册[M].北京:科学技术文献出版社,2018.

[13]万小平.医师考核培训规范教程:妇产科分册[M].上海:上海科学技术出版社,2018.

[14]耿道颖.医师考核培训规范教程:影像与核医学科分册[M].上海:上海科学技术出版社,2018.

[15]张应丽.实用妇产科疾病诊断与护理[M].长春:吉林科学技术出版社,2019.

[16]梁旭霞,邬华.实用产科手册[M].南宁:广西科学技术出版社,2020.

[17]罗喜平.异位妊娠诊断与治疗[M].广州:广东科技出版社,2016.

[18]蔡华.现代产科及新生儿护理新思维[M].天津:天津科学技术出版社,2018.

[19]周德生,肖志红.中医全科验方精选[M].太原:山西科学技术出版社,2019.

[20]杨秋丽,张耀文.中医妇科临证治要[M].北京:科学技术文献出版社,2019.

[21]付玉凤.现代中医理论与临床应用[M].长春:吉林科学技术出版社,2017.

[22]丁海燕,张力.妇产科护理[M].长春:吉林科学技术出版社,2019.

[23]张婷婷.医师考核培训规范教程:中医妇科分册[M].上海:上海科学技术出版社,2018.

[24]李龙广.临床外科疾病诊疗与护理[M].北京:科学技术文献出版社,2019.

[25]田洪民.临床外科诊疗精粹[M].北京:科学技术文献出版社,2018.

[26]郭满.乳腺甲状腺外科诊疗进展[M].长春:吉林科学技术出版社,2019.

[27]时明涛.普外科常见病及周围血管诊治学[M].长春:吉林科学技术出版社,2019.

[28]赵玉沛. 中华医学百科全书:普通外科学[M]. 北京:中国协和医科大学出版社,2017.
[29]吴肇汉,秦新裕,丁强. 实用外科学[M].4 版. 北京:人民卫生出版社,2017.
[30]陈孝平,汪建平,赵继宗. 外科学[M].9 版. 北京:人民卫生出版社,2018.
[31]赵玉沛,外科学[M].3 版. 北京:人民卫生出版社,2015.
[32]侯秀昆. 超声医学:高级医师进阶[M]. 北京:中国协和医科大学出版社,2016.